Inhalt

D1618163

H. Thiel, M. Jensen, S. Traxler (Hrsg.)

Klinikleitfaden Psychiatrische Pflege

Klinikleitfaden
Psychiatrische Pflege

4. Auflage

Herausgegeben von: Holger Thiel, Neuwied; Dr. Markus Jensen, Andernach; Dr. Siegfried Traxler, Höhr-Grenzhausen

Mit Beiträgen von: Daniel Böhm, Kaiserslautern (Kap. 1.5); Daniel Burkhardt, Sankt Sebastian (Kap. 1.4); Andrea Gasper, Andernach (Kap.1.11, 16); Dr. Markus Jensen, Andernach (Kap. 4.5, 5, 6, 14, 17); Dr. Andreas Konrad, Andernach (Kap. 17); Dr. Thomas Luedtke, Andernach (Kap.8); Dr. Frithjof Niegot, Dernbach (Kap.10, 13); Sacha Schneider, Andernach (Kap.1.1–1.3; 1.6, 1.7, 1.9, 1.10, 1.12); Gisela Stoll, Mannheim (Kap. 9); Holger Thiel, Neuwied (Kap. 1.8, 2, 3, 4.3.8, 4.3.13, 5, 7, 15); Dr. Siegfried Traxler, Höhr-Grenzhausen (Kap. 3.10, 4.3, 4.4); Frank Vilsmeier, Aukrug (4.1, 4.2, 11); Wolfgang Weidmann, Andernach (Kap. 12)

Autoren der Vorauflage: Claudia Fastrich, Rita Lorse, Stephan Backs, Dr. Frank Bopp, Dr. Susanne Smolenski, Martin Weihmann

ELSEVIER
URBAN & FISCHER

URBAN & FISCHER   München

Zuschriften an:
Elsevier GmbH, Urban & Fischer Verlag, Hackerbrücke 6, 80335 München
E-Mail: pflege@elsevier.com

Wichtiger Hinweis für den Benutzer
Die Erkenntnisse in der Pflege und Medizin unterliegen laufendem Wandel durch Forschung und klinische Erfahrungen. Herausgeber und Autoren dieses Werkes haben große Sorgfalt darauf verwendet, dass die in diesem Werk gemachten therapeutischen Angaben (insbesondere hinsichtlich Indikation, Dosierung und unerwünschter Wirkungen) dem derzeitigen Wissensstand entsprechen. Das entbindet den Nutzer dieses Werkes aber nicht von der Verpflichtung, anhand weiterer schriftlicher Informationsquellen zu überprüfen, ob die dort gemachten Angaben von denen in diesem Werk abweichen und seine Verordnung in eigener Verantwortung zu treffen.

Für die Vollständigkeit und Auswahl der aufgeführten Medikamente übernimmt der Verlag keine Gewähr.
Geschützte Warennamen (Warenzeichen) werden in der Regel besonders kenntlich gemacht (®). Aus dem Fehlen eines solchen Hinweises kann jedoch nicht automatisch geschlossen werden, dass es sich um einen freien Warennamen handelt.

Bibliografische Information der Deutschen Nationalbibliothek
Die Deutsche Nationalbibliothek verzeichnet diese Publikation in der Deutschen Nationalbibliografie; detaillierte bibliografische Daten sind im Internet über http://www.d-nb.de/ abrufbar.

Um den Textfluss nicht zu stören, wurde bei Patienten und Berufsbezeichnungen die grammatikalisch maskuline Form gewählt. Selbstverständlich sind in diesen Fällen immer Frauen und Männer gemeint.

Planung: Anna-Marie Seitz, München
Projektmanagement: Martina Gärtner, München
Redaktion: Marko Roeske, Lektorat & Textbüro, Parkstetten
Satz: abavo GmbH, Buchloe/Deutschland;
Druck und Bindung: CPI, Ulm/Deutschland
Zeichnungen: Susanne Adler, Lübeck
Umschlaggestaltung: SpieszDesign, Neu-Ulm
Titelfotografie: freshidea-fotolia.com

ISBN Print   978-3-437-26872-4
ISBN e-Book 978-3-437-18757-5

Aktuelle Informationen finden Sie im Internet unter **www.elsevier.de** und **www.elsevier.com**.

Vorwort

Seit der 1. Auflage sind fast 20 Jahre vergangen und der „neue" Wind in der Psychiatrie weht weiter. Das früher übliche kustodiale Pflegeprinzip wird durch eine Pflege ersetzt, die sich als selbstverantwortlicher Teil der Psychiatriearbeit definiert. In Zeiten enger Budgets und straffer Wirtschaftlichkeit hat der Einsatz der Pflege spezifische Bedeutung.

Aus Befragungen von Patienten hinsichtlich ihrer Behandlungszufriedenheit ist hinlänglich bekannt, dass psychotherapeutische Basisangebote als Standard erwartet werden. Daher werden Kliniken, die dies anbieten, wirtschaftliche Vorteile haben - zumal auch die Einweiser auf die Bereitstellung dieser Angebote zunehmend stärker achten. Neben dem zu beobachtenden Paradigmawechsel für das besonders von Ärzten und Fachpsychotherapeuten in Anspruch genommene Gebiet der Psychotherapie sind es zunehmend die Erwartungen der Patienten, die die Verfügbarkeit psychotherapeutischer Angebote auch aus wirtschaftlichen (Überlebens-) Gründen nötig machen. Gerade die enge Beziehung zwischen Patienten und erfahrenen Pflegenden ist als ein Vorteil in Zeiten eines Ärztemangels und deren zunehmende Eingebundenheit in organisatorische Arbeiten zu sehen. Pflegende erleben die Wirkung therapeutischer Modifikationen im Alltag der Patienten zeitnahe und können daher aktualisiert auf dysfunktionale Muster besonders in der Interaktion einwirken. So verbindet sich die therapeutische Sichtweise mit der Perspektive des Alltags.

Neben der Weiterentwicklung von Pflegemodellen werden Interaktions- und Gruppenprozesse auch in der Pflege zunehmend stärker berücksichtigt. Dabei spielt die spezifische Erfahrung und professionelle Rolle der Pflegenden gerade als Experten des Alltags eine wichtige Rolle. Die künftige Arbeitsweise einer psychosozialen Medizin fordert auch von der Pflege eine entsprechende Professionalität. Kompetenz in störungsspezifischer Arbeit besonders in Gruppen wird neben Krisenmanagement, Milieugestaltung, Case-Management und Psychoedukation dabei eine Schlüsselqualifikation der psychiatrischen Pflege sein.

Neben den aktuellen biologistischen Erklärungstrends psychiatrischer Phänomene sind in der psychiatrischen Alltagsarbeit immer wieder soziale und gemeindepsychiatrische Ansätze nötig, die gerade in der Pflege umgesetzt werden können. Dabei wird keine Konkurrenz zu den fachpsychotherapeutischen Kollegen angestrebt. Denn Indikationsstellung, Beratung, Begleitung und Supervision der Pflegenden wird immer weiter Aufgabe der Fachtherapeuten sein. Eine berufsständisch saubere Abklärung wird in der nächsten Zeit zu leisten sein, um Kompetenzprobleme und mögliche Animositäten zu minimieren.

Die Entwicklung der Psychotherapie in Richtung einer allgemeinen Therapiewissenschaft hat schon begonnen. Das Wissen um Krankheitsmodelle als gemeinsames Arbeitsband aller an der Therapie beteiligten Berufsgruppen ist gewachsen.

Zeitgemäßes psychiatrisches Arbeiten findet im Team statt. Dies wird effektiv, wenn alle Teammitglieder ein breites, gemeinsames Basiswissen haben. Die Inhalte dieses Buches wollen dies anbieten. Dabei sehen sich die Herausgeber nicht in Abgrenzung zu pflegewissenschaftlichen Konzepten, sondern als Befürworter einer Weitergabe und Vermittlung von praktischer Evidenz und Ausdruck einer Haltung einer wertschätzenden, akzeptierenden, authentischen und empathischen Interaktion mit unseren Patienten.

Zeitgemäßes Arbeiten im psychiatrischen Feld wird in gering hierarchisierten Teams realisiert, in denen nach Kompetenz, Erfahrung und individuellen Fähigkeiten verfahren wird. Starre hierarchische Abgrenzung der einzelnen Berufsgruppen wird zunehmend weniger funktionstauglich für eine adäquate Versorgung unserer Patienten. So gesehen ist psychiatrische Pflege auch ein Modell für die künftige Arbeitshaltung in der Medizin, in der vernetzt und auf Augenhöhe miteinander gearbeitet wird. Wir danken den Autoren für die engagierte und hoch motivierte Mitarbeit und Frau Gärtner vom Verlag Elsevier für ihre wohlwollende und weiterführende Unterstützung.

Andernach, im Januar 2016
S. Traxler im Namen der Herausgeber

Abkürzungen

Symbole		**J.**	Jahre
®	Handelsname	**KM**	Kontrastmittel
↔	normal (sich beeinflussend)	**Kps.**	Kapsel
		Lj.	Lebensjahre
↑	hoch, erhöht	**ltd.**	leitend
↓	tief, erniedrigt	**MdE**	Minderung der Erwerbsfähigkeit
→	vgl. mit, daraus folgt		
		Min.	Minute
Allg.	Allgemein	**MNS**	Malignes Neuroleptika-Syndrom
AP	Antipsychotika		
AT	Arbeitstherapie	**NMR**	Kernspintomografie
ATL	Aktivität des täglichen Lebens	**OPS**	Organisch bedingte Störung
BBD	Berufsbegleitende Dienste	**PB**	Persönliches Budget
BGB	Bürgerliches Gesetzbuch	**PSAG**	Psychosoziale Arbeitsgemeinschaften
BSHG	Bundessozialhilfegesetz		
BT	Beschäftigungstherapie	**PSD**	Psychosoziale Dienste
d	Tag	**PsychPV**	Psychiatrie-Personalverordnung
Drg.	Dragee		
EEG	Elektroenzephalogramm	**QM**	Qualitätsmanagement
EKG	Elektrokardiogramm	**RPK**	Rehabilitationseinrichtungen für psychisch Kranke
EKT	Elektrokrampftherapie		
EPS	Extrapyramidales Syndrom	**RR**	Blutdruck nach Riva-Rocci
		Sek.	Sekunde
GPV	Gemeindepsychiatrischer Verbund	**SGB**	Sozialgesetzbuch
		SHT	Schädel-Hirn-Trauma
h	Stunde	**StGB**	Strafgesetzbuch
HWZ	Halbwertszeit	**StVollZG**	Strafvollzug
IBRP	Integrierter Behandlungs- und Rehabilitationsplan	**Tbl.**	Tablette
		WfbM	Werkstätten für behinderte Menschen
IFD	Integrationsfachdienste		
IHP	Integrierter Hilfsplan	**Wo.**	Woche

Abbildungsnachweis

Der Verweis auf die jeweilige Abbildungsquelle befindet sich bei allen Abbildungen im Werk am Ende des Legendentextes in eckigen Klammern.

W798 World Health Organization (WHO), Genf, Schweiz
R326 Voderholzer, U., & Hohagen, F. (Hrsg.): Therapie psychischer Erkrankungen. State of the Art, 11. Auflage, München 2016, Elsevier Urban & Fischer

Inhaltsverzeichnis

1 Tipps für die Stationsarbeit

Daniel Böhm, Daniel Burkhardt, Andrea Gasper, Sacha Schneider, Holger Thiel

1.1 Aufnahme

Dem Aufnahmegespräch kommt als Erstkontakt eine besondere Bedeutung zu. Ein kompetenter und vertrauenerweckender Eindruck kann entscheidend sein für die Qualität des therapeutischen Verhältnisses.

Begrüßung
- Sich dem Patienten und seinen Angehörigen mit Namen und Funktion vorstellen
- Überlegen, zu welcher Pflegenden und zu welchem Mitpatient der neue Patient passen könnte
- Dem Patienten das Zimmer zeigen: Bett, Schrank, Telefon, Rufanlage etc.
- Mitpatienten unter Wahrung der Schweigepflicht vorstellen (▶ 1.11.8)
- Station zeigen: WC, Aufenthaltsräume, Funktionsräume etc.
- Falls nötig, beim Auspacken helfen.

Patienten informieren
- Tagesablauf erklären: Mahlzeiten, Visiten-, Therapiezeiten
- Schriftlichen Stundenplan anlegen, der vom Patienten ergänzt werden kann
- Therapiekarte aushändigen
- Haus-, Stationsordnung übergeben und erläutern
- Wenn vorhanden, Informationsblatt über die Einrichtung geben
- Über Besuchszeiten und voraussichtliche Ausgangsregelung informieren
- Über weitere Maßnahmen informieren, z. B. wann der Arzt aufnimmt, ob und wann ein Richter kommt
- **!** Bei Patienten mit verminderter Aufmerksamkeit die Informationen in mehreren Schritten geben; durch Nachfragen sicherstellen, dass alles verstanden wurde (▶ 3.3).

Sicherheit bedenken
- Auf geschlossenen Stationen je nach Sicherheitsstandard gefährliche Gegenstände gegen Quittung in Verwahrung nehmen oder Angehörigen mitgeben, z. B.:
  - Glas, Rasiermesser, Elektrokabel, Nagelfeilen
  - Alkoholhaltige Lösungen, z. B. Rasierwasser und Parfüms
  - Mitgebrachte Medikamente
- Notwendigkeit der Sicherheitsmaßnahmen nachvollziehbar erklären und um Verständnis werben
- Dem Patienten Gelegenheit geben „mitzudenken", welche Gegenstände ihm oder den Mitpatienten gefährlich werden könnten.

Organisation
- Wertgegenstände den Angehörigen mitgeben oder gegen Quittung in Verwahrung nehmen
- Nicht benötigte Dinge den Angehörigen mit nach Hause geben
- Patientendaten erheben und der Aufnahme melden, Patientenkurve anlegen.

❗Tipps, Tricks und Fallen
- Erregte Patienten (▶ 5.1.5) nicht mit zurzeit unwichtigen Fragen bedrängen, z. B. nach Religionsgemeinschaft, Kostform
- Scheint Patient einigermaßen kooperativ, Möglichkeit zum Rückzug geben, z. B. „erst einmal den Schrank einräumen lassen"
- Auf eigene Sicherheit achten (▶ 2.10).

1.2 Pflegeprozess/Pflegeplanung

Pflegeprozess und Pflegeplanung dienen der individuellen, patientenbezogenen, geplanten Pflege und machen Erfolge und Misserfolge sichtbar. Qualifiziertes Personal und ein gutes Dokumentationssystem (▶ 1.3) sind Voraussetzung.

1.2.1 Pflegeanamnese/Erstgespräch

▶ Abb. 1.1
Sammlung von allen für die Pflege des Patienten relevanten Informationen. Wird im Gespräch mit dem Patienten erstellt. Grundsätzlich ist das freie Gespräch einer systematischen Befragung vorzuziehen. Für Berufsanfänger oder neue Mitarbeiter kann die Zuhilfenahme eines standardisierten Fragebogens aber dennoch sinnvoll sein. Dieser gibt Sicherheit und verhindert, dass evtl. relevante Informationen nicht abgefragt werden. Die aufnehmende Person soll möglichst passiv und zu-

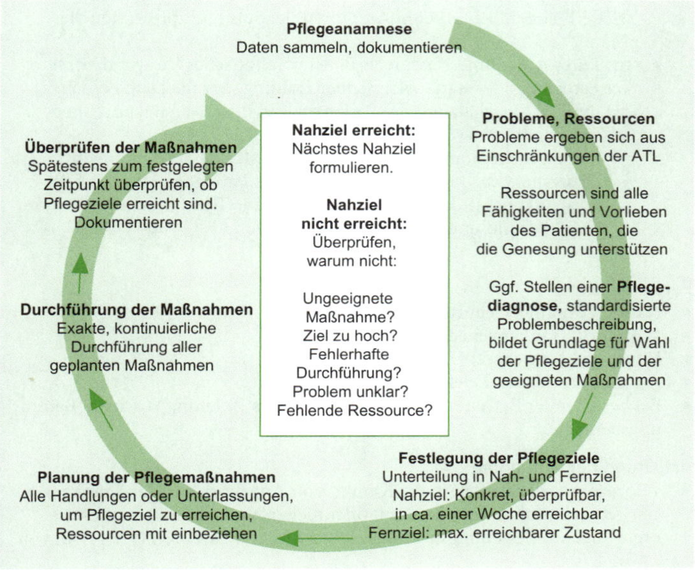

Pflegeanamnese
Daten sammeln, dokumentieren

Probleme, Ressourcen
Probleme ergeben sich aus Einschränkungen der ATL

Ressourcen sind alle Fähigkeiten und Vorlieben des Patienten, die die Genesung unterstützen

Ggf. Stellen einer **Pflegediagnose**, standardisierte Problembeschreibung, bildet Grundlage für Wahl der Pflegeziele und der geeigneten Maßnahmen

Nahziel erreicht:
Nächstes Nahziel formulieren.

Nahziel nicht erreicht:
Überprüfen, warum nicht:

Ungeeignete Maßnahme?
Ziel zu hoch?
Fehlerhafte Durchführung?
Problem unklar?
Fehlende Ressource?

Überprüfen der Maßnahmen
Spätestens zum festgelegten Zeitpunkt überprüfen, ob Pflegeziele erreicht sind. Dokumentieren

Durchführung der Maßnahmen
Exakte, kontinuierliche Durchführung aller geplanten Maßnahmen

Planung der Pflegemaßnahmen
Alle Handlungen oder Unterlassungen, um Pflegeziel zu erreichen, Ressourcen mit einbeziehen

Festlegung der Pflegeziele
Unterteilung in Nah- und Fernziel
Nahziel: Konkret, überprüfbar, in ca. einer Woche erreichbar
Fernziel: max. erreichbarer Zustand

Abb. 1.1 Die Phasen des Pflegeprozesses

rückhaltend bleiben, den Patienten viel sprechen lassen und ihn aufmerksam beobachten. Fragen offen formulieren.

Bedingungen
- Patienten im Gespräch möglichst viel Freiraum geben
- Aktivität dem Patient überlassen
- Im Gespräch nicht drängen, keine Ungeduld, kein Zeitmangel
- Auf die Wünsche des Patienten nur so weit eingehen, wie es realistisch mach-
  bar ist; keine Versprechungen machen wie: „Morgen kommen Sie sicher auf
  eine offene Station"
- Mindestens eine halbe Stunde für das Erstgespräch veranschlagen
- Keine äußeren Störungen, z. B. Telefonanrufe; allgemeine Betriebsamkeit im
  Stationszimmer vermeiden.

Gesprächshaltung im Interview
- Keine Kritik oder Verurteilung
- Konfrontationskurs des Patienten offen und sachlich begegnen
- Äußerungen des Patienten einen Sinn geben und diese durch Befragen über-
  prüfen
- Frei schwebendes Interesse zeigen
- Tolerante Zurückhaltung, Diskretion
- Aktives Zuhören.

Tipps, Tricks und Fallen
- In vielen Fällen hat es sich bewährt, wenn Arzt und Pflegende das Aufnahmegespräch zusammen führen. Der Patient braucht nicht alles zu
  wiederholen und er erkennt Arzt und Pflege als multiprofessionelles
  Team
- In akuter Aufnahmesituation, z. B. bei psychotischer Verwirrtheit, starker Erregung oder stark ablehnender Haltung, nur die Daten erheben,
  die für eine Einschätzung des Patienten und die ersten Behandlungsschritte benötigt werden:
  - Medikamentenunverträglichkeit, internistische Erkrankungen
  - Bezugsperson, Distanzmöglichkeiten des Patienten: Welche Ange-
    hörigen möchte der Patient sehen, einzelne Therapieschritte abspre-
    chen, Behandlungsvertrag.

Personalien
- Name, Vorname, Geburtsdatum
- Wohnort, Krankenversicherung
- Haus- und Nervenarzt (Facharzt)
- Angehörige: Name, Telefon, ggf. Anschrift
- Bei bestehender Betreuung: Name des Betreuers, Telefon, Anschrift, Betreu-
  ungsbereiche.

Art/Grund der Aufnahme
- Wie gelangte der Patient in die Klinik? Von Angehörigen oder Krankenwa-
  gen gebracht, fuhr selbst, kam mit öffentlichen Verkehrsmitteln etc.
- Freiwillig, mit Betreuungsbeschluss (▶ 1.11.9), mit PsychKG (▶ 1.11.10) von
  … bis …
- Nach Anmeldung, als Notfall

- Allein, in Begleitung
- Aktuelle Gründe, die zur Aufnahme führten.

Bisheriger Krankheitsverlauf/zusätzliche Probleme
- Bisherige Krankenhausaufenthalte
- Bestehende körperliche Erkrankungen
- Allergien
- Familienanamnese: Erkrankungen in der Familie
- Ständige Medikation, z. B. Depot-Neuroleptika, Insulin, Antikoagulanzien
- Drogeneinnahme: wann zuletzt, welche Drogen?
- Körperliche, geistige Behinderungen
- Verständigung und Kommunikation: Sinnesorgane, Sprache, Orientierung und Bewusstseinslage
- Körperliche Selbstversorgung: Nahrung aufnehmen, Körper pflegen, an- und auskleiden, bewegen, ausscheiden
- Verhalten und Einstellung: Wie erlebt der Patient seine Erkrankung, hat er sich auf die Krankenhausaufnahme eingestellt?
- Prothesen und Hilfsmittel, Katheter und Anus praeter
- Wünsche des Patienten, z. B. Essenswünsche, welche Menschen will er (nicht) sehen?
- Essgewohnheiten: Diäten, Appetit, religiöse und weltanschauliche Vorschriften.

Sozialer Hintergrund
- Biografie: allgemeiner Lebensweg einschließlich sozialer Entwicklung
- Familienstand: verheiratet, ledig, geschieden, Anzahl der Kinder
- Religionszugehörigkeit
- Wohnsituation: alleine, in der Familie, Wohnheim, obdachlos, Kontakte
- Berufliche Situation: Schulbildung, Ausbildung, jetzige Tätigkeit
- Finanzielle Situation: unabhängig, abhängig, Sozialhilfeempfänger, Schulden
- Äußerliche Erscheinung: gepflegt, ungepflegt, verwahrlost
- Sozialkontakte und häusliche Versorgung: Besuch von Angehörigen, Freunden und Bekannten, Versorgung nach der Entlassung
- Soziale Veränderungen, die vor Kurzem passiert sind oder noch anstehen, z. B. Verlust des Arbeitsplatzes, Todesfall, Scheidung
- Besucher: Patient bekommt häufig, selten, keinen Besuch.

Psychische Basiswerte
Einweisungsdiagnose, Begleitschreiben, Vorbefunde, Gespräch mit Patient und Begleitpersonen ergeben Rückschlüsse auf folgende Basiswerte (▶ Kap. 3):
- Bewusstsein, Orientierung
- Konzentration, Aufmerksamkeit, Gedächtnis
- Sinnestäuschungen, Wahrnehmung, Denken
- Antrieb, Kontakt, Stimmung, Affekt.

Körperliche Basiswerte
- RR, Puls
- Größe, Gewicht
- Allgemein- und Ernährungszustand (BMI)
- Körperliche Unversehrtheit, z. B. Hämatome, Schnittwunden, Dekubitus (ggf. Fotodokumentation)
- Mobilität: vorhanden, eingeschränkt, immobil, mit/ohne Hilfsmittel.

Besondere Risiken

Die Eigen- und Fremdanamnese, Vorgeschichte, Einweisungsdiagnose und Umstände der Aufnahme geben Hinweise auf besondere Risiken, z. B.:

- Suizidalität (▶ 5.1.2), Fremd- oder Eigenaggressivität (▶ 5.1.5)
- Drohender Entzug (▶ 11.2.2)
- Zerebrale Anfälle (▶ 8.4.8)
- Dekubitusrisiko
- Sturzrisiko.

> **❗ Tipps, Tricks und Fallen**
> - Gespräche nicht anhand einer Checkliste führen, sondern Checkliste nach dem Gespräch zur Überprüfung nutzen
> - Falls im ersten Gespräch Daten nicht oder nur teilweise zu erheben sind, später Angaben hinzufügen
> - Ggf. Angehörige befragen (▶ 1.7)
> - Ggf. andere Berufsgruppen hinzuziehen.

1.2.2 Erkennen von Pflegeproblemen und Ressourcen/ Pflegediagnosen

Pflegeprobleme

Pflegeprobleme sind alle Beeinträchtigungen der Selbstständigkeit des Patienten in einem oder mehreren Lebensbereichen.

- Ergeben sich aus der Pflegeanamnese und den Beobachtungen des Teams
- Nicht immer besteht Einigkeit zwischen Patient und/oder therapeutischem Team über das Vorhandenseins eines Problems, z. B. sieht ein Mensch mit einer Manie seine Distanzlosigkeit (▶ 6.2.2) nicht als Problem
- Probleme möglichst objektiv, präzise und nicht wertend formulieren (▶ 3.1)
- Wenn bekannt oder möglich, Ursache des Problems mit angeben
- **Kurzfristig zu lösende Probleme:** benötigen keine Pflegeplanung, da sie durch einmalige Handlungen behebbar sind, z. B. Patient mit Durst bekommt etwas zu trinken
- **Langfristig zu lösende Probleme:** benötigen geplante Pflege
- **Potenzielle Probleme:** werden als Komplikation erwartet, z. B. Entzugserscheinungen: können durch prophylaktische Maßnahmen verhindert oder frühzeitig erkannt werden
- **Hypothetische Probleme:** werden vom Team angenommen, vom Patienten nicht bestätigt, z. B. Verfolgungs-, Vergiftungsängste: erfordern gezielte Beobachtung (▶ Kap. 3)
- **Generelle Probleme:** treten bei allen Patienten mit gleicher Erkrankung auf, z. B. Unruhe bei Entzug: eignen sich besonders für Standardpflegepläne
- **Individuelle Probleme:** erfordern spezielle Pflegeplanung
- **Probleme durch irreversible Schäden** (z. B. Desorientiertheit bei hirnorganischem Psychosyndrom): nicht der Patient, sondern die Umgebung muss sich zur Problemlösung anpassen (▶ Kap. 9)
- ❗ Eine Behinderung oder Störung ist wesentlich unproblematischer, wenn der Patient Bewältigungsstrategien entwickelt hat. Diese als Ressource berücksichtigen
- ❗ Medizinische Diagnosen sind keine Pflegeprobleme.

Ressourcen
Alle Fähigkeiten, Verhaltensweisen oder sozialen Möglichkeiten, die zur Gesunder-
haltung oder Genesung beitragen können, z. B. ein religiöser Patient findet Halt im
Glauben, für einen streng katholischen Patienten ist Selbsttötung ein Tabu (▶ 5.1.2).
Aktive Ressource: Problemlösungsstrategie, die vom Patienten selbst ausgeführt
wird.
Passive Ressourcen: Patient toleriert Verrichtungen.
Reaktive Ressource: Patient macht auf Aufforderung oder unter Aufsicht mit.
- Ressourcen erkennen erfordert eine sorgfältige Pflegeanamnese und einen
  ständigen Kontakt zum Patienten und seinen Angehörigen
- Möglichst mit dem Patienten/seinen Angehörigen zu jedem Problem eine
  oder mehrere Ressourcen suchen und formulieren
! Ressourcen können nicht genutzt werden, wenn sie im Widerspruch zum Behandlungsplan stehen, z. B. wenn ein emotional instabiler Patient in bestimmten Situationen dissoziiert und parasuizidales Verhalten zeigt. Auch
  wenn der Patient Strategien entwickelt hat, um in die Realität zurückzukom-
  men und Spannungen abzubauen, ist dieses Verhalten nicht tolerierbar, da es
  zu Verletzungen und Verstümmelungen führt.

Pflegediagnosen
Verbindliche und allgemein verständliche Umschreibung von Pflegeproblemen.
Pflegediagnosen bilden die Grundlage für die Wahl der Pflegeziele und geeigneten
Maßnahmen, um die Ziele zu erreichen. Informationssammlung und daraus ab-
geleitete Pflegeprobleme und Ressourcen können als diagnostischer Prozess be-
zeichnet werden.
Nach Auffassung der NANDA (*North American Nursing Diagnosis Association*)
besteht eine Pflegediagnose aus:
- **Pflegediagnosetitel und Definition:** Beschreibung eines Gesundheitspro-
  blems oder des Gesundheitszustands eines Individuums, einer Familie oder
  einer Gemeinschaft
- **Kennzeichen/Symptome:** unverwechselbare und eindeutige Merkmale, die
  der Pflegediagnose zugeordnet werden können
- Man unterscheidet hier zwischen
  - Subjektiven Symptomen (Sicht des Patienten)
  - Objektiven Symptomen (Beobachtung der Pflege)
- **Ätiologische oder beeinflussende Faktoren:** Zusammenstellung von Fakto-
  ren, die ursächlich für dieses Problem verantwortlich sind oder mit ihm in
  Zusammenhang stehen und gleichzeitig Mittelpunkt der pflegerischen Be-
  handlung sind
- **Risikofaktoren:** Auflistung potenzieller Probleme, die zu einer Gefahr für
  den Patienten werden können.

1.2.3 Festlegung der Pflegeziele

Zustände oder Verhaltensweisen, die der Patient nach einer Behandlung erreicht
oder erlernt haben soll.
- Realistische Ziele setzen: Zustand erhalten oder mildern kann auch ein Ziel sein
- Zeitpunkt festlegen, an dem ein Ziel erreicht werden soll
- Ziele einteilen in
  - Nahziel: konkret, überprüfbar, in ca. einer Woche erreichbar
  - Fernziel: maximal erreichbarer Zustand

1

! Pflegeziele können im Widerspruch zu den geäußerten Bedürfnissen des Patienten stehen, z. B. depressiver Patient lehnt Aktivierung ab

• Hilfreich für die Zielformulierung sind die sogenannten **RUMBA**-Kriterien:
  R – relevant
  U – understandable (verständlich)
  M – measurable (messbar)
  B – behavioral (wahrnehmbar)
  A – attainable (erreichbar).

1.2.4 Planung der Pflegemaßnahmen

Alle Handlungen oder Unterlassungen, um ein Pflegeziel zu erreichen. Beim Festlegen von Maßnahmen die Ressourcen des Patienten einbeziehen. Die Maßnahmen (z. B. nach Holnburger) können:

• Individuell oder als Standard formuliert sein
• Gegen den erklärten Willen des Patienten notwendig sein (▶ 1.11.2)
• Einen aktiven Beitrag des Patienten verlangen
• Als Anweisung an das Personal formuliert werden
• Eine Belohnung für bestimmtes Verhalten festlegen
• Einen Beobachtungsauftrag enthalten
• Eine Zeitangabe beinhalten
• Beschreiben, was der Patient oder das Personal *nicht* tun soll.

Mit dem Patienten Maßnahmen festlegen, „Behandlungsvertrag" abschließen: Wer soll was tun, was ist der nächste Schritt?

! Möglichst Maßnahmen planen, die auch am Wochenende und bei dünner Personaldecke durchführbar sind

! Mit Patienten Prioritäten setzen; dringende oder einfach zu lösende Probleme zuerst angehen, da Erfolg motiviert

! Maßnahmen, die gegen den ausdrücklichen Willen des Patienten durchgeführt werden, müssen sorgfältig erwogen und stichhaltig begründet werden sowie rechtlich abgesichert sein

• Die geplanten Maßnahmen sollten konkret und eindeutig formuliert und dokumentiert werden: Wer soll was tun und was soll die Maßnahme bewirken?
• Zudem sollten folgende Qualitäten berücksichtigt werden:
  – Wo? – findet die Maßnahme statt?
  – Wann? – findet die Maßnahme statt?
  – Womit? – werden ggf. Materialien benötigt?
  – Wie lange? – dauert die geplante Maßnahme?

1.2.5 Durchführung der Pflegemaßnahmen

• Aufnehmende Pflegekraft dokumentiert die Anamnese, legt im Gespräch mit dem Patienten/seinen Angehörigen die Pflegeprobleme und -ziele fest. Nur Probleme im individuellen Pflegeplan aufnehmen, die nicht kurzfristig gelöst werden können oder durch das Stationspflegekonzept abgedeckt sind
• Pflegeplanung im Team vorstellen, evtl. Korrekturen vornehmen; nicht immer besteht Einigkeit, wie ein bestimmtes Problem zu lösen ist
• Geplante Maßnahmen von allen Pflegenden konsequent durchführen und dokumentieren
• Zeitrahmen festlegen, wann Überprüfung stattfinden soll
• Durchführung der Maßnahmen dokumentieren und abzeichnen. Auch Veränderungen und Fortschritte aufgrund der Maßnahmen dokumentieren.

1.2.6 Überprüfung der Maßnahmen

Spätestens zum festgelegten Zeitpunkt überprüfen, ob Pflegeziele erreicht sind, dokumentieren.

! Nahziel erreicht: nächsten Schritt als neues Nahziel festlegen
! Ist das Ziel nicht erreicht, klären:
  – Problem richtig erkannt?
  – Priorität richtig gesetzt?
  – Ziel zu hoch gesteckt?
  – Zeitrahmen zu kurz gesetzt?
  – Ressourcen falsch erkannt oder falsche Maßnahmen geplant?
Je nach Fehlerquelle in entsprechende Phase einsteigen und verändern, dokumentieren.

Tipps, Tricks und Fallen
Nicht bei jeder Schwierigkeit den Behandlungsplan in Frage stellen.

1.3 Dokumentation

Die Dokumentation ist eine gesetzliche Pflicht. In die Dokumentationsmappe gehören z. B. Stammblatt, pflegerische Verordnungen, ärztliche Anordnungen, Überwachungsplan, Medikamentenplan, Fieberkurve, Pflegebericht, Pflegeprozess. Die Qualität der Dokumentation und Informationsweitergabe beeinflusst die Qualität der Therapie entscheidend: das Dokumentationssystem ist auch Kommunikationssystem für beteiligte Mitarbeiter.

Bereiche der Pflegedokumentation
- Allgemeine Verwaltung und Organisation der Station: Stationsmanagement, Rahmenbedingungen für die Therapie
- Pflegeaktivitäten, -planung und Behandlung der Patienten: patientenbezogene Dokumentation.

Rechtliche Hinweise
- Immer mit Kugelschreiber schreiben. Bleistift ist nicht dokumentenecht
- Nicht aufgezeichnete Maßnahmen gelten im Falle eines Zivil- oder Strafprozesses als nicht durchgeführt; Patient hat keine Nachweispflicht
- Bei Wunsch des Patienten, seine Krankenunterlagen einzusehen, an den zuständigen Arzt verweisen
- Pflegedokumentation vor unbefugter Einsichtnahme schützen; Schweigepflicht (▶ 1.11.8)
- Auch jedes Nichteinnehmen der Medikamente dokumentieren.

Dokumentieren
- Nur behandlungsrelevante Informationen dokumentieren, subjektive Bewertungen vermeiden, präzise Angaben statt globaler Aussagen machen (z. B. „10-mal" statt „ständig")
- Wichtige Informationen schriftlich fixieren, oft zusätzliche mündliche Weitergabe nötig
- Nachträgliche Veränderungen: Anlass kenntlich machen; ursprüngliche Dokumentation muss weiterhin lesbar bleiben, d. h. kein Tipp-Ex®, sondern durchstreichen

1

- Ärztliche Anordnungen vom Arzt schriftlich mit Datum und Arzt-Handzeichen auf entsprechendem Formular
- Durchgeführte Maßnahmen mit Datum, ggf. Uhrzeit und Handzeichen der Pflegeperson eintragen; Beobachtungen, Veränderungen, Auffälligkeiten schriftlich mit Handzeichen vermerken
- Pflegeanamnese, Basiswerte und Beobachtungen werden vom Interviewer ins Stammblatt des Patienten übertragen; alternativ kann das Stammblatt durch Blatt Nr. 1 einer Pflegeplanung ersetzt werden
- Eingruppierung der Pflegekategorie oder Pflegestufe im Stammblatt oder in der Pflegeplanung mit Datum, ggf. mit Uhrzeit und Handzeichen dokumentieren.

Information verarbeiten
Die Informationsverarbeitung (▶ Tab. 1.1) im Pflegedienst geschieht mit Dokumentationssystemen, z. B. von Hinz, Stocker, Optiplan oder Kardex. Die Informationen werden hier dokumentiert, weitergeleitet und so verarbeitet. Die fixierten Informationen im Planungsteil und im Berichterstattungsteil müssen zu jedem Zeitpunkt verfügbar, nachprüfbar und verbindlich sein.

Pflegebericht
Der Pflegebericht muss kurz, präzise beschreibend, nicht diagnostisch und frei von Vorurteilen sein. Im Pflegebericht den Pflegeverlauf beschreiben. Dabei besonders achten auf:
- Veränderungen im Krankheitsbild
- Psychische und physische Verfassung
- Akute Ereignisse
- Verhalten des Patienten gegenüber allen Berufsgruppen, Mitpatienten, Angehörigen
- Aktivitäten außerhalb der Station
- Reaktion auf Medikamente
- Informationen berücksichtigen, die von anderen Berufsgruppen vermittelt werden

! Pflegebericht nicht nur aufgrund der eigenen Beobachtungen und Erlebnisse schreiben, sondern alle an der Pflege Beteiligten fragen, ob sie etwas Besonderes an dem Patienten beobachtet oder mit ihm erlebt haben.

Tab. 1.1 5 Schritte der Informationsverarbeitung		
Schritt	**Information**	**Durchführung**
1	Erfassen	Gemeinsam mit allen Mitarbeitern, die an der Behandlung beteiligt sind, Informationen sammeln
2	Sortieren	Relevante Informationen nach Bedeutung und nach Handlungsrelevanz sortieren: Wichtiges zuerst
3	Dokumentieren	Informationen zentral speichern, sodass alle Mitarbeiter Zugriff haben
4	Weitergeben	Sicherstellen, dass Informationen von einem Mitarbeiter zum anderen gelangen, z. B. durch regelmäßige Teambesprechungen
5	Bewerten	Aus den erfassten, sortierten und gespeicherten Informationen Pflegeplanung erstellen (▶ 1.2)

Schriftlicher Pflegebericht: Auswahl von Informationen ist beschränkt, Qualität abhängig von der Fähigkeit des Schreibers, Inhalte zu Papier zu bringen. Schriftliche Kommunikation ist relativ langsam. Vorteilhaft ist die Art der Dokumentation mit der Möglichkeit, jederzeit Informationen nachzuschlagen. Viele Einrichtungen haben hier mittlerweile auf ein EDV-gestütztes Informationssystem umgestellt.

Mündlicher Pflegebericht: flexibler, oft alltagsnäher. Vorteile: direktes Nachfragen, Möglichkeit zu Rückmeldungen, schnellerer Informationsfluss besonders in kritischen Situationen und Übermitteln von Informationen, die noch nicht fertig/ausgereift oder im Fluss sind.

! Es müssen immer beide Formen weitergegeben werden.

Häufigkeit des Dokumentierens

- Am Ende jeder Schicht, z. B. wie wirkte der Patient, hat er sich aktiv am Stationsgeschehen beteiligt, hat er gegessen, gab es Auffälligkeiten in seiner Stimmung, eine Veränderung der Symptome?
- Akute Phase: zeitnah bei Bedarf, jedoch immer am Ende jeder Schicht
- Stabiler Patient: 1-mal täglich und bei Bedarf bei akuten Veränderungen, Auffälligkeiten, nach Durchführung einer (Pflege-)Maßnahme
- In der rehabilitativen Pflege, z. B. Langzeitbereich, Tagesklinik, offene Heime, Übergangswohnheim: wöchentlicher Pflegebericht
- Besonderheiten jederzeit dokumentieren.

Leistungserfassung als gesonderte Dokumentation in der ambulanten Versorgung

Neben der bereits oben beschriebenen Dokumentation wird in der ambulanten häuslichen psychiatrischen Pflege eine gesonderte Dokumentation benötigt. Diese dient der Leistungserfassung, somit der Abrechnung mit den Krankenkassen, und wird von Sachbearbeitern eingesehen. Die Dokumentation sollte nur die Tätigkeiten vor Ort beschreiben wie:

- Psychoedukation – Modul 1
- Planung/Begleitung im Übungsfeld „Training sozialer Kompetenzen"
- Aufdecken dysfunktionaler Strategien
- Motivation zur Eigeninitiative
- Familienkonferenz mit dem Ziel funktionalerer Bewältigungsmechanismen
- Reflexion erreichter Ziele.

Tipps, Tricks und Fallen

- Eine pflegerische Maßnahme gilt erst dann als abgeschlossen, wenn sie dokumentiert ist
- Eintragungen nur durch die Pflegenden, die die Maßnahme durchgeführt haben
- Selbst standardisierte Formblätter werden auf verschiedenen Stationen unterschiedlich gehandhabt
- Sonderbericht, z. B. nach Suizidversuch oder aggressivem Verhalten, vom diensthabenden Arzt mit unterschreiben lassen.

Defizitär orientierte Dokumentation

! Immer öfter wird die Pflegedokumentation vom MDK herangezogen, um Kostenzusagen zu verkürzen oder Entlassungen zu forcieren. Einerseits lernen Pflegekräfte ressourcen- und prozessorientiert zu planen und zu dokumentieren. Andererseits erwartet die Klinikleitung eine Dokumentation, die eine optimale Verweildauer von Patienten unterstützt. Pflegeberichte sollen vorhandene Defizite beschreiben

- Beispiel **Schizophrenie,** der „bequeme" zurückgezogene Patient: „Ich habe Sie in meinem Dienst heute kaum wahrgenommen. Bitte erzählen Sie mir, was sie evtl. auf der Station stört"
- Beispiel **Angststörung,** der zurückgezogene Patient
  - Patient beschäftigt sich über längere Zeit, evtl. mit Zeitangabe, mit seiner Angst, seinem niedrigen Selbstwertgefühl
  - Patient kann seine Ängste nicht genau benennen und sperrt sich beim Versuch, diese zu konkretisieren
  - Patient bleibt heute sehr zurückgezogen – evtl. Vermeidungsverhalten
  - Patient hat heute Probleme, gelernte Strategien im Alltag einzusetzen
  - Expositionsübungen werden vermieden: Beispiel geben
- Beispiel **Persönlichkeitsstörung,** Umgang mit Beziehungsfallen und Beziehungstests:
  auf Doppelbotschaften achten; Hilfe wird eingefordert, aber nicht angenommen. Wichtige Voraussetzung ist, Behandlungsziele aus der Therapie zu kennen und die Vereinbarungen, wie diese erreicht werden sollen. So muss bekannt sein, wann aufdeckend gearbeitet wird, wann der „VIP-Status" zurückgenommen wird; Absprachen, um Endlosdiskussionen zu umgehen oder es werden die „Kosten" der Persönlichkeitsstörung identifiziert, die zur Aufnahme führten. Nicht selten beschweren sich Patienten an offizieller Stelle, z. B., wenn ein Gespräch nicht sofort stattfinden konnte. Sich zu beschweren gehört jedoch zum Krankheitsbild und wird in der Dokumentation als Symptom beschrieben, z. B.: Patient konnte bisher noch keine tragfähige Beziehung zur Bezugspflegekraft aufbauen. Bei Gesprächswunsch auf einen späteren Zeitpunkt vertröstet zu werden, erlebte der Patient als unlösbare Konfrontation
  - Patient versucht, sein System stabil zu halten, eine Änderungsmotivation ist nicht zu erkennen.
  - Patient lässt kein Problembewusstsein erkennen
  - Patient hat noch eine sehr starke Beziehungsmotivation
  - Patient wünscht noch immer die Befriedigung seiner zentralen Beziehungsmotive
  - Die Unruhe auf der Station wird als Bedrohung erlebt
  - Patient hat nicht die Fähigkeit, etwas konkret zu benennen
  - Histrionische Patienten „klagen" Sonderrechte ein (Sonder-, lange Termine)
  - Narzisstische Patienten wollen einen „VIP-Status"
  - Dependente Patienten erwarten Entscheidungen.

1.4 Pflegeorganisation

Pauschalierendes Entgelt für die Psychiatrie und Psychosomatik

Das Krankenhausfinanzierungsreformgesetz (KHRG) aus dem Jahr 2009 beschloss die Einführung eines pauschalierenden tagesbezogenen Entgeltsystems für psychiatrische und psychosomatische Einrichtungen ab dem Jahr 2013 (§ 17d KHG). Konkretisiert werden die Pläne im Gesetz zur „Einführung eines pauschalierenden Entgeltsystems für psychiatrische und psychosomatische Einrichtungen" (PsychEntG).

1

Nach aktuellem Stand aller dieses Thema betreffenden Gesetze ist folgender **Zeitplan** vorgesehen:

- Budgetneutrale Phase (2013–2018)
- Optionsjahre, also Jahre der freiwilligen Anwendung des Systems (2013–2016)
- Verpflichtende Einführung (ab 2017)
- Konvergenzphase von 5 Jahren mit Angleichung des krankenhausindividuellen Entgeltwertes zum Landesbasisentgeltwert (2019–2023).

Das pauschalierende Entgeltsystem für die Psychiatrie und Psychosomatik (PEPP) ist ein Patientenklassifikationssystem, welches auf Grundlage von tagesbezogenen Kostenkalkulationen die Art und Anzahl der behandelten Krankenhausfälle in Bezug zum Ressourcenverbrauch des Krankenhauses setzt. Die Vergütung der Leistung erfolgt mittels Bewertungsrelationen, die im PEPP-Katalog definiert sind.

Um im PEPP-System die Vergütung eines Aufenthaltes zu bestimmen, ist nach dem Ende des Aufenthaltes ein zertifiziertes Programm zu verwenden, der sog. Grouper. Dieser prüft nach einem festgelegten Algorithmus verschiedene Merkmale und ermittelt das Entgelt.

Hierzu sind folgende **Materialien** in der jeweils gültigen Fassung anzuwenden:

- ICD-10-GM zur Diagnosenverschlüsselung
- OPS-Katalog zur Kodierung von Prozeduren wie Intensivbehandlung
- DKR-Psych. Die deutschen Kodierrichtlinien definieren die Kodierbarkeit z. B. von Haupt- oder Nebendiagnose für die Abrechnung
- PEPPV legt die Abrechnungsregelungen fest
- PEPP-Katalog stellt die Höhe der Vergütung eines Krankenhausaufenthaltes mittels Bewertungsrelationen in den sog. PEPPs dar.

Der **PEPP-Katalog** unterteilt sich in mehrere Anlagen:

- Anlage 1a und 2a listen die bewerteten PEPPs für voll- und teilstationäre Fälle auf
- Anlage 1b und 2b die unbewerteten PEPPs
- Anlagen 3 und 4 enthalten bewertete bzw. unbewertete Zusatzentgelte, wobei die unbewerteten Entgelte z. B. die Durchführung einer Elektrokrampftherapie oder besonders teure Medikamente sind. Sollen diese Leistungen vergütet werden, ist im Rahmen der Budgetverhandlung mit den Kostenträgern ein Preis zu vereinbaren
- Anlage 5 bewertet die 2015 neu hinzugefügten tagesbezogenen Entgelte.

Der **Aufbau einer PEPP** folgt dabei einem Muster:

- Festlegung der Strukturkategorie (voll- oder teilstationäre Behandlung)
- Hauptdiagnosegruppe (z. B. Suchtdiagnose, affektive Störung, Schizophrenie)
- Ressourcenverbrauch (beeinflusst z. B. durch Alter, Begleiterkrankungen, Intensiveinstufung).

Beispielhaft soll eine PEPP im Detail vorgestellt werden (▶ Tab. 1.2).

Insofern ist die Vergütung eines Aufenthalts, welcher 8 Berechnungstage hat, folgendermaßen zu ermitteln:

$$8 \times 1{,}0653 \times \text{krankenhausindividueller Basisentgeltwert (z. B. 230{,}70 €)} = 1.966{,}12 €$$

Bis zum 21. Tag erfolgt die Vergütung degressiv in Abhängigkeit zur Verweildauer, was besagt, dass mit der fortschreitenden Dauer der Behandlung die Vergütung pro Tag abnimmt. Ab dem 18. Tag werden dieselben Bewertungsrelationen mit den Tagen und dem Entgeltwert multipliziert, sodass ab dem letzten Tag der Vergütungsklasse keine Degression vorliegt. Langlieger werden angesichts dieser Be-

Tab. 1.2 Ausschnitt aus dem PEPP-Katalog 2016

PA04B Affektive, neurotische, Belastungs-, somatoforme und Schlafstörungen, Alter < 85 Jahre, ohne komplizierende Konstellation, mit Mutter/Vater-Kind-Setting oder mit komplizierender Diagnose oder Alter > 64 Jahre	Anzahl Berechnungstage/ Vergütungsklasse	Bewertungsrelation je Tag
	1	1,2690
	2	1,1094
	3	1,1020
	4	1,0946
	5	1,0873
	6	1,0799
	7	1,0726
	8	1,0653
	...	...
	21	0,9698

rechnung mit demselben Tagessatz vergütet, wie jeder Patient, der mehr als 18 Tage in Behandlung ist. Die Struktur der einzelnen PEPPs unterscheidet sich im degressiven Verlauf z. T. erheblich, sodass das vorangegangene Beispiel bloß exemplarisch ist. Die beschriebene Degression ist, von wenigen Ausnahmen abgesehen, bei jeder PEPP im stationären Bereich zu finden, wohingegen tagesklinische PEPPs keine Degression aufweisen und dadurch tagegleich vergütet werden. Um den im Gesetz geforderten Tagesbezug zu stärken, wurden im Jahr 2015 die in Anlage 5 des PEPP-Katalogs beschriebenen ergänzenden Tagesentgelte (ET) eingeführt. Jene ermöglichen es, zusätzlich Bewertungsrelationen und folglich höhere Erlöse zu generieren. Die festgelegten ET sind:

- „Erhöhter Betreuungsaufwand bei psychischen und psychosomatischen Störungen und Verhaltensstörungen bei Erwachsenen", z. B. Betreuung fixierter Patienten
- „Intensivbehandlung bei psychischen und psychosomatischen Störungen und Verhaltensstörungen bei Erwachsenen, bei Patienten mit mindestens 3 Merkmalen".
  Die Merkmale sind: akute Fremdgefährdung, schwere Antriebsstörung (gesteigert oder reduziert), Anwendung von Sicherungsmaßnahmen, akute Selbstgefährdung durch Suizidalität oder schwer selbstschädigendes Verhalten, keine eigenständige Flüssigkeits-/Nahrungsaufnahme, akute Selbstgefährdung durch fehlende Orientierung oder Realitätsverkennung sowie eine Vitalgefährdung durch somatische Komplikationen
- „Intensive Beaufsichtigung mit Überwachung in einer Kleinstgruppe oder Einzelbetreuung bei psychischen und psychosomatischen Störungen und Verhaltensstörungen bei Kindern und Jugendlichen".

All diese Maßnahmen sind an Mindestkriterien gebunden, welche dem **Katalog für Operationen- und Prozedurenschlüssel (OPS)** zu entnehmen sind. Die entsprechend durchgeführten Leistungen können jedoch nur vergütet werden, sofern die Erbringung nachweislich dokumentiert wurde.

Die Vereinbarung zum pauschalierenden Entgeltsystem für die psychiatrischen und psychosomatischen Einrichtungen für das Jahr 2015 (PEPPV) regelt z. B. die umstrittene Fallzusammenführung, welche besagt, dass wenn ein Patient innerhalb von 21 Tagen nach der Entlassung in derselben Strukturkategorie aufgenommen wird, der Fall dann nicht erneut mit hohen Bewertungsrelationen einsteigt, sondern die Zählung der Gesamttage bei der entlassenen Vergütungsgruppe weiterläuft. Dadurch sollen vorzeitige Entlassungen verhindert werden, jedoch liegt es nicht immer in der Verantwortung des entlassenden Hauses, ob ein Patient innerhalb der 21 Tage zur Wiederaufnahme erscheint, was aber letztlich stets zulasten des Krankenhauses geht.

Das PEPP-System ist als lernendes System angelegt. Der radikale Umbau der Finanzierung von psychiatrischen und psychosomatischen Einrichtungen – weg von einer tagegleichen Vergütung hin zu einem leistungsorientierten Vergütungsmodell – ist infolge der verschiedenen Anreize ein komplexer Weg. Die Einrichtungen müssen sich gegenwärtig mit den umfassenden Gesetzen und Richtlinien auseinandersetzen, um die gesetzlichen Vorgaben zu erfüllen und ihre Erlöse sichern zu können.

Die im Text genannten Kataloge sind auf der Seite des InEK (www.g-drg.de) bzw. des DIMDI (www.dimdi.de) kostenlos einsehbar.

1.5 Qualitätsmanagement (QM) in der psychiatrischen Pflege

Zugelassene Krankenhäuser, Vertragsärzte, medizinische Versorgungszentren, Erbringer von Vorsorgeleistungen oder Rehabilitationsmaßnahmen und Einrichtungen, mit denen ein Versorgungsauftrag nach 111a SGB V besteht, sind gesetzlich zur **Sicherung und Weiterentwicklung der Qualität** der von ihnen erbrachten Leistungen verpflichtet.

Aufgrund dieser Verpflichtung zur Qualitätssicherung müssen sich alle Leistungserbringer an einrichtungsübergreifenden Maßnahmen der Qualitätssicherung beteiligen, die insbesondere zum Ziel haben, die Ergebnisqualität zu verbessern. Darüber hinaus sind sie einrichtungsintern dazu verpflichtet, ein Qualitätsmanagement (QM) einzuführen und weiterzuentwickeln. Bei Krankenhäusern wird dies um die Verpflichtung zur Durchführung eines patientenorientierten Beschwerdemanagements ergänzt (SGB V).

Begriffsbestimmung

Qualität in der Pflege bedeutet, zielgerichtet und transparent mit angemessenen Kosten in adäquater Zeit bestmögliche Resultate zu erzielen, diese zu dokumentieren und zu evaluieren.

Die herrschenden Rahmenbedingungen bestimmen das maximal erreichbare Qualitätsniveau. Ziel des QM ist es aber, den pflegerischen Leistungsprozess zu analysieren, darzustellen und so auch unter den gegebenen Bedingungen Optimierungsmöglichkeiten aufzudecken. Durch ihre Umsetzung steigt die Qualität. Auch bereits gute und effektive Arbeit kann meist weiterhin verbessert werden.

Das Grundprinzip des Managements, nämlich das Führen und Steuern einer Organisation, wird auf simple Weise im PDCA-Zyklus (Deming-Kreis, Demingscher Regelkreis, ▶ Abb. 1.2) dargestellt:

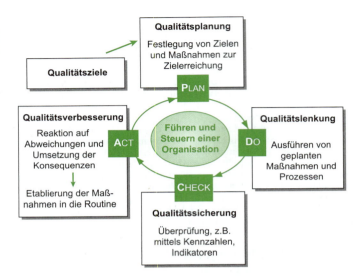

Abb. 1.2 PDCA-Zyklus mit Qualitätsmanagementbereichen

Qualitätsmanagement ist ein ständiger Kreislauf, in dem immer wieder das geplante Tun überprüft und die Ergebnisse der Überprüfung als Verbesserung in den Prozess zurückgespeist werden.

Prinzipien des Qualitätsmanagements

- Kundenorientierung
- Verantwortung der Leitung
- Total Quality Management (TQM)
- Mitarbeiterorientierung
- Zielorientierung
- Prozessorientierung
- Kontinuierliche Verbesserung (KVP, Kaizen)
- Fehlerkultur
- Dokumentation
- Sachbezogener Ansatz zur Entscheidungsfindung.

Pflegende sind häufig (beispielsweise als Qualitätsmanagementbeauftragte: QMB) mit dem Thema der Qualitätssicherung konfrontiert. Deshalb soll dieser (bedeutendste) Teilprozess des Qualitätsmanagements im Folgenden genauer beleuchtet werden:

Qualitätssicherung in der Pflege umfasst alle Maßnahmen, die der Optimierung der Pflege und damit auch der Versorgung des Patienten dienen. Dies muss aber nicht zwangsläufig mit einer Qualitätssteigerung verbunden sein. Qualitätssicherung hat vielmehr zum Ziel, die Qualität medizinischer Leistungen und Produkte verlässlich zu erhalten, sie langfristig sicherzustellen und damit einen Qualitätsverlust zu vermeiden (▶ Abb. 1.3).

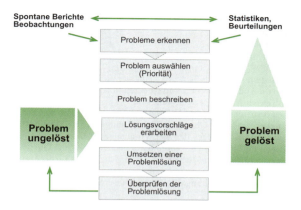

Abb. 1.3 Prozess einer Qualitätsmanagementmaßnahme. Aus: Kolkmann, F.-W., Seyfarth-Metzger, I.; Stobrawa, F.: Leitfaden Qualitätsmanagement im deutschen Krankenhaus, 3.A. Zuckscherdt Verlag 2001, München.

Die daraus resultierende **Pflegequalität** ist der Grad der Übereinstimmung zwischen den anerkannten Zielen der Berufsgruppe und dem erreichten Erfolg in der Pflege. Dabei unterscheidet man zwischen Strukturqualität der Unternehmung, Prozessqualität seiner Arbeitsabläufe und Ergebnisqualität seiner Leistungen (Qualitätsdimensionen).

- Die **Strukturqualität** umfasst alle personellen, materiellen, organisatorischen und technischen Voraussetzungen für die Leistungserbringung
- Die **Prozessqualität** definiert die Anforderungen, die an die Gestaltung des eigentlichen Prozesses der Leistungserbringung zu stellen sind
- Die **Ergebnisqualität** fokussiert die Qualitätsbetrachtung auf den Output des Prozesses der Leistungserbringung.

Diese 3 Dimensionen stellen unterschiedliche Dimensionen von Anforderungen dar, die einander ergänzen. Struktur- und Prozessqualität bilden gleichsam die notwendige Voraussetzung für die Erzielung von Ergebnisqualität. Wegen der Schwierigkeit bei der Messung der Ergebnisqualität im Krankenhausbereich ist die Prozessqualität von besonderer Bedeutung.

Zusammenfassend lässt sich sagen, dass die Qualitätssicherung die Rahmenbedingungen und Abläufe sowie das Ergebnis (Outcome), also die Wirkung der Pflege auf die Patientinnen und Patienten, analysiert.

Dem Patienten kommt im qualitäts- und wettbewerbsorientierten Gesundheitswesen eine Schlüsselrolle bei der Qualitätssicherung zu. Viele Institutionen im Gesundheitswesen haben deshalb die kundenorientierte Sichtweise in ihre Unternehmenspolitik integriert und bemühen sich um ein modernes und effektives Beschwerdemanagement.

Instrumente des Qualitätsmanagements

- Pflegestandards
- Pflegediagnosen
- Pflegedokumentation („Quod non est in actis, non est in mundo" – was nicht dokumentiert ist, existiert nicht)

1

- Kontrolle der Pflegequalität
- Pflegevisiten
- Patientenbefragungen
- Qualitätszirkel
- Aus-, Fort- und Weiterbildung
- Audits.

Ein Audit ist „ein systematischer, unabhängiger und dokumentierter Prozess zur Erlangung von Auditnachweisen und zu deren objektiver Auswertung, um zu ermitteln, inwieweit Auditkriterien erfüllt sind".

Es dient als Instrument zur Aufdeckung von Schwachstellen, zur Anregung von Verbesserungen und zur Überwachung der eingeleiteten Qualitätssicherungsmaßnahmen. Audits verfolgen das Ziel, Voraussetzungen zu schaffen, um gesetzliche Auflagen und vertragliche Vereinbarungen sowie eigene Qualitätsziele anforderungsgerecht zu verwirklichen. Es lassen sich 3 wesentliche Auditarten unterscheiden.

- **Systemaudit:** Untersuchung der Bestandteile eines Qualitätssicherungssystems
- **Verfahrensaudit:** Untersuchung der Kenntnisse des Personals, der Einhaltung und der Zweckmäßigkeit bestimmter Verfahren
- **Produktaudit:** Untersuchung einer bestimmten Anzahl von Endprodukten.

Qualitätsmanagementsysteme
Der Fokus aller QM-Modelle liegt bei der Patientenzufriedenheit und der Prozessorientierung:

- DIN EN ISO 9001
- European Foundation of Quality Management (EFQM)
- QEP-Modell
- KTQ-Modell
- Weitere Modelle (EPA-, KPQ-Modell etc.).

Gute Qualität muss nicht zu hohen Kosten führen, sondern das Bemühen um hohe Qualität kann die Kosten der Leistungserstellung senken (Prinzip des Total Quality Managements).

1.6 Anträge und Bescheinigungen

Testament ▸ 1.11.6

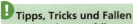
Tipps, Tricks und Fallen
- Korrektes Ausfüllen von Formularen verhindert Verwechslungen
- Sammelordner mit nicht geläufigen Formularen anlegen, Bezugsquelle und Ausfüllbeispiel anfügen.

1.6.1 Spezielle Anträge/Bescheinigungen

Hilfsantrag
Antrag auf Taschengeld
Der Antrag auf Taschengeld (ca. 88,50 Euro/Monat) wird vom Sozialdienst beim Sozialamt gestellt. Voraussetzung ist, dass der Patient keine sonstigen Einkünfte hat, i. d. R. also Sozialhilfeempfänger ist. Bei Heimaufenthalt, bei dem dem Patien-

ten die Rente für die Kosten einbehalten wird, kommt nach § 21 Abs. 3 Satz 4 BSHG ein zusätzlicher Barbetrag von 5 % des Einkommens aus Tätigkeiten, z. B. WfB, zum Grundbetrag hinzu.

Sozialhilfeantrag
▶ 1.11.14

Ist ein Patient in keiner Krankenkasse, z. B. Personen ohne festen Wohnsitz und Arbeit oder Asylbewerber, deren Asylantrag noch nicht genehmigt ist, muss ein Sozialhilfeantrag gestellt werden. Der Antrag wird vom Sozialdienst mit dem Patienten ausgefüllt.

Hilfsmittel

Orthopädische Geräte zum Ausgleichen oder zur Vorbeugung einer Behinderung oder zur Sicherung einer Heilbehandlung, z. B. Hörgeräte, Gehilfen, Rollstuhl. Der Antrag wird schriftlich von dem behandelnden Arzt an die zuständige Krankenkasse gestellt. Bei zeitweiligem Erfordernis besteht evtl. die Möglichkeit, Hilfsmittel auszuleihen. Information z. B. durch die Krankenkassen.

Urlaub/Entlassung gegen ärztlichen Rat

Entgegen ärztlichem Rat durchgeführte Urlaube und Entlassungen geschehen auf Risiko des Patienten und müssen von ihm auf einem entsprechenden Formblatt bescheinigt werden. Text: „Ich erkläre hiermit ausdrücklich, dass ich auf eigenen Wunsch gegen ärztlichen Rat am … die Station … des Krankenhauses … verlasse. Über die Risiken, die mein Verhalten mit sich bringt, wurde ich ausführlich aufgeklärt."

Arbeitsunfähigkeits- und Aufenthaltsbescheinigung

Für die Dauer des Krankenhausaufenthaltes füllt der Stationsarzt dem Patient die Arbeitsunfähigkeitsbescheinigung (3-fach-Formular) aus. Die Ausfertigung für Arbeitgeber und Krankenkasse erhält der Patient oder Angehörige. Ärzte ohne kassenärztliche Zulassung, d. h. die meisten Assistenzärzte, dürfen keine Arbeitsunfähigkeit bescheinigen. Die Patienten erhalten in diesem Fall eine Aufenthaltsbescheinigung für die Dauer des stationären oder teilstationären Aufenthalts. Die Verwaltung darf nur Aufenthaltsbescheinigungen ausstellen.

! Abklären: Hat der Patient Briefumschläge, Porto für den Versand? Ggf. Versand über die Hauspost

! Erwartet ein Patient große Schwierigkeiten, wenn der Arbeitgeber im Stempel der Arbeitsunfähigkeitsbescheinigung ein Wort wie „Nervenklinik, Nervenheilanstalt, Psychiatrie" liest, so kann man zu Folgendem raten: Der Patient kann seine Arbeitsunfähigkeitsbescheinigung oder Aufenthaltsbescheinigung seinem Hausarzt zuschicken, der wiederum eine Arbeitsunfähigkeitsbescheinigung mit neutralem Stempel ausstellen kann. Dazu ist jedoch nicht jeder Hausarzt bereit.

Quittungen über Wertgegenstände

• Größere Geldbeträge und Wertgegenstände sollten Patienten wegen Diebstahlgefahr nicht in ihrem Nachtschrank deponieren. Entweder Angehörigen mit nach Hause geben oder gegen Quittung in der Verwaltung deponieren lassen

• Ggf. vom Patienten mit Unterschrift bestätigen lassen, dass er seine Geldbeträge und Wertgegenstände in eigenen Gewahrsam nimmt

• Die Feststellung, dass der Patient in der Lage ist, für sein Hab und Gut die Verantwortung zu übernehmen, muss vom Arzt getroffen und dokumentiert werden. Kann der Patient diese Verantwortung nicht übernehmen, muss die

1

hausübliche Handhabung von Patientengütern eingehalten werden. Auf entsprechende Dienstanweisungen achten.

1.6.2 Unfallanzeige

- Eine Unfallanzeige ist zu erstatten, wenn ein Arbeits- oder ein Wegeunfall eine Arbeitsunfähigkeit von mehr als 3 Kalendertagen oder den Tod eines Versicherten zur Folge hat
- Anzeigepflichtig ist der Betrieb, die Dienststelle, der Arbeitgeber oder sein Stellvertreter
- Die Unfallanzeigen gehen zum Träger der Unfallversicherung, an den Personal-/Betriebsrat und zu den eigenen Unterlagen
- Die Unfallanzeige ist binnen 3 Tagen zu erstatten, nachdem der Unfall bekannt wurde
  - Besonders schwere Unfälle sind sofort telefonisch oder per Fax dem zuständigen Unfallversicherungsträger zu melden
- ! Die Schilderung des Unfallherganges in der Unfallanzeige wird nicht vom Verunfallten ausgefüllt und unterschrieben: Sie wird von einer Schreibkraft ausgefüllt und vom Unternehmer, dem Personal- oder Betriebsrat und dem zuständigen Sicherheitsbeauftragten unterschrieben. Es ist daher sinnvoll, wenn der Verunfallte die Schilderung des Unfalls mit der Schreibkraft durchspricht.

Unfall/Verletzung von Pflegenden auf der Station
Beispielsweise Verletzungen bei Fixierung oder Medikamentengabe, z. B. bei Kanülenstichverletzung.
- Vom Augenblick des Unfalls an fällt die Durchführung von Heilverfahren in den Verantwortungsbereich der gesetzlichen Unfallversicherung: den Berufsgenossenschaften. Hierzu gehören alle Maßnahmen, die zur Wiederherstellung der Arbeitsfähigkeit führen
- Verletzungen, die voraussichtlich zu mehr als 3 Tagen Arbeitsunfähigkeit führen, müssen einem sog. D-Arzt (von der Berufsgenossenschaft zugelassener Durchgangsarzt) vorgestellt werden
- Verletzungen von Augen, Ohren oder Haut sind unverzüglich einem entsprechenden Facharzt vorzustellen.

1.7 Umgang mit Angehörigen

- ! Die Hälfte aller Patienten wird in die Familie entlassen; deren Haltung ist mit entscheidend für den Verlauf einer psychischen Erkrankung, deshalb benötigt sie Beachtung und Information
- ! Chronisch psychisch Kranke erhalten manchmal nur noch selten Besuch; ggf. kann das Team Aktivitäten organisieren (z. B. Sommerfeste, Adventskaffee) und gezielt die Angehörigen dazu einladen.

Pflege
- Patienten- und Angehörigeninformationen bei der Klinikaufnahme aushändigen
- Auf dem Informationsblatt oder einer Infobroschüre auch mögliche Probleme, die der stationäre Aufenthalt mit sich bringt, aufführen

! Liste mit Dingen erstellen, welche während der stationären Behandlung geregelt werden müssen
  – Soziale Sicherung, z. B. besteht Krankenversicherungsschutz, sind Mietzahlungen fällig, droht eine Kündigung?
  – Krankenhausaufenthalt, z. B. Kleidung für ca. 2 Wochen, Durchwahlnummern von Patiententelefon, Stationsarzt, Stationspersonal, zuständiger Sozialdienst, wo und wann sind die Angehörigen zu erreichen, welche Hilfsmittel benötigt der Patient, Bargeld für die persönlichen Bedürfnisse des Patienten
  – Angabe, wann die einzelnen Berufsgruppen (Ärzte, Sozialdienst) am besten zu erreichen sind
  – Soziale Situation, z. B. bestehen Kontakte zu anderen Einrichtungen wie ambulanten Diensten, besteht eine Betreuung oder ist eine beantragt, Lebensunterhalt, sind Haustiere und Pflanzen des Patienten versorgt, Termine bei Gericht, Polizei, Arbeitsamt
  – Perspektiven, z. B. werden Reha-Maßnahmen durchgeführt oder sind sie von anderer Stelle beantragt, sind konkrete Vorstellungen über weitere Perspektiven vorhanden?

Wichtige Fragen an die Angehörigen
- „Sind Sie über das Krankheitsbild des Kranken und über mögliche Krankheitsverläufe informiert?"
- „Sind Sie über die therapeutischen Möglichkeiten der stationären Einrichtungen informiert?"
- „Sind Sie über nachbetreuende und -behandelnde Dienste und Einrichtungen (▶ Kap. 16) informiert worden?"
- „Sind mit Ihnen sozialrechtliche Fragen, z. B. Ansprüche des Kranken an das Sozialamt, die Krankenversicherung oder das Arbeitsamt, diskutiert worden?"
- „Ist mit Ihnen die Einrichtung einer Betreuung (▶ 1.11.9) oder deren Aufhebung diskutiert worden?"
- „Sind Sie über den Verlauf der Behandlung während des Klinikaufenthalts des Kranken informiert worden?"

Angehörigenwegweiser
Dienen der Orientierung der Angehörigen, oft in Flyerform. Der Umfang sollte nicht über eine DIN-A4-Seite hinausgehen und Folgendes beinhalten:
- Vorstellung des Basisteams (therapeutische Gemeinschaft)
- Ausgangszeiten
- Besuchszeiten
- Was benötigt der Patient:
  – Geld-/Wertsachen: wie viel, Aufbewahrungsmöglichkeiten im Haus
  – Getränke, die erlaubt sind und nicht gestellt werden, welche gibt es umsonst auf Station?
  – Kleidung/Pflegeartikel: Besonderheiten, z. B. Sportkleidung, wetterfeste Jacke zum Spazierengehen; Waschmöglichkeiten
- Kosten des Krankenhausaufenthalts
- Krankmeldung/Aufenthaltsbescheinigung
- Terminabsprachemöglichkeiten, z. B. mit Arzt, Sozialdienst
- Medikamente: Sollen welche mitgebracht werden?
- Wichtige Telefonnummern: Klinik, Patiententelefon, ärztlicher Dienst, Pflegedienst, psychologischer Dienst, Sozialdienst
- Post, Telefon

- Infoangebote, z. B. Angehörigentreffen, Psychoseseminar
- Literaturtipps
  - Leichte Lesbarkeit bei wissenschaftlich fundiertem Inhalt
  - Bücher zwischen 100–250 Seiten (ca. 5–15 Euro)
- Weiterführende Adressen
  - Sozialpsychiatrischer Dienst, psychosozialer Dienst
  - Landesverband für Angehörige psychisch Kranker
  - Internetadressen.

Häufige Fragen von Angehörigen
- „Wird mein Angehöriger wieder gesund?"
- „Wie ist der richtige Umgang mit meinem Angehörigen?"
- „Wie muss ich mich verhalten, wenn eine weitere psychische Krise kommt?"
- „Was kann ich tun, um Rückfälle zu vermeiden?"
- „Welche (unerwünschten) Wirkungen haben die Medikamente?"
- „Welche Möglichkeiten habe ich, den Kranken während des Klinikaufenthalts zu unterstützen?"
- „Welche Möglichkeiten habe ich, mit den Mitarbeitern der Klinik zusammenzuarbeiten?"

> **❗ Tipps, Tricks und Fallen**
> - Über Kreisverwaltungen, Psychiatriekoordinationsstellen, die Gesundheitsämter oder Kontakt- und Informationsstellen für Selbsthilfe lassen sich aktuelle Adressen der Region erfassen und an Angehörige weiterleiten
> - An Pharmavertreter wenden, die oft gute Infobroschüren haben
> - Angehörige und Patienten darauf hinweisen, dass Patienten sich ggf. gegenseitig Geld ausleihen, und zu bedenken geben, dass dies immer in Eigenverantwortung geschieht. Manche Patienten sind nicht in der Lage, das geliehene Geld zurückzuzahlen.

1.8 Umgang mit problematischen Situationen

1.8.1 Distanzgeminderter Patient

Distanzminderung kommt bei folgenden Erkrankungen gehäuft vor: Manie, schizoaffektive Psychose, maniforme Psychosen aus dem schizophrenen Formenkreis, Persönlichkeitsstörungen, Minderbegabungen, Intelligenzdefizite, organische Wesensänderungen.

Patient bietet jedem gleich das „Du" an
Patienten freundlich, aber bestimmt auf die eigenen Grenzen hinweisen.

Patienten verhalten sich sexuell anzüglich, aufdringlich oder beleidigend
- Sexuelle Anzüglichkeiten ruhig zurückweisen; Empörung ist unangemessen
- Sich zu keinem verbalen Schlagabtausch provozieren lassen, auch nicht spaßeshalber, z. B. „Hallo, süße Schwester" – „Hallo, Sie Chauvi"
- Jedes sexuell aufdringliche Verhalten unbedingt im Team ansprechen; keine falsche Scham, nur so können gemeinsame Maßnahmen beraten und durchgeführt werden; dies bedeutet auch eine höhere Sicherheit im Falle falscher Beschuldigungen

- Gleichgeschlechtliche Bezugsperson anbieten, Vier-Augen-Kontakt vermeiden
- Verhalten des Patienten und des Pflegepersonals ausführlich dokumentieren (▶ 1.3).

Patient ist im Stationszimmer/Personalaufenthaltsraum ständig präsent
- Feste Bezugsperson, wenn möglich festgelegte Gesprächszeiten, evtl. Patientenzimmer als Gesprächsort festlegen
- Patienten erklären, warum seine Wünsche nicht jederzeit erfüllt werden können
- Patienten eindeutige Grenzen benennen, z. B., wann er sich im Stationszimmer aufhalten darf
- Beliebte Patienten nicht bevorzugt behandeln, z. B. zum Kaffee einladen
- Eins-zu-Eins-Ausgänge zum Klären nutzen oder für Unterstützung werben, z. B. „Ich würde mich freuen, wenn Sie bei hohem Arbeitsaufkommen Ihre Wünsche etwas zurückstellen könnten".

1.8.2 Kriminalität bei Patienten

Kriminalität ist bis zu einem gewissen Maße Teil des täglichen Erlebens in der Psychiatrie. Sie kann Ausdruck verschiedener psychischer oder sozialer Störungen sein.

Kriminelle Handlungen in der Vorgeschichte
- Sollten die therapeutische Haltung (▶ 4.1) nicht beeinflussen
- Dem Patienten ein offenes Gespräch über dessen Straftaten anbieten.

Kriminelle Handlungen außerhalb der Klinik während des stationären Aufenthalts
- Nach Ursachen fragen; nicht verurteilen oder bagatellisieren
- Je nach Schwere und Ursache der Tat zum Schutz des Patienten und der Umwelt Verlegung auf eine geschlossene Station; entscheidet der behandelnde Arzt.

Kriminelle Handlungen auf der Station
! Mitpatienten haben das Recht, Anzeige zu erstatten
- Nach Ursachen und Hintergründen fragen
- Patienten um Wiedergutmachung anhalten
- Mitpatienten schützen: abschließbare Schränke, eine Aufklärung über allgemeine Diebstahlgefahr und die Möglichkeit, Wertgegenstände zu deponieren
- Über disziplinarische Entlassungen entscheidet der leitende Arzt.

Kriminelle Handlungen gegen das Personal
Hier gilt die Schweigepflicht nur eingeschränkt. Jeder hat das Recht, seine eigenen Interessen zu wahren. Betroffene können also Anzeige erstatten. Angaben zur Diagnose des Patienten verbieten sich beim Stellen einer Strafanzeige jedoch.
! Es ist sinnvoll, den Abteilungs- oder Oberarzt mit einzubeziehen, z. B. Beschreibung der Vorgänge mit unterschreiben lassen.

Kriminelle Handlungen gegen die Klinik
Auch hier hat die Klinik als Institution das Recht, sich zu schützen. Über eine Anzeige entscheidet die Klinikleitung.

Tipps, Tricks und Fallen
! Tritt ein Mitglied des Pflegepersonals bei gerichtlichen Dingen, die die Klinik betreffen, bei der Polizei oder in einem Gerichtsverfahren als Zeuge auf, so muss es sich vorher eine Aussagegenehmigung seines Arbeitgebers besorgen, meist beim Klinikdirektor.

1.8.3 Obdachloser/verwahrloster Patient

Bisweilen lösen Obdachlose und Verwahrloste durch ihre Lebensumstände und ihr Aussehen Abneigung aus. Man sollte sich deshalb immer vergegenwärtigen, dass kaum einer freiwillig in diese Lage gerät. Empathie muss auch hier Grundlage des professionellen Beziehungsaufbaus sein.

Patient löst durch sein Aussehen Ekel aus
- Bezugsperson bestimmen, die eine hohe Toleranzschwelle hat, um die Erstversorgung durchzuführen
- Reinigungsbad anbieten
- Baden gegen den Wunsch des Patienten muss rechtlich abgeklärt sein.

Patient lehnt Körperpflege ab
- Wenn tolerierbar, dem Patienten einige Tage Zeit lassen, Vertrauen zu fassen
- Seine Wirkung auf andere deutlich machen, ohne zu verletzen.

Parasitenbefall
Behandlung gegen den Willen des Patienten kann nur mit Genehmigung erfolgen.

Verfilzte/nicht kämmbare Haare
- Nur mit dem Einverständnis des Patienten abschneiden; Ausnahme: Parasiten nach ärztlicher Rücksprache und Genehmigung, dann aber Haare so lang wie möglich lassen
- Durch Friseur nachschneiden lassen.

Schmutzige/beschädigte Kleidung
- Saubere Ersatzwäsche anbieten (▶ 2.2)
- Möglichkeit geben, eigene Kleidung zu waschen und auszubessern.

Patient hat kein Geld/Wohnung
Sozialdienst einschalten (▶ 2.13). Viele Häuser haben eine Kasse, aus denen Patienten sich Geld leihen können, um ihre dringendsten Bedürfnisse zu befriedigen.

Tipps, Tricks und Fallen
Auch scheinbar unbrauchbare Dinge sind Eigentum des Patienten, deshalb nichts ohne Einverständnis des Patienten wegwerfen.

1.9 Konflikte und Lösungsstrategien

Konflikte gibt es in jeder Gruppe: Nicht die Anzahl der Konflikte sagt etwas über die Qualität der Gruppe aus, sondern die Strategien, mit denen Konflikte gelöst werden. Konflikte, die nicht gelöst werden, belasten das Arbeitsklima, stören die Kommunikation und verhindern eine effektive Teamarbeit.

Voraussetzung
- Offene Kommunikation, in der Gefühle und Probleme geäußert werden können (▶ 4.1.1)
- Grundsätzliche Akzeptanz der gegnerischen Person/Gruppe
- Dynamischer oder demokratischer Führungsstil
- Interesse am Erhalt der Gruppe vorhanden.

Ungünstige Strategien
- Rückzug: nicht erkennen, ignorieren → führt zur Verlagerung des Konflikts
- Durchsetzen und zustimmen: Mehrheit entscheidet, Minderheit muss sich fügen → führt zu Koalitionsbildung und Machtkampf, bestenfalls zu einem „Waffenstillstand".

Günstige Strategien
- Allianz: Konflikt wird nicht gelöst, um das gemeinsame Ziel aber nicht zu gefährden, wird die Lösung auf einen späteren Zeitpunkt verschoben
- Kompromiss: Es werden Zugeständnisse an die Minderheit gemacht, um die Gruppe zu erhalten
- Kooperation: Interessen werden gegeneinander abgewogen und diskutiert; es wird eine Lösung erarbeitet, die alle befriedigt.

1.9.1 Burn-out-Syndrom

Körperliche und seelische Erschöpfung durch andauernd hohe Energieabgabe bei geringer Wirkung und mangelnder Energiezufuhr. Wünsche, Ziele und Bedürfnisse können nicht oder nur durch hohe persönliche Verluste erreicht werden.

Persönliche Ursachen
- Geringe Stresstoleranz (▶ 1.9.3)
- Helfersyndrom (▶ 1.9.2)
- Private Probleme und ein wenig unterstützendes Umfeld
- Hang zum Perfektionismus, Ziele werden zu hoch gesteckt
- Falsche Stress- und Konfliktbewältigung.

Organisatorische Ursachen
Im Gegensatz zu früheren Thesen der Burn-out-Forschung scheinen organisatorische Ursachen eine größere Rolle zu spielen als bisher angenommen. Wirksam sind u. a.:
- Rollenkonflikte
  - Durch unterschiedliche, z. T. widersprüchliche Erwartungen wird der Rollenträger hin- und hergerissen
  - Es werden Erwartungen an ihn gestellt, die mit seiner inneren Einstellung kollidieren
- Autonomieeinbußen: Das Gefühl, auf Entscheidungen keinen Einfluss zu haben und nicht selbst bestimmen zu können, was man wie und mit welchen Mitteln erreichen will, wird als persönliche Bedrohung erlebt
- Unklare Zielvorgabe: Es werden Kräfte mobilisiert, ohne zu wissen, welches Ziel erreicht werden kann oder soll
- Gestörter Handlungsablauf: Auf dem Weg zum Ziel treten Hindernisse auf, die das Erreichen erschweren oder unmöglich machen; es besteht ein Missverhältnis zwischen aufgebrachter Energie und dem Erfolg; Gefühl des Versagens.

Burn-out-Stadien
1. Engagement und Überengagement, Gefühl von Wichtigkeit und Unentbehrlichkeit, eigene Bedürfnisse werden verleugnet, Überstunden sind kein Problem
2. Rückzug von anderen Menschen, Überdruss an der Arbeit, alles Neue macht Angst und wird abgewehrt, Handlungsmuster können nicht mehr variiert werden, die Kreativität erlischt, der Dienst wird nach Vorschrift durchgeführt

3. Desillusion, gleichzeitig kommt es zu Schuldzuweisungen an sich oder andere
   - Schuldzuweisungen an sich führen zu Depression, vermindertem Selbstwertgefühl, Selbstmitleid, Angst, Ohnmachtsgefühl, Dienst nach Vorschrift, Motivationslosigkeit
   - Schuldzuweisungen an andere führen zu Aggression, Verleugnung von eigenen Fehlern, Misstrauen gegen andere, Kompromissunfähigkeit.

Bewältigungsstrategien

Die wichtigste Prophylaxe ist das Bewusstmachen von Burn-out-fördernden Situationen und Handlungsmustern. Hier kann die Supervision einen wichtigen Beitrag leisten (▶ 1.9.6).

Personen, die an einem manifesten Burn-out leiden, sind nicht in der Lage, sich selbst zu helfen. Sie benötigen Unterstützung und Anteilnahme von anderen.

- Urlaub, um Abstand zu gewinnen und einer akuten Erschöpfung entgegenzuwirken
- Arbeitsstrukturen ändern, z. B. Versetzung, Teilzeit, kann vorübergehende Entlastung schaffen
- Einzel- und Teamsupervision: Konflikte aufdecken, Handlungsmuster analysieren, falsche Coping-Strategien erkennen und ersetzen
- Training emotionaler Kompetenzen (TEK) nach Berking. TEK ist ein Intensivprogramm zur Verbesserung der Stress-, Selbstwert- und Emotionsregulation. Kern des Trainings ist die Vermittlung von 7 emotionalen Kompetenzen, die besonders wichtig für die psychische Gesundheit sind.

1.9.2 Helfersyndrom

Personen, die ein Helfersyndrom haben, sind besonders Burn-out-gefährdet. Beim Helfersyndrom handelt es sich um ein Verhaltensmuster, das in der Kindheit erworben wurde. Eigene Bedürfnisse werden negiert oder nicht wahrgenommen, Bedürfnisse anderer Personen werden zu befriedigen gesucht, um sich selbst als wertvoll erleben zu können.

! Menschen mit einem Helfersyndrom können selbst nur schlecht Hilfe annehmen, da dies ihrem Selbstbild widerspricht. Sie neigen zu Burn-out, Alkoholismus und Depression.

Auswirkungen

- Konflikte werden nicht offen angesprochen, da die eigenen Bedürfnisse als nicht legitim erlebt werden
- Helfen wird als Ware gegen Zuwendung angeboten; bleibt die Zuwendung aus, entsteht Frust und Enttäuschung
- Nicht helfen zu können, z. B. chronisch Kranken, wird als persönliche Niederlage empfunden
- Andere Menschen werden in Abhängigkeit gehalten, um ihnen helfen zu können.

Lösungsmöglichkeit

Team- und Einzelsupervision mit den Zielen:

- Problematik erkennen
- Hilfe holen
- Nein-Sagen lernen, Verantwortung für Probleme anderer ablehnen können
- Akzeptieren, dass man selbst Hilfe benötigt

- Lernen, dass man als Mensch auch wertvoll ist, ohne die Probleme anderer Leute zu lösen
- Eigene Bedürfnisse akzeptieren
- Training emotionaler Kompetenzen (TEK).

1.9.3 Stress

Stress ist eine physiologische Reaktion auf als Bedrohung erlebte Situationen, um Kräfte zur Flucht oder zum Angriff zu mobilisieren. Stress wirkt sich auf der kognitiven, emotionalen, vegetativen und motorischen Ebene aus. Alle Ebenen sind miteinander vernetzt, sodass sich Stress auf einer Ebene auch auf die anderen drei Ebenen auswirkt.

! Stress ist nicht schädlich, sofern die bereitgestellte Energie durch anschließende Erholungspausen wieder zurückgewonnen werden kann.

Disstress
Hierbei handelt es sich um ein Missverhältnis zwischen Stressdosis und anschließender Erholungsphase. Die Stressreaktionen werden schneller, länger und stärker ausgelöst. Die Belastbarkeit sinkt. Es kommt zu körperlichen und seelischen Erkrankungen:
- Verspannungen und Schmerzen
- Schlafstörungen, Reizbarkeit, Konzentrationsschwäche
- Sinkende Libido
- Herabgesetzte Abwehr, erhöhte Infektionsgefahr
- Herz-Kreislauf-Erkrankungen, Magen-Darm-Erkrankungen
- Burn-out-Syndrom.

Stressbewältigung
Welche Belastung als Disstress empfunden wird, ist individuell unterschiedlich. Das persönliche Erleben ist entscheidend. Wird eine Situation von vielen Beteiligten als stressig empfunden, ist eine organisatorische Änderung nötig.
Eine Stressbewältigung kann auf allen vier Ebenen erfolgen. Hier gilt das Prinzip der Vernetzung genauso wie bei der Stressreaktion:
- Kognitiv: Konfliktlösung, Supervision (▶ 1.9.6)
- Emotional: Entspannung, z. B. Autogenes Training, progressive Muskelentspannung (▶ 4.3.7), Gefühle, Spaß, Freude
- Motorisch: Sport, Spiel, Aggressionsabbau
- Vegetativ: Entspannung, Schlaf.

Tipps, Tricks und Fallen
Der Gebrauch von Zigaretten, Kaffee, Alkohol und anderen Drogen zur Stressbewältigung ist ineffektiv und gesundheitsschädlich.

1.9.4 Mobbing

Mobbing ist eine feindliche Kommunikation, die systematisch von einer oder mehreren Personen gegen eine andere Person gerichtet ist. Konflikte unter Kollegen eskalieren so, dass eine Person „fertiggemacht" wird. Dies kann Folgen bis zum Suizid haben.

Auslöser
- Unverarbeitete Konflikte zwischen den Parteien
- Mangelnde Kommunikation
- Unzufriedenheit, Stress
- Konkurrenz
- Zurückgewiesene sexuelle Annäherung (löst Frustration und Rachegefühle aus)
- Über- und Unterforderung.

Hilfe
- Beratungsangebote nutzen, z. B. von Kirchen, Gewerkschaften
- Vorgesetzte und Kollegen ansprechen: Schweigen hilft nicht
- Bei fortgesetzter Belästigung auf Versetzung des „Mobbers" drängen
- Notfalls neuen Arbeitsplatz suchen
- ! Von Mobbing betroffen zu sein, ist kein Ausdruck von Schwäche oder Unzulänglichkeit: Mobbing ist ein brutales, unethisches und nicht zu rechtfertigendes Vorgehen.

1.9.5 Balint-Gruppe

Von Michael Balint ab 1957 entwickelte Gruppe für niedergelassene Ärzte. In dieser Gruppe sollten die Ärzte mithilfe eines Psychotherapeuten erfahren, dass viele vordergründig körperliche Erkrankungen ihre Ursache im psychosozialen Bereich haben und dass die Beziehungsgestaltung Arzt-Patient einen wesentlichen Einfluss auf den Verlauf der Erkrankung hat. In der Gruppe sollten mithilfe psychotherapeutischer Verfahren Übertragungs- und Gegenübertragungsphänomene aufgedeckt und deren therapeutische Bedeutung beleuchtet werden.
Balint hielt den Arzt selbst für ein wichtiges „Medikament", dessen ideale Dosierung, Pharmakologie, Risiken und Nebenwirkungen noch nicht bekannt seien. Die Balint-Gruppen wurden weiterentwickelt und für andere Berufsgruppen zu anderen Zwecken modifiziert. Eine dieser Weiterentwicklungen ist die Supervision, die mit ähnlichen Mitteln und Grundsätzen arbeitet.

1.9.6 Supervision

Im Gegensatz zur Balint-Gruppe können in der Supervision auch team- oder institutionsbedingte Konflikte aufgedeckt und besprochen werden. Dadurch ist Supervision in der Lage, auf vorrangige Probleme des Teams zu reagieren.

Zweck
- Bietet Unterstützung in belastenden Situationen
- Stärkt die Selbst- und Fremdwahrnehmung
- Analysiert Konfliktsituationen
- Macht Abwehrmechanismen bewusst
- Hilft neue Handlungsmöglichkeiten zu finden
- Deckt ungünstige Konfliktstrategien auf
- Beleuchtet die eigenen Gefühle und macht sie erklärbar.

Unterscheidung
Patientenzentrierte Supervision
- Belastende Patientenbeziehungen werden analysiert, verstehbar gemacht und dadurch erträglicher

- Gewohntes Pflegeverhalten wird in Frage gestellt und damit Möglichkeiten zur Verhaltensänderung eröffnet
- Enttäuschung und Ärger können ausgesprochen werden und wirken dadurch weniger destruktiv
- Pflegeziele werden realistischer, eigene Erwartungen können korrigiert werden
- Bedeutung der eigenen Arbeit wird deutlich.

Teamzentrierte Supervision
Die komplexen Beziehungen im Team werden durchschaubar gemacht. Belastende, destruktive Teamprozesse werden aufgedeckt und einer Lösung zugänglich gemacht.

Institutionszentrierte Supervision
- Entscheidungsprozesse werden beleuchtet und verständlich gemacht
- Größere Zusammenhänge werden geschaffen, um die eigene Bedeutung realistisch einschätzen zu können
- Der eigene Umgang mit organisationsbedingten Möglichkeiten wird aufgedeckt und kann ggf. korrigiert werden.

Regeln
- Der Supervisor wird vom Team mit ausgesucht
- Regelmäßige Teilnahme möglichst von allen Teammitgliedern muss gewährleistet sein
- Persönliche Probleme werden nur angesprochen, wenn sie ursächlich für die Konflikte sind und die betroffene Person Einverständnis signalisiert hat
- Der Supervisor nimmt keinen direkten Einfluss auf die Entscheidungen des Teams, gibt keine Handlungsanweisung und bezieht nicht Partei
- Verantwortung für das Handeln bleibt im Team
- Besprochene Dinge bleiben in der Gruppe.

! **Tipps, Tricks und Fallen**
Über die Teamsupervision hinaus bietet die Einzelsupervision Möglichkeiten, persönliche Verhaltensmuster zu überprüfen.

1.10 Einarbeitung und Praxisanleitung

Günstig für eine effektive Einarbeitung und Anleitung sind Mentoren mit spezieller Fortbildung, übergeordnete Praxisanleiter zur Koordination, Ausbildungshefte für Schüler, Lernzielkataloge auf der Station sowie Einarbeitungschecklisten.

Auszubildende anleiten

Vorgespräch
Planung des Gesprächs:
Idealerweise bereits vor Beginn des Einsatzes.
- Dienstplanwünsche berücksichtigen
- Bezugsperson festgelegen, mind. eine Woche gemeinsamen Dienst planen
- Schüler als zusätzliche Kraft einplanen, nicht als Ersatz
- Termin für Zwischen- und Abschlussgespräch festlegen und im Kalender vormerken.

1

Zwischen- und Abschlussgespräch dienen der gegenseitigen Kontrolle und Korrektur und geben dem Schüler die Möglichkeit, Kritik zu üben und sich selbst einzuschätzen. Dabei die Wünsche und Beschwerden der Schüler ernst nehmen.

Anleitungsrelevante Informationen austauschen:

- Welche Schul- oder Berufsausbildung?
- Ausbildungsstand?
- Bisherige Einsätze? Welche Tätigkeiten wurden schon selbstständig oder unter Beobachtung durchgeführt? Welche fachspezifischen theoretischen Kenntnisse wurden bereits in der Schule vermittelt?
- Welche Fähigkeiten möchte der Schüler erwerben?
- Ausbildungsmöglichkeiten der Station vorstellen
- Schwerpunkt der Anleitung festlegen
- Lernziele festlegen
  - Kognitive Lernziele: Wissen und intellektuelle Fertigkeiten
  - Psychomotorische Lernziele: physische, manuelle, motorische, sensorische oder technische Fertigkeiten
  - Affektive Lernziele: Interesse, Einstellung, Haltungen
- Wünsche berücksichtigen.

Ängste und Vorurteile bzgl. der Psychiatrie ansprechen und ernst nehmen. Auf eigene Erfahrungen verweisen.

Geplante Anleitung

Vorbereitung

- Lernzielwünsche des Schülers mit Pflegebedarf der Patienten abstimmen
- Konkrete Lernziele festlegen, z. B. der Schüler kann eine Außenaktivität planen und durchführen
- Lernziel aufschlüsseln in Teiltätigkeiten, z. B. der Schüler kann anhand der Dokumentation festlegen, welche Patienten an einer Außenaktivität teilnehmen
- Festlegen, welche Tätigkeiten der Schüler, welche der Ausbilder übernimmt.

Durchführung

- Alle Handlungen gut sichtbar durchführen
- Auf kritische Situationen hinweisen (▶ 5.1), Begründungen geben
- Tatsache bewusst machen, dass auch Einstellungen zu bestimmten Tätigkeiten oder Patienten oft nonverbal vermittelt werden
- Nur bei Gefahr für den Patienten oder (non-)verbaler Hilfesuche durch Schüler eingreifen.

Nachgespräch

- Schüler Möglichkeit zur Kritik und Selbsteinschätzung geben
- Was war gut, sollte beibehalten werden?
- Was muss verändert werden?
- Wo wird nochmaliges Zeigen erwünscht?
- Was kann unter Aufsicht, mit Hilfe geübt werden?

Abschlussgespräch

Dient der Erstellung des Beurteilungsbogen und der Feedbackgabe für/durch den Schüler.

- Beurteilungsbogen gemeinsam ausfüllen
- Selbsteinschätzung erfragen ggf. korrigieren
- Eintragungen begründen
- ! Nur ein objektiv ausgefüllter Bogen hilft dem Schüler.

> **Tipps, Tricks und Fallen**
> - Lob festigt positives Verhalten
> - Kritik immer konstruktiv äußern und begründen
> - Wünsche und Beschwerden des Schülers ernst nehmen.

Neue Mitarbeiter einarbeiten

Eine effektive und schnelle Einarbeitung erhöht die Arbeitszufriedenheit und entlastet das Team. Organisation nach den gleichen Prinzipien wie Einarbeitung neuer Schüler.

Checkliste
- Aufnahme, Entlassung
- Visite: Ärzte, Pflege
- Formulare
- Medikamente
- Dokumentation
- Pflegestandard, Pflegeorganisation
- Gesprächsführung
- Diagnostische Kriterien
- Therapeutische Maßnahmen
- Organigramm der Klinik
- Materialien anfordern und verwalten
- Nachtwachen
- Schüleranleitung
- Notfallkoffer
- Evakuierungsplan
- Hygieneplan.

1.11 Rechtliche Grundlagen und Probleme

Im Folgenden wird ein kurzer Abriss der wichtigsten Rechtsgrundlagen der Behandlung und der Rechtsstellung psychisch Kranker gegeben sowie relevante Vorschriften für die Tätigkeit des Personals aufgezeigt. Grundsätzlich gilt, dass der Therapie psychisch Kranker die allgemeinen Rechtsgrundlagen der ärztlichen Tätigkeit, des Behandlungsvertrags sowie der ärztlichen Hilfspflicht in Notsituationen zugrunde liegen. 2013 wurden die Patientenrechte im Patientenrechtegesetz in den §§ 630a BGB ff. neu formuliert. Hier wird das Arzthaftungsrecht zusammengefasst und verbessert, z. T. wurde die Position der Patienten gegenüber Leistungsträgern, z. B. Ärzten, Krankenhäusern, Krankenkassen, gestärkt. Darüber hinaus bestehen Sonderregelungen zur Behandlung, wie nach den Landesunterbringungsgesetzen (▶ 1.11.10) und dem Betreuungsgesetz (▶ 1.11.9).

1.11.1 Grundlagen des Haftungsrechts

Zivilrechtliche Haftung

Zivilrechtliche Haftung bedeutet die Verpflichtung einer Person oder Institution, z. B. des Krankenhausträgers, die Folgen schuldhaften und fehlerhaften Handelns durch Geldleistungen, z. B. Schadensersatz und Schmerzensgeld, an den Geschädigten, z. B. den Patienten oder dessen Hinterbliebene, auszugleichen.

Im Zivilprozess liegt die Beweislast grundsätzlich beim Kläger. Bei Pflege- und Behandlungsfehlern gelten Ausnahmen. In diesen Fällen kommt es zur Umkehr der Beweislast, vor allem bei groben Behandlungsfehlern. Dann müssen Arzt oder Pflegekraft sich vom Schuldvorwurf entlasten. Die Beweislastregelungen wurden 2013 in § 630h BGB normiert.

- Fehler bei der Dokumentation (▶ 1.3), z. B. falsche oder unzureichende Eintragungen; nicht dokumentierte Maßnahmen gelten als nicht durchgeführt
- Der Behandelnde muss beweisen, dass er die Einwilligung vom Patienten eingeholt hat
- Aufklärungsfehler, z. B. Risiko der OP nicht angesprochen
- Bei groben Behandlungsfehlern wird vermutet, dass dieser ursächlich für den eingetretenen Schaden ist (Beweislast beim Behandelnden); gilt entsprechend bei groben Pflegefehlern, z. B. unterlassener Dekubitusprophylaxe oder unerlaubten Therapien
- Organisationsfehler, z. B. Patient mit Diabetes mellitus muss stundenlang auf eine Untersuchung warten und wird hypoglykämisch.

Ansprüche aus zivilrechtlicher Haftung werden nur auf die Initiative des Geschädigten oder seiner Angehörigen verfolgt. Zuständig für eine gerichtliche Entscheidung sind die Zivilgerichte.

Absicherung gegen die Folgen der zivilrechtlichen Haftung durch den Abschluss einer **Berufshaftpflichtversicherung.** I. d. R. Abschluss für die Mitarbeiter durch die Träger

! Versicherungsrechtliche Lage überprüfen
! Berufshaftpflicht abdecken, z. B. über Berufsverbände (z. B. Deutscher Pflegeverband), Gewerkschaften, private Versicherungen.

Strafrechtliche Haftung

Strafrechtliche Haftung bedeutet, dass eine Person bei Verstoß gegen eine Bestimmung des Strafgesetzbuchs (z. B. fahrlässige Körperverletzung, fahrlässige Tötung, Verletzung der Schweigepflicht) für die Folgen seines Handelns mit Geld- oder Freiheitsstrafe zur Verantwortung gezogen wird.

Die Strafverfolgung tritt grundsätzlich auch unabhängig von der Initiative des Geschädigten ein (öffentliches Interesse an der Strafverfolgung). Dem Angeklagten muss seine Tat nachgewiesen werden. Gelingt dies nicht, ist er freizusprechen, „im Zweifel für den Angeklagten".

- Versicherungsrechtlicher Schutz gegen die Folgen einer Straftat ist nicht möglich
- Keine Haftungsfreistellung durch den Vorgesetzten oder Arbeitgeber
- Strafrechtliche Haftung auch möglich, wenn wegen Aufsichtspflichtverletzung Begehung einer Straftat durch den zu Beaufsichtigenden möglich wurde
- Verurteilung im Strafverfahren kann zum Verlust der staatlichen Anerkennung führen, zu Arbeitsplatzverlust etc.

Verhalten bei Haftungszwischenfällen

Als Beschuldigter ist man verpflichtet, sich zu äußern. Das gilt auch bei einer Anhörung als Zeuge, wenn man sich durch seine Aussage der Gefahr einer strafrechtlichen Verfolgung aussetzen würde (§ 55 StPO). Die Hinzuziehung eines Rechtsanwalts ist empfehlenswert, um taktische Fehler zu vermeiden.

Bei einem Pflege- oder Behandlungszwischenfall kann das Haftungsrisiko durch richtiges Verhalten gemindert werden:

- Jeden Vorfall, der Haftungsfolgen auslösen kann, sofort dem unmittelbaren Vorgesetzten melden

- Bei Gesprächen mit dem Patienten oder seinen Angehörigen kein Schuldeingeständnis abgeben
- Derartige Gespräche auf das unvermeidbar notwendige Maß beschränken und möglichst nur unter Zeugen führen
- Vorsicht mit mündlichen Äußerungen in einem strafrechtlichen Ermittlungsverfahren
- Eventuelle Haftungsfälle umgehend der Berufshaftpflichtversicherung melden.

Dokumentation
Ausführliche und lückenlose Dokumentation ist wichtig für den Nachweis richtigen Verhaltens, eine nicht dokumentierte Maßnahme kann u. U. als nicht durchgeführt gelten.

- Eigene Aufzeichnungen unmittelbar nach dem Vorfall als Gedächtnisstütze anfertigen
- Für die Pflegedienstleitung einen schriftlichen Bericht anfertigen
- Bei der Abfassung des Berichts auf Tatsachen beschränken und eigene Bewertungen oder gar Schuldzuweisungen unterlassen
- Zur Kontrolle evtl. den Bericht mit einer Vertrauensperson daraufhin überprüfen
- Kontaktaufnahme mit dem ärztlichen Dienst, um Berichte widersprüchlichen Inhalts zu vermeiden
- Beweissicherung durch Fotos von dem Geschädigten oder durch Sicherstellung schadhaften Materials, das den Schaden verursacht hat.

1.11.2 Einwilligung

Grundsätze
- Jede ärztliche und pflegerische Maßnahme bedarf der Einwilligung des Patienten
- Der Patient kann die Einwilligung nur aufgrund einer ihm erteilten Aufklärung geben (▶ 1.11.3)
- Eine ohne Einwilligung vorgenommene Behandlung ist i. d. R. eine rechtswidrige Körperverletzung
- Die Einwilligung rechtfertigt nur eine nach den Regeln der ärztlichen und pflegerischen Kunst vorgenommene Behandlung
- Die Einwilligung setzt i. d. R. voraus, dass der Patient geschäfts- und einwilligungsfähig ist; in bestimmten Situationen kann der Patient vorübergehend oder auf Dauer hierzu nicht in der Lage sein (Kinder unter 14 Jahren, Berauschte, Verwirrte, akute Psychose etc.); die Entscheidung über die Behandlung muss dann schnellstmöglich rechtlich legitimiert werden (über gesetzliche Vertreter, spezifische Gesetze, ▶ 1.11.9)
- Einwilligungsfähigkeit kann im Einzelfall auch bei fehlender Geschäftsfähigkeit gegeben sein, wenn die natürliche Einsichts- und Steuerungsfähigkeit in Bezug auf eine konkrete Maßnahme vorhanden ist.

Einwilligungserklärung
Die Einwilligung in schwerwiegende therapeutische und diagnostische Verfahren muss ausdrücklich und schriftlich erteilt werden, z. B. bei Operationen. Eine Einwilligung in weniger belastende Verfahren und Therapien kann auch ohne ausdrückliche Erklärung angenommen werden, wenn der Patient generell in die Krankenhausaufnahme eingewilligt hat (sog. **schlüssige Einwilligung**).

Bei Erklärungsunfähigkeit des Patienten z. B. bei Bewusstseinsstörungen oder bei Suizidversuch, kann eine **mutmaßliche Einwilligung** angenommen werden, wenn bei objektiver Betrachtungsweise ein vernünftiger, einsichtsfähiger Patient eingewilligt hätte. Sie kommt dann in Betracht, wenn sie aus tatsächlichen Gründen nicht erteilt werden konnte. Die Entscheidung hierüber obliegt dem Arzt.

Ist der Patient aufgrund seiner psychischen Erkrankung einwilligungsunfähig, z. B. bei fehlender Einsicht in die Notwendigkeit der Behandlung, kann eine Behandlung auch ohne das Einverständnis des Patienten gerechtfertigt sein. Die Behandlung insgesamt oder auch einzelne Maßnahmen müssen dann jedoch anderweitig rechtlich legitimiert sein, z. B. durch die Landesunterbringungsgesetze (▶ 1.11.10), das Betreuungsgesetz (▶ 1.11.9) oder die Maßregeln (▶ 12.3) der Besserung und Sicherung.

Tipps, Tricks und Fallen
Eine Einwilligung z. B. zur stationären Behandlung kann jederzeit widerrufen werden, umgehend den Arzt informieren.

1.11.3 Aufklärung

Grundsätze

Voraussetzung für eine rechtswirksame Einwilligung ist die Aufklärung: Nur der informierte Patient kann die Tragweite seiner Einwilligung abschätzen. Nach § 630e BGB muss der Behandelnde den Patienten über sämtliche für die Einwilligung wesentlichen Umstände aufklären, u. a. über Folgen, Risiken, Nebenwirkungen, Dringlichkeit, Notwendigkeit und Erfolgsaussichten der Maßnahmen sowie mögliche Alternativen. Schriftliche Aufklärungsvordrucke sind hilfreich, die Aufklärung erfolgt aber immer auch durch den Arzt in einem persönlichen Gespräch. Dieses kann nicht durch schriftliche Formulare ersetzt werden. Das Aufklärungsgespräch sollte in für den Patienten verständlicher Sprache durchgeführt werden. Das Aufklärungsgespräch und seinen wesentlichen Inhalt muss der Arzt dokumentieren. Die Aufklärung muss rechtzeitig erfolgen, damit der Patient Vor- und Nachteile einer medizinischen Maßnahme in Ruhe abwägen kann. Der Arzt trägt immer die Beweispflicht für die stattgefundene, umfassende Aufklärung.

! Es gibt kein Aufklärungsrecht des Pflegepersonals, dieses ist nur zu Erläuterungen der ärztlichen Aufklärung berechtigt.

Verzicht auf die Aufklärung ist nur möglich, wenn:
- Der Patient bereits aufgeklärt ist
- Der Patient ausdrücklich auf die Aufklärung verzichtet
- Die Aufklärung dem Patienten im konkreten Falle einen schweren Schaden zufügen würde, z. B. Mitteilung einer Krebsdiagnose oder einer schwerwiegenden psychiatrischen Diagnose an einen suizidgefährdeten Patienten.

Tipps, Tricks und Fallen
- Bei fehlerhafter Einwilligung den Arzt informieren
- Bei Aufklärungswunsch des Patienten an den Arzt verweisen
- Hilfreich sind häufig Informationsvordrucke und Erläuterungen
- Bei fremdsprachigen Patienten muss ggf. ein Dolmetscher hinzugezogen werden

- Bei minderjährigen Patienten müssen grundsätzlich beide Elternteile aufgeklärt werden (bei kleineren Routinemaßnahmen nur ein Elternteil), bei geschiedenen Eltern entscheidet das Sorgerecht
- Bei willensunfähigen Personen (z. B. Bewusstlosigkeit, Unzurechnungsfähigkeit) ist abzuklären, ob bereits vorab eine Vertrauensperson durch eine Vorsorgevollmacht oder eine Betreuungsverfügung bevollmächtigt wurde oder ein Patiententestament vorliegt; ansonsten muss ggf. eine gesetzliche Betreuung angeregt werden
- Nichtärztliche Mitarbeiter (z. B. im Arbeitskittel) müssen dem Patienten erkennbar machen, dass sie kein Arzt sind.

1.11.4 Einsichtsrecht

Nach § 25 SGB X Abs. 1 gilt *grundsätzlich* für alle Sozialleistungsträger: „Die Behörde hat den Beteiligten Einsicht in die das Verfahren betreffenden Akten zu gestatten, soweit deren Kenntnis zur Geltendmachung oder Verteidigung ihrer rechtlichen Interessen erforderlich ist […]" Im Einzelfall kann der Sozialleistungsträger „den Inhalt der Akten durch einen Arzt vermitteln lassen, soweit zu befürchten ist, dass die Akteneinsicht dem Beteiligten einen unverhältnismäßigen Nachteil, insbesondere an der Gesundheit, zufügen würde." (§ 25 SGB X Abs. 2).
Der Patient hat grundsätzlich das Recht auf Einsicht in den Teil seiner Krankenunterlagen (§ 25 SGB X Abs. 1), der Aufzeichnungen über **objektive physische Befunde und Behandlungsmaßnahmen** enthält wie Medikation, Operation, elektrophysiologische Untersuchungsergebnisse. Der Patient kann das Einsichtsrecht auch auf Vertrauenspersonen (Angehörige, anderer Arzt, Rechtsanwalt) übertragen, sofern eine Entbindung von der Schweigepflicht vorliegt. Grundsätzlich haben auch psychisch kranke Menschen ein Einsichtsrecht. Dieses kann jedoch teilweise oder vollständig eingeschränkt sein:
- Wenn erhebliche therapeutische Gründe vorliegen, vor allem wenn die Akteneinsicht zu einer gesundheitlichen Gefährdung führen könnte
- Wenn Rechte Dritter entgegenstehen.

Die Patienten sollen hierdurch vor Informationen geschützt werden, die ihnen psychisch gesundheitlich schaden könnten.
Typisch **psychiatrische Aufzeichnungen** wie Anamnese oder Verlaufsdokumentationen enthalten i. d. R. *subjektive* Einschätzungen und Wertungen sowie Verdachtsdiagnosen und Äußerungen Dritter. Hier besteht *keine* grundsätzliche Verpflichtung, Einsicht in die Krankenunterlagen zu gewähren, auch nicht nach Abklingen der akuten Symptomatik. Hintergrund sind z. B. therapeutische Gründe, der gesundheitliche Schutz des Patienten, der Schutz des persönlichen Verhältnisses zwischen Arzt und Patient. Auf die Mitteilung von „objektiven" Befunden, wie z. B. Blutbild, hat auch der psychisch Kranke i. d. R. ein Einsichtsrecht.
Die Entscheidung, ob die Offenbarung der Krankenunterlagen medizinisch verantwortbar ist, obliegt dem Arzt. Er kann die Einsichtnahme jedoch nicht pauschal und allgemein unter Hinweis auf ärztliche Bedenken ablehnen, sondern die entgegenstehenden Gründe müssen erkennbar sein, allerdings ohne die Verpflichtung hierbei ins Detail zu gehen (BVerfG NJW 1999, 1777). Im Normalfall wird der Arzt das Informationsbedürfnis des Patienten durch Gespräche befriedigen können.
Seit 2006 besteht das Informationsfreiheitsgesetz (IFG), welches das Recht auf freien Zugang zu amtlichen Informationen der öffentlichen Stellen des Bundes

regelt. Dies kann für chronisch kranke Menschen von Bedeutung sein, da z. B. auch die Herausgabe von internen Dienstanweisungen von Behörden gefordert werden kann, z. B. von der Bundesagentur für Arbeit, dem Deutschen Rentenversicherungsträger, den Krankenkassen oder den Sozialämtern.

! Das grundsätzliche Einsichtsrecht des Patienten erstreckt sich auch auf die Pflegedokumentation; nach Möglichkeit duale Pflegedokumentation mit getrennter Dokumentationsführung von objektivierbaren konkreten Befunden, Anordnungen und subjektiven Einschätzungen und Wertungen

• Gesetzliche Betreuer und bevollmächtigte Angehörige haben ein vom Patienten abgeleitetes Einsichtsrecht. Einschränkungen der Akteneinsicht, die in der Person des Patienten liegen, müssen bei einer Person des Vertrauens (z. B. Anwalt, Betreuer) nicht automatisch vorliegen

! Bei Wunsch des Patienten, Einsicht in die Krankenunterlagen zu nehmen, an den Arzt verweisen

! Patient kann Kopien von objektiven Akteninhalten verlangen, hat aber keinen Anspruch auf die Herausgabe von Originalunterlagen, Kopien müssen bezahlt werden

• Patienten Bereitschaft signalisieren, über Sinn, Inhalt und Verlauf der Behandlung auch mehrfach zu sprechen

• Patienten keine Konsilscheine in die Hand geben, in denen z. B. die Diagnose vermerkt ist: Diagnose darf nur der Arzt mitteilen; Konsilscheine immer im verschlossenen Umschlag mitgeben

• Angebote einrichten, z. B. Gesprächsgruppen, die Möglichkeiten zum Informationsaustausch und zur Auseinandersetzung mit der Erkrankung und deren Behandlung bieten (▶ 4.3.8).

> **Tipps, Tricks und Fallen**
> In einem Gerichtsverfahren kann der Anwalt eines Patienten auch Einsicht in sensible Aufzeichnungen wie persönliche Einschätzungen und Wertungen, Mitteilungen von Angehörigen erhalten.

1.11.5 Geschäftsfähigkeit

Geschäftsfähigkeit ist die Fähigkeit, rechtlich bedeutsame Handlungen vorzunehmen. Grundsätzlich sind alle Menschen geschäftsfähig, d. h. fähig, durch eine Willenserklärung Rechtswirkungen herbeizuführen. Das Gesetz sagt in § 104 BGB nur, wer *nicht* geschäftsfähig ist, nämlich:

• Wer unter 7 Jahre alt ist

• Wer sich in einem die freie Willensbestimmung ausschließenden Dauerzustand krankhafter Störung der Geistestätigkeit befindet.

Minderjährige zwischen 7 und 18 Jahren sind *beschränkt* geschäftsfähig, d. h., ihre Rechtsgeschäfte sind ohne vorherige Einwilligung oder nachträgliche Genehmigung der Sorgeberechtigten *schwebend unwirksam*. Beschränkt Geschäftsfähige können jedoch einseitige Willenserklärungen, die für sie vorteilhaft sind (z. B. Annahme von Schenkungen), auch ohne Zustimmung der Sorgeberechtigten abgeben sowie wirksam Rechtsgeschäfte mit Mitteln eingehen, die ihnen hierfür eigens zur freien Verfügung gestellt wurden (Taschengeld). Personen, die unter gesetzlicher Betreuung mit Einwilligungsvorbehalt stehen, gelten ebenfalls als beschränkt geschäftsfähig.

Geschäftsunfähigkeit muss stets positiv bewiesen werden, d. h., jeder gilt als geschäftsfähig, wenn nicht das Gegenteil bewiesen ist. Bei Nachweis der Geschäftsunfähigkeit sind Rechtsgeschäfte ungültig. So können z. B. die im Rahmen einer schweren psychischen Erkrankung vorgenommenen Rechtsgeschäfte annulliert werden, sodass keine nachteiligen Konsequenzen für den Patienten entstehen, auch bei Geschäften von Patienten untereinander. Dabei kann die Geschäftsunfähigkeit von Dauer (z. B. bei Demenz) oder von vorübergehender Natur sein (z. B. bei einer Manie nur während der akuten manischen Phase).

Geschäftsfähigkeit und Betreuung
Die Anordnung der Betreuung (▶ 1.11.9) hat grundsätzlich keinen Einfluss auf die Geschäftsfähigkeit, es sei denn, es wurde von Gericht ein „Einwilligungsvorbehalt" angeordnet (§ 1903 BGB). Dann muss der bestellte Betreuer seine Einwilligung zu Rechtshandlungen geben, damit sie wirksam werden. Nachträgliche Genehmigung durch den Betreuer ist möglich. Regelmäßig sind aber „alltägliche" Bargeschäfte über geringwertige Gegenstände zustimmungsfrei, z. B. der Kauf von alsbald zum Verzehr bestimmten Lebensmitteln, Zigaretten. Solche Geschäfte kann der Betreute wirksam vornehmen.
- Bei Fragen der Geldabgabe und ggf. bei Ausgabe des auf Station deponierten Geldes den Arzt hinzuziehen, gesetzlichen Betreuer kontaktieren
- Bei Zweifel an Geschäftsfähigkeit des Patienten Arzt informieren, z. B. manischer Patient kommt mit großer Menge eigenen Geldes auf Station → evtl. Geld beim Pflegepersonal oder bei der Klinikkasse abgeben; evtl. muss auch in Absprache mit den Verantwortlichen (Arzt, Betreuer) Geld eingeteilt werden, um größeren finanziellen Schaden von den Betroffenen in der akuten Krankheitsphase abzuwenden.

1.11.6 Testierfähigkeit

Fähigkeit, ein Testament rechtswirksam zu errichten, zu ändern oder aufzuheben. Testierunfähig sind:
- Minderjährige bis zum 16. Lebensjahr; bis zur Volljährigkeit können diese nur ein Testament in notarieller Form errichten (§ 2247 Abs. 4 BGB)
- Personen, die wegen krankhafter Störung der Geistestätigkeit, wegen Geistesschwäche oder wegen Bewusstseinsstörung nicht in der Lage sind, die Bedeutung einer von ihnen abgegebenen Erklärung einzusehen und nach dieser Einsicht zu handeln (§ 2229 BGB)
Störung der Geistestätigkeit ist eine Ausnahme, weshalb jeder so lange als testierfähig anzusehen ist, bis nicht das Gegenteil positiv bewiesen ist.
- Bei Betreuung besteht Testierfähigkeit fort
- Psychopathie, Rauschgiftsucht, Alkohol- und Medikamentenmissbrauch schließen Testierfähigkeit nicht aus; bei Zerebralsklerose entscheidet das Gesamtbild; in lichten Momenten kann auch der Kranke testierfähig sein.

❗ Tipps, Tricks und Fallen
- Das eigenhändig erstellte Testament muss ganz handschriftlich niedergelegt werden, soll Ort, Datum, Unterschrift enthalten
- Das Testament kann in amtliche Verwahrung des Amtsgerichts gegeben werden, es besteht keine Ablieferungspflicht

- Stumme Schreibunkundige sowie gehörlose Analphabeten können nicht testieren
- In Zweifelfällen: in Krankenpapieren gutachterliche psychiatrische Äußerung festhalten, evtl. an Notar verweisen, der dann in die Klinik kommt; Notare bestätigen die Testierfähigkeit bei einer notariellen Niederlegung.

1.11.7 Schuldfähigkeit

▶ Kap. 12

Allgemeine Voraussetzung für die strafrechtliche Verantwortlichkeit. Bei seelischen Störungen kann die Schuldfähigkeit nach §§ 20, 21 StGB aufgehoben oder vermindert sein.

Dies hat Konsequenzen für die rechtliche Behandlung des Täters: Strafminderung, Maßregel der Besserung und Sicherung (▶ 12.2). Im Verfahren wird zur Frage der Schuldunfähigkeit oder verminderten Schuldfähigkeit stets ein Sachverständiger hinzugezogen.

1.11.8 Schweigepflicht

Grundzüge

Pflicht des Krankenhauspersonals (Ärzte und ihre berufsmäßig tätigen Gehilfen und Personen, die bei ihnen zur Vorbereitung auf den Beruf tätig sind), Patientengeheimnisse nicht unbefugt zu offenbaren (§ 203 StGB). In der Psychiatrie werden den am Behandlungsgeschehen beteiligten Mitarbeitern zahlreiche Tatsachen über Patienten anvertraut und bekannt, an deren Geheimhaltung die Betroffenen ein schutzwürdiges Interesse haben. Die Vorschrift zur Schweigepflicht soll ein bestehendes Vertrauensverhältnis schützen. Die Verletzung der Schweigepflicht steht unter Strafandrohung mit Freiheits- oder Geldstrafe.

Die Schweigepflicht bezieht sich auf alle persönlichen und sachlichen Verhältnisse des betroffenen Patienten sowie auf alle medizinischen Daten: persönliche Daten, vergangene und bestehende Lebensverhältnisse, Tatsache der stationären Behandlung, Diagnose, Anamnese, Krankheitsverlauf. Sie betrifft Geheimnisse, welche jemand in der beruflichen Eigenschaft als Arzt, Psychologe, Sozialarbeiter etc. anvertraut werden. Schweigepflicht besteht gegenüber allen nicht am Behandlungsgeschehen beteiligten Personen, also auch Angehörigen, Vorgesetzten und Kollegen gegenüber. Die Schweigepflicht gilt über den Tod hinaus.

Auf die Schweigepflicht muss vom Dienstherrn hingewiesen werden. Schweigepflicht entfällt bzw. eine Offenbarungsbefugnis liegt vor bei vorliegenden Befreiungstatbeständen:

- Einwilligung des Patienten (**Entbindung von der Schweigepflicht**): Sie bezieht sich immer auf ausdrücklich genannte Personen oder Institutionen, z. B. Entbindung gegenüber Hausarzt, anderer Klinik. Sie muss nicht schriftlich erfolgen, wird aber zu Beweiszwecken i. d. R. schriftlich vorgenommen
- Auch psychisch Kranke können den Arzt rechtwirksam von der Schweigepflicht entbinden, insofern Einsichtsfähigkeit vorliegt bei den Betroffenen
- Bei fehlender Einsichtsfähigkeit von psychisch Kranken kann ein gesetzlich bestellter Betreuer die Entscheidung über eine Schweigepflichtentbindung treffen

- Bei mutmaßlicher Einwilligung in die Offenbarung, wenn dies im Interesse des Betroffenen liegt, z. B. bei Bewusstlosigkeit
- Offenbarungsbefugnis oder gar -pflicht kann vorliegen aufgrund gesetzlicher Vorgaben, z. B. meldepflichtige Krankheiten
- Anzeigepflicht besteht bei Kenntnis von der Planung bzw. dem Bevorstehen einer schweren Straftat (§ 138 StGB), bei Nichtanzeige droht Freiheitsstrafe
- Zur Wahrung von Eigeninteressen, z. B. Selbstverteidigung vor Gericht (▶ 1.8.2)
- Offenbarungsbefugnis bei rechtfertigendem Notstand (§ 34 StGB), wenn das öffentliche Interesse das Schutzinteresse des Patienten (Güterabwägungsprinzip) überwiegt, z. B. bei gravierenden Straftaten wie Kindesmisshandlung
- Spezifische Offenbarungsbefugnisse nach dem SGB V an die Krankenversicherung, den medizinischen Dienst (z. B. Abrechnung, Qualitätssicherung, Krankmeldung).

Bedeutung
- Krankenakten vor unbefugtem Einblick schützen
- Auch ein Arzt darf Krankenakten von anderen am akuten oder vergangenen Behandlungsgeschehen Beteiligten (andere Krankenhäuser, andere Ärzte) nur mit Zustimmung des Patienten anfordern
- Auskünfte am Telefon nur, wenn die Identität des Anrufers einwandfrei feststeht und der Patient seine Einwilligung zur Auskunft gibt
- Die Schweigepflicht erstreckt sich auch auf die Tatsache des stationären Aufenthaltes
- Bei Anrufen von offiziellen Behörden kann Identität durch Rückruf überprüft werden, z. B. Anruf bei der Polizeizentrale und sich mit dem konkreten Mitarbeiter verbinden lassen
- Schweigepflicht gegenüber anderen Patienten beachten
- Schweigepflicht gegenüber Kollegen beachten, wenn diese nicht am Behandlungsgeschehen beteiligt sind; nur so viele Informationen weitergeben, wie zur Zusammenarbeit und zum erfolgreichen Behandlungsverlauf erforderlich sind
- Standardisierte Vordrucke zur Entbindung von der Schweigepflicht können hilfreich sein
- Eine einmal erteilte Entbindung von der Schweigepflicht kann jederzeit widerrufen werden, auch hierüber muss der Patient aufgeklärt werden.

1.11.9 Rechtliche Betreuung

Grundlagen
Am 1.1.1992 wurde das bisherige Vormundschafts- und Pflegschaftsrecht durch das Rechtsinstitut der Betreuung abgelöst, das Betreuungsrecht wurde zuletzt durch das 3. Betreuungsänderungsgesetz zum 1.9.2009 modifiziert. Ziele der Neuregelung:
- Rechtsstellung psychisch kranker und körperlich, geistig oder seelisch behinderter Menschen soll verbessert werden
- Betreuer soll den Betreuten in dem für Besorgung der rechtlichen Angelegenheiten erforderlichen Umfang *persönlich* betreuen (§ 1897 BGB)
- Integration des Betreuten in die Gesellschaft soll gefördert werden.

Wesentliche Grundzüge

Erforderlichkeitsgrundsatz: In die Rechte des Betreuten soll nur insoweit und so lange eingegriffen werden, als dies unumgänglich ist.

Subsidiaritätsgrundsatz: Ein Betreuer wird nicht bestellt, wenn die Betroffenen ihre Angelegenheiten durch eine Vorsorgevollmacht geregelt haben oder andere Hilfestellungen Defizite ausgleichen können.

Rehabilitationsprinzip: Die Betreuung ist darauf ausgerichtet, den Betreuten in ein selbst bestimmtes Leben zurückzuführen.

- Niemand kann entmündigt werden
- Betreuung hat keine Auswirkungen auf die Geschäftsfähigkeit; die Wirksamkeit von Erklärungen wird wie bei anderen Personen danach beurteilt, inwieweit Bedeutung und Tragweite der Willenserklärung eingesehen werden; Betreute können also auch geschäftsunfähig sein (▶ 1.11.5), unabhängig von der Betreuerbestellung
- Teilnahme am Rechtsverkehr kann jedoch beschränkt werden, wenn das Vormundschaftsgericht einen **Einwilligungsvorbehalt** anordnet, um eine erhebliche Gefahr für die Person oder das Vermögen des Betreuten abzuwenden; d.h., dass der Betreute für die Rechtswirksamkeit einer Willenserklärung, die in den Aufgabenkreis des Betreuers fällt, dessen Einwilligung bedarf
- Einwilligungsfähigkeit wird nicht automatisch eingeschränkt, sondern ist jeweils gesondert zu prüfen, z.B. wenn ärztliche Maßnahmen erfolgen sollen
- Für Ehefähigkeit und Testierfähigkeit gibt es keinen Einwilligungsvorbehalt; Betreute können **heiraten** (außer wenn sie geschäftsunfähig sind, ▶ 1.11.5), ein **Testament** errichten (wenn sie testierfähig sind, ▶ 1.11.6) und **wählen** (außer wenn eine umfassende Betreuerbestellung für alle Angelegenheiten erfolgt ist).

Betroffener Personenkreis

Kranke oder seelisch, körperlich oder geistig behinderte Erwachsene, die ihre Angelegenheiten ganz oder teilweise nicht besorgen können, erhalten einen Betreuer, wenn die Angelegenheiten nicht durch Bevollmächtigte oder sonstige Hilfen (wie Verwandte, soziale Dienste) geregelt werden können.

- I.d.R. wird eine Betreuung nur mit Einverständnis des Betreuten eingerichtet
- Die Betreuung ist wieder aufzuheben, wenn ihre Voraussetzungen wegfallen.

Auswahl des Betreuers

- Ganz vorrangig sollen Betreuungen von Privatpersonen (**natürliche Personen**), z.B. Angehörige, Bekannte, Ehrenamtliche, geführt werden
- Es kommen auch anerkannte **Betreuungsvereine**, vertreten durch ihre haupt- und ehrenamtlichen Mitarbeiter sowie Mitarbeiter der Kreis- oder Stadtverwaltung als örtliche **Betreuungsbehörde** in Betracht
- Es werden auch selbstständige **Berufsbetreuer** bestellt, wenn keine andere geeignete Person zur Verfügung steht.

Das Vormundschaftsgericht kann mehrere Betreuer bestellen, wenn die Angelegenheiten des Betreuten hierdurch besser besorgt werden können. In diesem Falle bestimmt es, welcher Betreuer mit welchem Aufgabenkreis betraut wird (§ 1899 BGB).

Aufgabenkreis und Umfang

Ein Betreuer darf nur für den Aufgabenkreis bestellt werden, in dem eine Betreuung tatsächlich erforderlich ist. In seinem Aufgabenkreis vertritt der Betreuer den Betreuten gerichtlich und außergerichtlich. Dabei hat der Betreuer so zu handeln, wie es dem Wohl des Betreuten entspricht. Der Betreuer regelt Verwaltungsangelegenheiten zuverlässig und sachgerecht und pflegt im hierzu erforderlichen Umfange persönlichen Kontakt zum Betreuten. Der genaue Aufgabenkreis des Betreuers wird vom Gericht festgelegt.

- Kernbereiche können sein: Vermögenssorge, Aufenthaltsbestimmung, Gesundheitsfürsorge
- Spezifischere Bereiche, z. B. Regelung von Wohnungsangelegenheiten, Heimunterbringung, Regelung von Erbschaftsangelegenheiten, Vertretung in persönlichen Angelegenheiten, Behörden- und Postangelegenheiten
- Die **Genehmigung des Vormundschaftsgerichts** ist in spezifischen Fällen erforderlich. Voraussetzung für die Erfordernis der gerichtlichen Genehmigung ist das Vorliegen von Einwilligungsunfähigkeit des Betreuten in Bezug auf die angestrebte Maßnahme
  - (Zivilrechtliche) **Unterbringung in geschlossenen Einrichtungen:** Unterbringung nach Betreuungsrecht ist nur bei Selbstgefährdung möglich, bei Fremdgefährdung ist eine öffentlich-rechtliche Unterbringung erforderlich
  - Bei **unterbringungsähnlichen Maßnahmen** in der Klinik oder auch in einem Wohnheim, z. B. Festbinden am Bett, nachts verschlossene Eingangstüren, Anbringen von Bettgittern (§ 1906 BGB)
  - Untersuchung des Gesundheitszustands, Heilbehandlung, ärztlicher Eingriff bei einwilligungsunfähigen Betreuten, wenn die Gefahr besteht, dass der Betreute aufgrund der Maßnahme stirbt oder einen schweren oder dauerhaften gesundheitlichen Schaden erleidet (§ 1904 BGB); die Genehmigungspflicht entfällt bei Einigkeit von Arzt und Betreuer, dass Maßnahme erklärtem oder mutmaßlichem Willen des Betreuten entspricht (Patientenverfügung, frühere Äußerungen)
  - Kündigung des Wohnraums
  - Für die Entscheidung über die Einwilligung zur Sterilisation ist stets ein besonderer Betreuer zu bestellen.

Gemäß § 1901 BGB muss der Betreuer darüber hinaus dazu beitragen, dass Möglichkeiten genutzt werden, die Krankheit oder Behinderung des Betreuten zu beseitigen, zu bessern, ihre Verschlimmerung zu verhüten oder ihre Folgen zu mildern. Das Gericht kann von Berufsbetreuern die Erstellung eines **Betreuungsplans** anfordern.

Betreuung einrichten

Eine Betreuung kann nur der Betroffene selbst **beantragen** oder von Amts wegen eingerichtet werden. Andere Personen können beim zuständigen Amtsgericht die Einrichtung einer Betreuung **anregen.** Dem Vorschlag des Betreuten zur Person des Betreuers muss das Gericht entsprechen, wenn es dem Wohl des Betreffenden nicht zuwiderläuft. Das Gericht hört den Betroffenen im Regelfall vor der Entscheidung über eine Betreuerbestellung persönlich an und kommt hierzu auch in die Klinik. Das Gericht holt ein Sachverständigengutachten eines Facharztes für Psychiatrie ein (§§ 280 ff. FamFG). Bei Eilbedürftigkeit kann das Gericht durch einstweilige Anordnung einen vorläufigen Betreuer bestellen oder einen vorläufigen Einwilligungsvorbehalt anordnen.

Kosten

Die Betreuten müssen für die Kosten der Betreuungsführung aufkommen bzw. werden beteiligt, soweit sie nicht mittellos sind. Nach § 1836c BGB muss die betreute Person das Einkommen zur Finanzierung der Betreuervergütung einsetzen, soweit es die Freigrenzen der Sozialhilfe in besonderen Lebenslagen übersteigt.

Für den Einsatz des Vermögens gelten die Schonbeträge des SGB XII. Für die betreute Person ist es bei vorhandenem Einkommen oder Vermögen daher finanziell wesentlich günstiger, wenn die Betreuung durch natürliche Personen geführt wird (Angehörige, Vertrauenspersonen, Ehrenamtliche).

Das Betreuungsgesetz regelt auch den zeitlichen Umfang, den ein Betreuer mit Vergütung für die zu Betreuenden tätig sein soll. Er ist z. B. für mittellose Betreute außerhalb von Heimen wie folgt bestimmt: in den ersten 3 Monaten der Betreuung 7 Std. monatlich, im 4.–6. Monat 5,5, im 7.–12. Monat 5 Std. und danach 3,5 Std. (§ 5 „Gesetz über die Vergütung von Vormündern und Betreuern"). Für mittellose Betreute in Wohnheimen wird jeweils entsprechend weniger Zeitaufwand angesetzt: 4,5 Std. monatlich in den ersten 3 Monaten, im 4.–6. 3,5 Std., im 7.–12. Monat 3 Std. und danach 2 Std..

Vorsorge zur Vermeidung einer Betreuung

Eine Betreuung kann durch Vorausverfügungen vermieden werden:

(Vorsorge-)Vollmacht: In einer Vollmachterklärung können alle rechtlichen Aufgaben (z. B. Vermögensverwaltung, Bankgeschäfte, Heimverträge) sowie auch die Vertretung bei der Entscheidung über Heilbehandlung, Unterbringung etc. per Vollmacht einer Vertrauensperson übertragen werden.

- Es können sowohl spezielle Vollmachten für einzelne Aufgabenbereiche (z. B. nur Vermögensverwaltung) oder eine allgemeine umfassende Vollmacht (Generalvollmacht) erteilt werden; bei einer Vorsorgevollmacht handelt es sich um einer vorsorglich erteilte Vollmacht, für den Fall, dass der Bevollmächtigende seine Angelegenheiten nicht mehr selbst erledigen kann. Der Bevollmächtigte hat dann analoge Rechte und Pflichten wie ein gesetzlicher Betreuer
- Zu den speziellen Vorsorgevollmachten gehört auch das **Patiententestament** bzw. die **Patientenverfügung,** worin vorab Vorstellungen und Wünsche bezüglich durchzuführender bzw. zu unterlassender Behandlungsmaßnahmen (z. B. keine lebensverlängernden Maßnahmen) festgehalten werden. Ein gesetzlicher Betreuer muss eine vorliegende Patientenverfügung berücksichtigen und prüfen, ob die dortigen Festlegungen auf die aktuelle Situation zutreffen (§ 1901a BGB)
- Für die Wirksamkeit einer Vollmacht ist die Geschäftsfähigkeit des Bevollmächtigenden zum Zeitpunkt der Vollmachterteilung Voraussetzung
- Ein Bevollmächtigter benötigt für bestimmte Aufgaben (z. B. Unterbringung, unterbringungsähnliche Maßnahmen) ebenso eine vormundschaftsgerichtliche Genehmigung wie ein gesetzlicher Betreuer (§ 1906 Abs. 5 BGB).

Betreuungsverfügung: enthält Vorschläge des Betroffenen für den Fall, dass ein Betreuungsverfahren eingeleitet wird (z. B. zur Person des Betreuers), kann auch in Ergänzung zur Vorsorgevollmacht zusätzlich ratsam sein (Vollmacht deckt häufig nicht alle Aufgabenbereiche ab).

> ### Tipps, Tricks und Fallen
> - Vollmacht wie Betreuungsverfügung sollten schriftlich niedergelegt und mit Datum und eigenhändiger Unterschrift versehen sein. Eine Beglaubigung beim Notar ist zumindest bei einer Vollmacht über größeres Vermögen empfehlenswert
> - Auch Urkundspersonen bei der Betreuungsbehörde sind befugt, Unterschriften auf Vorsorgevollmachten oder Betreuungsverfügungen zu beglaubigen (§ 6 Abs. 2 Betreuungsbehördengesetz)

- Vollmacht und Betreuungsverfügung sollten sicher und auffindbar aufbewahrt oder einer Vertrauensperson gegeben werden
- Betreuungsbehörden und Betreuungsvereine informieren über Vorsorgevollmachten und Betreuungsverfügungen.

Bedeutung
- Bei nach dem Betreuungsgesetz untergebrachten Personen muss das regelmäßige Fixieren oder die Gabe von Psychopharmaka gegen den Willen des Betroffenen durch das Vormundschaftsgericht genehmigt werden
- Bei Zwangsmedikation muss das Gericht das Gutachten eines externen Sachverständigen einholen
- Der Betreuer ist keine Hilfs- oder Pflegeperson, z. B. für Haushaltsführung, Körperpflege, hat aber bei Bedarf die erforderliche Unterstützung durch Dritte sicherzustellen
- Den Betreuer über eine geplante Entlassung (▶ 1.12) oder Verlegung informieren, die weitere Zukunftsplanung für den Patienten mit ihm abstimmen
- Betreuer mit Aufgabenbereich Vermögenssorge müssen sich um die finanzielle Versorgung des Patienten während des stationären Aufenthalts kümmern
- Der Betreuer weist sich mit einer Bestellungsurkunde aus; eine Kopie sollte in den Krankenunterlagen enthalten sein
- Der Betreuer darf Zugang zu Post und zu Telefonaten des Betreuten nur dann haben, wenn es von Gericht ausdrücklich angeordnet wurde
- Anschrift und Telefonnummer des Betreuers sollten in der Pflegedokumentation (▶ 1.3) immer schnell verfügbar sein
- Wird ersichtlich, dass ein Patient einen Betreuer benötigt, mit dem zuständigen Arzt oder dem Sozialdienst sprechen, um Betreuung bei Gericht anzuregen.

❗ Tipps, Tricks und Fallen
- In akuten Krankheitsphasen hadern Patienten häufig mit ihrer Betreuung, mit der sie bislang einverstanden waren; sie fühlen sich entmündigt und/oder übervorteilt, wollen eventuell ihre Betreuung aufheben lassen; Patienten und seine Gefühle ernst nehmen und Gespräche anbieten, ggf. Kontakt zwischen Patient und Betreuer herstellen
- Verträge von Betreuten mit Einwilligungsvorbehalt sind schwebend unwirksam; so lange, bis der Betreuer sie nachträglich genehmigt (§ 1903 BGB i. V. m. §§ 108–113 BGB); auch Willenserklärungen von Dritten, z. B. über medizinische Maßnahmen, gegenüber dem Betreuten sind erst wirksam, wenn sie dem Betreuer zugegangen sind
- Manche Patienten, die eigentlich einer Betreuung bedürften, lehnen diese u. a. auch aus finanziellen Gründen ab; Gespräch anbieten, um sich mit dem Für und Wider einer Betreuung für den weiteren Lebensverlauf auseinanderzusetzen
- Mit dem Betreuungsänderungsgesetz zum 1.1.1999 wurde die Bedeutung der „persönlichen Betreuung" insofern herabgestuft, als sie vor allem als Basis für eine sach- und personengerechte rechtliche Vertretung angesehen wird; gleichzeitig wurde die Kontrolle der Abrechnungsmodalitäten für Berufsbetreuer verschärft; daher können viele Betreuer nicht mehr in dem zu wünschendem Umfang auch persönliche Sorge und Fürsorge leisten, z. B. häufige Besuche in der Klinik; gleichwohl

muss der Betreuer den persönlichen Kontakt pflegen, wichtige Angelegenheiten mit dem Betreuten besprechen und sich am Wohl des Betreuten und dessen Wünschen und Vorstellungen orientieren.

1.11.10 Freiheitsentziehende Maßnahmen

Unterbringung psychisch Kranker

Zivilrechtlich möglich durch einen Betreuer (▶ 1.11.9) sowie **öffentlich-rechtlich** nach Landesgesetz der Bundesländer, den Landesunterbringungsgesetzen (auch Psychisch-Kranken-Gesetz: **PsychKG**).

Hiernach kann, wer an einer psychischen Krankheit oder einer krankheitswertigen psychischen Störung leidet und darüber hinaus eine Gefahr für sich selbst oder die öffentliche Sicherheit und Ordnung darstellt, gegen seinen Willen auf eine geschlossene psychiatrische Station gebracht werden. Für eine Unterbringung gegen den Willen muss also eine „Selbstgefährdung" (Suizidalität, Selbstverletzungen) oder eine „Fremdgefährdung" (Gefahr für andere durch Aggressivität, Gewalttätigkeit gegen Personen oder Sachen) vorliegen. Wenn eine Person eine gesetzliche Betreuung hat und die Unterbringung ausschließlich wegen „Selbstgefährdung" (ohne Vorliegen von Fremdgefährdung) erfolgt, wird das Unterbringungsverfahren vorzugsweise nach dem Betreuungsrecht geregelt, bei „Fremdgefährdung" ist regelhaft die Unterbringung nach den öffentlich-rechtlichen Landesgesetzen erforderlich. Eine Unterbringung bei Selbstgefährdung nach PsychKG auch bei Bestehen einer Betreuung ist dennoch möglich, z. B. bei unterschiedlicher Auffassung von Arzt und Betreuer.

Voraussetzungen für die öffentlich-rechtliche Unterbringung

Die näheren Voraussetzungen regeln die erheblich unterschiedlichen Unterbringungsgesetze der einzelnen Bundesländer:

- In allen Bundesländern kann bei unmittelbarer Gefahr für den Kranken (Eigengefährdung) oder für die Allgemeinheit (Fremdgefährdung) eine Unterbringung in einer geschlossen psychiatrischen Abteilung erfolgen; Behandlungsbedürftigkeit allein rechtfertigt keine Unterbringung
- Es muss positiv nachgewiesen werden, dass die Gefahr auf andere Weise nicht abgewendet werden kann
- Notwendigkeit der Gefahrenabwehr: Die Eigen- oder Fremdgefährdung muss unmittelbar gegeben sein
- Grundsatz der Verhältnismäßigkeit: Unterbringung darf nur so lange und so weit erfolgen wie erforderlich, d. h., nach dem Wegfall von Eigen- oder Fremdgefährdung muss die Aufhebung des Unterbringungsbeschlusses unverzüglich in die Wege geleitet werden
- Im Rahmen der Unterbringung sind bei akuter Eigen- oder Fremdgefährdung besondere (Sicherungs-)Maßnahmen erlaubt, z. b. Unterbringung in einer geschlossenen Abteilung, Wegnahme oder Vorenthalten von Gegenständen, Absonderung in einem besonderen Raum, Fixierung, körperliche Durchsuchung bei akuter Gefahr für die Sicherheit, unmittelbarer Zwang durch körperliche Gewalt und Hilfsmittel. Die Sicherungsmaßnahmen sind befristet anzuordnen, ärztlich zu überwachen und aufzuheben, sobald der Grund hierfür wegfällt. Bei Fixierungen ist eine ständige Beobachtung sicherzustellen.

Formales Unterbringungsverfahren

- Untere Verwaltungsbehörde, z. B. Polizei oder Ordnungsamt: stellt Antrag auf Unterbringung sowie Zuführung zum psychiatrischen Krankenhaus; dem Antrag muss eine ärztliche Stellungnahme beigefügt werden, die Aussagen zur Diagnose und zum Gefährdungspotenzial enthält
- Das Vormundschaftsgericht entscheidet über die Unterbringung; der Richter muss den Betroffenen anhören
- Dem betroffenen Patienten wird der Unterbringungsbeschluss schriftlich zugestellt
- Dem betroffenen Patienten wird ein Verfahrenspfleger zur Vertretung der Interessen des Patienten zur Seite gestellt (§ 312 FamFG)
- Ein gesetzlicher Betreuer kann sich gemäß § 315 FamFG im Verfahren zur Unterbringung äußern (unabhängig von den bestellten Aufgabenkreisen)
- „Sofortige Beschwerde" als Rechtsmittel gegen die Unterbringung: Überprüfung erfolgt durch das zuständige Landgericht; gegen den Beschluss des Landgerichts ist die sofortige weitere Beschwerde möglich
- Bei Wegfall der Voraussetzungen der Unterbringung ist diese wieder aufzuheben
- ! In dringenden Fällen kann eine vorläufige Unterbringung ohne gerichtliche Entscheidung erfolgen; diese muss dann unverzüglich bis zum Ablauf des folgenden Tages nachgeholt werden.

Bedeutung

Mit der Unterbringung alleine sind keinesfalls Behandlungsrecht oder -pflicht gegen den Willen des Patienten in allen Bereichen abgedeckt. Die Bestimmungen hierzu sind je nach Bundesland unterschiedlich. Eindeutig erlaubt sind überall Maßnahmen zur unmittelbaren Gefahrenabwehr für Gesundheit und Leben für den Patienten selbst oder für andere.

- Gesetzliche Betreuer sollten über eine erfolgte Unterbringung nach PsychKG informiert werden
- Auf geschlossenen psychiatrischen Station können Patienten mit Unterbringungsbeschluss trotzdem Ausgang erhalten
- Freiheitsentziehende Maßnahmen, z. B. Fixieren, exakt mit Begründung dokumentieren.

Exkurs: Zwangsbehandlung in der Psychiatrie

Es bestehen rechtliche Unsicherheiten und große Meinungsverschiedenheiten zum Thema Zwangsbehandlung und -medikation in der Psychiatrie. 2013 wurde durch das „Gesetz zur Regelung der betreuungsrechtlichen Einwilligung in eine ärztliche Zwangsmaßnahme" die Zwangsbehandlung für unter gesetzlicher Betreuung stehende Patienten neu geregelt (§ 1906 BGB). Hiernach gilt:

- Der Einwilligung eines Betreuers in eine Zwangsbehandlung muss das Betreuungsgericht zustimmen, notfalls im Eilverfahren
- Eine Zwangsbehandlung kommt nur bei krankheitsbedingt einwilligungsunfähigen Betreuten in Betracht, z. B. wegen akuter Psychose
- Die Zwangsbehandlung ist Ultima Ratio, sie muss zur Abwendung eines drohenden erheblichen gesundheitlichen Schadens erforderlich sein. Alternative Maßnahmen dürfen nicht bestehen
- Der zu erwartende Nutzen der Zwangsbehandlung muss die Beeinträchtigungen (i. d. R. durch Psychopharmaka) deutlich übersteigen
- Vor der Zwangsbehandlung muss ein psychiatrisches Gutachten von einem externen Gutachter eingeholt werden. In der Praxis bedeutet dies, dass bis zur

wirksamen richterlichen Entscheidung massiv selbstgefährdete Patienten nicht mediziert werden dürfen. Die Zeit muss durch andere Maßnahmen überbrückt werden, z. B. Fixierungen ohne Medikation (umstritten)

- Das Betreuungsgericht muss sich im Beschluss zu Art der Therapie, Wirkstoffen, Dosis, Therapiezielen konkret äußern sowie die Maßnahmen zeitlich befristen
- Die Regelung gilt nur für einwilligungsunfähige Betreute, nicht für Unterbringungen nach PsychKG. Hier gelten nach wie vor die unterschiedlichen Landesgesetze. In einigen Bundesländern erlauben die PsychKG eine vorübergehende Zwangsmedikation bei massiver Selbst- oder Fremdgefährdung, in vielen Bundesländern ist auch beim PsychKG für Zwangsbehandlungen die Genehmigung des Gerichts erforderlich.

Maßregelvollzug

Für psychisch kranke Rechtsbrecher gelten Sonderregelungen (§§ 61 ff. StGB: Maßregeln der Besserung und Sicherung). Bei **Schuldunfähigkeit** oder **verminderter Schuldfähigkeit** (▶ 12.2) zum Zeitpunkt einer rechtswidrigen Tat kann zum Schutz der Allgemeinheit die Unterbringung in einer geschlossenen Abteilung erfolgen:

- Nach **§ 63 StGB** Unterbringung psychisch kranker Straftäter in einem psychiatrischen Krankenhaus
- Nach **§ 64 StGB** Unterbringung Suchtkranker in einer Entziehungseinrichtung.

Voraussetzung ist, dass infolge des Zustands des Täters erhebliche rechtswidrige Taten zu erwarten sind. Die Unterbringung soll der Behandlung dienen. Der Maßregelvollzug wird nach landesrechtlich unterschiedlichen Maßregelvollzugsgesetzen in gesonderten psychiatrischen Einrichtungen durchgeführt (▶ 12.3).

Fahrerlaubnis

Der Entzug der Fahrerlaubnis durch das Gericht ist nicht gleichzusetzen mit einem Fahrverbot, das eine Verwaltungsbehörde erteilt (▶ 1.11.11). Der Entzug setzt eine rechtswidrige Tat im Zusammenhang mit dem Führen eines Kfz voraus. Die Fahrerlaubnis wird regelmäßig entzogen, wenn es sich um erhebliche Verkehrsdelikte handelt, z. B. Trunkenheit, unerlaubtes Entfernen vom Unfallort.

1.11.11 Fahrtauglichkeit

Grundlagen

Grundlage für die Beurteilung der Fahrtauglichkeit durch Ärzte sind die „Begutachtungsleitlinien zur Kraftfahreignung" vom 1.5.2014. Dabei gibt es bis heute keine gesicherten Erkenntnisse, dass psychisch Kranke generell nicht geeignet sind, ein Fahrzeug zu führen oder in erheblichem Umfang an der Verursachung von Verkehrsunfällen beteiligt wären. Die Fahrerlaubnis sollte daher nur bei erwiesener Fahruntüchtigkeit versagt werden.

Eine psychische Erkrankung kann die Fahrtauglichkeit eines Betroffenen einschränken oder ganz ausschließen, wenn aufgrund des individuellen körperlich-geistigen Zustands eine Verkehrsgefährdung nachgewiesen werden kann. Die Annahme einer Verkehrsgefährdung ist dann berechtigt, wenn die hohe Wahrscheinlichkeit besteht, dass ein Schädigungsereignis (Selbst- oder Fremdgefährdung) eintritt.

Entscheidungen über die Erteilung, Erneuerung, Entziehung oder Einschränkung der Fahrerlaubnis treffen die Straßenverkehrsbehörden, im Zusammenhang mit Straftaten die Gerichte. Die Straßenverkehrsbehörden können die Fahrerlaubnis von bestimmten Auflagen abhängig machen, z. B. regelmäßige Untersuchungen durch Amts- oder Fachärzte, Sachverständige, medizinisch-psychologische Untersuchungsstellen oder Fahrproben. Die Straßenverkehrsbehörde veranlasst ggf. ärztliche oder sonstige Gutachten.

Ärztliche Gutachten haben eine beratende Funktion und dienen als Grundlage für die rechtliche Entscheidung der Behörden oder der Gerichte.

Ärztliche Beurteilung der Fahreignung

Die Beurteilung der Fahrtauglichkeit gehört allgemein zur ärztlichen Beratung. Der Arzt hat zunächst nur die Pflicht zur Aufklärung des Patienten, inwieweit eine Erkrankung oder deren Behandlung, z. B. die Verordnung von Psychopharmaka, dessen Fahrtauglichkeit beeinflusst.

Der Arzt ist nicht zur Mitteilung an die Verwaltungsbehörden verpflichtet, hier gilt grundsätzlich die ärztliche Schweigepflicht. Andererseits sollte ein Arzt die Behörde verständigen, wenn nach seiner Überzeugung die Interessen der Sicherheit im Straßenverkehr gefährdet sind (vorbeugende Gefahrenabwehr), wenn z. B. begründete Zweifel bestehen, dass der Patient sich an den ärztlichen Rat, kein Auto zu fahren, hält.

Der Patienten sollte über die geplante Benachrichtigung an die Behörde informiert werden. Wird ein ärztliches Gutachten zur Fahrtauglichkeit angefordert, so muss der Betroffene die Begutachtung bezahlen.

Während der akuten Erkrankungsphase sind endogen wie exogen psychotisch Kranke wegen der Symptomatik, z. B. Suizidneigung, Wahnideen, Sinnestäuschungen, Realitätsverkennungen, affektive Antriebs- und Denkstörungen, immer und generell als fahruntauglich anzusehen. Nach Abklingen der Symptomatik ist es i. d. R. wieder möglich, am Straßenverkehr teilzunehmen. Abhängig ist dies von Art und Prognose des Grundleidens. Bei Behandlung mit Psychopharmaka sind die gesundheitlich stabilisierende Wirkung einerseits und die möglichen Beeinträchtigungen durch Nebenwirkungen abzuwägen. So kann einerseits die regelmäßige Medikation auch wichtig sein für die stabile Gesundheit und damit die Fahrtüchtigkeit, während andererseits bestimmte Medikamente eine Fahrtüchtigkeit beeinträchtigen oder ausschließen können.

- Patienten bitten, die Autoschlüssel seinen Verwandten oder dem Pflegepersonal auszuhändigen, um nicht in die Versuchung zu kommen, heimlich zu fahren
- Äußerungen eines Patienten, die auf eine fehlende Einsicht in die Fahruntauglichkeit schließen lassen, dem behandelnden Arzt berichten und dokumentieren; der Arzt wird seinerseits eine erfolgte Aufklärung des Patienten in Hinblick auf seine Fahrtauglichkeit dokumentieren; erfolgte Aufklärung schriftlich bestätigen lassen
- Mit dem Patienten zusammen Alternativen überlegen, wie er nach der Entlassung ohne Kraftfahrzeug zurechtkommen kann, z. B. Anfahrt zum Arbeitsplatz; ggf. Sozialdienst einschalten (▶ 2.13)
- Wenn durch fehlende Fahrtauglichkeit der Erhalt des Arbeitsplatzes bedroht ist, Sozialdienst informieren, dieser kann z. B. Patienten an ambulanten berufsbegleitenden Dienst (▶ 16.4) weitervermitteln; ggf. Schwerbehindertenausweis beantragen, Kontakt mit dem Arbeitgeber aufnehmen.

Tipps, Tricks und Fallen
Bei Zweifel an der Fahrtauglichkeit Patienten an psychologischen Dienst der Klinik zur Testung vermitteln.

1.11.12 Arbeitslosengeld 2 (ALG II)

Arbeitslosengeld 2 und psychische Erkrankung

Viele Patienten in stationärer psychiatrischer Behandlung gehen keiner Erwerbsfähigkeit nach und sind daher auf öffentliche finanzielle Unterstützung angewiesen. Ein nicht unerheblicher Teil der Klienten bezieht Arbeitslosengeld 2 (ALG II), welches aus der Zusammenführung der ehemaligen Arbeitslosenhilfe und der Hilfe zum Lebensunterhalt des BSHG entstanden ist.

Grundzüge der Grundsicherung für Arbeitssuchende (ALG II)

- ALG II nach dem Zweiten Sozialgesetzbuch (SGB II) kann erhalten, wer finanziell hilfebedürftig, **erwerbsfähig** und im Alter zwischen 15 und 65–67 Jahre alt ist sowie seinen gewöhnlichen Aufenthalt in der BRD hat; als erwerbsfähig gilt, wer auf absehbare Zeit imstande ist, **mindestens 3 Std. täglich** einer Erwerbstätigkeit unter den üblichen Bedingungen des allgemeinen Arbeitsmarktes nachzugehen (nicht erwerbsfähige Hilfebedürftige → ▶ 1.11.13, ▶ 1.11.14, Leistungen nach SGB XII); auch psychisch kranke Menschen fallen deshalb oft in den ALG II-Bezug
- Junge Erwachsene unter 25 Jahren können eigenständig nur volles ALG II erhalten, wenn das Jobcenter einem Auszug aus dem Elternhaus zugestimmt hat
- Zuständige Leistungserbringer von ALG II sind die örtlichen Jobcenter
- ALG II-Leistungen erhalten auch Personen, die mit einem erwerbsfähigen Leistungsberechtigten in einer **Bedarfsgemeinschaft** leben
- Auch Erwerbstätige können ALG II ergänzend beziehen, wenn ihr Einkommen nicht ausreichend ist
- Die monatlich **pauschalierten Regelleistungen** werden zum Monatsanfang überwiesen und betrugen im Jahr 2015 für Alleinstehende 399 Euro, für zwei volljährige Partner 360 Euro, je Kind bis 5 Jahre 234 Euro, je Kind zwischen 6 und 13 Jahren 267 Euro, je Kind zwischen 14 und 17 Jahren 302 Euro sowie für Kinder zwischen 18 und 24 Jahren 320 Euro. Die Leistung mindert sich um Einkommen und Vermögen
- Für bestimmte Lebenslagen gibt es Mehrbedarfszuschläge (z. B. aufwendige Ernährung)
- Einmalige Leistungen können gewährt werden für Erstausstattungen für die Wohnung, inklusive Haushaltsgeräte, Erstausstattungen für Bekleidung (inklusive Schwangerschaft und Geburt), Klassenfahrten für Kinder; in speziellen Fällen besteht auch die Möglichkeit einer einmaligen Hilfeleistung in Form eines Darlehens (z. B. bei Verlust von Dingen)
- Bezieher von ALG II werden in der **gesetzlichen Krankenversicherung** sowie der **Pflegeversicherung** pflichtversichert
- ALG II-Bezieher haben auch Pflichten, u. a., eigene Schritte zu unternehmen, um aus der Hilfebedürftigkeit herauszukommen, sprich Arbeitssuche sowie die persönliche und postalische Erreichbarkeit an Werktagen; das Jobcenter kann zumutbare Eingliederungsmaßnahmen auferlegen; Zeiten von Krank-

1

heit und Wiedereintritt in die Arbeitsfähigkeit sind im Rahmen der Mitwirkungspflicht unverzüglich anzuzeigen, ebenso Veränderungen in den wirtschaftlichen Verhältnissen; bei Nichtbeachtung der Mitwirkungspflichten
kann das Jobcenter die Leistungen sanktionieren, sprich kürzen

- Auch bei Bezug von ALG II können Alleinstehende Vermögen ansparen. Das
Schonvermögen beträgt 150 Euro pro Lebensjahr, wenigstens jedoch 3 100
Euro und höchstens 9 750 Euro, für ältere Menschen gelten höhere Schonver-
mögensgrenzen. Zusätzlich dürfen 750 Euro Rücklagen für notwendige An-
schaffungen angespart werden
- ALG II-Bezieher haben Anspruch auf ein angemessenes Kraftfahrzeug bis zu
einem Wert von 7 500 Euro
- Angemessenes Wohneigentum ist bis zu bestimmten Werten ebenfalls geschützt
! Bei längerem stationären Aufenthalt wird die Leistung ALG II nach 6 Monaten eingestellt; die Betroffenen müssen dann Grundsicherung oder Hilfe zum
Lebensunterhalt beim kommunalen Sozialamt beantragen (▸ 1.11.13,
▸ 1.11.14).

1.11.13 Grundsicherung im Alter und bei Erwerbsminderung

Grundsicherung und psychische Erkrankung
Viele psychisch kranke Menschen haben keinen Anspruch auf ALG II, wenn sie
aus Alters- oder gesundheitlichen Gründen nicht mehr als erwerbsfähig gelten.
Dann können sie bei finanzieller Bedürftigkeit eine Grundsicherung als eigenständige soziale Leistung nach § 41 ff. SGB XII vom zuständigen kommunalen Sozialamt erhalten. Die Grundsicherung soll den grundlegenden Bedarf für den Lebensunterhalt dauerhaft voll erwerbsgeminderter Personen sicherstellen.

Grundzüge der Grundsicherung im Alter und bei Erwerbsminderung
- Grundsicherung ist eine eigenständige Sozialleistung und vorrangig vor Hilfe
zum Lebensunterhalt der Sozialhilfe; die Leistung der Grundsicherung ist ins
SGB XII eingeordnet, wird hier aber wegen seiner gewichtigen Bedeutung für
Menschen mit psychischen Erkrankungen eigens behandelt
- Grundsicherung erhalten Personen mit gewöhnlichem Aufenthalt in der
Bundesrepublik Deutschland, die das 65. Lebensjahr vollendet haben oder die
das 18. Lebensjahr vollendet haben und aus medizinischen Gründen dauer-
haft voll erwerbsgemindert sind
- Nach dem BGB werden unterhaltspflichtige Kinder oder Eltern nur dann
zum Unterhalt für die Leistungsempfänger herangezogen, wenn ihr jährliches
Gesamteinkommen über 100 000 Euro liegt
- Art und Höhe der pauschalierten Regelleistungen sind identisch mit denen
des ALG II.

1.11.14 Sozialhilfe

Sozialhilfe und psychische Erkrankung
Ein guter Teil der notwendigen Behandlungs- und Betreuungsleistungen für psychisch kranke Menschen wird nicht als Bestandteil der medizinischen Leistungen
durch Krankenkassen und andere Kostenträger anerkannt. Die Finanzierung erfolgt dann durch das Sozialwesen, insbesondere die **Sozialhilfe**. Zunehmende
Ambulantisierung von Hilfen, der Abbau von Betten und die Verkürzung der

Verweildauer in den psychiatrischen Kliniken verstärken diesen Trend. Auch in Zukunft wird ein erheblicher Anteil von psychisch kranken Menschen auf Sozialhilfe angewiesen sein, vor allem wegen eines krankheitsbedingt erhöhten Risikos eines unzureichenden Erwerbseinkommens.

Am 19.12.2003 haben Bundestag und Bundesrat der Reform des Sozialhilferechts zugestimmt. Durch das „Gesetz zur Einordnung des Sozialhilferechts in das Sozialgesetzbuch" wurde das Sozialhilferecht modernisiert und in das Sozialgesetzbuch eingeordnet: SGB XII. Die Sozialhilfereform trat zum 1.1.2005 in Kraft und enthält folgende Eckpunkte:

- Transparente und bedarfsgerechte Weiterentwicklung der finanziellen Leistungen
- Aktivierende Instrumente werden gegenüber passiven Leistungen verbessert („Fördern"), u. a. durch mehr Beteiligung der Leistungsberechtigten, vor allem bei personenbezogenen Dienstleistungen
- Mehr Selbstverantwortung der Hilfeempfänger, die als Kooperationspartner angesehen werden und mehr Verantwortung für den Erfolg der Hilfe übernehmen müssen („Fordern")
- Mehr Transparenz und Vereinfachung der Verwaltungsvorgänge, u. a. durch stärkere Pauschalierung bisheriger einmaliger Leistungen
- Gesellschaftliche Teilhabe von behinderten Menschen soll gestärkt werden.

Grundzüge des Sozialhilferechts

- Sozialhilfe ist *nachrangig* gegenüber Selbsthilfefähigkeiten und Leistungen Dritter, „Sozialhilfe erhält nicht, wer sich selbst helfen kann oder wer die erforderliche Hilfe von anderen, besonders von Angehörigen oder von Trägern anderer Sozialleistungen, erhält" (§ 2 SGB XII)
- Sozialhilfe hängt damit ab von einer vorliegenden nachgewiesenen „Bedürftigkeit"
- Angehörige wie Eltern, Großeltern, Kinder werden daher gemäß ihrer Unterhaltspflicht nach BGB finanziell herangezogen, hierzu gibt es je nach Hilfeart verschiedene Einkommens- und Vermögensschongrenzen
- **Individualisierungsgrundsatz:** Sozialhilfe ist auf einen konkreten individuellen Hilfebedarf und die Mittel und Kräfte des Hilfesuchenden abgestellt; jede Person, die die Voraussetzungen für die Hilfegewährung erfüllt, hat einen Anspruch auf die Befriedigung ihres Bedarfs; es müssen alle Besonderheiten des Einzelfalls unter Beachtung des Gleichheitsgrundsatzes berücksichtigt werden
- Ambulante Leistungen haben Vorrang vor teilstationären und stationären Einrichtungen sowie teilstationäre vor stationären Leistungen; dies gilt nicht, wenn eine ambulante Leistung mit unverhältnismäßigen Mehrkosten verbunden ist (§ 13 SGB XII)
- Im Sozialhilferecht gibt es Muss-Leistungen (… ist zu gewähren), Soll-Leistungen (nur begründete Verweigerung der Leistung möglich) und Kann-Leistungen (Leistungsgewährung nach pflichtgemäßem Ermessen)
- **Bedarfsdeckungsprinzip:** Die Gründe für die Notlage spielen keine Rolle. Sozialhilfe wird nicht für die Vergangenheit gewährt; Schulden werden nicht übernommen
- Sozialhilfe wird in Form von Dienstleistung (Beratung, Unterstützung in sozialen Angelegenheiten), Geldleistungen und Sachleistungen erbracht; Geldleistungen haben Vorrang vor Sachleistungen (§ 10 SGB XII)

- Die Sozialhilfe wird von örtlichen und überörtlichen Sozialhilfeträgern gewährt. Örtliche Träger sind die kreisfreien Städte und Landkreise, sie können ihre Gemeinden und Gemeindeverbände zur Durchführung der Sozialhilfeaufgaben heranziehen; die überörtlichen Sozialhilfeträger werden durch die Länder bestimmt; die Aufteilung der Aufgaben zwischen örtlichem und überörtlichem Träger ergibt sich nach der sachlichen Zuständigkeit gemäß SGB XII
- Der Anspruch auf die Leistungen setzt gemäß § 18 SGB XII mit dem Tag des Bekanntwerdens der Voraussetzungen für die Gewährung der Hilfe beim Sozialhilfeträger ein, eine Antragstellung ist prinzipiell nicht erforderlich; i. d. R. wird dem Sozialamt die Bedürftigkeit durch einen mündlichen oder schriftlichen Antrag bekannt; ein Antrag kann beim Sozialamt und auch bei anderen Sozialleistungsträgern, bei Gemeinden oder den Servicestellen der Rehabilitation erfolgen
- Der Hilfeempfänger hat eine **Mitwirkungspflicht,** d. h., er hat alle Tatsachen anzugeben, die für die Leistung erheblich sind; während des Bezugs von Leistungen sind Änderungen der Verhältnisse, soweit sie Art und Umfang der Leistung beeinflussen könnten, unverzüglich anzuzeigen (z. B. auch längere Krankenhausaufenthalte); fehlende Mitwirkung kann zum Versagen der Hilfeleistung führen (ganz oder teilweise).

Hilfearten

Leistungen der Sozialhilfe werden in Form verschiedener Hilfearten gewährt, die sich nach der Besonderheit des Einzelfalls richten, insbesondere nach der Art des Bedarfs, den örtlichen Verhältnissen, den eigenen Kräften und Mitteln der Person oder des Haushalts bei der Hilfe zum Lebensunterhalt (§ 9 Abs. 1 SGB XII). Im Einzelnen sind zu nennen:

Hilfe zum Lebensunterhalt

- Ist nachrangig und kommt nur dann in Betracht, wenn die Betroffenen weder Anspruch auf ALG II noch auf Grundsicherung im Alter oder wegen Erwerbsminderung haben; dies sind z. B. Personen, die nur zeitlich befristet erwerbsgemindert sind (weniger als 3 Std. täglich erwerbsfähig); Personen unter 18 Jahren, die nicht mit einem Bezieher von ALG II in einer Bedarfsgemeinschaft leben (z. B. minderjährige behinderte Kinder in Einrichtungen); Asylbewerber erhalten Leistungen nach dem Asylbewerberleistungsgesetz, eine Art abgespeckte Hilfe zum Lebensunterhalt
- Analog zum ALG II werden Kosten der Unterkunft und der Heizung in Höhe der tatsächlichen Aufwendungen übernommen, der monatliche Bedarf zum Lebensunterhalt wird in pauschalierten Regelsätzen erbracht
- Der notwendige Lebensunterhalt umfasst insbesondere Ernährung, Unterkunft, Kleidung, Körperpflege, Hausrat, Haushaltsenergie (ohne Heizung und Warmwasserzubereitung) und persönliche Bedürfnisse des täglichen Lebens; zu den persönlichen Bedürfnissen des täglichen Lebens gehören in vertretbarem Umfang auch eine Teilnahme am sozialen und kulturellen Leben (§ 27a Abs. 1 SGB XII)
- Für bestimmte Bedarfe gibt es einmalige Leistungen, z. B. Erstausstattung einer Wohnung, Erstausstattung für Bekleidung
- Der notwendige Lebensunterhalt in Einrichtungen umfasst den darin erbrachten sowie in stationären Einrichtungen zusätzlich den weiteren notwendigen Lebensunterhalt, welcher insbesondere Kleidung und einen angemessenen Barbetrag (Taschengeld) zur persönlichen Verfügung beinhaltet.

1

Hilfen zur Gesundheit (nach §§ 47–52 SGB XII)

- Vorbeugende Gesundheitshilfe (medizinische Vorsorgeleistungen und Untersuchungen)
- Hilfe bei Krankheit (Leistungen zur Krankenbehandlung wie z. B. auch Krankenhausaufenthalt)
- Hilfen zur Familienplanung (ärztliche Beratung, Untersuchung, Kosten für empfängnisverhütende Mittel bei ärztlicher Verordnung)
- Hilfe bei Schwangerschaft und Mutterschaft
- Hilfe bei der Sterilisation
- ! Die Hilfen entsprechen den Leistungen der gesetzlichen Krankenversicherung.

Eingliederungshilfe für behinderte Menschen

Leistungsberechtigt sind nach § 53 Abs. 1 SGB XII Behinderte, die in ihrer Fähigkeit, an der Gesellschaft teilzuhaben, eingeschränkt oder von einer solchen wesentlichen Behinderung bedroht sind, wenn Aussicht besteht, dass die Aufgabe der Eingliederungshilfe erfüllt werden kann. Menschen sind gemäß § 2 Abs. 1 SGB IX behindert, wenn ihre körperliche Funktion, geistige Fähigkeit oder seelische Gesundheit mit hoher Wahrscheinlichkeit länger als 6 Monate von dem für das Lebensalter typischen Zustand abweichen und daher ihre Teilhabe am Leben in der Gesellschaft beeinträchtigt ist.

Aufgabe der Eingliederungshilfe ist es, eine drohende Behinderung zu verhindern oder eine Behinderung oder deren Folgen zu beseitigen oder zu mildern und die behinderten Menschen in die Gesellschaft einzugliedern.

Zu den Hilfearten der Eingliederungshilfe zählen:

- Leistungen zur **medizinischen Rehabilitation** (§ 26 SGB IX), z. B. ambulante oder stationäre Behandlung, sonstige ärztliche oder ärztlich verordnete Maßnahmen zur Verhütung, Beseitigung oder Milderung der Behinderung, analog zu den Rehabilitationsleistungen der gesetzlichen Krankenversicherung
- Leistungen zur **Teilhabe am Arbeitsleben** (§ 33 SGB IX), um die Erwerbsfähigkeit behinderter oder von Behinderung bedrohter Menschen zu erhalten, zu verbessern, herzustellen oder wiederherzustellen, z. B. Hilfen zur Erlangung oder Erhalt eines Arbeitsplatzes, Beratung, Vermittlung, Trainingsmaßnahmen, Weiterbildung, Umschulung, analog zu den Leistungen der Bundesagentur für Arbeit
- Leistungen zur **Teilhabe am Leben in der Gemeinschaft** (§ 55 SBG IX), z. B. Hilfsmittel, Hilfen bei Beschaffung, Ausstattung, Erhaltung einer behindertengerechten Wohnung, Hilfen zu selbstbestimmtem Leben in betreuten Wohnmöglichkeiten, Hilfen zur Förderung der Verständigung mit der Umwelt (für Hör- und Sprachbehinderte), heilpädagogische Maßnahmen für noch nicht schulpflichtige Kinder, Hilfen zum Besuch von geselligen und kulturellen Veranstaltungen und Einrichtungen
- Hilfen zu einer angemessenen Schulbildung, schulischen Ausbildung, Ausbildung
- Hilfen in einer der anerkannten Werkstätten für behinderte Menschen (WfbM) und vergleichbaren sonstigen Beschäftigungsstätten (§ 41 SGB IX)
- Nachgehende Hilfe zur Sicherung der Wirksamkeit der ärztlichen oder ärztlich verordneten Maßnahmen
- Trägerübergreifendes **persönliches Budget** (§ 57 SGB XII i. V. m. § 17 SGB IX) als Gesamtbudget aller in Betracht kommenden Leistungen. Hiernach können behinderten Menschen regelmäßige Geldzahlungen zur Verfügung

gestellt werden, mit denen sie Betreuungsleistungen selbst organisieren und bezahlen können. Dies bedeutet eine Abkehr vom bisherigen Dreieck „Leistungsträger – Leistungsempfänger – Leistungserbringer" zu mehr Autonomie der Hilfeempfänger. Das Geld wird je nach Hilfebedarf in abgestuften, pauschalierten Sätzen ausgezahlt.

Hilfe zur Pflege
Personen, die wegen einer körperlichen, geistigen oder seelischen Krankheit oder Behinderung für die gewöhnlichen und regelmäßig wiederkehrenden Verrichtungen im Ablauf des täglichen Lebens auf Dauer, voraussichtlich für mindestens 6 Monate, in erheblichem oder höherem Maß der Hilfe bedürfen, ist Hilfe zur Pflege zu leisten (§ 61 Abs. 1 Satz 1 SGB XII).

* Die Hilfe zur Pflege umfasst häusliche Pflege, Hilfsmittel, teilstationäre Pflege, Kurzzeitpflege und stationäre Pflege; Sozialhilfe deckt jedoch auch Hilfen für Personen ab, die keinen Anspruch auf Pflegegeld nach SGB IX haben, z. B. wenn andere, weitere Hilfeleistungen erforderlich sind oder der Hilfebedarf unterhalb der Pflegestufe I liegt
* Der Inhalt der Leistungen bemisst sich analog der Regelungen der Pflegeversicherung
* Die Hilfe zur Pflege kann auf Antrag auch als Teil eines trägerübergreifenden persönlichen Budgets erbracht werden (▶ 16.3.4).

Hilfe in besonderen sozialen Schwierigkeiten
Betrifft gemäß § 67 SGB XII Personen, bei denen besondere Lebensverhältnisse mit sozialen Schwierigkeiten verbunden sind, zu deren Überwindung sie aus eigener Kraft nicht fähig sind, z. B. Obdachlose, Nichtsesshafte. Zu den Hilfen zählen z. B. Beratung und persönliche Betreuung, Hilfen zur Ausbildung, Erlangung und Sicherstellung eines Arbeitsplatzes, Maßnahmen zur Beschaffung einer Wohnung. Die Hilfeempfänger erhalten häufig von den Sozialämtern einen „Tagessatz" ausgezahlt.

Hilfe in anderen Lebenslagen
Hierzu zählen gemäß §§ 70 ff. SBG XII:

* Hilfe zur Weiterführung des Haushalts: persönliche Betreuung von Haushaltsangehörigen sowie sonstige zur Weiterführung des Haushalts erforderliche Tätigkeiten
* Altenhilfe, z. B. altengerechte Wohnung, Beratung und Unterstützung bei der Beschaffung eines geeigneten Heimplatzes, Besuch von Veranstaltungen oder Einrichtungen zur Unterhaltung, Geselligkeit, Bildung, Ermöglichung von Kontakten zu nahestehenden Personen
* Blindenhilfe
* Hilfe in sonstigen Lebenslagen
* Bestattungskosten.

Pflege
* Bei Fragen zu ALG II, Grundsicherung oder Sozialhilfe Krankenhaussozialdienst einschalten
* Patienten müssen im Rahmen ihrer Mitwirkungspflicht den Arbeitsgemeinschaften (ARGE) und/oder dem Sozialhilfeträger Krankenhausaufenthalte mitteilen; ggf. Bescheinigung über stationären Aufenthalt ausstellen, Telefonat ermöglichen, Aufenthaltsbescheinigung ausstellen.

1.12 Entlassung

Die Entlassung bedeutet für viele Patienten, besonders solche mit langen Krankenhausaufenthalten, eine erneute große Belastung. Vor der Entlassung ist die weitere Betreuung des Patienten abzuklären.

- Patienten und Angehörige frühzeitig informieren
- Bei Patienten, die betreut werden, sollten Arzt oder Sozialdienst den Betreuer über die Verlegung oder Entlassung informieren
- Die Entlassung des Patienten gegen ärztlichen Rat geschieht auf eigenes Risiko, die Aufklärung (▶ 1.11.3) darüber muss vom Patienten unterschrieben werden
- Formular zu den Akten geben (▶ 1.3)
- Patienten auf Eigenanteil und ggf. auf TV- und Telefongebühren hinweisen
- Wertsachen und Patienteneigentum zurückgeben, Rückgabe quittieren lassen.

Entlassungsvorbereitung in Gruppen

Drei in sich geschlossene Themen werden in einer offenen Gruppe angeboten, d.h., dass jederzeit Patienten in die Gruppe kommen können. Die Themen der Entlassungsgruppe sind:

- **Anlauf- und Beratungsstellen:** Neben einer Übersicht von Anlauf- und Beratungsstellen werden die Teilnehmer in einen Erfahrungsaustausch geführt
- **Lebensqualität entwickeln:** Dies ist die Sicht auf die subjektive Seite der Lebensqualität, inspiriert von der US-amerikanischen „Quality of Life"-Forschung (objektive und subjektive Aspekte und die individuell empfundene Lebensqualität)
- **Hilfe in Krise:** Thema Angst vor einer möglichen Krise; wie notwendig ist die soziale Anbindung, welche allgemeinen Strategien sind hilfreich? Rolle der Arztwahl (Hausarzt versus Facharzt).

Die Gruppenleitung basiert auf der Technik der „themenzentrierten Interaktion" (TZI) nach Cohn (▶ 4.2, ▶ 4.3.10). Die TZI vermittelt als Moderationstechnik in besonderem Maße die Möglichkeit, mit den Erfahrungen der Betroffenen zu einem lebendigen Lernprozess geführt zu werden. TZI ist ein Verfahren, das mit dem Menschenbild der humanistischen Psychologie lebendiges Lernen, Stofflernen und Persönlichkeitsentwicklung miteinander verbindet und hilft vor allem, die besondere Gruppendynamik in der Akutpsychiatrie (Umgang mit „Problempatienten") zu moderieren.

Tipps, Tricks und Fallen
Selbstverständlich ersetzt eine Entlassungsgruppe nicht die individuellen Entlassungsgespräche.

Selbstständiger Patient

- Abklären, wie der Patient nach Hause kommt: Taxi, Krankenwagen, öffentliche Verkehrsmittel, wird abgeholt, fährt alleine
- Auf Eigenanteil für Taxi, Krankenwagen hinweisen
- Sind Kleidung, Schuhe, Schlüssel vorhanden? Falls nicht, durch Angehörige bringen lassen
- Entlassungstermin so planen, dass der Patient Lebensmittel und Medikamente besorgen kann; Medikamente und Einnahmeanweisung bis zum nächsten Arzttermin mitgeben

- Bei Fahruntüchtigkeit auf Fahrverbot (▶ 1.11.11) hinweisen; Formblatt unterschreiben lassen
- Entlassungspapiere vorbereiten, vom Arzt ausfüllen lassen
- Eigentum und Wertsachen zurückgeben, quittieren lassen
- Auf Selbsthilfegruppen, Patientenclubs, Tagesstätten hinweisen; ideal: Patient hat während des stationären Aufenthaltes dort einen Informationsbesuch gemacht.

Ambulante Weiterversorgung
- Hausarzt und/oder Psychiater informieren, den Patienten oder seine Angehörige möglichst frühzeitig einen Arzttermin vereinbaren lassen
- Ambulante Pflege vom Arzt verordnen und von Angehörigen oder Sozialdienst suchen lassen
- Ambulanten Pflegedienst über benötigte Pflegehilfsmittel informieren
- Kontaktaufnahme auf der Station ermöglichen
- Pflegeentlassungsbericht erstellen (Kopie in die Akte) und mitgeben
- Sozialpsychiatrischen Dienst (▶ 16.5.3), Betreuer (▶ 1.11.9) informieren.

Ambulante häusliche psychiatrische Pflege
Die ambulante psychiatrische Pflege (APP) ist ein gemeindeorientiertes Versorgungsangebot. Sie unterstützt den psychisch kranken Menschen in seinem Lebenszusammenhang, bezieht sein Umfeld mit ein und gewährleistet damit seine soziale Integration.
Ambulante psychiatrische Pflege soll wiederkehrende stationäre Klinikaufenthalte vermeiden oder verkürzen. Auch der für die Patienten sehr belastende Wechsel von psychiatrischen Diensten je nach Behandlungsbedarf soll durch das integrierte Angebot der ambulanten psychiatrischen Pflege vermieden werden.
Ambulante psychiatrische Pflege ist aufsuchend tätig und damit Verbindungsglied zwischen Beratungsstellen, Kliniken, Rehabilitationseinrichtungen, Ärzten, Therapeuten, Tageskliniken, betreutem Wohnen und anderen psychosozialen Diensten und Angeboten in der Gemeinde. Die Häufigkeit der Besuche orientiert sich am Bedarf der Patienten. Aufgaben der ambulanten psychiatrischen Pflege:
- Aufbau einer professionellen Beziehung zum Patienten
- Feststellen, Beobachten und Dokumentieren des Hilfebedarfs der Patienten und deren Entwicklung
- Hilfe bei der Bewältigung von Alltagsanforderungen
- Schaffung einer stützenden Tagesstruktur
- Wahrnehmung und Beobachtung des Krankheitszustands und der Krankheitsentwicklung
- Unterstützung der ärztlichen Behandlung
- Stützen der eigenen Verantwortlichkeit der Patienten im Krankheitsprozess
- Förderung eines bewussten, aktiven Umgangs mit der Krankheit durch Information und Beratung (Psychoedukation)
- Erkennen von Krisensituationen
- Frühzeitige Krisenintervention (engmaschige Betreuungs- und Gesprächsangebote, Entspannungsübungen)
- Einbeziehung der Angehörigen durch Beratung
- Koordination und Vermittlung von Hilfen
- Förderung der Compliance für den eigenverantwortlichen Umgang mit Medikamenten
- Förderung sozialer Kompetenzen

- Geeignetes Angebot für Menschen mit einer psychischen Erkrankung anbieten, die zu Hause leben und Beratung und Hilfe benötigen.

Ambulante psychiatrische Pflege kann vom niedergelassenen Facharzt und (bei Vorliegen einer fachärztlichen Diagnose) vom Hausarzt verordnet werden.

Teilstationäre Versorgung

Tagesklinik

▶ 16.2.2, zusätzlich:
- Prüfen, wie der Patient die Tagesklinik erreichen kann
- Übernahme von Fahrtkosten durch den Patienten klären lassen
- Vor der Entlassung Besuch ermöglichen
- Arzt- und Pflegeentlassungsbericht mitgeben
- Wenn sich die Übernahme direkt an den stationären Aufenthalt anschließt, Medikamente bis zum ersten Tageskliniktag mitgeben.

Übergangs- und Dauerwohnheime/betreute Wohngemeinschaften

▶ 16.3
- Häufig bestehen lange Wartelisten: Patienten frühzeitig anmelden
- Sozialdienst hilft, geeignete Häuser zu finden
- Patient muss sich mit Lebenslauf, Sozial- und Arztbericht bewerben; über die Aufnahme entscheidet das Heim
- Labile Patienten zum Vorstellungsgespräch begleiten
- Probewohnen ermöglichen; Wiederaufnahme möglichst im gleichen Zimmer soll gesichert sein
- Kostenübernahme durch Sozialdienst klären lassen.

Alten- und Pflegeheime

▶ 16.3.1
Kommt in Frage, wenn eine Wiedereingliederung oder häusliche Versorgung nicht möglich ist. Kostenübernahme muss geklärt sein. Ausführlichen Pflegeentlassungsbericht erstellen.

Verlegung

- Bei Verlegung innerhalb der Klinik Patientenakte mitgeben, sonst Pflegeentlassungsbericht schreiben
- Mit dem Arzt klären, welche Befunde kopiert und mitgegeben werden sollen
- Transport, ggf. Begleitung organisieren
- Patienteneigentum und Wertsachen mitgeben.

Geschlossen → offen

Wird vom Patienten meist als Verbesserung empfunden, trotzdem treten nicht selten Ängste auf, das bekannte Milieu zu verlassen und den Schutz, den die geschlossene Station bietet, zu verlieren.
- Einige Besuche im Vorfeld und das Wissen, dass bereits bekannte Patienten dort untergebracht sind, können Ängste abbauen
- Bei besonders ängstlichen, unsicheren Patienten Verlegung so organisieren, dass ein befreundeter Patient gleichzeitig auf dieselbe Station verlegt wird
- Verlegte Patienten auf suizidale Impulse beobachten
- Rückfallgefahr bei Suchtpatienten beachten.

Offen → geschlossen

Wird meist ungeplant notwendig und vom Patienten häufig als Rückschritt und Verschlechterung empfunden.

- Mit dem Patienten die Notwendigkeit der Verlegung besprechen; ist dies mangels Einsicht vor der Verlegung nicht möglich, muss es später thematisiert werden
- Verlegung gegen den Willen des Patienten muss gesetzlich legitimiert werden und darf keinesfalls als Sanktion benutzt werden
- Bei Verlegung von aggressiven Patienten gegen deren Willen gilt: je mehr Personal, desto besser; häufig fügt sich der Patient der Übermacht und Kämpfe und Schäden für Personal und Patienten können vermieden werden.

Pflegeentlassungsbericht
Wird immer ausgefüllt, wenn Pflege nach der Entlassung nötig ist, auch bei Verlegungen.

Ziele
- Über den bisherigen Verlauf informieren
- Kontinuierliche Pflege sicherstellen
- Zustand des Patienten bei der Entlassung nachweisen.

Handhabung
- Erstellt von Bezugsperson oder zuletzt versorgende Pflegende
- Kopie für die Krankenakte
- Im verschlossenen Kuvert mitgeben
- Kann schon am Vortag erstellt werden
- Muss mit Datum und Handzeichen versehen werden.

Inhalt
- Daten des Patienten, z. B. Adressaufkleber
- Pflegerische Situation des Patienten, benötigte Hilfestellung
- Zuletzt durchgeführte pflegerische Maßnahmen
- Benötigte Hilfsmittel
- Letzter Wechsel von Verbänden, Sonden, Drainagen mit genauer Bezeichnung der verwendeten Materialien
- Reaktionen des Patienten auf pflegerische/therapeutische Maßnahmen
- Beschreibung des bisherigen Verlaufs und Einschätzung der weiteren Entwicklung.

2 Beobachtung, Beurteilung und Intervention

Holger Thiel

Pflegeplanung
- Präzise Pflegeziele werden hier nicht formuliert, da sie individuell für jeden Patienten abhängig sind von der Ausprägung einer Störung, dem Copingverhalten (Krankheitsbewältigungsstrategie), seinen Ressourcen und letztendlich auch von den Möglichkeiten der Einrichtung
- Die beschriebenen Maßnahmen in den Pflegeabschnitten sind als Anregung und als Formulierungshilfen zu verstehen und müssen den vorgegeben Therapiemöglichkeiten der Klinik entsprechend angepasst werden.

2.1 Sich bewegen

Pflegeanamnese
- Bewegungsfähigkeit des Patienten, mögliche Einschränkungen
- Physisch bedingte Einschränkungen
- Psychisch bedingte Einschränkungen
- Mechanische Einschränkung, z. B. Kauen oder Teilnahme am Sport fällt schwer
- Ressourcen des Patienten, z. B. Entwicklung, Selbstständigkeit.

Extrapyramidalsyndrom
Medikamentös bedingte Bewegungsstörung bei mittelhoch- und hochpotenten klassischen Neuroleptika (▶ 17.2).

Mögliche Haltungsveränderungen
- Hüft- und Kniegelenke in Beugestellung
- Ruhetremor, der bei Anspannung und Willkürbewegungen eher abnimmt
- „Zahnradphänomen"
- Kopf zwischen den Schultern eingezogen, wird bei einer Drehung von Rumpf und Schultern mitbewegt
- Rumpf nach vorne geneigt
- Arme angewinkelt, Mitbewegung beim Gehen bleibt aus.

Veränderung des Gangs
- Kleinschrittig, schlurfend
- Gangbild wirkt gebückt
- Akathisie (Bewegungsunruhe): motorische Unruhe; wenn der Patient sitzt, drängt es ihn, aufzustehen und umherzulaufen, wenn er steht oder läuft, hat er das Gefühl, sich wieder hinsetzen zu müssen → Patient trippelt oft von einem Fuß auf den anderen
- Tasikinese: motorische Unruhe, Patient läuft ständig hin und her.

Veränderungen von Bewegung/Mimik
- Unwillkürliche Bewegungen der Gesichtsmuskulatur (Spätdyskinesien)
- Zungen-, Schlund- und Blickkrämpfe
- Verkrampfte Halsmuskulatur ähnlich dem Bild eines Schiefhalses
- Hypomimie/Amimie: starrer, teilnahmslos wirkender Gesichtsausdruck
- Eingeschränkte Willkürbewegungen: Hypokinese bis hin zur Akinese
- Beginn einer Bewegung ist ebenso erschwert wie ihre willkürliche Unterbrechung.

Dekubitusgefahr
Zum Einschätzen der Gefahr eines Dekubitus kann z. B. die Braden-Skala verwendet werden.

Pflegeproblem: Psychomotorische Unruhe

Symptome
- Bewegungsdrang
- Getriebensein (▶ 3.7)
- Sitzunruhe
- Beschäftigung, z. B. BT, AT, kann nur mit Unterbrechungen durchgehalten werden.

Pflegemaßnahmen
- Bisherige Strategien des Patienten bei Unruhe berücksichtigen
- Patienten durch Aufklärung beruhigen, Gespräche anbieten (▶ 4.1.1)
- Mitpatienten, z. B. in der Morgenrunde, um Verständnis bitten
- Zimmernachbar sollte nicht auch noch psychomotorisch unruhig sein
- Patient von lauten äußeren Reizen abraten, z. B. Musik, TV
- Bewegungsdrang sinnvoll kanalisieren
- Vor Überanstrengung schützen
- Gabe der Bedarfsmedikation nach Anordnung
- Teilnahme an verordneten Therapien: Unregelmäßigkeiten, Eigeninitiative dokumentieren
- Mündliche Rückmeldungen aus den flankierenden Therapien dokumentieren und als gemeinsames Problem ansprechen.

Pflegeproblem: Psychomotorische Verlangsamung

Symptome
- Minussymptomatik (▶ 7.1)
- Depressionen
- Gehemmte Motorik
- Antriebslosigkeit, Initiativemangel
- Bettlägerigkeit bei katatonem Stupor (▶ 7.4), Schizophrenie.

Pflegemaßnahmen
- Benötigte Hilfestellungen erfassen
- Patienten Zeit lassen
- Ressourcen erfassen, unterstützen und ausbauen von erhaltenem Interesse
- Zu den verordneten Therapien motivieren, ggf. begleiten
- Gezielte Bewegungstherapie: KG, BT und andere Angebote des Hauses anbieten und ausprobieren lassen
- Prophylaxen nach allgemeinen Standards.

Pflegeproblem: Fixierung

Symptome/Problematik
- Soziale Isolation, da Patient aus Patientengemeinschaft ausgeschlossen wird
- Sehr eingeschränkte Mobilität → Thrombose-, Dekubitus-, Pneumoniegefahr
- Ängste vor Fixierung, schlechte Erfahrungen aus vorangegangenen Fixierungen.

Pflegemaßnahmen
Vorgegebene Standards der Klinik beachten, z. B. für:
- Sitzwache
- Beobachtung
- Fixierprotokoll
- Thrombose-, Dekubitus- und Pneumonieprophylaxe.

2

> ❗ **Tipps, Tricks und Fallen**
> Seit 2000 werden in Deutschland sog. Expertenstandards entwickelt, z. B. vom Deutschen Netzwerk für Qualitätsentwicklung in der Pflege (DNQP).

Pflegeproblem: Seniorenstuhl mit Tischsperre

Symptom/Problematik
- Bewegungsfreiraum eingeschränkt
- Veränderung des Aufenthaltsortes nur mit Hilfe anderer möglich.

Pflegemaßnahmen
- Zeitspannen für das Erfragen von Bedürfnissen festlegen
  - Toilettengang z. B. stündlich erfragen
  - Essen und Trinken sind i. d. R. standardisiert zu erfassen
- Mobilisation zu festgeschriebenen Zeiten (Protokoll)
- Beschäftigungsmöglichkeiten gewährleisten
- Gibt es einen „Lieblingsplatz"?
- ❗ Siehe auch Expertenstandard „Sturzprophylaxe".

Pflegeproblem: Kein Ausgang

Symptom/Problematik
Bewegungsfreiraum eingeschränkt.

Pflegemaßnahmen
- Zu diagnostischen und therapeutischen Maßnahmen begleiten, auf ärztliche Anordnung achten
- Beschäftigung auf der Station gewährleisten (▶ 4.2)
- Spaziergänge in Begleitung; Überlegungen zur Begleitperson: männlich oder weiblich, examiniert, Schüler?
- Einzelausgang; gestaffelte Zeiten bis zum freien Ausgang
- Gründe für verweigerten Ausgang erklären, ohne ständig zu debattieren.

2.2 Sich waschen/kleiden

- ❗ Ein häufiges Problem der Psychiatrie ist die Versorgung der Patienten mit frischer Kleidung und Toilettenartikeln; bisweilen ist es schwierig, Angehörige oder Betreuer einzuschalten, die die fehlenden Sachen besorgen können (▶ 2.13)
- ❗ Die äußere Erscheinung eines Patienten ist seine persönliche Angelegenheit; i. d. R. sollte das Personal nur eine beratende Funktion einnehmen
- ❗ Wird ein Patient auf mangelnde Körperpflege oder Wäschewechsel angesprochen, sollte dies in einem persönlichen Rahmen geschehen und nicht während der Visite oder der Stationsbesprechung.

Pflegeanamnese
- Mögliche Vernachlässigung der Körperpflege, z. B. durch gehemmte Handlungsfähigkeit, wahnhafte Begründung
- Hilfsbedarf bei der Körperpflege, Ressourcen, Fortschritte
- Veränderungen des Hautzustands
- Selbstwahrnehmung des Selbstpflegedefizits
- Fortschritte bei der Selbstpflegefähigkeit
- Häufigkeit des Waschens; bei zwanghaftem, sehr häufigem Waschen: Einhalten von Vereinbarungen und Absprachen (▶ 10.2)

- Fehlende Toilettenartikel, frische Kleidung → Angehörige oder Betreuer benachrichtigen (▶ 2.13)
- Hilfsbedarf bei der Auswahl von der Tages- und Jahreszeit entsprechenden Kleidung
! Bei der Beratung der Körperpflege ist ein großer Altersunterschied oft kritisch, z. B. junge Schwester und älterer Mann.

Pflegeproblem: Vernachlässigung der Körperpflege
! Die individuelle Körperpflege ist von vielen Faktoren (z. B. Alter, Erziehung, Mentalität) abhängig.

 Tipps, Tricks und Fallen
Den Standard einer vernachlässigten Körperpflege legt eine Abteilung fest (idealerweise abteilungsübergreifend). Hiermit wird vermieden, dass eine Einschätzung von einer Person oder Schicht, die gerade Dienst hat, abhängig ist und sich der Patient an sich ständig ändernde Bedingungen anpassen muss.

Symptome/Problematik
- Wahnhafte Motive, z. B. „Der Herr befiehlt es", „Es dringen sonst Strahlen in den Körper"
- Selbstpflegefähigkeit behindert, gesperrt, z. B. bei Katatonie, Fixierung
- Patient „vergisst" die Körperpflege
- Patient trägt zu viele Wäschestücke übereinander: mögliche Kreislaufüberlastung durch Hitzestau
- Zu dünn bekleidet: Gefahr der Unterkühlung
- Unfähigkeit, die Körperpflege selbst durchzuführen.

Pflegemaßnahmen
- Darauf achten, dass die tägliche Körperpflege bis zu einer abgesprochenen Zeit erledigt werden konnte; erst wenn der Patient diese Absprache nicht einhalten kann, weitere besprochene Hilfestellungen anbieten
- Beim gespannt-aggressiven Patienten kann eine vernachlässigte Körperpflege zeitweise toleriert werden; der Zeitpunkt, wann ein Patient unter Zwang gewaschen werden soll, wird im Team festgelegt
- Ganzkörperpflege und Prophylaxen nach allgemeinen Standards, ggf. Körperpflege beaufsichtigen, übernehmen
- Ggf. bei der Auswahl der Kleidung helfen und beraten
- Auf entsprechende Kleidung achten (Witterung/Jahreszeit)
- Alle Pflegemaßnahmen mit dem Patienten besprechen
! Durch die erhöhte Lichtempfindlichkeit bei einigen Antipsychotika kann es im Sommer leicht zum Sonnenbrand kommen.

Besonderheit: Pflegeprobleme bei Monatsblutung
Unsauberkeit, Unselbstständigkeit.

Pflegemaßnahmen
- Intimpflege von weiblichen Pflegenden durchführen lassen
- Hygienemaßnahmen erklären
- Entsorgung der benutzten Hygieneartikel erklären
- Einhaltung aller Hygienemaßnahmen dokumentieren.

Pflegeproblem: Waschzwang

Zeichen
- Zwanghaftes Waschen (▶ 10.2)
- Patient kann keiner Beschäftigung über einen längeren Zeitraum zugewandt bleiben, unterbricht z.B. die Ergotherapie zum Händewaschen
- Haut ist gereizt, der natürliche Schutz zerstört → Infektionsgefahr.

Pflegemaßnahmen
- Häufigkeit des Waschens erfragen
- Hautzustand kontrollieren
- Absprachen bezüglich der Körperpflege treffen, auf Hinweise aus der Psychotherapie achten
- Hautpflege nach allgemein üblichen Standards durchführen.

Pflegeproblem: Fehlen von Toilettenartikeln

Pflegemaßnahmen
- Angehörige oder Betreuer einschalten, fehlende Gegenstände anfordern (▶ 2.13)
- Kontingent an Zahnbürsten, Cremes etc. auf der Station bereithalten
- Wäschekammer: verschiedene Kleidungsstücke werden dort gelagert und können vom Patienten ausgeliehen werden (viele Kliniken/Stationen haben einen Kleiderfundus, z.B. von den Mitarbeitern der Station)
- ! Sozialdienst für evtl. zustehendes Kleidergeld einschalten.

Pflegeproblem: Ganzwaschung beim fixierten Patienten

Bei aggressiven und sehr unruhigen Patienten kann die Ganzwaschung ggf. in Fixierung durchgeführt werden. Der Zeitpunkt einer Ganzwaschung im Bett ist sorgfältig zu wählen:
- Ist genügend Pflegepersonal vorhanden, um mögliche Zwischenfälle abzufangen? Risiko einer Verletzung von Patient oder Personal vermeiden
- Könnte der Patient durch die Körperpflege zusätzlich gereizt werden, erlebt er das Waschen als Machtdemonstration des Pflegepersonals?
- Bekommt der Patient ggf. vor der Waschung beruhigende Medikamente? Wann erreichen diese ihre Wirkspitze (▶ 17.3)?

Prinzipiell ist die Entscheidung für eine Ganzwaschung im Bett mit dem Patienten abzustimmen. Wenn der Patient sich bei einer solchen Maßnahme mit allen Mitteln wehrt, überlegen:
- Ist der Patient stark verschmutzt, hat er eingenässt, eingekotet?
- Ist in den nächsten 12–24 Std. eine Besserung des Gemütszustands zu erwarten und ein Verschieben der Maßnahme sinnvoll?

Kooperativer Patient
- Hat sich der Patient für die Durchführung einer Ganzwaschung im Bett entschieden, kann die Fixierung der Hände und Füße entfernt werden
- Bauchgurt bleibt angelegt und wird durch Einschlagen eines Handtuchs vor Nässe geschützt
- Patient kann sich, je nach Ausführung der Fixiermaterialien, im Bett aufsetzen oder auf der Bettkante sitzen.

Unkooperativer Patient
- Ist der Patient mit einer Ganzwaschung im Bett nicht einverstanden, diese jedoch unumgänglich, werden zuerst die erreichbaren Bereiche des Körpers gewaschen
- Zum Waschen von Rücken und Gesäß die Fixierung von Hand und Fuß einer Seite lösen und auf der anderen Seite mitfixieren.

2.3 Atmen

Pflegeanamnese

 Tipps, Tricks und Fallen
Atemfrequenz ohne Wissen des Patienten zählen, da sie willkürlich beeinflussbar ist. Auch die Tiefe der Atemzüge beobachten und dokumentieren (weitere Merkmale: ▶ Abb. 2.1).

Atemfrequenz
Normalfrequenz:
- Neugeborenes 40–45 Atemzüge/Min.
- Kleinkind 25–30 Atemzüge/Min.
- Erwachsener 16–20 Atemzüge/Min.

Pflegeproblem: Olfaktorische Halluzination
Symptom
Patient riecht z. B. nicht vorhandenes Gas, Verwesungs- oder sonstige belästigende Gerüche.

Pflegemaßnahmen
- Art der Geruchswahrnehmung (▶ 3.4), deren Auswirkung sowie Ablenkungsmöglichkeiten herausfinden. Bessert sich die Belästigung bei einem Spaziergang?
- Verständnisvoll über das Erleben des Patienten sprechen, gleichzeitig eigene Geruchswahrnehmung darstellen
- Durch Gespräche ablenken, die das Geruchserleben nicht berühren; Lieblingsthemen des Patienten bei den Pflegemaßnahmen aufführen
- Problemauslöser besprechen und Bewältigungsstrategien mit dem Patienten suchen
- Besprechen, inwieweit Geruchswahrnehmung Einfluss auf die Stimmung hat, z. B. Suizidalität.

Pflegeproblem: Anfallsleiden
Beim epileptischen Anfall (Grand mal) kann es durch verkrampfte Zwerchfell- und Atemmuskulatur zu Atempausen kommen.

Häufige Symptome
- Zuckungen der Extremitäten
- Zyanose
- Einnässen
- Zungenbiss
- Andere Verletzungen.

Pflegemaßnahmen
- Anfall beobachten: Zeitpunkt, Verlauf (Art des Beginns des Anfalls, Seitenbetonung), Dauer
- O$_2$-Gabe, wenn möglich
- Vitalzeichen kontrollieren
- Anfallskalender führen

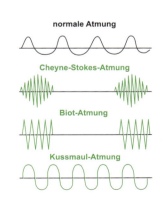

Abb. 2.1 Atemrhythmen

- Zuverlässigkeit der Medikamentengabe bzw. -einnahme überprüfen, Medikamentenspiegel kontrollieren
- Anfallsprovozierende Umstände erfragen, z.B. Schlafentzug, unregelmäßiges Essen (Unterzuckerung), flackerndes Licht.

Pflegeproblem: Hyperventilation
Pflegemaßnahmen
- Möglichkeiten der Ablenkung besprechen, bisherige Methode der Linderung
- Persönlichen Krisenplan mit dem Patienten erarbeiten: Ab wann spürt er eine beginnende Krise und welche Techniken kann er vor dem „Point of no Return" anwenden?
- Atemübung (▶4.3.11)
- Entspannungstechniken (▶4.3.7)
- Im akuten Stadium Patienten in einen Papierbeutel atmen lassen → CO_2-Erhöhung; dem Patienten erklären, was mit ihm geschieht und wozu der Beutel benutzt wird; sonst kann dieser ihn sehr verängstigen und die Symptomatik verschlimmern
- Sporttherapie, Körper erfahren (▶4.4.4)
- Gespräche über auslösende Faktoren erst in der „Manöverkritik" zur Prophylaxe.

Tipps, Tricks und Fallen
Leichtes Hyperventilieren: Aufklärungsprogramme wie das TEK (▶4.3.13) erklären sehr anschaulich, wie der Körper auf eine leichte Übersäuerung des Blutes mit beispielsweise Schwindel, Übelkeit oder Zittern reagiert.

Pflegeproblem: Atemdepression
Symptome
- Patient atmet nur flach
- Atemfrequenz niedrig
- Bewusstsein meist gestört.

Pflegemaßnahmen
! Sofort Arzt informieren, internistischen Notfall auslösen
- Vitalzeichen überwachen
- Bewusstsein kontrollieren
- Kollegen dazu holen
- Zunächst keine weiteren Medikamente verabreichen
- Notfallkoffer holen, ggf. Notfallmedikamente richten
- Sauerstoff auf Anordnung geben.

2.4 Körpertemperatur regulieren

Pflegeanamnese
- Anzeichen von erhöhter Temperatur beachten
- Temperatur messen.

Ursachen
! Malignes neuroleptisches Syndrom (▶5.1.10)
- Infektionen
- Delir (▶11.2.2)

! Perniziöse Katatonie (▶ 3.7, ▶ 7.4)
! Beim malignen neuroleptischen Syndrom keine weiteren Neuroleptika verabreichen: Infusion sofort abstellen
! Temperaturanstieg als Folge einer psychischen Störung ist ein Alarmsignal; sofort den Arzt informieren.

Pflegemaßnahmen
- Flüssigkeitsbilanz: auf Austrocknungszeichen, wie stehende Hautfalten oder trockene Zunge, achten
- Wadenwickel, kühle Abwaschungen, absteigendes Bad; Zugluft vermeiden, gut abtrocknen
- Kleidung und Wäsche nach Bedarf wechseln
- Ruhe ermöglichen
- Zimmer gut lüften, Raumtemperatur: 17–19 °C
- Ernährung: Schwerpunkt zunächst auf Flüssigkeitszufuhr (kochsalzreich), später leicht verdaulich, fettarm, eiweißreich, kohlenhydratreich; Obstipationsprophylaxe
- Pflanzliche Mittel, z. B. Lindenblüten-, Stechpalmentee.

Verlauf dokumentieren
- Temperatur, Atmung, Herz-Kreislauf-Tätigkeit, Bewusstsein und Orientierung kontrollieren
- Reaktion auf Medikamente beobachten
- Physikalische Maßnahmen durchführen (z. B. Wadenwickel, kühle Abwaschungen), deren Auswirkung auf die Körpertemperatur dokumentieren.

Medikamentöse Therapie
- Die medikamentöse Therapie (Antipyretika, z. B. Paracetamol, ASS, Metamizol) ist immer eine ärztliche Anordnung und muss schriftlich dokumentiert sein, ggf. kann auch Bedarfsmedikation angeordnet werden
- Grunderkrankung behandeln, z. B. mit Antibiotika
- Beim malignen neuroleptischen Syndrom Neuroleptika absetzen
- Infusionen mit Glianimon® und Tavor® bei Katatonie.

Tipps, Tricks und Fallen
Keine Quecksilberthermometer bei Patienten mit:
- Bewusstseinsstörung
- Unruhe
- Verwirrtheit.
→ Elektronisches Thermometer verwenden.

2.5 Essen und Trinken

Pflegeanamnese
- Essgewohnheiten, krankheitsbedingte Diäten und religiöse Besonderheiten
- Dauer des bestehenden Ess- oder Trinkproblems
- Vorlieben und Abneigungen bei den Mahlzeiten
- Menge der aufgenommenen Nahrung
- Hilfsbedarf bei der Nahrungsaufnahme
- Bestehende Möglichkeit der Defixation oder Teildefixation zu den Mahlzeiten

- Unerwünschte Wirkungen von Medikamenten: Schluck- und Kaustörungen, Patient schämt sich, im Gemeinschaftsraum zu essen, z. B. weil vermehrt Speichel aus dem Mund läuft.

Pflegeproblem: Vergiftungsideen

Symptome
- Patient glaubt, vergiftet zu werden (▶ 3.5)
- Patient schmeckt oder riecht verdorbenes, vergiftetes Essen (▶ 3.4).

Pflegemaßnahmen
- Ursache der Nahrungsverweigerung, z. B. Stimmen verbieten das Essen (▶ 3.4), und Gründe der Vergiftungsideen herausfinden
- „Hintertürchen" des chronisch schizophrenen Patienten herausfinden (z. B. verweigert ein Patient den Tee beim Abendessen, trinkt jedoch an einem bestimmten Wasserhahn in einem bestimmten Raum)
- Speisen und Getränke von Angehörigen mitbringen lassen
- Als Getränk Leitungswasser vorschlagen
- Verschlossene Getränke und Speisen, z. B. aus Tetra-Packs, anbieten
- Patient ist bei der Zubereitung in der Stationsküche anwesend
- Einfuhr, Gewicht kontrollieren
- Patient kauft seine eigenen Lebensmittel ein
- Unauffällige und intensive Beobachtung des Patienten, ob er heimlich isst.

Pflegeproblem: Verarmungsideen

Symptom
Patient glaubt z. B., das Essen nicht bezahlen zu können.

Pflegemaßnahmen
- Dem Patienten erklären, dass das Essen bezahlt ist, ggf. die Finanzierung der Krankenkassen erklären
! Hilfreich sind häufig auch Techniken, die im Konkreten bleiben, z. B. eine Rechnung aufstellen. Einen gewissen Nachdruck erreicht man mit der Tatsache: „Weil das Essen für jeden Patienten automatisch angeliefert wird, bleibt bei Nichtverzehr nur, es in den Müll zu werfen!"
- Evtl. Patienten bei der Patientenverwaltung oder Krankenkasse anrufen lassen
- Gemeinsam mit Patienten essen
- Einfuhr, Gewicht kontrollieren.

Pflegeproblem: Erstickungsgefahr

Symptome
- Patient schlingt das Essen
- Patient schluckt große Stücke Fleisch, ohne vorher zu kauen
- Patient hamstert Essen in den Wangentaschen
- Schluckstörungen aufgrund physischer Probleme (z. B. EPS, Zungen-/ Schlundkrämpfe im Rahmen von Frühdyskinesien ▶ 5.1.9, ▶ 17.2).

Pflegemaßnahmen
Esstraining:
- Mahlzeiten bei Bedarf beaufsichtigen
- Essensrhythmus bestimmen
- Mahlzeiten vorportionieren
- Mahlzeiten klein geschnitten servieren

- Aufsichtsperson bei allen Mahlzeiten
- Pürierte Kost anbieten
- Mit Patienten, die ebenfalls pürierte Kost essen, an einen Tisch setzen
! Bei Patienten mit Bewusstseins- und Schluckstörungen, z. B. bei Medikamentennebenwirkungen, besteht Aspirationsgefahr.

Pflegeproblem: Vermindertes Kauvermögen
Ursache
Nicht passender oder fehlender Zahnersatz.

Pflege
- Passierte Kost, Essen in kleine Stücke schneiden
- Getränk bei jedem Essen dazu reichen
- „Aufweichen" von Brot
- Mit dem Patienten alle Maßnahmen besprechen.

Pflegeproblem: Nahrungsverweigerung
Symptome/Problematik
- Patient hört Stimmen, die ihm das Essen verbieten (▶ 3.4)
- Patient denkt, dass er vergiftet wird
- Abnehmendes Durst-/Hungergefühl im Alter
- Essenszeiten werden vergessen.

Pflegemaßnahmen
- Ursache der Nahrungsverweigerung, z. B. Stimmen verbieten das Essen
  (▶ 3.4), und Gründe der Vergiftungsideen herausfinden
- „Hintertürchen" des Patient herausfinden: Essen der Station wird verweigert,
  liegt jedoch z. B. „wie zufällig" ein Apfel bereit, wird dieser gegessen
- Ein- und Ausfuhr bilanzieren
- An die Mahlzeiten erinnern, Zwischenmahlzeiten anbieten
- Mehrere kleine Mahlzeiten anbieten, z. B. Joghurt, Dickmilch, Obst
- Lieblingsgetränk besorgen, evtl. auch von den Angehörigen
- Kurz vor den Mahlzeiten persönlich daran erinnern
- Essenszeiten dem Patienten aufschreiben, evtl. auch auf der Therapiekarte
- Im Team entscheiden, wann der kritische Zeitpunkt erreicht ist, der zum
  Handeln zwingt, z. B. Ernährung über Magensonde oder Flüssigkeitszufuhr
  über Infusionen; diese Maßnahmen werden vom Patienten nach ausführlicher Aufklärung oft besser toleriert als erwartet
! Exsikkose kann zur Desorientierung führen.

Pflegeproblem: Untergewicht
Symptome/Problematik
- Nahrungsverweigerung bis zur Kachexie
- Selbstinduziertes Erbrechen nach dem Essen
- Starke Abmagerung, Body-Mass-Index (BMI) $\leq$ 17,5
- Erhöhter Grundumsatz
- Elektrolytstörung
- Einnahme von Appetitzüglern und Abführmitteln
- Exzessiver Sport.

Pflegemaßnahmen
- ▶ 13.2
- Gesprächstherapie, Psychotherapie (▶ Kap. 4, ▶ 4.1.1).

2

Pflegeproblem: Erbrechen

Ursachen
- Magen-Darm-Infekt
- Nüchternerbrechen bei chronischem Alkoholabusus
- Selbstinduziertes Erbrechen nach den Mahlzeiten, z. B. bei Anorexia nervosa, Bulimie (▶ 13.2.2)
- Selbstinduziertes Erbrechen nach der Medikamenteneinnahme.

Pflegemaßnahmen
- Diät: Tee und Zwieback
- Ursache des Medikamentenerbrechens hinterfragen: absichtliches Herabsetzen der Medikamentenwirkung, unangenehmer Geschmack der Medikamente
- Nach dem Medikamentenerbrechen mit dem Patienten einen Zeitpunkt für die erneute Verabreichung oder eine andere Darreichungsform besprechen
- Komplikation: Aspiration.

Pflegeproblem: Sondenernährung

Gründe/Ursachen
Nahrungsverweigerung bei:
- Wahnvorstellungen, z. B. Vergiftungswahn (▶ 3.5)
- Gustatorische und olfaktorische Halluzinationen (▶ 3.4)
- Demenzielles Syndrom (▶ 14.1)
- Anorexia (▶ 13.2.1).

Pflegemaßnahmen
! Zwangsernährung ist nur nach richterlichem Beschluss möglich, in Akutfällen kann dieser vom Arzt danach eingeholt werden
- Magensonde legen, Pflege nach Standard
- Menge, Häufigkeit, Zusammensetzung der Sondenkost nach Arztverordnung, auf klinikeigene Standards achten
- Zufuhrgeschwindigkeit der Sondenkost der Verträglichkeit anpassen
- Nicht mit gesüßten Tees, Fruchtsäften und Früchtetees nachspülen
- Zufuhrrate erst nach 24 Std. Komplikationsfreiheit erhöhen (ärztliche Anordnung)
- Bei Unverträglichkeitsreaktionen wie Übelkeit, Erbrechen oder Durchfall die Zufuhrrate wieder zurückstufen oder Zufuhr stoppen, Arzt informieren
! Achtung bei verwirrten und gespannten Patienten: Verletzungen durch eigenständiges Ziehen der Magensonde möglich.

Pflegeproblem: Essen als Ersatzbefriedigung

Symptome/Anzeichen
- Patient schlingt das Essen
- Patient isst Unmengen (Essattacken)
- Bei Spaziergängen im Park werden z. B. Beeren, Blüten oder Blätter gegessen.

Pflegemaßnahmen
- Menge, Konsistenz und Häufigkeit der Mahlzeiten festlegen
- Esstraining
- Esstempo bestimmen, Schlingen vermeiden
- Essenszeiten festlegen
- Bei Spaziergängen kleine Mahlzeiten wie Obst mitnehmen.

Pflegeproblem: Übermäßiger Appetit

Symptome/Anzeichen
- Patient findet keinen Sättigungspunkt
- Patient spürt ständiges Hungergefühl.

Pflegemaßnahmen
- Essensplan erstellen
- Falls es sich um eine Medikamentennebenwirkung handelt, darüber informieren und gemeinsam ein Maß an Gewichtszunahme bestimmen
- Ggf. Substanzgruppe wechseln
- Teilnahme an Trainingsgruppen zur Ernährung, z. B. BELA-Training.

! Tipps, Tricks und Fallen
- Bestimmte Medikamente sind in ihrer Aufnahme sehr von der gleichzeitigen Fettaufnahme abhängig, z. B. Ziprasidon → bei den Mahlzeiten beachten, ggf. dazugeben
- Bei gespannt-aggressiven Patienten die Darreichung des Essens absprechen, evtl. auf einen späteren Zeitpunkt verschieben.

Pflegeproblem: Medikamentennebenwirkungen

Symptom
Mundtrockenheit.

Pflegemaßnahmen
- Patient über unerwünschte Wirkungen aufklären
- Patienten ermuntern, nach eigenen Strategien zu suchen
- Bonbons oder Kaugummi anbieten.

2.6 Ausscheiden

- Pflegeprobleme u. a. bei Patienten mit Anorexia nervosa, Bulimie (▶ 13.2.1, ▶ 13.2.2)
- **Cave:** Bei Fixation oder nach Gabe starker Beruhigungsmittel die Ausscheidung im Überwachungsbogen notieren; Patienten werden unruhig und können sich u. U. nicht melden; Harnverhalt (möglicherweise medikamentenbedingt) kann übersehen werden
- Schamgefühl; Patient evtl. alleinlassen → erleichtert den Miktionsvorgang
- Beim Umgang mit Ausscheidungen zum Schutz vor Infektionen grundsätzlich Einmalhandschuhe tragen
- Blutuntersuchung, z. B. Elektrolythaushalt, nach ärztlicher Anordnung.

Pflegeanamnese
- Ausgewogene Ein- und Ausfuhr
- Art der abführenden Maßnahmen und deren Wirkungen
- Unerwünschte Wirkung von Arzneimitteln
- Benötigte Hilfestellungen bei Intimpflege → Hilfsmittel
- Leidensdruck des Patienten bei Inkontinenz, Obstipation.

Pflegeproblem: Inkontinenz

Symptome/Problematik
- Patient kann Urin/Stuhl nicht halten
- Demenz
  - Aktive Inkontinenz (Störung der Harnblasenspeicherfunktion)
  - Patient findet die Toilette nicht.

Pflegemaßnahmen
- Patient in festgelegten Intervallen zur Toilette führen
- Mit Einlagen und harnableitenden Systemen versorgen
- Hautpflege nach Plan
- Trinkgewohnheiten modifizieren, z. B. 2 Std. vor dem Schlafengehen nichts mehr trinken
- Mitpatienten und Zimmerkollegen, die mit dieser Verantwortung umgehen können, um Aufmerksamkeit bitten, wann sie das Gefühl haben, dass ein verwirrter Patient die Toilette sucht
- Mit Örtlichkeiten der Station vertraut machen
- Die wichtigsten Örtlichkeiten beschriften
- Bei nächtlichen Miktionsstörungen zu einer abgesprochenen Zeit Patienten wecken und zur Toilette führen
- Bei inkontinenten, bettlägerigen Patienten die erhöhte Dekubitusgefahr beachten.

Pflegeproblem: Obstipation

Ursachen
- Medikamentennebenwirkung
- Missbrauch von Abführmitteln.

Pflegemaßnahmen
- Auf ausreichende Flüssigkeitszufuhr achten
- Ausgewogene, ballaststoffreiche Kost anbieten
- Zur Bewegung motivieren, Teilnahme an Bewegungstherapien wie Sporttherapie
- Kolonmassage nach Plan
- Abführende Maßnahmen: Milchzucker, Trockenpflaumen, Leinsamen und Tees; Agiolax®, Klysma, Klistier und Einlauf nach ärztlicher Anordnung
- Unerwünschte Wirkungen der Medikamente besprechen
- Laxanzien und sonstige Maßnahmen bei Defäkationsstörungen nur nach Arztanordnung.

Pflegeproblem: Vermehrter Speichelfluss

Ursachen
- Medikamentennebenwirkung, vor allem bei den klassischen Antipsychotika
- Morbus Parkinson.

Pflegemaßnahmen
- Zusätzlich Handtuch aufs Kopfkissen legen
- Mundwinkel mit fetthaltiger Salbe versorgen
- Ernährungsgewohnheiten besprechen, z. B. speichelfördernde Süßspeisen vermeiden.

❗ Tipps, Tricks und Fallen
Vermehrter Speichelfluss ist kaum bedrohlich, ggf. schämen sich die Patienten aber. I. d. R. ist dieses Problem „dosisabhängig" und fordert vom Patienten ein hohes Maß an Geduld.

Pflegeproblem: Vermehrtes Schwitzen
Ursache
Medikamentennebenwirkung.

Pflegemaßnahmen
- Zugluft vermeiden
- Schweißabsorbierende Wäsche empfehlen
- Auf täglichen Wäschewechsel achten
- Tägliche Ganzkörperpflege anbieten
- Ausreichende Flüssigkeitszufuhr, u. U. Kochsalzzufuhr
- Flüssigkeit bilanzieren
- Wird ein stark schwitzender Patient bilanziert, muss die erhöhte Schweißabsonderung in die Bilanz einbezogen werden; normale Schweißsekretion ca. 500 ml/24 Std.

Pflegeproblem: Harnverhalt
Ursache
Medikamentennebenwirkung.

Pflegemaßnahmen
- Bei Harnverhalt den Arzt informieren, alle weiteren Maßnahmen nach entsprechender Anordnung
- Flüssigkeit bilanzieren
- Miktionsprobleme: Aufdrehen des Wasserhahns ist oft hilfreich.

2.7 Ruhen und Schlafen

Alle psychischen Störungen mit affektiver Komponente.

Pflegeanamnese
- Bewusstseinsveränderungen jeder Art
- Gabe und Wirkung von Schlafmitteln, Menge, Uhrzeit und Wirkungsdauer
- Art der Schlafstörung: Einschlaf-, Durchschlafstörungen, frühes Erwachen
- Art des Schlafes: ruhig, tief, unruhig, oberflächlich?
- Dauer des Schlafes: Anfang und Ende
- Abhängigkeitstendenzen: Werden regelmäßig Medikamente zum Schlafen erbeten?
- Wahrnehmung einer Beeinträchtigung, Hilfe oder Unwohlsein durch das Arzneimittel
- Aufnahmefähigkeit, Konzentration, Ausdauer bei reduziertem Schlafbedürfnis.

Pflegeproblem: Schlaflosigkeit

Symptome
Je nach Ursache:
- Schizophrenie akute Phase (▶ 7.2): psychomotorische Unruhe, Getriebenheit, Gespanntheit
- Manie (▶ 6.2): vermindertes Schlafbedürfnis in manischer Phase
- Depressionen (▶ 6.1): Einschlaf- und Durchschlafstörungen
- Therapeutischer Schlafentzug (▶ 4.5.1).

Pflegemaßnahmen
- Patient möglichst alleine oder mit einem ruhigen Mitpatienten im Zimmer unterbringen
- Möglichkeiten zur Entspannung bieten, sich außerhalb von Zimmer, Station zu bewegen und zu beschäftigen (▶ 4.2)
- Bei Kontrollgängen unnötiges Licht und Geräusche vermeiden
- Tagsüber Spaziergänge, Sport-, Bewegungstherapie anbieten
- Entspannungstechniken vermitteln (▶ 4.3.7)
- Beruhigende Bäder am Abend
- Reizüberflutung vermeiden
- Anregende Getränke wie Kaffee, Tee, Cola einschränken, am Abend auf anregende Getränke gänzlich verzichten
- Maximale Ruhezeiten tagsüber mit Patienten festlegen
- Tagsüber nicht schlafen
- Leichte Lektüre besorgen.

Pflegeproblem: Nächtliche Unruhezustände

Pflegemaßnahmen
- Dafür sorgen, dass der Patient seine Mitpatienten nicht in ihrer Nachtruhe stört
- Nach ärztlicher Anordnung medikamentös reagieren
- Ggf. Einzelzimmer mit Sitzwache
- Bewusstsein, Orientierung beobachten.

Pflegeproblem: Starke Rückzugstendenzen
▶ 7.5

Symptome
- Minussymptomatik (▶ 7.1)
- Ständig im Bett liegen.

Pflegemaßnahmen
- Einbinden in Aktivitäten wie Gesellschaftsspiele, gemeinsame Ausflüge, Stationseinkäufe
- Strukturierten Tagesablauf besprechen
- Zu den rehabilitativen Therapien der Klinik motivieren.

> **❗ Tipps, Tricks und Fallen**
> Die Motivation zu Aktivitäten und sozialer Interaktion ist nicht immer unproblematisch und sollte zwischen Bezugspflegeperson und Patient abgestimmt werden. Dabei ist es hilfreich, den Zusammenhang zwischen sozialer Isolation und Verschlechterung der Symptome zu besprechen.

Pflegeproblem: Vermindertes Schlafbedürfnis
Pflegemaßnahmen
- Ruhephasen tagsüber so kurz wie möglich halten, genau absprechen
- Beruhigendes Bad
- Schlafanstoßende Medikamente nach ärztlicher Anordnung verabreichen
- Zum Abend anregende Substanzen wie Kaffee, schwarzer Tee, Cola vermeiden
- ! Gelegentlich schlafen alte Menschen nach einer Tasse Kaffee besser, weil die zerebrale Durchblutung steigt.

Pflegeproblem: „Hangover" durch dämpfende Medikamente
Kann auf niederpotente Neuroleptika, Tranquilizer, dämpfende Antidepressiva und andere sedierende Medikamente über Tag nicht verzichtet werden, sollten Ruhe- und Schlafbedürfnis am Tage berücksichtigt werden.
Pflegemaßnahmen
- Nach Rücksprache mit Arzt Medikamentendosis reduzieren
- Tag-Nacht-Rhythmus nicht umkehren, durch Aktivitäten am Tage gegensteuern
- Gewollte Wirkung der Medikamente erklären
- Mittagsschlaf, Zeitpunkt und Art des Weckens absprechen
- Spätesten Zeitpunkt der Medikamentenverabreichung beachten; den Patienten nach Möglichkeit ausschlafen lassen
- Bei Einnahme von Schlafmitteln werden häufig die REM-Phasen unterdrückt → wenig erholsamer Schlaf.

2.8 Kommunizieren

Die Kommunikation ist das wichtigste Instrument in der psychiatrischen Pflege. Bei Kontaktaufnahme registriert man bewusst und unbewusst Haltung, Bewegung, Sprache, Gestik und Mimik. Denkstörungen aller Art führen zu einem geschädigten Kommunikationsmuster, welches ein Grundproblem psychischen Krankseins ist.
Haltung, therapeutisches Gespräch ▶ 4.1.2, Gesprächsführung ▶ 4.1.1, nonverbale Kommunikation ▶ 4.1.1

Tipps, Tricks und Fallen
- Wachsam sein für nonverbale Signale, „Hilferufe" des Patienten
- Betroffenheit zeigen können, z. B. durch Schweigen
- Signale wie Mimik, Gestik, Tonfall, Tonhöhe und Lautstärke lassen z. B. Ironie, Freundlichkeit und Verärgerung erkennen
- Ermutigende Gesten anwenden wie z. B. freundliches Zunicken
- Lob und Bestätigung zeigen: Blickkontakt, Lächeln, Kopfnicken, Augenzwinkern
- Bei Körperkontakt wie Händeschütteln oder Hand auf die Schulter legen sollte dies die therapeutische Beziehung hergeben.

Pflegeanamnese
- Rückzug des Patienten, Kontakt zu Mitpatienten, Personal
- Vertrauens-, Bezugsperson

- Geäußerte Interessen und Wünsche
- Reaktion auf Kontaktaufnahme: abweisend, erleichtert, verschlossen
- Empfindung der gestörten Kommunikation, Verbalisierung durch den Patienten.

Pflegeproblem: Inhaltliche Denkstörungen
▶ 3.5.1

Pflegemaßnahmen
- Eindeutigen Kommunikationsstil (▶ 4.1) bevorzugen: z. B. keine Ironie, keine Zweideutigkeit, keine Anspielungen, kein Flüstern, keine Fremdwörter
- Sich im Gespräch nicht in den Wahn des Patienten verwickeln lassen, eigene Meinung sachlich vertreten
- Ängste hinterfragen
- Gesprächsinhalte so wählen, dass sie vom Wahn wegführen.

Pflegeproblem: Verändertes Ich-Erleben
▶ 3.8

Symptome
- Gedankenlautwerden, -ausbreiten
- Gedankenentzug
- Gedankeneingebung.

Pflegemaßnahmen
- Patienten beruhigend versichern, dass seine Gedanken von keinem zu hören oder zu manipulieren sind, auch wenn er es nicht glaubt
- Offen ansprechen, ob das gestörte Ich-Erleben als quälend erlebt wird
- Suizidalität erfragen (▶ 5.1.2).

> **❗ Tipps, Tricks und Fallen**
> Im Gespräch wirken Menschen mit einem gestörten Ich-Erleben häufig so, als ob sie ein Geheimnis mit einem selbst verbindet.

Pflegeproblem: Formale Denkstörungen
▶ 3.5.2

Symptome
- Langsames Denken
- Am Thema haftend
- Umständliches Denken
- Grübeln
- Am Thema vorbeireden
- Beschleunigtes Denken
- Gedanken schießen schneller ein, als sie ausgesprochen werden können, Gedankendrängen.

Pflegemaßnahmen
- Einzelförderung, z. B. in der Ergotherapie
- Kleine Kontaktangebote, dabei nicht überfordern
- Auf nonverbale Kommunikationsversuche achten (▶ 4.1.1)
- Bei stark verlangsamtem Denken (▶ 3.5.2) einfache Fragen stellen, die mit Ja oder Nein zu beantworten sind

- Wenn im Gespräch mit offenen Fragen (▶ 3.5.2) gearbeitet wird, sollte ausreichend Zeit für die Antwort gegeben werden
- Patienten nicht durch Zwischenfragen aus dem Konzept bringen
- Eher langsam sprechen
- Spiele und Beschäftigung zur Ablenkung auf zunächst niedrigem Niveau anbieten
- Vor einem Gespräch die Themen und den zeitlichen Rahmen festlegen
- Gespräche unter ruhigen Bedingungen, z. B. nicht im Fernsehraum, führen
- Patient mit Geduld begegnen, nicht abweisend reagieren.

2

Pflegeproblem: Introvertiertheit
Ursachen
- Sprachfehler, Mitteilungsschwierigkeiten; mangelnde Sprachkenntnisse bei ausländischen Patienten
- Depressive Stimmung (▶ 6.1)
- Katatone Zustände; sprachliche Mitteilung bleibt aus (▶ 7.4).

Pflegemaßnahmen
- Auf nonverbale Kommunikationsversuche achten (▶ 4.1.1)
- Immer wieder Gespräche anbieten
- Verbale Äußerungen nonverbal unterstützen
- Über allgemeine Themen oder Spiele und Beschäftigung in Kontakt treten
- Stille Patienten ins Stationsleben mit einbinden und dabei auf den Bedarf des geschützten Rahmens achten; in einer recht lebhaften Patientengruppe nicht alleine zurücklassen
- Wenn ein Patient spricht, in erster Linie zuhören (▶ 4.1.1)
- In kurzen Sätzen reden
- Langsam und deutlich sprechen
- Dolmetscher, Verzeichnis mehrsprachiger Kollegen anlegen.

> **❗ Tipps, Tricks und Fallen**
> Im Umgang mit Menschen, die der deutschen Sprache kaum mächtig sind, darauf achten, dass man nicht in eine Art „kindlicher" Sprache verfällt oder lauter spricht.

Pflegeproblem: Starke Minderbegabung
Oligophrenie ▶ Kap. 9

Pflegemaßnahmen
- Einfache Fragen stellen, die mit Ja oder Nein zu beantworten sind
- Patienten nicht überfordern
- Langsam und deutlich sprechen
- Zeichnungen, Bildmaterial zu Hilfe nehmen.

Pflegeproblem: Schwerhörigkeit
Pflegemaßnahmen
- Hilfsmittel des Patienten verwenden, diese dokumentieren
- Langsam und deutlich sprechen, nicht zu laut
- Schwerhörigen beim Sprechen anschauen
- Evtl. nahe am Ohr sprechen
- Kurze, präzise W-Fragesätze (wer, wo?)

- Vor Untersuchungen einfache Verhaltensanweisungen besprechen; um Ängsten und Misstrauen vorzubeugen versuchen, Maßnahmen und technische Geräte zu erklären
- Wenn möglich, mit Schreibblock arbeiten.

Pflegeproblem: Gehörlosigkeit
Pflegemaßnahmen
- Taubheit nicht als Intelligenzmangel deuten
- Nicht voraussetzen, dass viele Gehörlose von den Lippen ablesen können
- Wenn Sprache nicht verstanden wird, das Nötige aufschreiben.

Pflegeproblem: Sehbehinderung/Blindheit
Pflegemaßnahmen
- Beim Erstkontakt nach Schwere der Behinderung und erwünschter Hilfe fragen
- Patienten immer persönlich mit Namen anreden und sich vorstellen
- Sich beim Nähern deutlich bemerkbar machen
- Darauf hinweisen, wenn man das Gespräch unterbrechen muss
- Um Misstrauen vorzubeugen, den Patienten beschreibend einbeziehen (z. B. bei der Blutentnahme)
- Keine persönlichen Gegenstände ohne Absprache weg- oder aufräumen.

Räumliche Orientierung:
- Mitpatienten vorstellen, Räumlichkeiten abgehen und ertasten lassen
- Beim Gehen Patienten auf Wunsch einhaken lassen
- Nicht ziehen oder schieben, einen halben Schritt vorausgehen
- Über Richtung informieren: auf- oder abwärts, links, rechts
- ! Sehbehinderte nicht wie unmündige Kinder behandeln.

Pflegeproblem: Aphasie
Verlust der normalen Sprachfähigkeit, z. B. durch Schlaganfall oder Unfall.

Formen der Aphasie
- Wernicke: Verstehen stark beeinträchtigt, Sprechen kaum beeinträchtigt
- Broca: Verstehen kaum beeinträchtigt, Sprechen stark beeinträchtigt
- Amnestisch: hauptsächlich Wortfindungsstörungen
- Global: Verstehen und Sprechen stark beeinträchtigt.

Pflegemaßnahmen
- Vermehrte Zuwendung und Geduld
- Selbst normal sprechen: kurze, einfache Sätze; durch Mimik, Gestik, Zeichen, Bilder unterstützen
- Rückfragen, ob man richtig verstanden wurde
- Ja/Nein-Fragen stellen (geschlossene Fragen)
- Zum Sprechen ermuntern, nicht unterbrechen oder vorsagen
- Erinnerungshilfen geben
- Selbstständigkeit fördern
- Selbstbewusstsein stärken, z. B. durch Lob und Zuwendung
- Immer wieder Körperkontakt suchen, z. B. an die Hand nehmen
- Sprachbehinderung nicht mit Demenz verwechseln
- Aphasie-Patienten brauchen Ansprache: nicht in Einzelzimmer, Mitpatienten und Angehörige ausreichend aufklären.

2.9 Sich beschäftigen

Pflegeanamnese
- Belastungsmöglichkeiten des Patienten: Welchen Anforderungen ist er gewachsen?
- Einbringen eigener Ideen und Initiative des Patienten
- Erfolge und Misserfolge: Umgang mit Misserfolgen, Motivation durch Erfolge
- Zunahme/Abnahme der Ressourcen
- Verhalten und Beziehungen in der Gruppe: Rückzug, Hilfsbereitschaft
- Art der Beschäftigung, Beziehung zur ausgeübten Tätigkeit
- Berichte aus Ergo-, Sport-, Kunst- und anderen stützenden Therapien anfordern.

Pflegeproblem: Interesselosigkeit
Pflegemaßnahmen
- Bei Angehörigen nach früheren Hobbys und Interessen erkundigen und diese reaktivieren oder weiterentwickeln
- Einbinden in pflegetherapeutische Gruppen (▶ 4.2) wie Koch- und Zeitungsgruppe
- Weitere therapeutische Aktivitäten des Hauses anbieten, z. B. Kunst-, Ergo-, Bewegungs-, Sporttherapie
- Spaziergänge, Gesellschaftsspiele, Lektüre, Bastel- und Zeichenmaterial anbieten
- Medikamenteneinstellung überprüfen, Grad der Sedierung und deren Auswirkung beobachten und dokumentieren
- Möglichkeiten der Beschäftigung mit dem Patienten aussuchen
- Interessen und Fähigkeiten des Patienten unterstützen.

Pflegeproblem: Rasche Erschöpfung
Pflegemaßnahmen
- Kleine, überschaubare Aufgaben zuweisen, darauf achten, dass der Patient diese auch durchführt (▶ 4.2)
! Zugewiesene Aufgaben immer überprüfen: „Hausaufgaben, die keiner nachschaut, werden nicht gerne gemacht"
- Auf Insuffizienzgefühle achten
- Alle Erfolgserlebnisse erfassen und in Gruppennachbesprechungen positiv hervorheben
- Ruhephasen ermöglichen
- Anforderungen an die Leistungsfähigkeit anpassen.

Pflegeproblem: Antriebslosigkeit
Pflegemaßnahmen
- Vom Patienten den geplanten Tagesablauf aufschreiben lassen; auch bei Nichterreichen der Ziele Bereitschaft des Patienten honorieren und Mut machen für erneuten Versuch
- Verstärkt in pflegetherapeutische Gruppen einbinden
- Mit dem Patienten gemeinsam planen und Ideen sammeln
- Kleine, überschaubare Aufgaben zuweisen; darauf achten, dass der Patient diese auch durchführt (▶ 4.2)
- Auf die Gefahr von Insuffizienzgefühle achten
- Tagesstrukturen vorgeben

- Alle Erfolgserlebnisse erfassen und in Gruppennachbesprechungen positiv hervorheben
- Interessen und Fähigkeiten des Patienten unterstützen.

Pflegeproblem: Konzentrationsstörungen
Pflegemaßnahmen
- Konzentrationsübungen anbieten, z. B. Zeitung lesen und nacherzählen lassen (▶ 4.2); die Länge des Artikels den Fähigkeiten des Patienten anpassen
- Schweregrad der Beschäftigung langsam steigern
- Ruhephasen ermöglichen
- Patienten seinen Fähigkeiten entsprechend Zeit lassen
- Fördern der kognitiven Fähigkeiten durch entsprechende Programme (▶ 4.3.3)
- Anforderungen an die Leistungsfähigkeit anpassen
- Keinen Leistungsdruck ausüben, eigene Maßstäbe nicht auf den Patienten projizieren
- Patienten vor Überbewertung seiner Konzentrationsstörungen schützen, z. B. „Bei Ihrem Erkrankungsbild ist es normal, dass Sie (noch) Konzentrationsstörungen haben".

Pflegeproblem: Ruhelosigkeit/Getriebensein
Symptome
- Patient kann einer Beschäftigung nicht lange nachgehen
- Patient fängt viele Dinge gleichzeitig an
- Patient überschätzt seine Leistungsfähigkeit.

Pflegemaßnahmen
- Patienten vor Selbstüberlastung schützen, mit kleinen und überschaubaren Aufgaben beginnen
- Aktivitäten auf eine bestimmte Anzahl begrenzen
- Klare Grenzen setzen; Beschäftigungen anbieten, deren Handlungsschritte in einem festen Rahmen vorgegeben sind
- Ruhezeiten festlegen.

Tipps, Tricks und Fallen
Sporttherapie wird oft als Möglichkeit für eine Ableitung von „überschüssiger Energie" angesehen. Tatsächlich sind insbesondere manisch gestörte Menschen in diesen Gruppensituationen kaum zu führen und wollen unbedingt *allen* zeigen, was in ihnen steckt. Die Einzelbetreuung durch die Sporttherapie ist am Anfang häufig die bessere Wahl.

Pflegeproblem: Eingeschränkte Handlungsfähigkeit (geschlossene Station)
Pflegemaßnahmen
- Spaziergänge ermöglichen
- Kontakte zu Angehörigen und Freunden fördern und unterstützen
- Ergotherapie auf der Station
- Pflegetherapeutische Gruppenaktivitäten anbieten, z. B. Gesellschaftsspiele, gemeinsames Kochen, Backen (▶ 4.2)
- Helfende Kontakte zu Mitpatienten anbahnen, z. B. um Dinge (aus dem Ausgang) mitbringen zu lassen
- Einzelaktivitäten unterstützen, z. B. Zeichnen, Basteln, Lesen
- Patienten um Vorschläge bitten, Interessen und Fähigkeiten erfragen.

2.9.1 Lebenspraktische Fähigkeiten trainieren

Mit der Psychiatrie-Enquete von 1975 und der Entlassung von Langzeitpatienten traten neue Probleme in der Versorgung der Patienten auf. Es zeigte sich, dass viele Patienten durch Hospitalisierung und Chronifizierung verlernt hatten, im Alltag zurechtzukommen. Das Training von lebenspraktischen Fähigkeiten wurde über die Grundbedürfnisse hinaus zum Aufgabengebiet der psychiatrischen Pflege: Der Patient soll alle in seinem häuslichen Umfeld vorkommenden Tätigkeiten bei der Entlassung beherrschen.

Tag gestalten
Mit dem Patienten wird z. B. ein Stunden-/Wochenplan erstellt, dabei Wechsel zwischen Ruhen und Aktivität berücksichtigen.

Umgang mit Geld
* Zur Bank gehen, gemeinsam Formulare ausfüllen
* Haushaltsbuch führen
* Geld ggf. einteilen; Summen und Zeitabstände stetig vergrößern.

Einkaufen und Vorratshaltung
* Angebote in Zeitungen vergleichen
* Abschätzen, welche Mengen in welcher Zeit verbraucht werden
* Gemeinsam einkaufen gehen
* Einzeltraining
* Vorräte verwalten
* Kasse verwalten.

Essen zubereiten
* Mit den Patienten kochen
* Möglichkeit geben, auf der Station selbst kleine Mahlzeiten zuzubereiten.

Wäsche waschen und instandhalten
* Waschmaschine und Trockner, Bügelbrett und Bügeleisen auf der Station helfen dem Patienten, die Verantwortung für seine Wäsche zu übernehmen; die Handhabung kann unter Anleitung (wieder) erlernt werden
* Ein großer Spiegel und Nähmaterialien ermöglichen dem Patienten, seine Wirkung auf andere zu erkennen und ggf. zu beeinflussen.

Freizeit sinnvoll gestalten
* Patienten mit verschiedenen kulturellen Einrichtungen vertraut machen; auf Vorankündigungen in Zeitungen aufmerksam machen, planen (lassen) und (gemeinsam) durchführen
* Veranstaltungen nach Interesse aussuchen und Wochenplan erstellen
* Anbindung an nachstationäre Einrichtungen kann das Zurückfallen in Inaktivität verhindern.

In der Umgebung orientieren
* Gemeinsame Spaziergänge, Besuche von Geschäften, Ämtern und Banken
* Busverbindungen heraussuchen
* Beurlaubungen mit zunehmender Länge, dabei Training der erworbenen Fähigkeiten.

Pflichten als Mieter nachgehen können
* In Gesprächen bewusst machen, welche Verpflichtungen erfüllt werden müssen
* Mietverträge und Nebenkostenabrechnungen gemeinsam durchgehen
* Ggf. Haushaltshilfe organisieren.

Informieren und Rechte wahrnehmen
Informationsmaterial anbieten, z. B. Adressen und Broschüren von Verbraucher-
vereinen, Mieterschutzbund.

Hilfe holen
- Besprechen, wer in schwierigen Situationen Hilfe anbietet, z. B. Angehörige,
  psychosoziale Dienste, Ambulanzen, Selbsthilfegruppen
- Hemmungen und Ängste im Rollenspiel abbauen.

Beziehungen aufbauen und halten
- Verhalten reflektieren: Wirkung auf andere
- Interpretation des Verhaltens anderer besprechen, ggf. korrigieren
- Konfliktlösungsmöglichkeiten anbieten
- In Stationsgruppen Kompromissfähigkeit und Durchsetzungsvermögen
  trainieren.

Tipps, Tricks und Fallen
Beim Training sozialer Kompetenzen wird auch eine Reihe von lebenspraktischen Fähigkeiten eingeübt.

2.9.2 Auf der Station beschäftigen

Vor allem für Patienten auf einer geschützten Station ohne Einzelausgang müssen
sinnvolle Beschäftigungen auf der Station vorgehalten werden.
- Stationsämter
  - Tische ein- und abdecken
  - Pflanzen pflegen
  - Ordnung in den Aufenthaltsräumen halten
- Feste organisieren und vorbereiten, z. B. Weihnachten, Karneval
- Station schmücken
- Bibliothek, Spielesammlung verwalten
- Kochen und backen
- Lesen
  - Symptome wie Denkstörung, Konzentrationsstörung und die Einnahme
    von Psychopharmaka behindern die Fähigkeit des konzentrierten Lesens;
    hierfür sollten einfache Literatur und Zeitschriften zur Verfügung stehen
  - Auf die Themen der Literatur achten; diese sollten nicht zum Wahnthema
    eines psychotischen Menschen hinführen
- Gesellschaftsspiele
- Besorgungen für andere Patienten machen
- Handarbeiten
- Andere Patienten begleiten.

Tipps, Tricks und Fallen
- Die wöchentliche Vergabe von sog. Stationsämtern wie regelmäßiges
  Leeren der Aschenbecher oder das Eindecken der Tische ist als tages-
  strukturierende Maßnahme geeignet
- Konflikte der Patienten untereinander bzgl. der Wahrnehmung der
  Stationsämter aufgreifen und gemeinsam „modellhaft" lösen

- Reinigungsarbeiten dürfen nur im Einvernehmen auf den Patienten übertragen werden und sollten auf keinen Fall dazu führen, dass sich Patienten als kostenlose Arbeitskräfte sehen.

2.10 Für Sicherheit sorgen

Suizidalität ▶ 5.1.2, Gewalt und Aggression ▶ 5.1.5, Fixation und Zwangsmedikation, Erregungszustände ▶ 5.1.5

Pflegeanamnese
- Tendenzen zu Gewalt oder Selbstgefährdung
- Hilfsmittel, die für eine Ableitung von Spannungen sorgen
- Notwendigkeit der medikamentösen Beruhigung, Isolation, Fixierung
- Einbindung von Personen in ein Wahnsystem
- Suizidankündigungen, auffälliges Verhalten, Tendenzen (▶ 5.1.2)
- Kontaktfähigkeit zu Mitpatienten oder Pflegepersonal
- Benötigte Hilfe bei Orientierungsstörung, allgemeiner Gebrechlichkeit und Verwirrtheit.

Pflegeproblem: Autoaggressivität
Symptome/Problematik
- Patienten schädigen sich selbst, z. B., um das „Gefühl der Gefühllosigkeit" zu durchbrechen und Schmerzen zu spüren
- Angst oder Wahnreaktion des produktiven Patienten: „Stimmen" befehlen den Tod oder andere Selbstverletzungen
- Parasuizidales Verhalten (emotional instabile Persönlichkeitsstörung).

Pflegemaßnahmen
- Erleben offen ansprechen
- Über Konsequenzen selbstschädigenden Verhaltens sprechen (Narbenbildung, Verstümmelungen); evtl. mögliche Alternativen in einer Verhaltensanalyse gemeinsam erarbeiten, z. B. früher Hilfe suchen, keine Schneidwerkzeuge sammeln
- Alternativen konsequent anwenden.

Pflegeproblem: Manische Stimmungslage
Symptome/Problematik
- Patient provoziert Mitpatienten
- Patient fordert Personal zum Kräfte- und Machtvergleich auf
- Durch übersteigerte Geschäftigkeit entsteht ein unruhiges Gefüge oder eine Benachteiligung „schwacher" Patienten auf Station
- Ständig gereizte Stimmung überträgt sich auf Mitpatienten
- Evtl. auftretende Aggressionsimpulse sind vom Patienten nicht mehr zu steuern.

Pflegemaßnahmen
- Mitpatienten in der Morgenrunde aufklären, z. B. um Verständnis werben; beraten, wie sie sich verhalten können (Situation verlassen, Pflegepersonal rufen)
- Keine Geschäfte mit manisch erkrankten Patienten zulassen
- Auf keinen Vergleich einlassen

- Mittagsruhe auf Station durchsetzen
- Spaziergänge machen
- Distanz zu Mitpatienten schaffen.

Pflegeproblem: Orientierungsstörung/Verwirrtheit

- Gefahr der unabsichtlichen Selbstschädigung
- Patient räumt Gegenstände (z. B. Eigentum anderer Mitpatienten) der Station von einem Platz zum anderen.

Pflegemaßnahmen

- Patienten nicht unbeaufsichtigt mit gefahrvollen Gegenständen hantieren lassen, z. B. bei Mithilfe in der Stationsküche mit einem scharfen Messer oder heißem Wasser
- Mitpatienten, Zimmernachbar auf die Problematik in der Morgenrunde hinweisen
- Orientierungshilfen für den Patienten geben (▶ 3.3).

Pflegeproblem: Gebrechlichkeit

Symptome

- Unsicherer Gang
- Beeinträchtigte Funktion der Sinnesorgane.

Pflegemaßnahmen

- Gehübungen mehrmals täglich, evtl. mit Gehhilfen, durchführen, Physiotherapie einbinden
- Auf festes Schuhwerk, Brille und Hörgerät achten, ggf. Angehörige benachrichtigen, dass diese benötigte Hilfsmittel mitbringen
- Nicht alleine im Zimmer lassen, z. B. mit Seniorenstuhl in Gemeinschaftsräume bringen; wenn möglich, verantwortungsvolle Mitpatienten bitten, den Patienten zu beobachten
- Ist Patient zusätzlich verwirrt, öfter nach ihm sehen (Protokoll mit Zeitangaben)
- Sozialdienst bei Neubeschaffung von Seh- und Hörhilfen hinzuziehen; Kostenfrage klären (lassen).

Besonderheit: Brandlegung auf der Station

Ursachen

Versehentliche Brandlegung wegen Nichtbeachten der Sicherheitsvorschriften, z. B. werden heimlich gerauchte Zigaretten noch glühend in die Abfalleimer geworfen.

Vorsätzliche Brandlegung: häufig durch minderbegabte Menschen mit niedriger Frustrationstoleranz, die hoffen, durch das Inbrandsetzen von Bett oder Abfalleimer Wünsche erfüllt zu bekommen, z. B. Nichtigkeiten wie die Wahl der Fernsehsendung.

Pflegemaßnahmen

- Wenn vorsätzlich: fixieren, isolieren
- Vor Isolieren/Fixieren das Umfeld und die Kleidung auf Feuerzeuge und Streichhölzer durchsuchen
- Bei Aufenthalten außerhalb der Isolierung oder Fixierung Begleitperson stellen
- Sonderbericht (▶ 1.3) an Klinikleitung, evtl. von dort auch zur Anzeige an die Polizei → forensisches Problem (▶ 12.2, ▶ 12.3).

2.11 Sinn finden

! Entscheidend ist nicht, was ein Patient erleidet, sondern wie er etwas erlebt
oder wie er es bewertet.

Pflegeanamnese
- Absprachen bzgl. Zukunftsplanungen, Einhalten von Vereinbarungen
- Situationen, die Selbstvorwürfe, Minderwertigkeitsideen entstehen lassen
- Anzeichen von sozialem Rückzug (▶2.13)
- Vorhandene Fähigkeiten, die gefördert werden können
- Vornehmen neuer Zielvorstellung und die dazu benötigte Hilfe
- Erfüllung des Therapieplans.

D Tipps, Tricks und Fallen
- Den Patienten akzeptieren, wie er ist
- Dem Patienten bei der Selbstakzeptanz und/oder Akzeptanz seiner Er-
  krankung helfen
- Toleranz: ernst nehmen, achten, unabhängig von Weltanschauungen
- Oft leidet der Patient erst durch die Reaktion seiner Umwelt
- Zuhören und Verständnis zeigen, auch bei Weinen und Schimpfen
- Bettruhe durch Fixieren bedeutet Isolation und führt bisweilen zu Re-
  gression oder auch Aggression.

Pflegeproblem: Fehlende Zielvorstellung
Pflegemaßnahmen
- Die Zukunftsplanung und -wünsche mit dem Patienten schriftlich festhalten
  und in festgelegten Zeitabständen evaluieren, Umfang der benötigten Begleitung konkret festlegen
- Bei erheblicher Entschlussunfähigkeit (ambivalent) übernimmt die Bezugspflegekraft in abgesprochenen Situationen die Entscheidung
- Langsames Steigern der BT, auf Rückkehrmöglichkeit hinweisen und Patienten in dieser Situation auffangen; enge Zusammenarbeit mit der Ergotherapie, Teilnahme an der BT mit der Bezugsperson zeitweilig anbieten
- Stützende Gespräche (▶4.1.1).

D Tipps, Tricks und Fallen
- Bei Ziel- und Perspektivlosigkeit die Fantasie des Patienten ansprechen,
  z. B. „Sie haben bei einer Fee drei Wünsche frei …"
- Netzwerktreffen/Familienkonferenz: Wünsche/Bestrebungen des Patienten auf eine breite Basis stellen, eine gemeinsame Realität finden.

Pflegeproblem: Realitätsverkennung
Pflegemaßnahmen
- Patienten ernst nehmen, ihm aber klar machen, dass man selbst die Realität
  anders sieht
- Gesprächsinhalte auswählen, die nicht vom Wahn besetzt sind
- Selbstvorwürfe vom Patienten überprüfen lassen, z. B. Gedanken wie: „Ich
  kann nicht arbeiten, also tauge ich nichts".

Pflegeproblem: Pessimismus

Pflegemaßnahmen
- Alternativen erfragen oder erarbeiten
- Ängstliche und pessimistische Patienten zu den Aktivitäten begleiten, dabei Sicherheit und Zuversicht vermitteln
- Ausgeprägten Rückzug ins Bett vermeiden; zu Beginn der Behandlung oder bei schweren Rückfällen kann der Rückzug ins Bett ggf. indiziert sein
- Stützende Gespräche (▶ 4.1.1)
- Aktivitäten des Patienten positiv bewerten
- Aktivitäten auf Wochen-/Therapieplan eintragen.

> **!** **Tipps, Tricks und Fallen**
> - Leistungsschwankungen im Wochen-/Therapieplan sind „normal"; in Zeiten einer Verschlechterung können schriftlich erfasste Auf- und Abwärtsbewegungen im Krankheitsverlauf Hoffnung auf den kommenden „Aufwind" geben; eine Abwärtsbewegung nicht als Beweis für einen kontinuierlichen Niedergang begreifen
> - Wenn möglich, selbst „gesunden" Optimismus verbreiten.

Pflegeproblem: Angst
▶ 10.1
Im Alltag psychiatrisch Tätiger erscheint Angst bei Patienten in zwei großen Bereichen: Auf der einen Seite treten immer wieder spezielle Angsterkrankungen wie Panikattacken, generalisierte Angststörungen oder spezifische Phobien auf. Auf der anderen Seite findet sich die Angst als wesentlicher Bestandteil anderer, oft schwerwiegender psychiatrischer Erkrankungen wie Depressionen, Suchterkrankungen, Psychosen oder körperlicher Erkrankungen.
Neben dem in seinem Stellenwert weiterhin wichtigen Element des Begleitens und des „Trost-Spendens" sind spezifische Techniken und Umgangsformen mit dem Phänomen der Angst unerlässlich. Die Vermeidung angstauslösender Situationen ist auf Dauer eine dysfunktionale Strategie.

Pflegemaßnahmen
- ▶ 10.1
- Verständnis entgegenbringen, Trösten unterstützt die Wahrnehmung des Patienten ggf. nur; ist dies nicht möglich, ggf. Bezugspflegekraft wechseln
- Ängstliche und pessimistische Patienten zu den Aktivitäten begleiten, um Sicherheit und Zuwendung zu vermitteln
- Entspannungsmethoden (▶ 4.3.7)
- Stützende Gespräche (▶ 4.1.1).

Pflegeproblem: Minderwertigkeitsideen

Symptome/Problematik
- Depressionen
- Verlust der Selbstständigkeit
- Abgabe von Verantwortung.

Pflegemaßnahmen
- Fähigkeiten fördern
- Durch Fragen die Willkürlichkeit und Dysfunktionalität der Bewertungsmaßstäbe erarbeiten

- Nicht nur an messbaren Erfolgen orientieren, sondern auch am Befinden des Patienten
- Eigenverantwortung des Patienten erhalten und fördern
- Soziale Kontakte fördern.

❗ Tipps, Tricks und Fallen
- Oft ist es hilfreich, wenn der Patient sich mit anderen Menschen vergleicht, z. B.: „Würden Sie Ihre Tochter genau so streng beurteilen wie sich selbst?", „Welche Vorteile hat es, wenn Sie sich strenger beurteilen als andere? Welche Nachteile?"
- Angstbesetzte Situationen aufsuchen: Um einen Patienten hierzu zu motivieren, benötigt der Patient ein klares Ätiologiemodell.

Pflegeprobleme in der Gerontopsychiatrie
▶ Kap. 14
- Verwirrtheit (▶ 5.1.6, ▶ 14.1)
- Demenz (▶ 14.1).

2.12 Sich als Mann/Frau fühlen und verhalten

Die Intimsphäre ist in der Klinik generell eingeschränkt. Hinzu kommen medikamentös oder krankheitsbedingte Einschränkungen.

Pflegeanamnese
- Bezug des Patienten zu seiner Sexualität
- Art der Störung: Menstruationsstörung, Libidoverlust, Potenzstörung
- Missempfindungen des Patienten, Körperbeeinflussungen
- Peinliche Reaktion des Patienten beim Thema „Sich als Mann/Frau fühlen"
- Starke Gewichtsveränderung.

❗ Tipps, Tricks und Fallen
- Intimität und Integrität des Patienten schützen
- Persönliche Gesprächssituationen herstellen
- Kein peinliches Ausfragen
- Die eigene Distanz zum Patienten reflektieren und ggf. verändern
- Unausgesprochene Signale erkennen und aufnehmen, z. B. der starke Leidensdruck bei psychotischem Erleben
- Tabuzonen wie Gesicht, Hals, Brust, Genitalbereich nie ohne Erlaubnis des Patienten berühren
- ❗ Eigenes Schamgefühl und Gefühle gegenüber dem Patienten wahrnehmen, nicht verdrängen, in Supervisions- oder Balint-Gruppen ansprechen.

Pflegeproblem: Nachlassen der Libido
Ursachen
- Starker Gewichtsverlust
- Starke Gewichtszunahme
- Starke Beruhigungsmittelgabe

- Unerwünschte Medikamentennebenwirkung
- Depression (▶ 6.1).

Pflegemaßnahmen
- Aufklärungsgespräch über mögliche Ursachen im Einzelgespräch oder im Rahmen der Psychoedukation
- Dreiergespräch: Arzt, Patient und Lebenspartner.

Pflegeproblem: Potenzstörung
Ursachen
- Depression
- Unerwünschte Medikamentennebenwirkung.

Pflegemaßnahmen
- Aufklärungsgespräch im Einzelgespräch oder im Rahmen der Psychoedukation
- Bezugspflegeperson weist ggf. vor einem geplanten Wochenendurlaub auf mögliche Komplikationen hin
- Dreiergespräch: Patient, Lebenspartner, Arzt oder Bezugsperson aus dem Therapeutenteam.

Pflegeproblem: Körpermissempfindungen/Körperbeeinflussungserleben
Symptome
Beispielsweise:
- Anderes Geschlecht im Körper spüren
- Eine „fremde Macht" berührt den Patienten sexuell oder dringt (meist nachts) in den Körper des Patienten
- Der Samen ist „schlecht", durch eine „fremde Macht" verdorben, vergiftet, entzogen.

Pflegemaßnahmen
! I. d. R. finden Menschen mit Körpermissempfindungen/-beeinflussungserleben erst sehr spät den Weg in eine psychiatrische/psychotherapeutische Behandlung; nicht selten stellt man einen hohen Grad einer Chronifizierung fest
- Problematik, z. B. der damit verbundenen Ängste, ansprechen; nicht bedrängen
- Patienten in einem klärenden Gespräch die mögliche Ursache aufzeigen
- Validierendes, beruhigendes Gespräch (▶ 4.1).

Pflegeproblem: Prostitution geistig Behinderter
▶ Kap. 9
! Geistig behindert bedeutet nicht „sexuell behindert". Da aber das Ausleben von Sexualität oft erschwert ist, stellt der verzweifelte Weg in die Prostitution (oft für wenige Euro oder ein paar Zigaretten) häufig die einzige Möglichkeit auf Sexualität dar.

Pflegemaßnahmen
- Sexualaufklärung im Gespräch
- Im Umgang mit Verhütungsmittel anleiten
- Regelmäßige Einnahme von Verhütungsmitteln kontrollieren.

Besonderheit: Sexualität im Krankenhaus
! Sexualität gehört zu den wichtigsten Bedürfnissen des Menschen. Dies wird weder für Patienten noch für Pflegepersonal im Krankenhaus außer Kraft gesetzt. Sexuelle Bedürfnisse bleiben oft bis ins hohe Alter bestehen. Langzeitpatienten, chronisch Kranke, Behinderte und alte Menschen sind nicht asexuell.

Möglichkeiten selbstverständlicher Akzeptanz
- (Homo-)Sexualität nicht tabuisieren
- Eigenes Rollenverhalten erkennen, um entkrampft und angstfrei mit dem eigenen und dem anderen Geschlecht umzugehen
- Gefühle zulassen, sie anderen verständlich machen und Probleme ansprechen
- Verständnis zeigen für gesellschaftlich akzeptierte Formen von Sexualität und Liebe
- Vorurteile, z. B. gegenüber Prostituierten, vermeiden
- Grenzen setzen, wo die eigene Würde und die Intimsphäre verletzt werden, z. B. bei anzüglichen, zweideutigen Bemerkungen, Anträgen, unerwünschten, ungefragten Berührungen (▶ 1.8.1)
- Auseinandersetzung mit den Themen Sexualität, Sinnlichkeit, Erotik.

Gemischtgeschlechtliche Station
! Die Schwierigkeiten bei gemischtgeschlechtlicher Belegung einer Station sind meist geringer als in den Erwartungen der Mitarbeiter
- Gemischtgeschlechtliches Personal vorhalten (möglichst ausgeglichen)
- Für gemeinsame Kontakte von Patienten bei Gruppenaktivitäten sorgen
- Getrennte Waschräume und Toiletten für Männer und Frauen sind gesetzlich vorgeschrieben und geregelt
- Gespräche über die Befürchtungen und Sorgen der Mitarbeiter und die Auseinandersetzung mit der eigenen Einstellung zur Sexualität
  - Welche Gefühle werden angesprochen, wenn ein Patientenpaar „schmust"?
  - Welche Gefühle entstehen bei den anderen Patienten?
  - Persönliche Reaktionen auf ein Paar (Neid oder Ablehnung)?
  - Werden hier Zärtlichkeiten zur Schau gestellt?
  - Besteht die Angst, als prüde zu gelten, wenn man eingreift?

❗ Tipps, Tricks und Fallen
- Es ist besser, sexuelle Beziehungen auf der Station anzusprechen, als schweigend abzuwarten, bis andere Patienten Eifersucht, Neid oder Angst zeigen
- Im Akutbereich sollten sexuelle Beziehungen zwischen Schwerkranken verhindert werden
- Hinterfragen, welchen Einfluss eine Liebesbeziehung zwischen zwei Patienten auf die Therapie hat, und dies ggf. mit dem Patienten thematisieren (Frage nach therapieschädigendem Verhalten)
- Im Sucht-Reha-Bereich wird Beziehungsbildung häufig bereits im Behandlungsvertrag untersagt und führt in aller Regel zur disziplinarischen Entlassung.

2.13 Mit sozialen Problemen und Reaktionen umgehen

Das soziale Wohlbefinden ist oft entscheidend für Ausbruch, Heilung und Genesung einer seelischen Erkrankung. In der Definition von „Krankheit" der WHO ist die Wichtigkeit der sozialen Problematik ausgedrückt: „Gesundheit ist ein Zustand vollkommenen körperlichen, geistigen und sozialen Wohlbefindens". Soziale Probleme sind nicht an ein Krankheitsbild gebunden und können praktisch bei allen Patienten vorkommen. Die häufigsten Probleme sind:

- Arbeitslosigkeit
- Bezugslosigkeit: kein soziales Netz (Familie, Partner, Freunde)
- Familiäre Konflikte, z. B. erzwungener Auszug von zu Hause oder belastender „Kampf" um die Kinder bei Trennungen
- Obdachlosigkeit
- Mittellosigkeit
- Wohnungsprobleme: Mietfortzahlung, Kündigung der Wohnung
- Wichtige Termine auf Ämtern oder bei Institutionen können krankheitsbedingt nicht wahrgenommen werden.

Verlaufsdokumentation
- Verlauf der sozialen Problematik, mögliche Auswirkungen auf den Krankheitsverlauf, z. B. Zurückrutschen in die Depression, Psychose
- Pflegetätigkeiten, die den sozialen Bereich des Patienten berühren, z. B. Angehörige anrufen, Sozialdienst informieren
- Patienten, die Angst vor einer gemeinsamen Aussprache mit den Angehörigen haben (→ Suizidgefahr erhöht, stressbedingte Verschlechterung der psychischen Grunderkrankung).

Pflegeproblem: Verminderte soziale Beziehungen
Symptome/Problematik
- Angehörige können das Geschehen nicht verstehen, wissen häufig nichts über die Erkrankung
- Familie distanziert sich vom Patienten
- Familie hat vom Aufenthalt des Patienten keine Kenntnis.

Pflegemaßnahmen
! Angehörige sind in der therapeutischen Kette eines der wichtigsten Bindeglieder und mitentscheidend für den mittel- und langfristigen Verlauf
- Netzwerkkonferenz, Familiengespräche, -therapie (▶ 4.3.10, ▶ 4.3.13)
- Angehörigengespräche, -gruppen (▶ 1.7)
- Dreier- oder Gruppengespräche mit Vertretern des Behandlungsteams
- Angehörige auf Wunsch des Patienten benachrichtigen
- Vermittlung von Selbsthilfegruppen (▶ 1.7).

Pflegeproblem: Sozialer Rückzug
Symptome
- Verminderung zwischenmenschlicher Kontakte/Beziehungen
- Unfähigkeit, Gesellschaft zu ertragen.

Pflegemaßnahmen
- Bezugspflege
- Stufenweise in pflegetherapeutische Gruppenaktivitäten einbinden:
  - Kochtraining
  - Einkaufstraining
  - Praktische Lebensführung trainieren
- Patient nicht drängen oder Kontakte aufzwingen
- Angehörige aufklären, in die Bezugspflege einbeziehen
- Besteht der soziale Rückzug bereits seit Langem, ist das Gruppentraining sozialer Kompetenzen (GSK) hilfreich.

> **❗ Tipps, Tricks und Fallen**
> Die Beziehungsarbeit mit sozial zurückgezogenen Menschen ist für psychiatrisch Tätige eine der größten Herausforderungen an ihre Fähigkeiten. Für psychiatrische Pflegekräfte eignen sich dabei Techniken aus der Verhaltenstherapie wie der sog. sokratische Dialog. Die Strukturiertheit des Verfahrens ermöglicht auch psychotherapeutisch weniger erfahrenen Mitarbeitern einen raschen Einstieg in die Technik. Bei dieser geht es nicht um Überzeugungskraft, sondern um didaktisch geschickt verpackte und lenkende Fragen, die dysfunktionale Kognitionen aufdecken helfen.

2

Pflegeproblem: Unangepasstes Sozialverhalten

Symptome
- Übermäßig viele, jedoch oberflächliche Sozialkontakte
- Verhalten: distanzlos, klebrig, haftend, klammernd, querulatorisch.

Pflegemaßnahmen
- Bezugspflege, Umgang mit Patienten wird besprochen und geübt
- Patienten erklären und trainieren, wo die persönlichen Grenzen des anderen sind und dass er sie wahren und akzeptieren muss; standardisierte Manuale verwenden
- Mitpatienten um Verständnis bitten
- Außenstehende vor Distanzlosigkeit schützen (▶ 1.8.1)
- Konsequentes Verhalten im Team besprechen.

> **❗ Tipps, Tricks und Fallen**
> - Zusätzlich zur schriftlichen Dokumentation ist der „kurze" (mündliche) Weg oft nötig bei Patienten, die jeden des Teams um denselben Gefallen bitten
> - Patienten bei der Regelung seiner sozialen Probleme so weit wie möglich mit einbinden
> - Arbeits- und Wohnungslosigkeit führen Patienten, die schon einmal in einer psychiatrischen Klinik waren, auch „grundlos" ohne Krankheitsverschlechterung erneut in die Klinik; offenes Ansprechen, ohne den Patienten als „Schnorrer" zu behandeln; vorrangiges Unterstützen bei den sozialen Problemen
> - Nähe und Distanz im Team absprechen; Patient könnte das Behandlungsteam gegeneinander ausspielen
> - ❗ Junge und unerfahrene Teammitglieder im Umgang mit sozial umtriebigen Patienten beraten/unterstützen.

Sozialdienst einbeziehen

In Abhängigkeit vom Gesundheitszustand des Patienten und vom vorliegenden Therapieziel, z. B. Verstärken der Selbstständigkeit, kann bei nachfolgenden Problemen der Sozialdienst eingeschaltet werden.
❗ Den Sozialdienst nicht auf Verwaltungsangelegenheiten reduzieren.

Berufliche Situation
- Arbeitslosigkeit
- Bevorstehender Termin auf dem Arbeitsamt kann aufgrund des Klinikaufenthaltes nicht wahrgenommen werden

- Arbeitgeber hat keine Kenntnis über den Aufenthalt des Patienten
- Arbeitgeber droht mit Kündigung.

Aufgaben des Sozialdienstes
- Mit Arbeitsamt, Arbeitgeber oder dem psychosozialen Dienst (PSD) in Verbindung setzen
- Termine auf Ämtern verschieben
- Patienten im Verhalten gegenüber dem Arbeitgeber beraten
- Für den Patienten Kontakt mit dem Arbeitgeber aufnehmen
- Allgemeine Rechtsfragen besprechen
- Anwalt vermitteln.

Private Verpflichtungen
- Lebenspartner ist alleine und ebenfalls hilfebedürftig
- Kinder, die nicht versorgt sind.

Aufgaben des Sozialdienstes
- Einschalten, Mitteilung an Sozialstation, Kurzzeit-, Haushaltshilfen
- Zuständige Institutionen benachrichtigen, z. B. Sozialamt.

Wohnung
- Patient hat keine Wohnung
- Patient kann seine Wohnung auf Dauer nicht halten: schlechte lebenspraktische Fähigkeiten, Miete zu teuer
- In der Wohnung sind Tiere, die niemand versorgt.

Aufgaben des Sozialdienstes
- An Obdachlosenunterkünfte vermitteln
- Vorstellung, Vermittlung, z. B. an Übergangswohnheime, betreutes Wohnen
- Je nach Gesundheitszustand und Compliance Reha-Maßnahmen vermitteln
- Ggf. Tierheim informieren.

Finanzielle Situation
- Patient hat, bedingt durch seine Krankheit, bereits vor seiner Einweisung einige finanzielle Verpflichtungen nicht mehr erledigen können
- Patient ist ohne Einkommen
- Patient hat Schulden gemacht.

Aufgaben des Sozialdienstes
- Antrag auf Sozialhilfe
- Antrag auf Übernahme von Schulden durch das Sozialamt ist selten erfolgreich
- An Schuldnerberatungsstellen vermitteln
- Antrag auf Taschengeld stellen.

Versicherungsrechtliche Fragen
Patient ist nicht krankenversichert.

Aufgaben des Sozialdienstes
- Sozialhilfeantrag stellen
- Abklären, ob Patient versichert werden kann: freiwillige Weiterversicherung, Familienversicherung.

3 Befunderhebung in der Psychiatrie

Holger Thiel, Siegfried Traxler

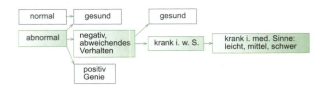

Abb. 3.1 Schema normales/abnormales Verhalten

Beim psychisch Kranken umfasst die Patientenbeobachtung die allgemeine Beurteilung des **körperlichen Zustands** und der körperlichen Pflegebedürftigkeit wie Vitalzeichen, Ausscheidungen, Allgemeinzustand, Ernährungszustand und Behinderungen, besonders jedoch die sorgfältige Beobachtung des **Verhaltens** (▶ Abb. 3.1) allein und in der Gruppe.

Es gibt keine verbindliche Norm (lat. norma: „Maß, Regel, Vorschrift") für das Verhalten von Menschen, dennoch muss eine Entscheidung über Vorhandensein oder Fehlen eines psychopathologischen Merkmals mit Sicherheit gefällt werden. Besonders schwierig ist die Objektivierung von Merkmalen, die einen fließenden Übergang von Störung zum Gesunden haben. Zur Dokumentation psychiatrischer Befunde wurde das ICD-10 (International Statistical Classification of Diseases and Related Health Problems 10 Revision) geschaffen und das **AMDP**-System, herausgegeben von der **A**rbeitsgemeinschaft für **M**ethodik und **D**okumentation in der **P**sychiatrie.

Beeinflussende Faktoren
Die Wahrnehmung und Beurteilung des Patienten durch das Pflegepersonal wird z. B. beeinflusst durch:
- Stress auf Station → wirkt auf Beobachter und Patient
- Dauer der Bekanntschaft mit dem Patienten
- Privaten oder beruflichen Ärger
- Frühere schlechte Erfahrungen in ähnlichen Situationen
- Sympathie und Antipathie (▶ 4.1.4)
- Unbewusste Vorurteile.

Regelmäßige Psychohygiene (▶ 1.9.6), z. B. durch Teambesprechungen, -supervision, Intervision oder Fallbesprechungen, bringt die unterschiedliche Sicht in der Beurteilung der Patienten näher zueinander.

Reihenfolge bei der Dokumentation
Die Befunderhebung anhand der psychopathologischen Kriterien versucht, abstrahierend und dennoch in genügend konkreter Weise ein Bild vom aktuellen seelischen Zustand des Patienten zu geben. Die Reihenfolge der Dokumentation:
- Positive Befunde an den Anfang stellen, defizitäre Dokumentation (▶ 1.3)
- Wichtiges beschreibend hervorheben
- Mit Augenfälligem beginnen
  - Aussehen, äußere Aufmachung, einschließlich Kleidung, Frisur und Körperpflege
  - Bewegungsweise, Gang, Mimik, Gestik
  - Konkretes Verhalten in der Aufnahmesituation
  - Ggf. eingehen auf Veränderungen der Bewusstseinslage, Aufmerksamkeit, Auffassung, Orientierung und des Gedächtnisses

- Affektivität und Dynamik: Kontakt, Grundstimmung, Stimmungsschwankungen
- Ich-Gefühl (▶ 3.8) und Realitätskontrolle
- Wahrnehmung des Patienten
- Denken und sprachlicher Ausdruck: formale und inhaltliche Besonderheiten
- Persönlichkeitsstruktur
- Einstellungen und Interessen
- Detailliert und anschaulich schildern, wörtliche Zitate verwenden, die auf das Verhalten des Patienten auf der Station schließen lassen, besonders Einordnen in den Stationsalltag, Verhalten gegenüber Mitpatienten, Personal, Angehörigen und Bekannten
! Immer für alle verständlich schreiben. Nicht wer die meisten Fremdworte in seinen Berichten verwendet, schreibt die informativsten Berichte. So müssen sich auch Schüler in der Dokumentation zurechtfinden.

Psychopathologische Kriterien
Die Psychopathologie als die Lehre von den Auffälligkeiten der Seele ist eine Teildisziplin der Psychiatrie und gleichzeitig deren Handwerkszeug. Sie befasst sich mit der Beschreibung, Klassifizierung und Ordnung psychischer Symptome und Syndrome.
Bei der Beobachtung und Beschreibung eines Patienten nach psychopathologischen Kriterien (▶ Tab. 3.1) erfolgt zunächst eine Unterteilung in einzelne Qualitäten wie Bewusstsein, Orientierung, Wahrnehmung, Denken. Diese Einteilung ist jedoch nur ein Hilfsmittel, um alle für die am Patienten zu beobachtenden wichtigen Aspekte systematisch zu erfassen.

Tab. 3.1 Zu befundende Kriterien

Kriterium	Beispiel
Bewusstseinslage	Wach, benommen, somnolent, Sopor, Stupor, Präkoma, Koma, delirant
Orientierung	Orientiert, desorientiert in Bezug auf Zeit, Ort, Situation, zur eigenen Person
Gedächtnis	Merk- und Erinnerungsstörungen, ultrakurz-, kurz- oder langzeitig
Denken	Normal, schnell, verlangsamt, sprunghaft, umständlich, Denkstörung inhaltlich und formal
Antrieb	Normal, gesteigert, gedämpft
Kontaktfähigkeit	Kontaktlos, kontaktarm, kontaktfreudig, aufdringlich, distanzlos
Stimmungslage	Angepasst, ängstlich, euphorisch, depressiv, gereizt, dysphorisch, inadäquat
Sprache	Tempo, Sprachfehler, Artikulation, Tonfall, Sprachschwierigkeit durch Dialekt/Schwerhörigkeit, Wortfindungsstörungen
Geistige Regsamkeit	Anteilnahme, Nichtanteilnahme an der Umgebung, Konzentrations(un)fähigkeit, -dauer, Flexibilität
Intelligenz	Normal, unter oder über Norm

Tab. 3.1 Zu befundende Kriterien *(Forts.)*

Kriterium	Beispiel
Psychomotorik	Gesteigert, gehemmt, Haltung, Gang, Mimik, Gestik
Beschäftigung	Womit beschäftigt sich der Patient, wie lange, alleine oder in der Gruppe
Ausdauer	Gut, normal, gering
Ermüden	Ermüdet rasch, wie schnell erholt er sich?
Verhalten in der Gruppe	Wenig Kontakt, isoliert sich, Kontakt mit einzelnen oder allen, stellt sich in den Vordergrund
Einstellung zur Krankheit	Starker Leidensdruck, Resignation, Gleichgültigkeit, positiver Krankheitsgewinn
Reaktion auf Medikamente und deren Einnahme	Akzeptanz der Medikamente, Compliance (positive oder negative Haltung des Patienten beim Befolgen therapeutischer Anweisungen)

Tipps, Tricks und Fallen

Keine medizinischen Diagnosen vergeben, z. B. „Der Patient hat eine Katatonie", „Die Patientin leidet an endogenen Depressionen", sondern Symptome beschreiben, die zu einer Pflegediagnose führen.

3.1 Bewusstseinsstörungen

Bewusstseinsstörungen (▶Tab. 3.2) werden in quantitative (benommen bis Koma) und qualitative Störungen (z. B. verwirrt) unterteilt. Der Begriff „unbewusst" stammt aus dem Bereich der Psychoanalyse und wird an dieser Stelle nicht weiter besprochen.

3.1.1 Quantitative Bewusstseinsstörungen

Es besteht eine Über- oder Unterempfindlichkeit auf Sinnesreize. Das Tempo der Wahrnehmungsvorgänge ist meist gleichzeitig gestört, eine sog. gestörte Wachheit. Der Patient kann nur eine bestimmte Menge an Informationen wahrnehmen.

Vorkommen

- Stoffwechselstörungen (▶8.4.11), z. B. Leberkoma, Urämie, Hypoglykämie
- Toxische Hirnschädigung, z. B. Schlafmittel-, Alkohol-, Narkotika- und Kohlenmonoxidvergiftungen; schwere Infektionskrankheiten, z. B. Typhus
- Durchblutungsstörungen (Ischämie), z. B. bei Arteriosklerose, Apoplexie, Blutung aus einem Hirngefäß
- Sauerstoffmangel, z. B. bei Strangulation, Kohlendioxidvergiftung, starkem Blutverlust, Kollaps
- Schwere Entzündungen des Gehirns (Enzephalitis, ▶8.4.7) und seiner Häute (Meningitis)
- Hirndrucksteigerung (▶8.4.9), z. B. bei Tumor oder intrakranieller Blutung
- Gehirnerschütterung (Commotio cerebri), Gehirnquetschung (Contusio cerebri).

Tab. 3.2 Einteilung von Bewusstseinsstörungen	
Benommenheit: leichter Grad der Bewusstseinstrübung	• Verlangsamtes, oft unpräzises Denken und Handeln • Erschwerte Auffassungskraft • Gestörte Aufmerksamkeit • Vermehrtes Schlafbedürfnis • Leichte Sprachstörung • Häufig mürrisch-gereizte Stimmungslage • Orientierung zu Person, Zeit und Ort meist erhalten
Somnolenz: stärkere Benommenheit	• Deutliche Schläfrigkeit • Erschwerte Weckbarkeit und Ansprechbarkeit (durch leichtes Ansprechen oder Berühren vorübergehend begrenzte Ansprechbarkeit) • Verständigung nur bedingt möglich • Unfähigkeit zu konzentriertem Denken und Handeln • Orientierung zu Zeit und Ort gestört • Schleppende, verwaschene Sprache • Koordinationsstörungen • Wechsel zwischen Apathie und Aggressivität
Sopor: tiefschlafähnlicher Zustand	• Nur durch starke Reize vorübergehend weckbar • Bewusstlosigkeit mit erhaltenen motorischen Abwehrbewegungen (gezielt oder ungezielt) und Lallen auf Schmerzreize (Kneifen und Pieken) • Verminderter Schutzreflex • Zu spontanen Aktivitäten nicht mehr fähig
Präkoma: tiefe Bewusstseinstrübung, die dem Koma vorausgeht	• Patient nicht mehr erweckbar • Abwehrbewegungen nur auf starke Reize
Koma: stärkster Grad der Bewusstseinseintrübung, Lebensgefahr	• Reaktions- und Bewegungslosigkeit • Keine Kontrolle über Darm- und Blasenentleerung • Meist Atemstörungen • Reflexverhalten kann sehr verschieden sein

Patienten beobachten
Bewusstseinslage
• Kontrolle der Bewusstseinslage
  – Ansprechen
  – Hand geben
  – Zunge zeigen lassen
  – Schmerzreiz
  – Ausweich- und Abwehrbewegungen kontrollieren
• Bei der täglichen Pflege immer auf Veränderung der Bewusstseinslage achten
• Patient nickt bei jeder Gelegenheit ein (Einschlafneigung); Patient ist verwundert oder ratlos beim erneuten Ansprechen (Somnolenz bis Sopor)
• Bei allen Gelegenheiten, bei denen mit dem Patienten in Beziehung getreten wird, Bewusstseinslage erfassen
! Der Übergang von einer mäßigen zur schweren Bewusstseinsstörung ist fließend. Das Nichtreagieren auf Schmerzreize erfordert eine Intensivüberwachung.

Geistige Regsamkeit
• Wirkt der Patient unspontan und verlangsamt, verhangen, dösig oder benommen?
• Auf Anteilnahme an der Umgebung achten: Wie lange bleibt der Patient bei einer angefangenen Sache, z. B. bei Spielen, Therapien?

Orientierung
- Ist der Patient ganz oder nur teilweise desorientiert (Zeit, Ort, zur Person, zu den Umständen)?
- Geordnete Zuwendung nach Ansprache möglich?

Sprache
- Murmeln
- Unverständliches Lallen bis zum Ausbleiben der verbalen Äußerungen.

Stimmungslage
- Der Patient ist ängstlich beim Betten; aus Furcht, aus dem Bett zu fallen, hält sich der Patient an allem fest
- ! Bei pflegerischen Maßnahmen mit gereizten bis aggressiven Gegenmaßnahmen des Patienten rechnen.

Umgang
- Auch bei schwerer Bewusstseinsstörung davon ausgehen, dass der Patient seine Umwelt durchaus wahrnimmt, selbst wenn er nicht reagiert; das Gespräch mehrmals täglich mit dem Patienten suchen
- Keine negativen Gespräche beim Patienten über ihn
- Dem Grad der Bewusstseinsstörung entsprechende Prophylaxen durchführen.

Tipps, Tricks und Fallen
- Jede **neu** auftretende Bewusstseinsstörung, besonders wenn die Ursache nicht bekannt ist, dem Arzt umgehend mitteilen
- Eine Bewusstseinstrübung kann kontinuierlich bestehen oder intermittierend sein
- Der schwere depressive Stupor kann einer ausgeprägten quantitativen Bewusstseinsstörung täuschend ähnlich sein (▶ 2.8, ▶ 5.1.7).

3.1.2 Qualitative Bewusstseinsstörungen

Neben einer meist geringer ausgeprägten quantitativen Bewusstseinsstörung kommen produktiv-psychotische, halluzinatorische oder wahnhafte Symptome hinzu. Hier ist die Art der Wahrnehmung verändert: das „Wie", nicht das „Was".

Vorkommen
- Delir (▶ 5.1.6)
- Paranoid-halluzinatorische Psychose (▶ 7.2)
- Epilepsie, Dämmerzustände (▶ 8.4.8)
- Pathologischer Rausch (▶ 11.2)
- Intoxikation, insbesondere bewusstseinsverändernde Drogen (▶ 11.4)
- Meditation, Ekstase
- Hirnorganische Psychosyndrome, z. B. Morbus Alzheimer
- Entgleister Diabetes mellitus
- Schweres Leberleiden, Urämie
- Schwerer grippaler Infekt.

Symptomatik/Syndrome

Delir

Tiefere Bewusstseinsstörungen quantitativer und qualitativer Art mit gesteigerter psychomotorischer Aktivität (▶ 5.1.6, ▶ 8.2).

- Partielle oder totale Desorientierung (▶ 3.3)
- Häufig optische Halluzinationen (▶ 3.4) suggerierbar: Patienten können u. U. vom leeren Blatt einen Brief, z. B. von der Mutter, vorlesen; Patient übernimmt einen imaginären Faden
- Verkennen von Personen
- Oft beeindruckende illusionäre Verkennung (▶ 3.4) der Umgebung, z. B. werden im Krankenzimmer Gegenstände von zu Hause gesehen
- Halluzinationen verschiedener Sinnesreize, z. B. Körpermissempfindungen, optische und akustische Halluzinationen
- Inkohärenz des Denkens (▶ 3.5)
- Delire beginnen häufig abends
- Meist besteht eine Amnesie für die Zeit des Delirs.

Dämmerzustand

Bewusstseinseinengung mit Ausrichtung auf das innere Erleben. Beobachten der Umwelt ist beeinträchtigt bis aufgehoben. Dämmerzustände sind in aller Regel von kurzer Dauer und gehen vielfach in Schlaf über.

- Hilflose Person
- Vermindert ansprechbar auf Außenreize
- Illusionäre Verkennung (▶ 3.4) der Umgebung
- Unklares Denken bis zur Verwirrung (▶ 3.5)
- Häufig Halluzinationen auf verschiedenen Sinnesgebieten (▶ 3.4)
- Einengung von Denkinhalt, Vorstellung, Erleben und Handlungsweise
- Für den Zeitraum der Bewusstseinseinengung besteht meist Amnesie
- Ängstliche oder ausgelassene Stimmung möglich.

Oneiroid

Traumartiger, desorientiert-verworrener Zustand. Abgrenzung gegenüber dem Dämmerzustand ist unscharf.

- Bei starker gefühlsmäßiger Anteilnahme häufig überwältigende und fantastisch ausgestaltete Halluzinationen; oft Elemente der Umgebung mit einbezogen und illusionär verkannt
- Bei energischem Anreden sind Patienten meist ratlos, desorientiert; nach kurzer Zeit gleiten sie wieder in oneiroiden Zustand
- Stimmung kann angstvoll (Erleben von Katastrophen, Schlachten, Himmel und Hölle), aber auch glücklich sein.

Verwirrtheit

Schwere Denkverworrenheit (Inkohärenz, ▶ 3.5).

- Gestörte Orientierung (▶ 3.3)
- Gestörte Aufmerksamkeit, Auffassung, Merkfähigkeit (▶ 3.2)
- Sprechen verlangsamt und eingeengt, gelegentlich auch Rededrang
- Kontinuierliches Verzögern des Denkablaufs: schleppend, mühsam
- Widerspruchsvoller Gedankengang, formale und inhaltliche Denkstörungen (▶ 3.5).

Patienten beobachten
- Quantitative Bewusstseinslage, Orientierung
- Aufmerksamkeit, Gedächtnis
- Sinnestäuschung, Wahrnehmungsveränderung
- Gedankeninhalte
! Bei Durchgangssyndromen sind Dämmerzustände ohne Bewusstseinstrübung möglich, man spricht dann von sog. geordneten oder orientierten Dämmerzuständen.

Umgang
- Im Gespräch und bei anderen Aktivitäten genügend Zeit lassen
- Umgebung und Atmosphäre schaffen, in der der Patient sich leicht zurechtfindet, z. B. Namensschilder an Tür, Bett, Schrank und Nachtschränkchen
- Anregen, Kontakt mit seiner Umgebung aufzunehmen
- Vertrautes wirkt beruhigend, keinen starken Veränderungen aussetzen: nicht häufig in andere Zimmer verlegen, Bezugsperson nicht ständig wechseln
- Starken Gefühlsausbrüchen mit Ruhe begegnen
- In Abhängigkeit des Grades der Störung besonders auf Sicherheit, Ausscheiden, Kommunizieren, Ruhe und Schlaf, Beschäftigen und Waschen, Kleidung achten.

❗ Tipps, Tricks und Fallen
- Die Symptome können starken Schwankungen unterworfen sein und innerhalb von Std., ja sogar von Min. kann die Stimmung von ängstlichdepressiv bis euphorisch-enthemmt, die emotionale Reaktionsfähigkeit von stumpfer Apathie bis zornmütiger Erregbarkeit wechseln; in gleichem Maße kann auch die Aufmerksamkeit, Auffassung und Orientierung innerhalb kurzer Zeit erheblich schwanken
- Patienten können sich nicht mehr auf Tätigkeiten des allgemeinen Lebens konzentrieren, z. B. weiß ein Patient plötzlich nicht mehr, warum er eigentlich einen Waschlappen in der Hand hält, er hat vergessen, dass er bei der Körperpflege war.

3.2 Aufmerksamkeitsstörungen/ Gedächtnisstörungen

Das **Gedächtnis** (-mnesie: Nachsilbe mit der Bedeutung „Gedächtnis") ermöglicht, Erfahrenes zu behalten und wieder hervorzuholen und zu vergegenwärtigen. Ohne Gedächtnis gibt es kein erkennendes Wahrnehmen. Gedächtnisstörungen sollten immer an eine organische Ursache denken lassen. Mit **Aufmerksamkeit** ist das Ausrichten des Bewusstseins auf Erfahrenes gemeint (Konzentration).

Vorkommen
- Amnesien (inhaltlich oder zeitlich begrenzte Erinnerungslücken) nach Hirntraumen, Bewusstseinsstörungen, abnormen Erlebnisreaktionen
- Degenerative Hirnerkrankungen: senile Demenz (▶ 14.1), Korsakow-Syndrom (▶ 8.5), Arteriosklerose
- Wahnhafte Erinnerungsumstellung

- Pseudologia phantastica: phantastisches Lügen von Inhalten, an deren Wirklichkeit der Betreffende schließlich (beinahe) selbst glaubt; Persönlichkeitsstörung
- Déjà-vu-Erlebnis (Gefühl, Gegenwärtiges schon einmal erlebt zu haben): temporale Epilepsie, Neurosen, im Zustand der Ermüdung
- Merkfähigkeitsstörungen: bei schweren organischen Hirnschädigungen, Intoxikationen.

Symptome

Auffassungsstörungen

Gestörte Fähigkeit, Wahrnehmungen in ihrer Bedeutung zu erfassen und sinnvoll miteinander in Verbindung zu bringen.

- Falsches Auffassen und Deuten von Erlebnissen führt zu Fehlverhalten
- Verlangsamtes Auffassen, Schwerbesinnlichkeit
- Fehlende Auffassung lässt den Patienten eine Gefahr nicht erkennen, z. B. erkennt er eine dampfende Suppe nicht als heiß.

Konzentrationsstörungen

Unfähigkeit, die Aufmerksamkeit auf einen Sachverhalt oder Gegenstand auszurichten oder zu sammeln.

- Patient hat bei einer Aktivität nach kurzer Zeit keine Lust mehr, z. B. bei Gesellschaftsspielen
- Hinweise aus der Ergotherapie beachten: Patient hat keine Ausdauer, kann sich seiner Aufgabe nicht lange zuwenden.

Merkfähigkeitsstörungen/Gedächtnisstörungen

Herabsetzung, Aufhebung der Fähigkeit, sich neu Erfahrenes zu merken. Die Merkfähigkeit ist die Grundvoraussetzung für die Gedächtnisfunktion.

- Patient weiß bereits einige Min. nach dem Mittagessen nicht mehr genau, was er gegessen hat
- Angehörige waren am Vormittag zu Besuch, was am Nachmittag nicht mehr erinnert wird
- Patient kann niemand vom Pflegepersonal mit Namen nennen.

Konfabulation

Erzählen von Vorgängen, die entweder nur in der Fantasie des Kranken existieren oder in keinem Zusammenhang mit der gegebenen Situation stehen. Der Patient hat eine starke subjektive Überzeugung von der Richtigkeit des Gesagten.

- Patient füllt Erinnerungslücken mit Inhalten, die er selbst für Erinnerungen hält
- Kein Argument kann die Überzeugung erschüttern.

Paramnesien

Gedächtnistäuschung, Falsch-, Trugerinnerung.

- Erinnerungen werden im Sinne eines Wahns umgeändert: Wahnerinnerung
- Patient glaubt fälschlicherweise, das gerade Wahrgenommene schon einmal gesehen (Déjà-vu), gehört (Déjà-entendu), erlebt (Déjà-vécu) zu haben
- Patient erlebt sich in der Vergangenheit (Ekmnesie); häufig im geriatrischen Bereich zu finden
- Gesteigerte Erinnerung (Hypermnesie); Beispiel: Katastrophenereignis (z. B. Tsunami) wird bis ins Detail erinnert und wieder erlebt, während alle sonstigen Erinnerungen, z. B. aus dem letzten Urlaub, nicht mehr präsent sind.

Amnesie
Inhaltlich oder zeitlich begrenzte Erinnerungslücken. Patient kann sich an Gegebenheiten während einer bestimmten Zeit nicht erinnern, obwohl er von Angehörigen, z. B. für den besagten Zeitraum, als wach beschrieben wird.

Patienten beobachten
Gedächtnis
Prüfung des Gedächtnisses offen und nicht verdeckt vornehmen: dem Patienten erklären, dass die folgende Befragung der Prüfung der Erinnerungsfähigkeit und des Konzentrationsvermögens dient.
Ultrakurzzeitgedächtnis: eine soeben vorgesprochene, etwa 6-stellige Telefonnummer nachsprechen lassen.
Frischgedächtnis (Merkfähigkeit, ~ 30–60 Min.): Ereignisse, die nicht länger als einige Std. vergangen sind, z. B. die letzte Mahlzeit, erfragen. Wiedererkennen von Gegenständen: den Patienten kleine Geschichten nacherzählen lassen.
Altgedächtnis: Ereignisse aus früheren Lebensabschnitten, z. B. Beruf, Kinder, erfragen.
- Schwierigkeitsgrad der Fragen langsam vermindern: die letzten Fragen sollten leicht vom Patienten zu beantworten sein; dies gibt dem Patient am Ende der Befragung nicht das Gefühl, versagt zu haben
- Erinnerungen auslösen: „Sie hatten doch gestern eine Feier in der BT. Was gab es dann für Kuchen?"
- Im freien Gespräch erinnern: „Sie sprechen vom letzten Urlaub, wann genau war der?"
- Kann der Patient Namen von Mitpatienten und Personal zuordnen?
- Werden Erinnerungslücken durch Erfundenes ersetzt: Konfabulieren?

Denken
- Auffassungsstörungen, z. B. den Inhalt eines Sprichwortes deuten lassen
- Kann der Patient bei der Sache bleiben? Schweift er ab?

Stimmung
- Reagiert der Patient beim Abfragen des Gedächtnisses gereizt? Erkennt er evtl. Gedächtnisstörungen, wie geht er damit um, belastet ihn das?
- Reaktion auf Stress im Stationsalltag, Urteils- und Kritikfähigkeit dokumentieren.

Orientierung
Gibt es Situationen, bei denen die Orientierung besonders nachlässt, z. B. wenn der Patient aufgeregt ist?

Verhalten in der Gruppe
Persönliche Beteiligung, Aufmerksamkeit, Ablenkbarkeit im Gruppengeschehen. Leistungsvermögen ist gut in den Ergotherapien zu erfragen.

Umgang
- Sorgfältige Auswahl der Beschäftigung, da bei erheblichen mnestischen Störungen die Gefahr der meist unabsichtlichen Selbstschädigung beim Hantieren mit problematischen Gegenständen besteht, z. B. Bastelschere oder Zange
- Essen, Trinken und Körperpflege beobachten; Patienten vergessen diese Tätigkeiten häufig
- Sicherstellen, dass Angst und Unsicherheit nicht als Gedächtnisstörung fehlinterpretiert werden; Auslöser können schon geringfügige Anlässe sein, z. B. barsches Anreden, Änderungen in der gewohnten Umgebung wie eine Verlegung.

❗ Tipps, Tricks und Fallen
- Konzentration, Auffassung, Merkfähigkeit und Gedächtnis sind nur schwer getrennt voneinander zu prüfen, da sie sich z. T. gegenseitig bedingen
- Die Prüfung der mnestischen Funktion sollte von erfahrenen Kollegen mit Feingefühl durchgeführt werden, um Bloßstellen und gereiztes Reagieren des Patienten zu vermeiden
- Bei der Überprüfung des Ultrakurzzeitgedächtnisses empfiehlt sich, eine Telefonnummer zu nutzen, die man selbst kennt; kann der Patient diese nicht wiederholen, ist es für ihn entlastend, wenn er erfährt, dass der Fragende eine ihm bekannte Telefonnummer genommen hat.

3

3.3 Orientierungsstörungen

Orientierung beschreibt das Bescheidwissen und Sich-Zurechtfinden in der zeitlichen und räumlichen Situation und in persönlichen gegenwärtigen Gegebenheiten. Alle Orientierungsstörungen sind wichtige Hinweise für das mögliche Vorliegen einer organisch fassbaren Hirnschädigung.

Ein Orientierungsausfall muss nicht alle Bereiche betreffen. Als erstes leidet meist die Orientierung in der Zeit, dann zum Ort, zuletzt zur Situation und zur eigenen Person.

Vorkommen
- Alle Bewusstseinsstörungen
- Organisch bedingte psychische Störungen (▶ Kap. 8)
- Akuter exogener Reaktionstyp (▶ 10.3).

Einteilung und Symptome
Zeit
Bezogen auf Tageszeit, Datum, Wochentag, Jahreszeit, Monat und Jahr.
- Wegfall der Kenntnis von Tages- und Jahreszeit wiegt schwerer als die Unkenntnis von Datum und Wochentag
- Zeitliche Orientierung ist leicht störbar im Gegensatz zur Orientierung zur eigenen Person
- Das genaue Datum wird oft auch von zeitlich Orientierten nicht genau gewusst
- Das Unvermögen, die Lebensgeschichte nicht mehr genau zeitlich geordnet wiederzugeben, ist nicht zwingend für eine Orientierungsstörung; man spricht hierbei von Zeitgitterstörungen.

Situation
Störung der Fähigkeit, sich innerhalb der gegebenen Situation zu orientieren, z. B. Arzt, Pflegepersonal und Krankenzimmer als solches zu erkennen.

Zur eigenen Person
Störung der Fähigkeit, richtige Angaben zur eigenen Person zu machen, wie Nachname, Vorname, Geburtsdatum, Beruf.

Gestörte räumliche Orientierung
Störung der Fähigkeit zur Orientierung innerhalb eines geometrischen Raums.

Patienten beobachten

Orientierung

Sich in Gesprächen über die Qualität der Orientierung informieren:

- Zeit: Tageszeit, Datum, Monat, Jahr, Jahreszeit (als Hilfe für das Erfassen der Jahreszeit kann man den Patienten aus dem Fenster schauen lassen)
- Situation: Art der derzeitigen Umgebung, Tätigkeit
- Ort: Raum, Stadt, Land; bei einer Überprüfung muss sichergestellt sein, dass der Patient Gelegenheit hatte, zu erfahren, in welche Stadt oder in welches Krankenhaus er gebracht wurde
- Person: alle persönlichen Daten, z. B. Name, Geburtstag, Beruf, Familienstand und persönliche Lebensgeschichte
- Räumliche Orientierung: Findet der Patient sich auf der Station zurecht?
- Sind dem Patienten bekannte Besucher vertraut?
- Beeinflusst Stress seine Orientierung?

Kontaktfähigkeit

- Haftet der Patient an Kontaktpersonen, z. B. Personal oder Mitpatienten?
- Besteht das starke Verlangen, mit Angehörigen nach Hause zu fahren? In diesen Situationen kommt es oft zu Wutausbrüchen. Nach starken emotionalen Entgleisungen kann es vorübergehend zu verstärkten Orientierungsstörungen kommen
- ! Bei schweren Orientierungsstörungen ist oft Ratlosigkeit und Rückzug in sich selbst zu beobachten.

Geistige Regsamkeit

- Gefährliche Situationen werden nicht sofort erkannt
- Verlangsamte Reaktion auf Außenreize (ein Patient bemerkt einen Streit, den er selbst ausgelöst hat, nicht oder nicht sofort)
- Patient wirkt mit seiner Orientierungsstörung oft unsicher und unbeholfen.

Beschäftigung

- Sorgt Beschäftigungstherapie, Miteinbeziehen ins Stationsgeschehen für Ausgeglichenheit oder eher für Stimmungsschwankung?
- Ist die Beschäftigung z. B. auf Essen, Trinken und Schlafen reduziert?

Umgang

- Ein guter Gesprächskontakt hilft dem Patienten, sich zu orientieren: Er traut sich zu fragen, bekommt oft Dinge erklärt
- Beobachten, wie Patient mit Hilfe umgeht, und in die Pflegeplanung als Ressource aufnehmen
- ! Erneute Desorientiertheit nach Vertrautwerden mit dem Umfeld ist schwerwiegend.

> **❗ Tipps, Tricks und Fallen**
> - Leichte Orientierungsstörungen werden leicht übersehen
> - Theoretische Desorientiertheit wiegt weniger als praktische, z. B. der alleinige Spaziergang im Klinikgelände verläuft problemlos, auf Befragen ist jedoch eine Beschreibung der Wegstrecke nicht möglich
> - Bei unsicherer oder fehlender Orientierung kann es zu einer fabulierten Orientierung kommen: Der Patient erlebt sich in einer Umgebung, die er zu kennen glaubt.

3.4 Sinnestäuschungen/Wahrnehmungs-veränderungen

Betreffen Intensitäts- und Qualitätsverschiebungen der Sinneswahrnehmung.

Vorkommen
- Psychosen: endogen, organisch, akute Halluzinose, Genuss von Rausch-mitteln wie LSD, Meskalin, Haschisch
- Delirante Zustandsbilder bei Hirngefäßprozessen, Durchgangssyndrome
- Progressive Paralyse, psychomotorische Anfälle, Epilepsie
- Digitalisüberdosierung
- Übermüdung.

Wahrnehmungsveränderungen
Bei den einfachen Wahrnehmungsveränderungen handelt es sich um Intensitäts-und Qualitätsverschiebungen der verschiedenen Sinneseindrücke. Symptome sind z. B.
- Verschwommensehen bei Übermüdung
- Farbigsehen bei Einnahme von Meskalin, Haschisch, LSD, Digitalis
- Akustische Wahrnehmungsveränderung, z. B. Lauter- oder Leiserhören
- Mikropsie: Kleinersehen von Gegenständen
- Makropsie: Größersehen von Gegenständen
- Metamorphosie: Verzerrtsehen von Gegenständen.

Halluzinationen
In allen Sinnesbereichen vorkommende Sinnestäuschungen mit Wahrnehmun-gen ohne reales Objekt: optische (das Sehen betreffende), akustische (das Hören betreffende), olfaktorische (den Geruchsinn betreffende), gustatorische (den Ge-schmacksinn betreffende), haptische (den Tastsinn betreffend) und zönästheti-sche Halluzinationen (Leibhalluzinationen).
Beispiele:
- Patienten sehen szenenhafte Abläufe, z. B. im Delir viele kleine Tiere
- Akustische Halluzinationen, z. B. Klirren, Klopfen, Zirpen, Zischen
- Essen riecht nach Kot, Essen schmeckt bitter
- Gas, giftige Dämpfe werden wahrgenommen, häufig an ungewöhnlichen Stellen
- Patient spürt Strom auf der Haut
- „In der Nacht wird mir von einem fremden Wesen der Samen abgezogen".

Illusionäre Verkennungen
Illusionäre Verkennungen sind dadurch gekennzeichnet, dass etwas gegenständ-lich Vorhandenes für etwas anderes gehalten wird. Der Patient ist in der Lage, von einer ganz kurz erlebten Szene eine große Menge an Details wiederzugeben, auch nach einem längeren Zeitraum.
- Pareidolien: einer realen Wahrnehmung wird etwas hinzugefügt
- Eidetisches Phänomen: bildhafte Vorstellungen, z. B. Bäume werden für be-drohliche Monster gehalten.

Patienten beobachten
Da manche Patienten ihre Wahrnehmungsveränderungen verheimlichen, ergibt sich der pflegerische Befund häufig aus der sorgfältigen Verhaltensbeobachtung.

Stimmung

- Wenn zu erkennen ist, dass der Patient unter Sinnestäuschungen und Wahrnehmungsveränderungen leidet, ist ein Gespräch über die Wahrnehmung oft schon entlastend
- Werden Stimmen oder Geräusche gehört? Erfragen, was die Stimmen sagen, ob sie „gut" oder „böse" sind; Stimmen können den Patienten bis zu suizidalem oder aggressivem Verhalten treiben
- Wie stark ist die Geruchsbelästigung bei olfaktorischen Halluzinationen?
- Bestehen Vergiftungsängste, hat das Essen einen schlechten Geschmack? Häufig ist dies eine mögliche Ursache für die Nahrungsverweigerung des akut psychotischen Patienten.

Geistige Regsamkeit

- Gestörte Anteilnahme an der Umgebung, Verwirrtheit, Konzentrationsstörung; Realitätsurteil kann eingeschränkt bis aufgehoben sein
- Scheinbare Konzentrationsstörungen, z. B. hört ein Patient, der akustisch halluziniert, im Gespräch plötzlich weg.

Psychomotorik

Gefühlsleben nach außen hin meist gut erkennbar, z. B. sind Leibmissempfindungen wie Schmerzen an der Mimik zu erkennen.

Verhalten in der Gruppe

Patienten mit Trugwahrnehmung leben oft ganz in ihrer Welt. Verhalten wirkt fremd, bisweilen bizarr.

Umgang

- Kontakte fördern, z. B. in der Ergotherapie, dabei Reizüberflutung vermeiden
- Neben sedierenden Medikamenten sind beruhigende Gespräche oft gleichwertige Hilfen; Patienten hilft oft die Bestätigung vom Personal, dass deren Wahrnehmung eine andere ist
- Durch Ansprache nicht betroffener Sinnesbereiche ablenken; einem Patienten mit optischen Halluzinationen darf nicht als einzige Ablenkung das Fernsehen zur Verfügung stehen
- Erfragen/beobachten, wie sehr die Stimmung von der Wahrnehmung beeinflusst wird
- Überempfindlichkeit der Sinnesreize beachten, z. B. löst im Tagesraum Lärm, Zigarettenrauch, Unordnung oder der Fernseher Unbehagen aus
- Geschwindigkeit der Wahrnehmung in die Pflege einbeziehen; so wird der demente Patient eine deutlich verlangsamte Wahrnehmung haben und braucht z. B. beim Essen oder Waschen mehr Zeit
- Unübliche, auch leicht störende Verhaltensweisen, die dem Patient helfen, tolerieren; z. B. das Tragen eines Walkmans mit größerer Lautstärke, um demütigende Stimmen zu übertönen
- ! Nicht immer wünschen sich Betroffene den Rückweg in unsere Realität. Aufenthalt in reizüberfluteten Räumen kann sich auch als Wunsch nach Beibehaltung der Symptome herausstellen.

3.5 Denkstörungen

Als eine geistige Tätigkeit ist das Denken darauf ausgerichtet, Bedeutungen zu erkennen und Beziehungen herzustellen. Der Denkablauf ist auf Begriffe, Urteile und Schlüsse angewiesen und dem Gesetz der Logik (formaler Ablauf des Denkens) unterworfen. Dazu gehören Konzentration, Nachdenken, Erkennen und Wiedererkennen, Einordnen und Verbinden nach logischen Kategorien. Denkstörungen werden in inhaltliche und formale Störungen unterteilt.

3.5.1 Inhaltliche Denkstörungen

Wahn: eine inhaltlich falsche, krankhaft entstandene Überzeugung, die mit absoluter Gewissheit (Evidenz) auftritt und an der der Patient trotz aller vernünftiger Gegengründe unbeirrbar und unzugänglich festhält, auch dann noch, wenn eine Unvereinbarkeit mit den bisherigen Erfahrungen besteht und eine objektive Nachprüfbarkeit der Realität möglich ist (▶ Abb. 3.2).
Überwertige Ideen: Gedanken und Vorstellungen, die den Patienten beherrschen, jedoch noch nicht wahnhaft.
Zwang: Eine Vorstellung oder Handlung kann nicht unterdrücken werden, obwohl sie vom Patienten als unsinnig erkannt wird. Die Vorstellungen und Handlungen werden *nicht* als von außen gemacht oder von außen aufgedrängt erlebt.
Phobien: Angstgefühle, die sich auf bestimmte Situationen oder Objekte beziehen, z. B. Klaustrophobie (Angst in zu engen Räumen).

Vorkommen
- Schizophrene Psychosen (▶ Kap. 7)
- Affektive Psychosen (▶ Kap. 6)
- Neurosen und Reaktionen (▶ 10.2, ▶ 10.3)
- Organische psychische Störungen (▶ Kap. 8)
- Erlebnisreaktive Entwicklung, z. B. bei Schwerhörigkeit, körperlichen Schwächen, Vereinsamung, politisch Verfolgten und Inhaftierten
- Einnahme von bewusstseinsverändernden Substanzen (Halluzinogene).

Wahnkriterien
- Wahnhafte Überzeugung: wird mit einer subjektiven Gewissheit erlebt, die die normale Gewissheit übertrifft
- Auf dem Höhepunkt der Erkrankung besteht eine Unbeeinflussbarkeit trotz Erfahrungen des Patienten, die zu einer anderen Erkenntnis zwingen müssten
- Der Wahn ist eine lebensbestimmende Wirklichkeit für den Patient
- Der Inhalt des Wahns wird von jedem Außenstehenden als falsch beurteilt und mit niemanden geteilt, man spricht auch von einer „Privatwirklichkeit" des Patienten.

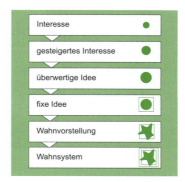

Abb. 3.2 **Vom Thema zum Wahn**

Wahnsymptome/Wahnthemen

Wahnstimmung

Vorstufe des Wahns, Wahn ohne Wahnidee. Der Patient wähnt, „dass etwas im Gange ist". Er spürt etwas Bedrohliches, Unheimliches, kann dies aber nicht genau erklären. Selten werden angenehme oder Glücksgefühle erlebt.

Wahnwahrnehmung

Objektiv Vorhandenes erhält in der „Privatwahrnehmung" eine abnorme Bedeutung.

Wahngedanken/Wahneinfall

Der Wahneinfall braucht keine wahnhafte Wahrnehmung, der erste Denkakt enthält im Gegensatz zur Wahnwahrnehmung bereits den Wahn.

Wahnhafte Personenverkennung

Verkennung bekannter und unbekannter Personen.

Beziehungswahn

Belanglose Ereignisse werden wahnhaft auf die eigene Person bezogen. Der Kranke glaubt, vieles passiere seinetwegen und sei nur für ihn von Bedeutung, oft auch für ihn gemacht.

Beeinträchtigungswahn

Das Fühlen, Denken und Handeln des Betroffenen wird von außen negativ beeinflusst (typisch für schizophrene Ich-Störung). Im Gegensatz zum Beziehungswahn ist für den Kranken hier nicht nur alles auf sich bezogen, sondern zudem noch gegen ihn gerichtet. Bezeichnend ist die Überzeugung des Patienten, er würde überall ungerecht behandelt, z. B. bei Beförderungen im Beruf oder auf Ämtern.

Verfolgungswahn

Ereignisse, die an sich harmlos sind, werden als Bedrohung oder Verfolgung empfunden → Steigerung des Beeinträchtigungswahns. Die ganze Umwelt, einschließlich der Familie, können hier als Verfolger oder deren Hintermänner wahrgenommen werden. Der Kranke spricht diesen Verdacht häufig nicht aus.

Bedeutungswahn

Gegenstände, Vorgänge und Gesprochenes bekommen in Bezug auf den Patienten eine besondere Bedeutung.

Eifersuchtswahn

Wahnhafte Überzeugung, vom Lebenspartner betrogen zu werden, auch wenn keinerlei Beweise dafür vorhanden sind.

Größenwahn

Der Kranke überschätzt seine gesellschaftliche Bedeutung, seine eigenen Fähigkeiten und Leistungen. Die Wahninhalte können im Bereich des Realen bleiben, gehen aber oftmals weit darüber hinaus bis hin zu Vorstellungen, man hätte ungeheure Macht oder Reichtum, man wäre fähig, die Welt zu ändern durch Erfindungen oder Revolutionen.

Nichtigkeitswahn

Gegenteil von Größenwahn. Der Kranke sieht sich als machtlos, verloren und nichtig. Manche Patienten berichten, sie würden tatsächlich immer kleiner, leben nur noch zum Schein. In der schlimmsten Form leugnet der Patient seine Existenz und auch die seiner Familie (nihilistischer Wahn).

Versündigungswahn

Der Patient glaubt, große Schuld auf sich geladen zu haben, ohne dass es einen adäquaten Grund dafür gibt. Er glaubt z. B., dass die Menschen Kriege führen, weil er in seinem Leben gesündigt hat. Es können auch Befürchtungen auftreten, durch Handlungen an sich selbst, z. B. Onanie oder eine stattgefundene Abtreibung, eine Schuld begangen zu haben. Kleine Bagatellvergehen oder Notlügen werden vollkommen überbewertet (häufig bei Depressionen).

Verarmungswahn
Der Patient glaubt sich völlig verarmt, nichts mehr zu besitzen, seinen Lebensunterhalt nicht mehr bestreiten zu können, hat panische Angst, verhungern zu müssen oder seine ganze Familie ins Unglück zu stürzen (häufig bei agitierten Depressionen).

Hypochondrischer Wahn
Wahnhafte Überzeugung, krank zu sein (häufig bei Depressionen: Eine unheilbare Krankheit wird für die Stimmung verantwortlich gemacht, die Depression häufig abgestritten).

Patienten beobachten
Stimmung
Setzt der Patient harmlose Vorkommnisse auf der Station, die nichts mit ihm zu tun haben, mit sich in Beziehung? Deutet er sie gegen sich gerichtet? Häufiger Streit mit Mitpatienten ist ein möglicher Parameter.

Kontaktfähigkeit
- Häufiger, in seiner Ursache nicht nachvollziehbarer Streit mit Mitpatienten als Hinweis für Beeinträchtigungserleben
- Welche privaten, beruflichen Bereiche betrifft die Störung? Welche Reaktion ruft sie hervor? Führt sie z. B. zu Vereinsamung, Kontaktarmut?

Verhalten in der Gruppe
- Wie stark machen sich die Beeinträchtigungen, Erlebnisse im Stationsalltag bemerkbar? Wird der Patient aus der Gemeinschaft ausgeschlossen? Isoliert er sich?
- Bizarre Verhaltensweisen führen zu Ausgrenzungen
- Wirkt Mimik oder Sprache des Patienten, als ob ihn etwas bedroht?
- Wie ist das Verhalten, wenn der Patient sich unbeobachtet fühlt?

Mimik
Gesichtsausdruck: überrascht, gequält, ängstlich bis ratlos?

Einstellung zur Krankheit
- Werden vom Patienten Versuche unternommen, das Wahnerleben zu überprüfen?
- Wird Aufklärung über die Krankheit angenommen/gewünscht (Edukation, ▶ 4.3.8)

Umgang
- Die Nähe, Wirklichkeit, Echtheit des Erlebten alle 1–2 Tage erfragen; Zweifel des Patienten an der Richtigkeit des Wahnerlebens überprüfen
- Offenes Nachfragen der Wahninhalte entlastet den Patienten und hilft, seine Gesamtsituation qualifizierter einzuschätzen, z. B. Suizidalität bei Schuld- und Versündigungswahn
- Durch Beobachtungen in der Gruppe Fremdaggression einschätzen, besonders bei Verfolgungs-, Beeinträchtigungs-, Eifersuchtswahn
- Bei Verfolgungserleben dem Patienten die Sicherheit der Station zeigen, z. B. dass die Türen verschlossen sind, in der Nacht eine Pflegekraft regelmäßig durch die Zimmer geht

- Nach dem ersten Abklingen der akuten Symptomatik helfende Gespräche (▶ 4.1.1) führen
- Auf chronisch „Wahnhaftes" eingehen.

> **Tipps, Tricks und Fallen**
> - Mancher Wahn hat sich schon als Wahrheit entpuppt, z. B. Eifersuchtswahn
> - Übersinnliche Wahnformen sind grundsätzlich nicht nachprüfbar
> - Größenwahn, krankhafte Selbstüberschätzung: Ein Gespräch mit dem Oberarzt oder Chefarzt ist für den Patient häufig bedeutungsvoller
> - Der Mensch erlebt bedeutungsgebend, interpretierend und sinngebend, jeder Mensch ist grundsätzlich wahnfähig
> - Die Warnung, in das Wahnsystem eines Patienten zu geraten, wird allzu häufig ausgesprochen. Weitaus häufiger führt diese Warnung dazu, dass einem Patienten mit einer übertriebenen Distanz begegnet wird.

Zwangssymptome
- **Zwangsgedanken:** quälendes Grübeln, Vorstellen, Erinnern oder Befürchten, das als unsinnig erkannt wird; der Patient leidet meist unter Zweifeln und Befürchtungen, die sich seinem Bewusstsein aufdrängen; er kann diese Gedanken nicht abschütteln, auch nicht durch starke Willensanspannung
- **Zwangshandlung:** unwiderstehlicher Drang, gegen oder ohne den eigenen Willen eine Handlung ausführen zu müssen, z. B. Kontroll-, Ordnungs-, Waschzwang
- **Zwangsimpuls:** quälender innerer Antrieb, eine gefährliche oder sinnlose Handlung auszuführen.

Patienten beobachten
- **Verhalten in der Gruppe:** Abkapselung des Patienten; quälendes Grübeln gibt dem Patient kaum Gelegenheit zu einer Unterhaltung
- **Einstellung zur Krankheit:** Auffälligkeiten im näheren Umfeld
- **Stimmung:** erfragen, wie der Patient mit seinen als unangenehm empfundenen Zwängen zurechtkommt: „sehr quälend", „geht so", „furchtbar".

Umgang
- Starke Ordnungsliebe eines Patienten beim Ordnungszwang nicht belächeln
- Für Patienten mit einem Ordnungszwang ist ein nachlässiger Zimmer- oder Tischnachbar u. U. eine große Qual
- Kontrolle der erarbeiteten Bewältigungsstrategie, Aufnahme in die Pflegeplanung; z. B. beim Waschzwang: Zu welchen Gelegenheiten kann der Patient die Hände waschen, womit muss er sie im Anschluss pflegen?

3.5.2   Formale Denkstörungen/Störung des Denkablaufs

Häufige, meist krankheitsunspezifische Störungen des Gedankenablaufs. Bei den schizophrenen Psychosen (▶ Kap. 7) stehen die formalen Denkstörungen als Grundsymptom an erster Stelle.

Vorkommen
- Schizophrene Psychosen (▶ Kap. 7)
- Affektive Psychosen (▶ Kap. 6)

- Organische psychische Störungen (▶ Kap. 8)
- Bewusstseinstrübung.

Symptome

Gehemmtes/verlangsamtes Denken

Verlangsamter Ablauf des Denkens, inhaltliche Verarmung auf wenige Themen, jedoch klar und in sich geordnet. Häufiges Symptom bei Depressionen. Der Patient ist nicht in der Lage, die Hemmung im Denken zu beseitigen, und leidet erheblich darunter. Er berichtet häufig über seine Schwierigkeiten, wirkt insgesamt verlangsamt.

Umständliches Denken

Unfähigkeit, nebensächliche Details zu übergehen, z. B. wird im Gespräch das eigentliche Ziel über den Umweg einiger Nebensächlichkeiten erreicht.

Eingeengtes Denken

Auf wenige Themen beschränktes Denken. Der Patient spricht immer wieder über dieselben Themen. Oft macht es den Anschein, als sei ihm das Thema spontan eingefallen.

Perseverierendes Denken

Gedankenkreisen, Sinnieren. Der Patient bleibt bei einem Gedanken haften.

Gedankendrängen

Übermäßig viele Einfälle. Die Menge an Einfällen und das häufige Wiederkehren der Gedanken werden eher als belastend empfunden.

Beschleunigtes/ideenflüchtiges Denken

Ununterbrochenes Denken und Reden. Ständig werden neue Einfälle, die in lockere Wort- oder Klangassoziationen mit den vorhergehenden verknüpft sind, vorgebracht.

- Durch das Einschießen vieler Gedanken wird ein Satz durch einen neuen unterbrochen
- Patient verliert sich immer wieder im Unwesentlichem
- Ein längerer und umfassender Gedankengang kann nicht zu Ende gebracht werden, der enorme Ideenreichtum kann nicht sinnvoll verwertet werden.

Vorbeireden

Es werden unabsichtlich falsche Antworten gegeben. Im Gespräch oder aus der Situation heraus ist ersichtlich, dass die Frage verstanden wurde, die Antwort geht jedoch unbeabsichtigt daneben.

Gedankensperrung/Gedankenabreißen

Den Gedanken nicht zu Ende bringen, als ob der Gedanke von einem genommen würde. Der zunächst flüssige Gedankengang wird gelegentlich auch mitten im Satz unterbrochen. Diese Denkstörung ist dem Patient meist quälend bewusst.

Inkohärentes/zerfahrenes Denken

▶ 6.2

Zusammenhangloses Denken. Es können keinerlei Beziehung zwischen den einzelnen Denkgliedern gefunden werden.

Neologismen

Wortneubildung: neue, im Sprachgebrauch nicht vorkommende Wörter, die für den Patienten eine Bedeutung haben.

Begriffsverschiebung
- Konkretismus: übertragene Sinnzusammenhänge werden schlecht erkannt, der Sinn eines Sprichwortes kann vom Patienten nicht erklärt werden. Der Patient bleibt am Konkreten haften
- Symboldenken.

Begriffsverschiebungen können manchmal durch Erklärenlassen von Sprichwörtern nachgewiesen werden.

Demenzielles Denken

Schwerster Grad der Denkstörung. Auf ein Minimum reduzierte Urteils- und Kritikfähigkeit und die Unfähigkeit, sich neue Sachverhalte und Erkenntnisse zu merken, machen den Patienten zu einer hilflosen Person. Es besteht Eigengefährdung.

Patienten beobachten

Geistige Regsamkeit
- Begriffsverschiebungen·können beim psychotischen Patienten zu erheblichen Missverständnissen führen
- Zwanghaftes Ausführen von „Ritualen".

Beschäftigung

Werden logische Abläufe korrekt und in angemessener Zeit durchgeführt (Gedankendrängen, beschleunigtes und ideenflüchtiges Denken, umständliches Denken)?

Verhalten in der Gruppe

Durch Begriffsverschiebungen und Neologismen kommt es bei Gruppenaktivitäten teilweise zu Missverständnissen.

Orientierung

Führt eine Verlegung innerhalb der Station zu Orientierungsstörungen?

Stimmung

Leidet der Patient daran, die ständig wiederkehrenden Gedanken nicht bearbeitet oder erledigt zu bekommen (Perseveration)? Stimmungswechsel, z.B. von ängstlich-getrieben zu ängstlich-zurückgezogen?

Einstellung zur Krankheit
- Versteckt sich der Patient hinter seiner Erkrankung, benutzt er sie als Entschuldigung, stellt er sie zur Schau?
- Beschäftigt sich der Patient ständig mit sich selbst?
- Macht es den Anschein, als wolle der Patient nicht, dass es ihm besser geht?
- Kann der Patient die Inhalte des Denkens bewusst steuern, sucht er die Reizüberflutung oder die Ruhe?
- Kämpft der Patient offensichtlich gegen seine Denkstörung an? Verlangt er Strukturierungshilfen wie Therapieplan oder Tagesordnung?

Umgang
- Steht die Angst im Vordergrund, ist neben der medikamentösen Therapie ein beruhigender Umgang und eine gezielte Ablenkung des Patienten von Vorteil
- Auf steigenden Leidensdruck achten → Suizidrisiko
- Auf andere Gedanken bringen, Patienten in den Stationsablauf einbinden, z.B. Mithilfe in der Küche
- Mit früheren Hobbys und Interessen hat man einen guten Gesprächseinstieg und manchmal einen Hinweis für eine Beschäftigung im Stationsalltag (▶ 4.2)
- Gehemmtes, verlangsamtes Denken
  - Keine langen Gespräche führen

  - Patienten Zeit lassen, den Gedanken beenden zu können
  - Im Gespräch nicht vorgreifen; Patient fühlt sich dadurch vom Gesprächs-
    partner gehetzt
- Weitschweifiges, sich verlierendes Denken: behutsame Rückführung zum
  Thema, z. B. durch Handzeichen „Time out"
- Ideenflüchtiges, beschleunigtes Denken
  - Themen, über die gesprochen wird, vorher genau absprechen; Patient ist
    dadurch im Gespräch leichter zu führen
  - Evtl. Zeitlimit setzen
  - Nur gezielte Fragen stellen
  - Ablenkung vermeiden, in einen ruhigen Raum zurückziehen
- Inkohärentes Denken: Es ist fraglich, ob ein Gespräch sinnvoll ist, wenn man
  in dessen Verlauf keinerlei Zusammenhang erkennt; dem Patienten erklären,
  dass ein Gespräch auf einen späteren Zeitpunkt verschoben werden sollte;
  nonverbale Kommunikation (▶ 4.1.1) ist oft hilfreich. Bei einem gemeinsa-
  men Spaziergang können unverstandene Sätze einfach mal stehenbleiben
- Konkretismus: keine Redensarten im Gespräch verwenden, sie verwirren den
  Patienten oft.

❗ Tipps, Tricks und Fallen
  - Der Inhalt von zwanghaften Vorstellungen muss nicht pathologisch
    sein, meist stört aber die quälende Penetranz
  - Zwanghaftigkeit von Sucht abgrenzen
  - Zwangshandlungen dienen der Neutralisierung inneren Drucks
  - Merkfähigkeits- oder Konzentrationsstörungen des denkgehemmten
    Patienten bedeuten keine intellektuelle Minderbegabung.

3.6 Stimmungsstörungen/Affektstörungen

Unter Stimmung und Affektivität (Emotionalität) versteht man die Gesamtheit
des Gefühls-, Gemüts- und Stimmungslebens. Auch die Emotionalität ist selbstverständlich nicht isoliert zu betrachten, sie steht in engem Zusammenhang mit
dem Antrieb und wirkt sich auf andere Funktionen wie Denken und Gedächtnis
aus.
- Stimmung: langfristiger und gleichmäßiger Gefühlszustand
- Affekt: kurz dauernde Gefühlswallung wie Wut, Ärger, Angst, Verzweiflung,
  Freude.

Vorkommen
- Affektive und schizophrene Erkrankungen (▶ Kap. 6, ▶ Kap. 7)
- Demenz (▶ 14.1), schwere geistige Behinderung (▶ Kap. 9)
- Organische Hirnerkrankung
- Körperliche und seelische Erschöpfung.

Symptome
Affektlabilität
Rascher Wechsel der Affektlage. Beeindruckend sind überschießende Stimmungswechsel in schneller Folge schon bei geringen Anlässen von einem Extrem zum
anderen. Selten ist der Wechsel zwischen normaler und extremer Affektivität.

Affektinkontinenz
Fehlende Beherrschung: Der Patient ist nur schwer in der Lage, seine Gefühls- und Affektäußerungen zu steuern. Schon bei geringen Anlässen zur Freude oder Trauer schießt ein extremes Maß an Gemütsregung hervor. Affektinkontinenz und Affektlabilität bestehen meist gleichzeitig.

Affektverflachung
Die Gefühlswelt wird schwer erreicht, es besteht eine mangelnde Ansprechbarkeit der Gefühle. Bei der Hebephrenie (▶ 7.3) kommt es häufig zu einem läppischen Verhalten.

Depressivität
Niedergeschlagene Stimmung, leidend, traurig verstimmt. Patient zieht sich zurück, spricht kaum, fühlt sich traurig oder sogar leer.

Euphorie
Heitere Stimmung in Form von Sorglosigkeit, Optimismus und subjektivem Wohlbefinden. Kommt bei vielen organischen Hirnerkrankungen vor.

Apathie
Es fehlt jegliche spontane Aktivität bei nach außen sichtbarer völliger Gefühl- und Teilnahmslosigkeit.

Dysphorie
Gereizte, freudlose, bedrückte Verstimmtheit. Der Patient ist unzufrieden mit sich und der Welt, die Zukunft wird pessimistisch beurteilt. Positive Erlebnisse können die Verstimmtheit teilweise ausgleichen, negative wirken in jedem Fall verstärkend. Patient ist griesgrämig, motzig.

Torpidität
Stumpfheit, emotionale Unansprechbarkeit, z. B. bei extrem niedriger Intelligenz. Bezeichnend sind Faulheit, verminderte Ausnutzung vorhandener Fähigkeiten, Vernachlässigung der äußeren Erscheinung. Interesse beschränkt sich auf Freude, Essen und Schlafen.

Ambivalenz
Gleichsam bestehende, miteinander unvereinbare gegensätzliche Gefühle, Zwiespältigkeit; bezieht sich auf das Wollen, Denken (in einem Satz wird eine Ansicht und deren Gegenteil geäußert) und Fühlen (für dieselbe Person wird Liebe und Hass empfunden); wird i. d. R. vom Patient als quälend empfunden.

Parathymie
Gedankeninhalt stimmt nicht mit der sichtbaren Gefühlsäußerung überein.

Gefühl der Gefühllosigkeit
Gemütsleere und Verlust von affektiver Schwingungsfähigkeit. Vom Gefühl der Gefühllosigkeit sprechen Patienten mit schweren Depressionen. Qualvolles Erleben einer Gemütsleere, Absterben der Gefühle, Verlust von affektiver Schwingungsfähigkeit.

Vitalstörungen
Negativ getöntes Lebensgefühl. Der Patient erlebt sein leibliches Gemeinempfinden (Hunger, Durst, geschlechtliche Erregung) als daniederliegend/nicht existent.

Angst
Affektzustand, bei dem sich die Psyche bereits auf eine Gefahr, die erwartet wird, eingestellt hat. Die Ursache der Angst ist für die Symptomatik nicht entscheidend, sehr wohl jedoch bei der Therapie.

Anfallsartig auftretende Angstattacke/Panik
▶ 10.1.4
Frei florierende, unbestimmte Angst im Gegensatz zur Realangst, Furcht.

Phobie
Sich zwanghaft aufdrängende Angst vor bestimmten Gegenständen oder Situationen. Häufige Themen sind: Angst vor freien Plätzen (Agoraphobie), vor geschlossenen Räumen (Klaustrophobie) oder vor Tieren (z. B. Arachnophobie, die Angst vor Spinnen).

Patienten beobachten

Stimmung
- Deckt sich die Stimmung mit dem Gesprächsthema?
- Welche Bereiche werden durch die Stimmungslage beeinflusst, z. B. Kontaktfähigkeit, geistige Regsamkeit, Antrieb, Gruppenverhalten und Mimik?
- Ist der Patient in der Lage, seine Gefühle zu zeigen?
- Kommt es bei ständig gehobener Stimmung zu unvernünftigen Handlungen, z. B. Überlastungstendenzen beim Sport?
- Wie leibnah werden Gefühle empfunden?
- Zustand des Selbstwertgefühls, Gefühl von Überlegenheit oder Scham, Reue, Verlegenheit.

Geistige Regsamkeit
- Wie gestaltet der Patient sein persönliches Umfeld?
- Wie werden Nachrichten aufgenommen?

Antrieb
- Kommen Affektstörungen spontan oder reaktiv?
- Vitalgefühl gedrückt, gehoben?
- Findet der Patient keine Ruhe, fühlt er sich getrieben?
- Hat der Patient an einer Beschäftigung Spaß oder will er nur im Bett liegen?
- Wird eine Antriebsminderung vom Patienten als belastend empfunden?

Einstellung zur Krankheit
Zeigt der Patient Gesprächsbereitschaft bzgl. seines Gefühlslebens oder weicht er eher aus?

Kontaktfähigkeit
- Wie ändert sich die Kontaktfähigkeit mit den Stimmungsschwankungen?
- Haben Mitpatienten Angst vor dem Patienten? Kümmert er sich um andere Patienten? Ist der Patient stumpf in sich gekehrt?

Sprache
- Sprache monoton, z. B. bei Depressionen
- Untermalt mit Gestikulieren, z. B. ausgeprägt bei Manien, oder eigentümlich überzogen, z. B. bei schizophrenen Psychosen
- Tempo: langsam-gleichmäßig, sich überschlagend, Gedanken sind schneller als das Aussprechen
- Tonfall, voller Höhen und Tiefen, leise-monoton.

Psychomotorik
- Ist die Haltung in sich zusammengesunken oder sportlich-vital?
- Psychomotorisch gehemmt oder gesteigert, agitiert, erregt, geschäftig, betriebsam.

Mimik
- Eingefrorene Mimik, Gefühle werden nicht sichtbar
- Lebhafte Mimik, voller Manieriertheiten.

Umgang

- Den Patienten nicht bedrängen, wenn er nicht über seine Gefühle sprechen will
- Hinterfragen, ob die sichtbare affektive Reaktion, z. B. Mimik, mit der Stimmungslage übereinstimmt
- Patienten wissen häufig selbst, was gut für sie ist; auf Wünsche wie Spaziergänge, Gespräche, Gesellschaftsspiele eingehen
- Affektinkontinente Patienten mit fehlender Beherrschung vor möglichen Reizüberflutungen schützen; nicht mit unruhigen Mitpatienten in ein Zimmer legen.

> **! Tipps, Tricks und Fallen**
> Beim Überbringen einer schlechten Nachricht, bei der ein Patient seine Gemütslage nicht zeigen kann, sind die daraus folgenden Handlungen (z. B. Suizidtendenzen, Fremdaggression) oft nicht absehbar. Ein offenes Nachfragen schafft mehr Klarheit.

3.7 Antriebsstörungen

Der Antrieb, umgangssprachlich auch als Lebenskraft oder Power bezeichnet, ist die Kraft, die allen psychischen und motorischen Vorgängen zugrunde liegt. Diese Energiequelle steht hinter all unserem Denken und Handeln.

Vorkommen

- Affektive und schizophrene Psychosen (▶ Kap. 6, ▶ Kap. 7)
- Neurosen (▶ 10.2)
- Verschiedene Formen der Oligophrenie
- Belastungs- und Anpassungsstörungen (▶ 10.3)
- Stoffwechselstörungen (▶ 8.4.11)
- Hirntumoren.

Symptome

Antriebsminderung/Antriebsmangel/Antriebsverarmung

Der Spontanantrieb fehlt oder ist herabgesetzt, einmal vorhandener Antrieb schwindet. Der Patient ist interesselos und träge, wobei er häufig reaktiv verstimmt ist. Eine Steigerung bis zum Stupor ist möglich. Eine Besserung entsteht oft durch Fremdantrieb wie BT, AT, Sport.

Antriebshemmung

Mehr oder minder stark herabgesetzter Antrieb, wobei der Patient darunter leidet. Der Patient wünscht sich oft einen stärkeren Antrieb, kann diesen jedoch durch eigene Willenskraft nicht erreichen. Als ein typisches Symptom einer Depression kann sich eine mehr oder minder ausgeprägte Einschränkung der Entschluss- und Handlungsfähigkeit bis hin zum depressiven Stupor ausdehnen (▶ 6.1.4).

Antriebssperre

Schlagartiges, spontanes Innehalten einer momentanen Tätigkeit; kann u. U. plötzlich wieder aufgehoben sein.

Mutismus

Beharrliches Schweigen bei intaktem Sprechorgan; kann beabsichtigt sein oder eine krankhafte Ursache haben, z. B. psychogener Stupor, Schrecklähmung, heftige Gemütsbewegung, Katatonie.

Antriebssteigerung
Vermehrter spontaner Antrieb bis hin zum unkontrolliert gesteigerten Antrieb. Der Patient fühlt sich unruhig, rastlos und getrieben, in schweren Fällen bis zum plötzlichen Einschießen von Impulshandlungen.

Akinese/Hypokinese
Bewegungslosigkeit. Unfähigkeit zu willkürlichen Bewegungen.

Stupor
Fehlen jeglicher körperlicher oder sichtbarer psychischer Aktivität. Trotz Bewusstseinsklarheit kann der Betroffene keinerlei körperliche oder psychische Aktivitäten ausführen. Der Gesichtsausdruck ist amimisch, auch auf Schmerzreize folgt meist keine Reaktion. Künstliche Ernährung kann erforderlich werden.

Katalepsie
Starrsucht. Außerordentlich langes Einhalten einer Körperhaltung mit Erhöhung des Muskeltonus.

Katatonie
Störung der Willkürbewegungen. Die Symptomatik umfasst zwei entgegengesetzte Formen: den katatonen Sperrungszustand (Stupor) und den katatonen Erregungszustand.

Perniziöse Katatonie
Akutester Ausbruch der Katatonie (▶ 7.4): stumme Erregung und schwere Akrozyanose (blaurote Verfärbung der Akren = Körperenden). Fieber, Kreislaufstörungen, Unterhautblutungen, Erregungszustände, Kreatinkinase-Anstieg, Myoglobinurie.

Negativismus
Gegenteiliges Tun von dem, was verlangt wird.

Stereotypien
Ständiges Wiederholen einzelner Verhaltensweisen wie Gesten, Bewegungen und Formulierungen.

Beschäftigungszwang
Quälender Zwang zu ununterbrochener Beschäftigung. Der rastlose Drang, sich zu beschäftigen, führt oft zu unproduktiven Tätigkeiten.

Raptus
Lat. rapere: „hinreißen". Gewaltsame Handlung mit ungeordnetem Bewegungsdrang, die plötzlich und aus völliger Ruhe heraus auftritt.

Erregung
Zustand gesteigerter psychischer oder motorischer Funktionen. Die Erregung kann sich z.B. durch Schreien, Lärmen, Schlagen, Purzelbaum schlagen, Über-die-Betten-Springen äußern.

Patienten beobachten
Antrieb
• Hat der Patient Eigeninitiative oder muss er motiviert werden? Fragt er nach Therapieangeboten?
• Leidet er unter seiner Antriebsstörung?
• Wird eine Antriebssteigerung kanalisiert, wird nach Entlastungsmöglichkeiten gesucht?
• Wo liegt der „Normbereich" des Antriebs für diesen Patienten? Fremdanamnese einholen

- Versucht ein Patient, seine Antriebssteigerung auf andere Mitpatienten zu übertragen?
- Innehalten einer momentanen Tätigkeit; dieses Phänomen ist von Absenzen abzugrenzen.

Geistige Regsamkeit
- Unruhe, rastlos, ständiges Sprechen
- Impulshandlungen
- Psychomotorische oder sprachliche Erregungszustände.

Psychomotorik
- Verlangsamte Bewegungsabläufe, schlagartiges Innehalten bei der Tätigkeit
- Empfindet der Patient einen quälenden Drang, sich ständig zu beschäftigen, z. B. bei Anorexia nervosa und Manie?

Stimmung
- Hängt die Antriebsstörung mit äußeren Einflüssen zusammen?
- Ist eine innere Unruhe, Getriebenheit nach außen hin sichtbar?

Einstellung zur Krankheit
Leidet der Patient unter starker Antriebsminderung, wünscht er sich mehr Antrieb?

Umgang
- Antriebsgeminderten Patienten motivieren, z. B. BT, AT, Sport; Antriebsanreize von außen bessern häufig die Antriebsminderung
- Katalepsie, das ständige Einhalten einer unbequemen Stellung über Std. bis Wochen führt zu Organschäden; beachte: hohe Dekubitusgefahr
- Beobachten, dokumentieren, weitergeben, wie der Patient oder Therapeut den Antrieb des Patienten am besten beeinflussen kann.

> **Tipps, Tricks und Fallen**
> - Der gesperrte Patient nimmt bei der katatonen Form der Schizophrenie seine Umgebung voll und ganz wahr
> - Der negativistische Patient neigt zu Aggressions- oder Wutanfällen.

3.8 Gestörtes Ich-Erleben

Ich-Störungen liegen vor, wenn die eigenen seelischen Vorgänge als von anderen gemacht, gelenkt und kontrolliert erlebt werden. Hierzu gehören die Phänomene des Gedankenentzugs, der Gedankeneingebung, der Beeinflussung des Fühlens, Wollens und Denkens.

Vorkommen
- Schizophrene Psychosen (▶ Kap. 7); häufig als Anfangssymptom
- Alle Formen der Depressionen
- Organische Psychosen (▶ Kap. 8)
- Zwangsneurosen, Phobien (▶ 10.2.2)
- Persönlichkeitsstörungen
- Bei Gesunden in seelisch oder geistig sehr belastenden Situationen.

Symptome

Entfremdungserleben

- Derealisation: Die Umgebung erscheint unwirklich, fremdartig, u. U. auch räumlich verfälscht; die Umwelt wirkt unvertraut, sonderbar („Patient ist im falschen Film")
- Depersonalisation: dem eigenen Ich fremd gegenüberstehen, Gefühl der Veränderung von Körper oder Körperteilen; Patienten erleben sich als fremd, unlebendig, ihr Handeln als automatisch.

Transitivismus

Projektion eigenen Krankseins auf andere. Der Patient ist davon überzeugt, dass alle um ihn herum krank sind, z. B. die Angehörigen, die ihn in die Klinik gebracht haben.

Gedankenausbreitung

Gefühl, dass die eigenen Gedanken von anderen gelesen werden können. Der Patient klagt, dass ihm seine Gedanken nicht mehr allein gehören, andere haben Anteil an seinen Gedanken, sie wissen, was er denkt (Gedankenlesen).

Gedankenlautwerden

Wahnhaftes Gedankenlautwerden. Der Patient ist überzeugt, dass seine Gedanken laut werden und ähnlich wie beim Gedankenausbreiten von anderen mitgehört werden. Dies schließt er aus den Äußerungen anderer Menschen.

Gedankenentzug

Die Gedanken des Patienten werden von anderen, von einer fremden Macht entzogen. Ein flüssiger Gedankengang reißt plötzlich mitten im Satz ab. Diese Denkstörung wird vom Patienten oft als sehr quälend wahrgenommen. Er berichtet häufig von seiner Unfähigkeit, einen Gedanken zu Ende denken zu können.

Gedankeneingebung

Gefühl, dass die Gedanken von anderen gedacht werden und dem Patienten anschließend eingegeben werden. Der Patient glaubt, dass seine Gedanken und Vorstellungen von außen gemacht, aufgedrängt, gelenkt, gesteuert oder eingegeben werden. Er muss mitdenken, was andere denken.

Andere Fremdbeeinflussungserlebnisse

Außer dem Beeinflussungserleben in Bezug auf die Gedanken ist eine Beeinflussung auch in den Bereichen des Fühlens, Strebens, Wollens und Handelns möglich. Beispiel: Patient berichtet, er müsse etwas Bestimmtes sprechen, dieses in einer vorgeschrieben Weise vortragen. Manche Patienten „müssen" schreien, brüllen oder auf eine genau festgelegte Art handeln, z. B. toben.

Patienten beobachten

Stimmung

- Patienten mit Fremdheitsgefühlen wirken häufig ratlos, verloren, gequält, in die Enge getrieben
- Wie erlebt der Patient sein Fühlen, Denken und Handeln: bedrohlich, gespannt, ängstlich?
- Fühlt sich der Patient bedroht, von außen gesteuert?

Kontaktfähigkeit

- Gibt sich der Patient im Gespräch geheimnisvoll, als ob man ein gemeinsames Geheimnis hätte?
- Rückzug aus dem Stationsgeschehen durch Misstrauen?

Verhalten in der Gruppe
- Wie fügt sich der Patient ins Stationsleben ein, z. B. bei Beeinflussungen durch das Fernsehen oder dem Gefühl, dass andere seine Gedanken lesen können. Meidet der Patient den Fernseh-, Gruppenraum?
- Bei starker Belästigung durch Fremdbeeinflussungserleben auf Hinweise zur Eigen- und Fremdgefährdung achten: Kommt es häufig zu Streitigkeiten in den Gruppen, mit dem Zimmerkollegen?

Einstellung zur Krankheit
- Fühlt sich der Patient krank oder distanziert er sich von seinem Erleben?
- Macht der Patient die Ursache, die ihn in die Klinik brachte, an seiner eigenen Person fest oder macht er andere dafür verantwortlich?
- Bei manchen schizophrenen Menschen führt das Abreißen der Gedanken zu einer wahnhaften Erklärung. Sie machen andere Personen für das Wegnehmen oder Entziehen ihrer Gedanken verantwortlich.

Umgang
- Patienten Zeit lassen, (wieder) Vertrauen in seine Umgebung zu erlangen
- Patienten mit seiner Umgebung bekannt machen
- Speziell mit den gesunden Anteilen des Patienten arbeiten, z. B. Ergotherapie
- Gespräche anbieten, um dem Patienten durch Erklären der Phänomene die Angst zu nehmen (Psychoedukation, ▶ 4.3.8)
- Patienten mit seinen Befürchtungen ernst nehmen, jedoch verständlich machen, dass z. B. seine Gedanken für andere nicht nachvollziehbar sind; häufiges Diskutieren über das unterschiedliche Erleben ist jedoch in der akuten Phase einer paranoid-halluzinatorischen Psychose wenig hilfreich
- Hinterfragen, was die Auslöser für ein beängstigendes Erleben sein könnten; bei Beeinflussungen aus Radio und Fernsehen ist ein Gespräch abseits vom Tagesraum eine gute Ablenkung
- **!** Dem Patienten nicht beweisen wollen, dass sein Erleben „nicht normal/nachvollziehbar" ist.

3.9 Störungen der Intelligenz

Intelligenz ist die angeborene Fähigkeit, Erfahrungen zu sammeln und sinnvoll zu verwerten. Man unterscheidet die praktische Intelligenz (Fähigkeit zur Lösung von Lebensaufgaben) von der theoretischen (Begriffs- und Urteilsbildung). Ein Intelligenzdefekt kann angeboren (Oligophrenie) oder frühkindlich erworben sein (▶ 9.2.1). In der Klinik sind die Minusvarianten (Intelligenzminderungen) von Interesse. Geistig behindert ist man nicht grundsätzlich lebenslang, sondern nur bezogen auf die jeweilige Situation und das jeweilige Alter.
Die Tabelle kann die Einteilung der Intelligenz (die Einteilung der Intelligenz nach Wechsler ist die gängige Klassifikation in der Praxis) nur grob und allgemein darstellen (▶ Tab. 3.3). Im pflegerischen Umgang interessieren die individuellen Unterschiede mehr als zahlenmäßige Generalisierungen (▶ Kap. 9).

Vorkommen
▶ 9.2
- Genetisch, z. B. bei Stoffwechselstörungen wie Phenylketonurie, Chromosomenanomalien wie Trisomie 21
- Pränatal erworben, z. B. bei Lues, Alkohol, Toxoplasmose, Pharmaka, Stoffwechselerkrankungen der Mutter während der Schwangerschaft

Tab. 3.3 Einteilung der Intelligenz (nach Wechsler)	
Klassifikation	**IQ-Grenze**
Extrem niedrige Intelligenz	< 63
Sehr niedrige Intelligenz	63–78
Niedrige Intelligenz	79–90
Durchschnittliche Intelligenz	91–109
Hohe Intelligenz	110–117
Sehr hohe Intelligenz	118–126
Extrem hohe Intelligenz	> 126

- Peri-, postnatal erworben, z. B. bei Sauerstoffmangel, schweren Infektionskrankheiten im Säuglings- und Kleinkindalter, traumatische Hirnschäden
- Psychogen, z. B. keine Förderung bei Verwahrlosung.

Symptome/Patienten beobachten

Orientierung
Störung in Bezug auf Zeit, Ort, Situation und Person.
- Findet der Patient sich mit den Örtlichkeiten der Station zurecht?
- Sind ihm bekannte Besucher vertraut?
- Beeinflusst Stress die Orientierung?

Kontaktfähigkeit
Gestörtes Verhalten in der Kontaktaufnahme mit der Umwelt.
- Welche Art von Interesse zeigt der Patient an seiner Umwelt?
- Wird Geborgenheit durch Körpernähe gesucht? Was passiert, wenn er diese nicht bekommt?

Denken
Geschwindigkeit, Sukzession (Reihenfolge) und Logik des Denkens sind gestört. Denken verlangsamt, erfolgt in Bildern, nicht in Begriffen, mangelnde Abstraktionsfähigkeit.
- Denken weitschweifig, rigide, einfallsarm, umständlich
- Geistige Schwerfälligkeit, geringe innere Beweglichkeit.

Sprache
Tempo, Sprachfehler, Artikulation, Tonfall, Sprachschwierigkeit durch Dialekt oder Schwerhörigkeit, Wortfindungsstörungen, Ausbleiben der sprachlichen Mitteilung.
- Kindlich, stockend, Tonfall leiernd, weinerlich
- Unbestimmte Artikulationsstörung ähnlich der manierierten Sprache des chronisch psychotischen Menschen
- Aussprachestörungen
- Ausdrucksschwierigkeiten.

Geistige Regsamkeit
Anteilnahme, Nichtanteilnahme an der Umgebung, Konzentrationsfähigkeit/-dauer, Flexibilität.
- Wahrnehmung verlangsamt und lückenhaft
- Temperament: affektive Erregbarkeit erhöht, vermindert.

Intelligenzgrad
- Der gemessene Grad der Intelligenz ist nicht ausreichend als Kriterium für eine Förderung (▶ 9.3, ▶ 9.4)
- Aus welcher Lebenssituation kommt der Patient, kann er sein Leben meistern?
- ! Testpsychologische Untersuchungen geben Aufschluss auf den IQ eines Patienten. Eine reine Schätzung birgt die Gefahr der Fehleinschätzung.

Psychomotorik
Gesteigert, gehemmt; Haltung, Gang, Mimik, Gestik.
- Wirkt Motorik, Bewegung, Mimik, Gestik plump, unbeholfen?
- Wiederholt sich ständig der gleiche Bewegungs-, Handlungsablauf?

Beschäftigung
- Womit beschäftigt sich der Patient und wie lange, hat er spezielle Fähigkeiten?
- Fertigkeiten beim Essen, Ankleiden, bei einfachsten Handarbeiten
- Wie interessiert wendet er sich einer Beschäftigung zu, gibt es eine Vorliebe, ist diese die einzige Beschäftigung?

Verhalten in der Gruppe
Von Rückzug und völliger Isolation bis zum ständigen In-den-Mittelpunkt-stellen und zur Neigung von Primitivreaktionen.
- Primitivreaktionen, spontan ohne Zwischenschaltung einer Kontrollinstanz wie Wille, Verstand, Gewissen
- Wirkt das Verhalten in der Gruppe argwöhnisch, scheint der Patient paranoid, sind Reaktionen gereizt oder dysphorisch?
- Ist die Reaktion in Konfliktsituationen altersentsprechend, wirkt er kindlich?
- Verhalten beim Essen: Stopft der Patient sein Essen außergewöhnlich schnell in sich hinein?

Umgang
▶ 9.3
Niemand ist in allen Bereichen gleich behindert, d. h. jeder hat auch Stärken.
- Bei kurzfristiger therapeutischer Beziehung (Aufnahmestation) soll bei Patienten mit niedriger bis sehr niedriger Intelligenz eine deutliche, professionelle Distanz gewahrt werden
  - Junge Patienten verlieben sich häufig in junge Pflegende
  - Patienten erkennen sehr schnell, wer vom Team „einen Narren an ihnen gefressen hat". Möglicherweise wird dies umgedeutet oder gar ausgenutzt, um das Team gegeneinander auszuspielen
  - Werden Geschenke vom Personal angenommen (z. B. abgelegte Kleider), ohne deren Bedeutung mit dem Patient zu besprechen, kann das für den Patienten als ein Erwidern der Gefühle gewertet werden
- Besonders wichtig ist eine Kontinuität in der Pflege mittels pädagogisch-verhaltenstherapeutisch orientiertem Vorgehen
- Bei Verlegungen Umgang mit Patienten genau beschreiben; gleich bleibendes Verhalten vom Pflegepersonal (was darf der Patient und was nicht) verhindert ggf. beim Patient das Zurückfallen in frühere Verhaltensmuster → Pflegeüberleitung
- Diagnostik der Minderbegabung ist wichtig zum Schutz vor Unter- und Überforderung
- Akzeptanz gegenüber Patienten und Behinderung erkennen lassen

- Pflege auf Intelligenzalter, nicht auf Lebensalter ausrichten
- Strukturierter Tagesablauf, z. B. durch Beschäftigungs-, Arbeitstherapie; Zusammenarbeit von Station und Therapie ist wichtig
- Kontinuität im Team (Dienst-, Fallbesprechungen)
! Zu viel Pflege stellt eine Unterforderung dar.

Bei starker Minderbegabung
- Verlegung stark minderbegabter Patienten in einen Akutbereich nur bei Notwendigkeit einer Krisenintervention
- Belohnung wird vom Patient eher verstanden als Strafe; die Grundhaltung soll gütig-konsequent sein
  - Sofortiges Lob als positiver Verstärker führt eher zu positiver Verhaltensänderung
  - Bei leicht störendem Verhalten auch mal mit „Nichtbeachtung" reagieren
- Schutz vor Angriffen anderer bei unerwünschten Verhaltensweisen
- Bei Trainingsmaßnahmen in kleinen Schritten vorgehen.

❗Tipps, Tricks und Fallen
- Verhaltensstörung ist oft Ausdruck von Streben nach Anpassung oder Abgrenzung von den Erwartungen der Umwelt
- Es ist ein weit verbreiteter Irrglaube, dass Genie und Wahnsinn im Sinne einer Schizophrenie nah beieinander liegen; 1–2 % der Weltbevölkerung sind schizophren, ob intelligent oder weniger intelligent
- Überprüfen eigener „Behinderungen", z. B. Gedächtnisschwäche, „sportliche Niete", Unvermögen, Wünsche oder Kritik zu äußern; überprüfen der Reaktionen anderer auf die Entdeckung dieser „Behinderungen"; Kenntnis eigener Behinderungen erleichtert den Umgang mit Behinderung anderer.

3.10 Testpsychologische Untersuchung

Testpsychologische Verfahren sind wissenschaftliche Routineverfahren, die die individuelle Merkmalsausprägung abgrenzbarer Persönlichkeitsmerkmale messen. Geeignete Tests müssen standardisiert in der Vorgabe, Auswertung und Interpretation sein, damit eine routinemäßige Anwendung möglich wird (▶ Tab. 3.4). Die Vergleichbarkeit und Bewertung von Testergebnissen wird über den Vergleich eines Einzeltestwertes mit den Werten aus adäquaten, möglichst umfangreichen Vergleichsgruppen möglich.

- Durchführen, Auswerten und Interpretation der Tests erfordern eine testmethodische und psychodiagnostische Ausbildung, die durch ein Psychologiestudium erworben wird
- Testwerte können eine messtechnisch nicht vorhandene Präzision vorgeben; sie hängen auch stark von der Bereitschaft ab, sich testen zu lassen; die totale Messbarkeit des Menschen ist fragwürdig
- Anwendung von Tests muss sich an den Interessen des zu Testenden orientieren; die Testabsicht sollte dem zu Testenden kommuniziert und nicht vorenthalten werden.

Tab. 3.4 Gütekriterium für psychologische Tests: Objektivität, Reliabilität und Validität

Kriterium	Beschreibung
Objektivität	Durchführung, Auswertung und Interpretation muss unabhängig von der Person des Testleiters sein (durch Standardisierung der Durchführung, Auswertung und Interpretation)
Zuverlässig-keit (Reliabi-lität)	Formale Genauigkeit, mit der ein Merkmal gemessen wird; Maß für die Messgenauigkeit kann z. B. durch Testwiederholungen in längeren Zeitabständen gewonnen werden, bei Wiederholung der Messung unter gleichen Rahmenbedingungen müsste das gleiche Ergebnis erzielt werden
Gültigkeit (Validität)	Grad der inhaltlichen Genauigkeit, mit dem der Test das zu erfassende Merkmal misst (ein Konzentrationstest darf z. B. nur die Konzentration und nicht die Intelligenz messen); Überprüfung der Gültigkeit z. B. durch Vergleich mit bereits als gültig bekannten Tests oder mit einen möglichst objektiven Außenkriterium

Indikationen

Testpsychologische Untersuchungen werden eingesetzt, wenn klinische Beobachtungen, Intuition, Menschenkenntnis und berufliche Erfahrung nicht ausreichen, um bestimmte Fragestellungen beantworten zu können. Erfahrungsgemäß kann das z. B. sein:

- Sprachvermögen nach einem Schlaganfall
- Intellektuelle Leistungsfähigkeit nach einem Unfall
- Ausmaß der depressiven Verstimmung nach einem kritischen Lebensereignis
- Fahrtüchtigkeit bei einer laufenden Psychopharmakotherapie
- Indikation für die Teilnahme an einem kognitiven Training
- Differenzialdiagnostik, um z. B. konfliktbedingte von hirnorganischen Störungen zu unterscheiden
- Allgemeines Persönlichkeitsbild erstellen, z. B. Intelligenz, Fähigkeiten, Interessen, Emotionalität
- Allgemeine und spezielle Leistungsfähigkeit bestimmen, z. B. berufliche Eignung
- Hinweise auf therapeutische Indikationen, z. B. welche psychotherapeutische Methode ist dem Patienten und seiner Störung angemessen?
- Psychische Beeinträchtigungen bei hirnorganischen Störungen objektivieren, z. B. Status, Veränderungen durch Therapie und Reha-Maßnahmen, Eignungen für andere Tätigkeiten
- Wissenschaftliche Untersuchungen, z. B. Studien zur Pharmakopsychologie, Therapiekontrollstudien.

Aufbau

Tests bestehen aus einzelnen Testaufgaben oder Fragen, den so genannten **Items.** Gruppen von Items werden zu einem **Untertest** oder einer **Testskala** zusammengefasst. Der **Gesamttest** besteht aus den verschiedenen Teilbereichen des zu messenden Merkmals.

Normierung und Auswerten

Alle guten klinischen Tests haben **Normen,** die dem Befundersteller in Normwerttabellen zur Verfügung stehen, z. B. Intelligenzquotient(IQ)-Norm (▶ 3.9), dessen Durchschnittswerte bei 85–115 liegen oder Prozentrangwerte von 25–75.

Die Vielzahl der Test kann inhaltlich eingeteilt werden in die Gruppen der Leistungstests, der psychometrischen Persönlichkeitstests und der sog. projektiven Tests

3.10.1 Leistungstests

Aus den registrierten Leistungen wird auf Fähigkeiten geschlossen. Aus Antworten, Ergebnissen und Testverhalten soll auf Verhalten außerhalb der Testsituation geschlossen werden. Die Testergebnisse werden meist in einer Maßzahl ausgedrückt.

Entwicklungstests
- Wiener-Entwicklungstest: erfasst den allgemeinen Entwicklungsstand
- Frostig Entwicklungstest: Beurteilung der Entwicklung der visuellen Wahrnehmung
- Lincoln-Oseretzky-Skala: Quantifizierung des motorischen Entwicklungstands.

Intelligenztests
- Wechsler-Intelligenz-Tests (WIE): Einzelfalluntersuchung der allgemeinen Intelligenz
- Matrizentests: Untersuchung des sprachfreien Intelligenzpotenzials, Grundintelligenz; relativ kulturfairer Test, da er keine sprachlichen Leistungen verlangt
- Kurztest für Allgemeine Intelligenz: Erfassung des aktuellen, fluiden Intelligenzniveaus
- Wortschatz-Intelligenz-Test: Erfassung der verbalen Intelligenz, auch als Hinweis auf prämorbide (frühere) geistige Leistungsfähigkeit.

Spezielle Leistungstests
- Aufmerksamkeits- und Konzentrations-Test (d2-R): konzentrative Ausdauer, Leistungsqualität, Schnelligkeit und Genauigkeit bei konzentrativer Arbeit
- Hand-Dominanz-Test: Ausprägungsgrad der Händigkeit
- Körper-Koordinationstest für Kinder: Entwicklungsstand der Körperkontrolle und Koordinationsfähigkeit
- Farbe-Wort-Interferenztest: Informationsverarbeitung
- Benton-Test: unmittelbares Gedächtnis, visuelle Merkfähigkeit.

3.10.2 Psychometrische Persönlichkeitstests

Meist Fragebögen, die bestimmte Einstellungen, Interessen oder Persönlichkeitszüge wie Ausprägung von Nervosität, Extra-/Introversion, Angst, Offenheit messen können.

Persönlichkeitsstrukturtests
- Freiburger Persönlichkeitsinventar: Ausprägung bestimmter Persönlichkeitszüge wie Gehemmtheit, Erregbarkeit, Aggressivität, Offenheit, Extraversion, Emotionalität
- Gießen-Test: Selbst-, Fremdbild über das Ausmaß von Dominanz, Kontrolle, Stimmung
- Fragebogen zur Erfassung von Aggressivität: Ausmaß von nach innen oder außen gerichteten Aggressionszügen

3

- Persönlichkeits-Stil-und Störungs-Inventar: Erfassung von Persönlichkeits-stilen und Persönlichkeitsstörungen
- Trierer Integriertes Persönlichkeitsinventar: seelische Gesundheit und Ver-haltenskontrolle als wesentliche Dimensionen der Persönlichkeit.

Einstellungstests/Interessentests
- Berufs-Interessen-Test: Einschätzung beruflicher Interessen
- Differenzieller Interessen-Test: Erfassung der Stärke von Berufs- und Frei-zeitinteressen.

Klinische Tests
Zur Erfassung psychopathologischer Phänomene:
- Minnesota Multiphasic Personality Inventory (MMPI): psychische Auffällig-keiten und Ausprägung von Persönlichkeitszügen (ein früher viel verwende-ter Test)
- Beschwerden-Liste: subjektive Beeinträchtigung durch erlebte Beschwerden
- Befindlichkeits-Skala: Ausmaß der momentanen subjektiven Beeinträchti-gung
- Hamilton-Angstskala: Intensität von Angstsymptomen
- Paranoid-Depressivitätsskala: Ausmaß depressiver und psychotischer Erleb-nisse
- Beck-Depressions-Inventar: Schweregrad depressiver Verstimmung
- Münchner Alkoholismus-Test: Selbst- und Fremdbeurteilung von Alkohol-symptomen
- Nürnberger-Altersinventar: Erfassung der kognitiven Leistungsfähigkeit, des Verhaltens, der Befindlichkeit und des Selbstbilds im höheren Lebensalter
- Diagnostisches Interview für das Borderlinesyndrom: Hinweis auf Bereiche der Borderlinestörung wie Anpassung, Impulsivität, Affektivität, Psychose und Interaktion
- Diagnosticum für Cerebralschädigung: Erfassung von Gedächtnis- und Merkfähigkeit nach Hirnschädigungen
- Mini-Mental-Status-Test: Screening-Verfahren zur Erfassung kognitiver Strukturen bei Demenzverdacht
- Göttinger Formreproduktions-Test: Hilfsmittel zur Diagnose der Hirnschädi-gung
- Strukturiertes Interview zur Diagnose von Demenzen (SIDAM): Messung und Quantifizierung verschiedener Demenzsyndrome
- Aachener Aphasie-Test: Hilfsmittel zur Diagnose von Sprachstörungen nach Hirnschädigungen
- Hamburger Zwangsinventar: Erfassung von Zwangsgedanken und Zwangs-handlungen.

3.10.3 Persönlichkeitsentfaltungsverfahren (projektive Tests)

Ein Gesamtbild der Persönlichkeit soll sich aus dem Testverhalten erschließen lassen.
- Formdeut-Verfahren nach Rorschach (Rorschach-Test): Persönlichkeit, Charakter, psychopathologische Hinweise
- Verbal-thematische Verfahren → Thematischer Apperzeptions-Test (TAT): individuelle Bedürfnisse, Abwehrhaltungen und Befürchtungen

- Zeichnerische und Gestaltungsverfahren
  - Familie in Tieren: innerfamiliäre Dynamik
  - Satzergänzungstest: subjektiv wichtige Erlebnisbereiche
  - Mann-Zeichen-Test: diagnostisches Hilfsmittel zur Beurteilung der Schulreife
  - Scenotest: Diagnostik von innerseelischen Konflikten, Erfassung unbewusster Probleme mit Spielmaterial.

! Tipps, Tricks und Fallen
- Veranlassen, dass Patienten zur Testung notwendige Hilfsmittel wie Schreibwerkzeuge, Seh- und Hörhilfen zur Verfügung haben
- Patienten bei der Testbearbeitung nicht beraten oder beeinflussen
- Bereitstellung ungestörter Testbearbeitung
- Auf Wunsch des Patienten Rücksprachemöglichkeit mit dem Tester veranlassen.

3

4 Therapeutische Verfahren

Markus Jensen, Holger Thiel, Siegfried Traxler, Frank Vilsmeier

4.1 Therapeutische Haltungen

Therapeutische Haltungen bezeichnen die Grundhaltungen der Pflegenden zum Heilungsprozess und die Einstellungen zum Patienten. Sie sind die Voraussetzung für einen ziel- und lösungsorientierten Umgang mit dem psychisch kranken Menschen, stellen ihn mit seinen Erfahrungen, Fähigkeiten, Bedürfnissen und Zielen in den Vordergrund und nutzen angemessene Methoden zur Umsetzung der Grundhaltungen.

Grundhaltungen zur Behandlung und zum Patienten
- Persönlichen Entwicklungsfähigkeit des Patienten vertrauen
- Offene, am Wohlergehen des Patienten interessierte Haltung einnehmen
- Bei Rückschritten den Patienten zum Fortschreiten ermutigen (alle Lernprozesse sind immer mit „Abstürzen" verbunden, z. B. Fahrradfahren)
- Gemeinsame Ziele für die Zeit der unterstützenden Begleitung finden, z. B. Pflegeplanung (▶ 1.2)
- Biografische, soziale und kulturelle Hintergründe des Patienten berücksichtigen
- Sich bewusst machen, dass Veränderungen nicht bewirkt oder erzwungen werden können; Prozesse der Entwicklung können nur angeregt werden
- Bereitschaft des Patienten, an der Behandlung und den pflegerischen Maßnahmen mitzuwirken, bedingt den Behandlungserfolg (den Patienten zum Partner machen)
- Möglichst alle auf den Patienten wirkenden Einflussfaktoren, einschließlich seines subjektiven Erlebens, sind zu berücksichtigen
- Je mehr biografische Informationen über den Patienten und seine Beeinträchtigungen vorhanden sind, desto klarer und präziser können die Interventionen eingesetzt werden: Gesprächsinformationen, Wahrnehmungen und Beobachtungen im Team austauschen.

4.1.1 Kommunikation und Gesprächsführung

Kommunikation ist der Austausch von sprachlichen (verbalen) und nichtsprachlichen (nonverbalen) Signalen (▶ 2.8, ▶ Tab. 4.1).

Kommunikation
! Man kann „nicht nicht" kommunizieren. Kommunikation ist Bestandteil jeder Interaktion, die vor allem den Sender zum Verantwortlichen für die Art und das Ergebnis der Kommunikation macht (▶ Tab. 4.2).

Jede Nachricht enthält eine oder mehrere Botschaften. Diese können verbal ausdrücklich formuliert („Können Sie mir helfen?") oder nonverbal für den Empfänger naheliegend ausgedrückt werden (hilfloser Blick, hektische Betriebsamkeit, auf- oder abwertende Körperhaltungen oder -bewegungen).
Nachrichten setzen sich aus der gesamten Vielfalt und dem Zusammenwirken von verbalen und nonverbalen Signalen zusammen. Signale werden vom Gegenüber interpretiert und mit eigenen Erfahrungen besetzt. Daher gilt: Subjektiv ist wahr, was der Empfänger hört und sieht. Wenn das Ergebnis der Kommunikation nicht erreicht wird, ist das falsch Verstandene zu klären, das Gesagte verstehbar zu wiederholen oder die Art der Kommunikation zu verändern.

Vier Aussagen einer Botschaft
- Gegenstand: der rein sachliche Informationsgehalt
- Beziehung: das Verhältnis zum Gesprächspartner

Tab. 4.1 Kommunikationsmedium und Signale des Senders

Kommunikationsmedium	Signale
Sprache	Wortwahl, Satzbau, Sprachstil, Sprechtempo, Tonlage, Betonungen des Satzes (Intonation), Lautstärke, Geräusche (z. B. Räuspern)
Augen	Augenbewegungen, Pupillengröße, Blickrichtung fokussiert: Außenwahrnehmung (Gegenstände, Personen, Blickkontakt), defokussiert: Innenwahrnehmung (Denkvorgänge)
Gestik	Haltungen und Bewegungen von Kopf, Schulter, Händen, Armen, Körper, Beinen und Füßen (körpereigene Motorik oder bewusst); Hinwendung oder Abwendung vom Gegenüber; offene oder verschlossene Haltung
Mimik	Blinzeln, Mundwinkel, Lippengröße, Gesichtszüge und Ausdruck
Verhalten	Jede Abfolge von Handlungen und Äußerungen, die eine Bedeutung für die jeweilige Kommunikation haben

4

Tab. 4.2 Filter und Verarbeitung beim Empfänger

Filter	Verarbeitung
Wahrnehmung	Alle über die Sinne identifizierbaren Signale: **VAKOG** → **v**isuell (sehen), **a**uditiv (hören), **k**inästhetisch (fühlen/tasten), **o**lfaktorisch (riechen), **g**ustatorisch (schmecken)
Sensibilität	Bestimmt, ob die Signale eine Bedeutung haben oder nicht. Eine Schwelle der Sensibilität muss berührt oder überschritten sein, damit man sich angesprochen fühlt
Selektion	Die individuelle Auswahl der bedeutsamen Signale und der Fokus der Aufmerksamkeit bestimmt die Reaktion
Interpretation	Verbindung der Signale mit Erfahrungen und Vorstellungen; die Interpretation kann richtig oder falsch sein; ein Realitätsabgleich ist immer notwendig
Gefühle	Emotionale Reaktion auf Wahrnehmung und Interpretation, häufig auch intuitiv und spontan (Antipathie/Sympathie)

- Person: die Aussagen über die Persönlichkeit und Befindlichkeit
- Ziel: die Aufforderung, in bestimmter Weise zu denken, zu fühlen oder zu handeln.

Kongruenz

Kongruente Kommunikation findet statt, wenn alle Signale in die gleiche Richtung weisen und in der Aussage übereinstimmen. Inkongruente Nachrichten sind verwirrend, z. B. verbal: „Sie sehen gut aus" und nonverbal: verschränkte Arme, rollende Augen, verzogene Mundwinkel. Der Empfänger ist im Unklaren, welcher Botschaft er Glauben schenken soll, der Aussage oder der Gestik und Mimik.

Bezugssysteme

Der Mensch bezieht sich in seinem Denken und Handeln auf Erfahrungen, Vorstellungen und Meinungen, die er von sich und seiner Umwelt hat. Die Einzigartigkeit der Summe seiner Erfahrungen erfordert die Berücksichtigung seiner Be-

Tab. 4.3 Bezugssysteme ergründen

Aussage des Patienten	Frage
Der Bezug wird weggelassen	
Ich verstehe nicht, bin dumm, bin wütend	Was genau verstehen Sie nicht? Woran bemerken Sie das? Über wen oder was sind Sie wütend?
Sie ist die beste Schwester. Es war der schönste Tag	Besser im Vergleich zu welcher Schwester? Woran bemerken Sie das?
Es macht mir nichts aus. Die Ärzte verstehen mich nicht	Was genau macht Ihnen nichts aus? Was genau verstehen die Ärzte nicht?
Ich brauche Hilfe. Ich habe Angst	Wofür brauchen Sie Hilfe? Was macht Ihnen Angst? Wovor fürchten Sie sich?
Der Bezug wird verallgemeinert/übertragen	
Das meint er doch nicht so. Sie wissen doch, wie ich mich fühle	Woher wissen Sie, dass er es anders meint. Weshalb glauben Sie, dass ich weiß, wie Sie sich fühlen?
Immer wenn … Niemals werde ich … Alle sind … Jeder ist …	Wirklich immer? Zu jeder Zeit? Ohne Ausnahme? Wie, wer oder was genau?
Ich darf nicht … Man müsste … Es ist wichtig/nötig, dass …	Wer oder was zwingt Sie? Was würde sonst passieren?
Ich kann nicht wütend sein. Ich könnte in die Luft gehen	Wer oder was hindert Sie? Wer oder was macht es möglich? Woran liegt das?
Menschen sind unzuverlässig. Ausländer sind Diebe	Wirklich alle? Welche genau? Woher wissen Sie das?
Der Bezug wird verzerrt	
Sie sind so nett, aber das macht mich wütend. Es ist so laut und ich bekomme Magenschmerzen	Wie geschieht das? Wie hängt das miteinander zusammen? Was hat das eine mit dem anderen zu tun?

zugssysteme (▶ Tab. 4.3). Diese werden selten ausdrücklich mitgeteilt. Um den Patienten zu verstehen, muss hinterfragt werden, worauf sich eine ungenaue Aussage gründet.

Gespräche führen
Die aufmerksame Zuwendung und das aktive Zuhören sind die Grundlagen in der Alltagskommunikation der Pflegekraft zum Patienten.
- Reaktionen des Patienten beziehen sich auf den gesamten Ausdruck der Pflegekraft
- Werden die Kommunikationsziele nicht erreicht, sind eine Selbstüberprüfung und eine Veränderung der Kommunikation notwendig
- Keine standardisierten Gespräche führen
- Kommunikationsstil und Art der Ansprache auf den jeweiligen Patienten abstimmen, z. B. einen minderbegabten Patienten nicht mit Fremdwörtern konfrontieren.

Rapport
Unter Rapport ist die beiderseitige Kommunikationsbereitschaft und überein-stimmende Gesprächsbeziehung zu verstehen. Rapportverlust führt zwangsläufig zum Abbruch eines Gesprächs. Die zur Unterstützung der Gesprächsbeziehung möglichen Verhaltensweisen bestehen aus:
* Blickkontakt aufnehmen: häufig anwenden, jedoch nicht länger als 2–3 Sek. zusammenhängend, sonst wirkt es aufdringlich
* Körperhaltung, Mimik, Gestik angleichen: z. B. Sitzposition spiegeln (syn-chron oder asynchron); nicht bei ungewöhnlichen Körperhaltungen, unge-wöhnlichem Sprechtempo oder Gesichtsausdruck, ungewöhnlicher Atmung oder Blickrichtung
* Mit wertschätzender Mimik und Gestik Interesse und Aufmerksamkeit un-terstreichen
* Vertrauensvolle Gesprächsatmosphäre schaffen
* Interpersonelle Distanz wahren, z. B. die in unserem Kulturkreis unverfängli-che räumliche Distanz von 1–2 Armlängen nicht unterschreiten
* Körperliche Berührungen nur bei offensichtlicher Erlaubnis des Patienten
* Verständliche Wortwahl, kurze Sätze, einzelne Fragen stellen – keinen Fra-genkatalog aufstellen.

Kontrollierter Dialog
Gesprächsführung, die dem Patienten Verständnis seitens der Pflegekraft vermit-telt und eine vertrauensvolle Gesprächsatmosphäre entstehen lässt.
* Dem Patienten genau zuhören: Wortwahl, Inhalt, Satzbau
* Inhalt des Gesagten mit eigenen oder den Worten des Patienten wiederholen
* Auf verbale oder nonverbale (▶ 2.8) Zustimmungsreaktion achten
* Nur bei entsprechenden Signalen wie Nicken oder bejahender Erwiderung fortfahren
* Wenn der Patient sich nicht verstanden fühlt, hinterfragen, was er gemeint hat
* Erst nach Übereinstimmen beider Wahrnehmungen die eigene Meinung, Er-widerung oder Zustimmung äußern.

Metakommunikation
In einem Gespräch über das Gespräch können Beziehungsstörungen und Blocka-den in der Kommunikation beseitigt werden. Metakommunikation setzt Fähigkei-ten zur Selbstkundgabe und Bewusstheit über das eigene subjektive Erleben vor-aus.
* Störungen in der Kommunikation wahrnehmen: z. B. gereizte Atmosphäre, Konfrontationen, Schweigen, kein Ergebnis in Sicht
* Eigene Wahrnehmung der Störungen ansprechen
* Neue Wahrnehmungsposition einnehmen: den Gesprächsverlauf als Außen-stehender beschreiben, z. B. „Wenn ich mir anschaue, wie wir miteinander reden …"
* Den Patienten zu seiner Sicht und Bewertung befragen
* Sich über die Beurteilung, Form und Ziele des Gesprächs austauschen und klären, was man selbst gemeint hat
* Vereinbarungen über den weiteren Gesprächsverlauf treffen
* Gemäß der Vereinbarung fortfahren.

Tab. 4.4 Frageformen

Frageform	Beispiele	Zweck
Eröffnungs- und Vertiefungsfrage	Wie ist es Ihnen in den letzten Tagen ergangen? Was haben Sie heute gemacht?	Sondierung, freie Exploration, gibt Spielraum für Antworten
Begründungsfrage	Warum ist es zu Ihrer Scheidung gekommen?	Begründungen von Fakten erfragen, rationale Hintergründe erfassen
Einstellungsfrage	Lieben Sie Kinder? Ist es wichtig für Sie, Arbeit zu haben?	Bezugssysteme, Einstellungen und Meinungen erfahren
Emotionsfrage	Wie haben Sie sich dabei gefühlt? Hat Ihnen das etwas ausgemacht?	Angaben über den inneren Zustand und Gefühle erhalten
Suggestive Frage	Möchten Sie vor oder nach dem Essen baden?	Geschlossene Frage: Zustimmung zum Appell „Baden!" wird als Antwort erwartet
Rhetorische Frage	Haben Sie schon bemerkt, dass Sie gut aussehen? Ist es nicht so, dass Sie sich überfordern?	Geschlossene Frage: Zustimmung wird eingefordert

Frageformen

Fragen (▶ Tab. 4.4) können die Zuwendung und das Interesse der Pflegekraft unterstreichen und geben dem Gespräch eine Richtung. Sie dürfen die offene Gesprächsführung nur anregen.

Geschlossene Fragen lassen nur Ja- und Nein-Antworten zu. Sie dienen der Informationssammlung oder Beeinflussung des Patienten und sind auf das notwendige Maß zu beschränken. **Offene Fragen** erlauben dem Gefragten, frei zu antworten.

4.1.2 Therapeutisches Gespräch

Das Gespräch wird durch Haltungen und Einstellung zum Patienten bestimmt (▶ Tab. 4.5), die von Carl Rogers (klientenzentrierte Gesprächstherapie, ▶ 4.3.4) in ihren Grundlagen erforscht und beschrieben wurden.

Tab. 4.5 Grundhaltungen der therapeutischen Gesprächsführung

Innere Einstellung	Äußeres Verhalten
Kongruenz, Echtheit, Authentizität	• Im gesamten Ausdrucksverhalten übereinstimmen: Denken, Fühlen und Handeln • Nichts vorspielen, sich so geben, wie man ist und empfindet
Wertschätzung, Akzeptanz	• Unbedingte Wertschätzung des Menschen, d. h., ihn uneingeschränkt akzeptieren, unabhängig von seinen Äußerungen und Handlungen • Keine Bewertung, Interpretation oder Kritik äußern • Patienten mit emotionaler Wärme begegnen
Empathie, einfühlendes Verstehen	• Subjektives Erleben des Patienten nachvollziehen und verstehen lernen • Emotionale Erlebnisinhalte verbalisieren • Konkrete und anschauliche Rückmeldungen geben

Der Patient soll die Fähigkeit zur Selbstexploration und Reflexion erweitern, seine Gedanken sammeln und strukturieren sowie aus sich selbst heraus Lösungsmöglichkeiten für seine Probleme entwickeln. Daher muss die Fähigkeit zur Selbstexploration beim Patienten vorhanden sein.

> **❗ Tipps, Tricks und Fallen**
> - Sichtweisen des Patienten nicht zu den eigenen machen; betonen, dass es seine persönlichen Ansichten sind
> - Übermaß an Empathie und Identifikation mit den Problemen des Patienten kann zur Blockade der eigenen Handlungsfähigkeit führen; inneres Distanzieren ist dann notwendig, z. B. Übersicht wahren, Berufsrolle betonen
> - Bei Suchterkrankungen, akuten affektiven Psychosen (manische Verläufe) und schizophrenen Prozessen lassen sich nicht alle Elemente der Grundhaltung durchhalten, z. B. Konsequenzen bei Patienten, die selbst- und/oder fremdgefährdend sind; Engagement, Sorge und Bemühen um den Patienten sind jedoch weiterhin notwendig.

4

4.1.3 Psychosoziale Basiskompetenz

Wissen über Maßnahmen, die zu einer psychischen Stabilisierung und sozialen Integration des Patienten führen. Sie wirken einer Isolierung, Hospitalisierung sowie der Einschränkung von Handlungsmöglichkeiten des Patienten entgegen.
- Patienten in die Tages- und Wochengestaltung einbeziehen
- Pflegeziele an den Bedürfnissen und Fähigkeiten des Patienten orientieren und nach Möglichkeit mit ihm gemeinsam entwickeln
- Selbstständigkeit fördern
- Außenkontakte herstellen, aufrechterhalten und eigenständig durchführen lassen
  - Beziehungen zum sozialen Umfeld bewahren → vermindert die Angst vor Entlassung
  - Auf Tages- oder Wochenendbeurlaubungen vorbereiten, zu erwartende Probleme und Reaktionsmöglichkeiten vorher erörtern
  - Briefpapier, Briefmarken bereitstellen, Telefonate ermöglichen
  - Teilnahme an Gesprächen mit Angehörigen
- Verträglichkeit von Veränderungen für den Patienten und dessen Umfeld berücksichtigen, z. B. wenn ein gutmütiger und stets hilfsbereiter Patient zu seiner Entlastung das Nein-Sagen lernt, kann dies zu Verhaltensänderungen seines Umfeldes führen
- Mit komplementären Einrichtungen, Angehörigen-, Selbsthilfe- und Informationsgruppen zusammenarbeiten (▶ Kap. 15)
- Einzel- oder Gruppenaktivitäten zur Schaffung oder Erhaltung von Alltagsfertigkeiten gestalten
- Weitergehende Hilfen: therapeutische, medizinische oder behördliche Personen und Institutionen vermitteln (▶ Kap. 15).

4.1.4 Sympathie/Antipathie

Im Kontakt zum Patienten stellt sich häufig ein spontanes Gefühl der Zuneigung und Anteilnahme oder der Ablehnung und des Widerwillens zur Person als solcher oder Teile ihres Denkens und Handelns ein. Dieser Eindruck wird leicht verallgemeinert und wirkt sich auf die Beziehung zum Patienten und dessen Behandlung aus.

Patienten empfinden ebenfalls Sympathie und Antipathie. Von ihnen kann nicht immer erwartet werden, dass sie sich reflektiert damit auseinandersetzen. Bei Störungen in der Beziehung durch Antipathie ist z. B. die Metakommunikation anzuwenden (▶ 4.1.1).

Eigene Wahrnehmung und Einstellung überprüfen
Reflexion des spontanen Empfindens:
- Werden persönliche Normen und Werte durch den Patienten negativ berührt?
- Wird der Kontakt auf das Notwendigste beschränkt oder vermieden?
- Rückt der Patient in den Mittelpunkt der eigenen Aufmerksamkeit, besteht ein gesteigertes Interesse an ihm (positiv wie negativ)?
- Wird die Berufsrolle „Pflegeperson" übersteigert eingenommen?
- Werden Eigenschaften des Patienten besonders gelobt oder kritisiert?

Austausch im Team/Flexibilität herstellen
Nicht alle können mit allen Patienten gleich gut umgehen.
- Positive und negative Bewertungen der Eigenschaften des Patienten zusammentragen
- Erfahrungen anderer Teammitglieder erfragen
- Pflegerische Aufgaben auf eine andere Pflegekraft übertragen
- Innere Beteiligung reduzieren (Nähe-Distanz-Regulation)
- Patienten objektiv wahrnehmen; mit Interpretation, Bewertung und Kritik zurückhaltend umgehen.

4.1.5 Gefühle

Im Umgang mit Gefühlen gibt es unterschiedliche Wahrnehmungen. Eine klare Vorstellung über Definitionen und Wirkungen sind in der Kommunikation hilfreich, um Gefühlszustände benennen, wechseln oder verändern zu können. Die Vielfalt der Gefühle lässt sich in drei Gruppen aufteilen: stabilisierende, beeinträchtigende und wertebezogene.

Stabilisierende Gefühle
Gefühle, die eine Grundlage für weitere Entwicklungen darstellen oder etwas beenden und damit den Weg für etwas Neues freimachen (▶ Tab. 4.6).

Beeinträchtigende Gefühle
Gefühle, die zu einer eingeschränkten Selbststeuerungsfähigkeit führen und bei Handlungsunfähigkeit eine Strukturierung von außen benötigen (▶ Tab. 4.7).

Wertebezogene Gefühle
Gefühle, die vom persönlichen Glauben, den Einstellungen und Wertmaßstäben abhängig sind (▶ Tab. 4.8).

Tab. 4.6 Stabilisierende Gefühle

Gefühle	Erläuterungen
Akzeptanz	Etwas vorübergehend oder dauerhaft annehmen können, wie es ist
Entschlossenheit	Gerichtete Aufmerksamkeit, etwas zu erreichen; Ausblendung, Umgehung oder Begegnung von Widerständen
Enttäuschung	Mit Erwartungen und Hoffnungen, die sich nicht erfüllt haben, abschließen; Phase des Überlegens, sich etwas anderem zuwenden oder versuchen, mit neuen Mitteln das gewünschte Ergebnis zu erreichen; kann auch in Resignation umschlagen
Ermutigung	Orientierung an kleinen Teilerfolgsschritten in Bezug auf ein Ziel; Motivationserhaltung
Geduld	Ausdauer im Denken und Handeln bei Aufrechterhaltung eines Ziels; Warten auf das zum Erreichen Notwendige
Motivation	Gefühl von Entschlossenheit, Kraft und Stärke
Reue	Aufrichtiges Bedauern über ein Unrecht, das man begangen hat
Selbstvertrauen	Sich auf sich selbst verlassen können und sicher fühlen; intuitive, geplante Handlungsfähigkeit
Stolz	Überlegenheits- oder Ehrgefühl, Freude über Geleistetes; gesteigert → Überheblichkeit
Vertrauen	Ruhe und Gelassenheit bezüglich Menschen, Situationen; Erwartung keiner negativen Wirkungen, Sicherheitsgefühl
Zufriedenheit	Entspannungsgefühl nach Erreichen idealer, materieller Wünsche und Bedürfnisse
Zuversicht	Vertrauensvolle Erwartung, zufriedengestellt zu werden

4

Tab. 4.7 Beeinträchtigende Gefühle

Gefühle	Erläuterungen
Abhängigkeit	Unvermögen, das eigene Handeln zu bestimmen; innerlich oder äußerlich beeinflusst
Angst	Dient der Bewältigung äußerer und innerer Bedrohungen und versteht sich als Erlebens- und Verhaltensweise; pathologische Ängste sind nicht ohne Weiteres von angemessenen Ängsten (Furcht) zu unterscheiden
Ärger	Störung von Wünschen, Bedürfnissen; Reaktion auf Frustration
Aufregung	Verwirrung, Verlust der Übersicht, führt zu Spontanverhalten, Kontrollverlust über Denkabläufe, Panik
Einsamkeit	Kontaktbedürfnis zu Menschen, bestimmten Personen; Langeweile
Erschrockenheit	Lähmung des Denkens und Handelns, plötzliche Bedrohung von außen oder Einsicht in unangenehme Zusammenhänge
Frustration	Nicht erreichte Ziele werden aufrechterhalten; mit Unklarheit darüber, wie sie erreicht werden können

Tab. 4.7   Beeinträchtigende Gefühle *(Forts.)*

Gefühle	Erläuterungen
Furcht	Existenzielles Bedrohungsgefühl, das durch bestimmte Situationen, Personen oder durch das Denken daran ausgelöst werden
Hass	Zerstörungs- und Vernichtungswunsch
Hoffnungslosigkeit, Hilflosigkeit	Abhängigkeit von äußeren Umständen, Personen, lähmendes Gefühl, Ziellosigkeit; Handlungsbereitschaft bei hoffnungsvollen Signalen
Langeweile	Mangelerleben bei bestehendem Lust- oder Veränderungsbedürfnis
Missmut, Verdrossenheit	Unzufriedenheitsgefühl, innere Leere mit leicht aggressiver Gereiztheit; Unfähigkeit, für sich oder andere Freude zu empfinden
Resignation	Enttäuschung mit Verzicht auf weitere Maßnahmen, ein Ziel zu verfolgen; Passivität, Gleichgültigkeit, Antriebsminderung, Verzweiflung
Sorge	Bedrohungsgefühl aus Angst, Furcht; Wunsch nach Absicherung und Vorkehrungen; pathologisch gesteigert bei Zwangs- und Angstneurosen, Psychosen
Trauer	Verlustgefühl über etwas Unwiederbringliches, Leeregefühl, Passivität
Verzweiflung	Hoffnungs- und Ausweglosigkeit, Steigerung der Resignation, beeinträchtigter Daseinswille, Suizidalität
Wut	Aggression gegenüber Widerständen mit dem Ziel, sie ohne Wahl der Mittel zu beseitigen

Tab. 4.8   Wertebezogene Gefühle

Gefühle	Erläuterungen
Achtung, Verachtung	Respektvolle Wertschätzung/herabsetzende Geringschätzung eines anderen Menschen
Eifersucht	Gefühl, dass etwas anderem (Person, Tier, Objekt, Beschäftigung) die Aufmerksamkeit zukommt, die man ausschließlich für sich selbst beansprucht
Ekel	Körperliche Missempfindungen bei Kontakt oder Berührung mit dem Auslöser oder der Vorstellung davon
Kränkung	Beleidigung des eigenen Anspruchs auf Geltung, Wertschätzung, Achtung, Eitelkeit, Ehrgeiz oder Respekt; fehlende Wahrnehmung oder Würdigung dieser Ansprüche durch andere; führt zu Rückzug und Distanzvergrößerung
Liebe	Rückhaltlose Zuneigung und uneingeschränkte Zuwendung
Lust	Genießende Aufnahme von seelischen, körperlichen Reizen
Minderwertigkeit	Negativer Vergleich zwischen inneren und äußeren Merkmalen oder Eigenschaften; führt zu Kompensation, Resignation oder Selbstverachtung
Misstrauen	Befürchtung von Unangenehmem, Erwartung des Bösen

Tab. 4.8 Wertebezogene Gefühle *(Forts.)*	
Gefühle	Erläuterungen
Mitleid	Vergleich des Selbst mit dem seelischen, körperlichen Leid eines anderen; eigene mitfühlende Anteilnahme
Neid	Mangelerleben, das anderen nicht gönnt, etwas zu haben, was man selbst haben möchte, aber nicht haben kann
Scham	Minderwertigkeitsgefühl auf Grundlage von Werten und Einstellungen anderer
Schuld	Selbst verursachte Verletzung von Normen, Schädigung, Verletzung anderer; Verantwortungen, Anforderungen, die nicht erfüllt werden (können)
Selbstwertgefühl	Beruht auf Anerkennung, Bewunderung und Zuneigung anderer (Selbstbewusstsein) und der Meinung von sich selbst (Eigenwertgefühl) • Unkritisches Selbstwertgefühl → Selbstüberschätzung, Größenwahn • Narzisstisches Selbstwertgefühl → gesteigerte Eitelkeit, Geltungs- und Anerkennungsbedürfnis
Überdruss	Bedürfnis, sich von etwas zu lange Erlebtem zu entfernen
Unzufriedenheit	Spannungs- und Unruhegefühl; unerfüllte Wünsche und Bedürfnisse führen zu Ärger, Wut
Widerwillen	Steigerung von Überdruss, Wunsch der aktiven Beseitigung, Veränderung der Ursache des Erlebten
Zorn	Bei Verletzung allgemeingültiger, eigener oder gesellschaftlicher Normen, Bewusstheit über Anlass und Empfindung des Zorns; Steuerungsfähigkeit bleibt erhalten

Umgang mit Gefühlen
Gefühle sind immer eine (subjektive) Reaktion auf innere oder äußere Wahrnehmungen und bewerten diese, z. B. „Ich fühle mich unruhig, weil ich keinen klaren Gedanken mehr fassen kann" oder „Ich ärgere mich, weil alle so unfreundlich sind".
• Gefühle konkret benennen, verbalisieren wirkt erleichternd
• Reflexion und Versachlichung der gefühlsauslösenden Wahrnehmungen
• Gefühle als Anlass bestimmter Handlungen hinterfragen
• Klären, ob andere Gefühle in der entsprechenden Situation nützlicher erscheinen, z. B. Frustration entwickelt sich zu Enttäuschung, Enttäuschung entwickelt sich zu Akzeptanz
• Belastende Gefühle nicht vertiefen, wenn die Interventionsmöglichkeiten nicht gegeben sind.

4.2 Pflegerische Gruppen

Aufgaben und Funktionen der Gruppen
In der Therapie hat sich die **Gruppenarbeit** sehr bewährt. Auch für die pflegerische Arbeit stellen Gruppen ein wichtiges Werkzeug dar. In der Gruppe hat der Patient die Möglichkeit, z. B. Reflexion durch die Gruppenmitglieder zu erfahren, Gemeinsamkeiten zu erleben oder Konfliktlösungsstrategien zu trainieren.

Viele Patienten haben meist unzureichende soziale Fertigkeiten. Ihre Lebenserfahrungen bestehen aus Konflikten, Verlusterfahrungen, Misstrauen, unkontrollierten Aggressionen und Beziehungsabbrüchen. Oft fehlen Fähigkeiten und Voraussetzungen, um an einer Therapie teilnehmen zu können. Pflegerische Gruppen helfen, diese Voraussetzungen zu erlangen.

Pflegerische Gruppen können effektiv nach den Gruppenregeln der themenzentrierten Interaktion (TZI) nach Ruth C. Cohn strukturiert werden. Jede Gruppe eröffnet mit einem Blitzlicht, in dem jeder Patient seine aktuelle Befindlichkeit der Gruppe mitteilt (▶ 4.3.10).

Basisgruppe
Vermittelt die Grundlagen für längeres Zusammensein auf einer Station und erfolgreiche Zusammenarbeit mit dem Behandlungsteam. Themen:

- Training sozialer Fertigkeiten (Zuhören, Kommunikationsfähigkeit, Selbstreflexion, Feedback)
- Erfahrungsaustausch und Vermitteln von Wissen
- Erleben von positiven Sozialkontakten in der Gruppe (Wir-Gefühl, Vertrauen, Offenheit, Zusammenarbeit)
- Gruppengröße: 7–10 Patienten; Themen sind modular aufgebaut, können nach Wissensstand und Erfahrung der Gruppenleiter ausgebaut werden
- ! Die Arbeit in der Gruppe ist nicht defizit-, sondern ressourcenorientiert. Sie fordert von den Gruppenmitgliedern Engagement und Einsatz.

Morgenrunde/Abendrunde
Diese Stations-, Bereichs- oder Bezugspatientenrunden gehören zum Sozialtraining und zur Milieutherapie. Sie werden ritualisiert und zeitlich eng begrenzt zum Zweck des allgemeinen Aus- bzw. Rückblicks auf den Verlauf des Tages durchgeführt. Sie bieten den Patienten die Möglichkeit, Wünsche und Bedürfnisse darzustellen. Daneben werden organisatorische, tagesablaufbezogene Informationen übermittelt.

Wochenrückblick
Stellt eine gemeinsame Rückschau aller Patienten auf Wochenerlebnisse dar und bietet den Patienten die Möglichkeit, die persönlichen Ziele der nächsten Woche vorzustellen. Dabei werden Erfahrungen ausgetauscht, die in der gemeinsamen Reflexion familienähnliche Strukturen anbieten. Daher wird ausreichend Zeit eingeräumt und z. B. mit Kaffee und Kuchen ein entsprechender Rahmen angeboten.

Freizeitgestaltung
Manche Patienten, z. B. mit Suchterkrankungen, haben oft verlernt, ihre Freizeit sinnvoll zu gestalten. Eine gemeinsame Freizeitorganisation und -gestaltung außerhalb der Therapiezeiten hilft, neue Interessen und Hobbys zu wecken und das Gruppenerleben zu fördern, z. B.:

- Wochenendaktivitäten (sportliche Aktivitäten, Ausflüge, Spaziergänge, „Sonntagsfrühstück")
- Freizeitgruppen (Garten-, Musikgruppe).

Alltagskompetenztraining
Ziel dieser Gruppen ist es, lebenspraktische Fertigkeiten zu erwerben und zu trainieren. Diese sind im Laufe der Erkrankung oft verloren gegangen oder wurden u. U. erst gar nicht erworben:

- Kognitive Gruppen zum Hirnleistungstraining (Gedächtnisspiele, Literaturgruppe, Tageszeitungsgruppe, Rechenspiele, Wortspiele)

- Biografiearbeit
- Nähgruppe
- Kochgruppe
- Genussgruppe
- Reinigung und Wäsche waschen
- Einkaufsgestaltung (City-Training)
- Progressive Muskelentspannung.

4.3 Psychotherapie

4.3.1 Therapeutische Grundhaltung in der Psychotherapie

Psychotherapie ist die Behandlung psychisch Kranker mit spezifischen psychologischen Methoden (▶ Tab. 4.9). Sie ist ein bewusster und geplanter interaktioneller (zwischenmenschlicher) Prozess, um Verhaltensstörungen und Leidenszustände zu beeinflussen, die in einer Absprache zwischen Patienten und Therapeuten für behandlungsbedürftig gehalten werden. Das möglichst gemeinsam erarbeitete Ziel ist eine Symptomreduktion oder Persönlichkeitsänderung mit lehrbaren Techniken. Voraussetzung ist eine tragfähige emotionale Beziehung zwischen Patient und Therapeut.

Psychotherapie findet meist ambulant oder in spezialisierten Institutionen statt, seit den 1960er-Jahren allerdings auch zunehmend in psychiatrischen Stationen und Abteilungen. Neben der Psychopharmakotherapie hat Psychotherapie wesentlich zur therapeutischen und atmosphärischen Verbesserung in der psychiatrischen Arbeit beigetragen.

Gemeinsamkeiten psychotherapeutischer Verfahren
- Klare Rollenverteilung Patient – Therapeut
- Stadien des Therapieprozesses
  - Problem analysieren
  - Ziel bestimmen
  - Suche nach realistischen und angemessenen Veränderungsmöglichkeiten

Tab. 4.9 Änderungsansatz und dazu passende psychotherapeutische Verfahren

Änderungsansatz	Psychotherapeutisches Verfahren
Beraten	Gesprächstherapien
Überzeugen	Kognitive Therapien
Lernen, üben, konditionieren	Verhaltenstherapien
Einsicht vermitteln	Tiefenpsychologische Therapien
Entspannen	Entspannungstherapien
Konfrontieren	Paradoxe Interventionen
Loslösen, ekstatisch sein, meditieren	Meditative Therapien
Suggestion	Hypnotherapien
Gruppenwirkung	Gruppentherapien

- Arbeitsbeziehung aufbauen
- Therapie durchführen: aufbauend auf Problemanalyse
- Therapie beenden (Ziel erreicht?)
- Beachten und Einsetzen der allgemeinen therapeutischen Wirkfaktoren: Bewältigungskompetenz, Motivation, Problem-, Ressourcenaktualisierung.

Grundsätzliches Vorgehen im therapeutischen Team

- Klare und erreichbare Ziele in Absprache mit dem Patienten und dem Team herstellen
- Erarbeitete Ziele suchen und im Team Umsetzungsmöglichkeiten absprechen
- Offenheit und Flexibilität für nötige Zieländerungen
- Dokumentation: im Team über Dokumentationsinhalte absprechen, Protokollanten festlegen.

Therapeutische Beziehung

Die unterschiedlichen sozialen Rollen von Patienten, Therapeuten und Helfern bestimmen die therapeutische Beziehung:

- **Patientenrolle:** Schonung, Recht auf Pflege, Verständnis- und Rücksichtserwartung; der Patient muss beziehungswillig und -fähig sein und seine Rolle übernehmen können
- **Therapeutenrolle:** professionelle Hilfe anbieten, wohlwollendes, respektvolles Bemühen um den Patienten. Der Therapeut muss den Patienten als Subjekt respektieren; er muss sich mit seinen eigenen Erlebensmöglichkeiten auseinandersetzen, auch Ängste, Fehler, Ohnmachten zulassen.

Zwischen den Subjekten (Therapeuten, Helfer, Patienten) entsteht eine lebendige Beziehung. Ein wichtiges Medium in dieser Beziehung ist die Sprache.

Hilfreiche Grundhaltungen

▶ 4.1

Herstellen und Aufrechterhalten einer therapeutischen Beziehung durch Bemühen um Wertschätzung, Akzeptanz des Patienten in seiner Eigenheit → Bemühen um eine Atmosphäre, in der Ängste, Spannungen, Aggressionen reduziert werden können.

- **Echtheit des Therapeuten:** ehrliches Gegenübertreten mit Verzicht auf professionelle Fassade in der Arzt- und Therapeutenrolle; authentisches und aufrichtiges Verhalten bedeutet Übereinstimmen von innerem Erleben und äußerem Verhalten; selektive Echtheit, die der Situation und den Zielen angemessen ist, völlige Offenheit kann auch destruktiv wirken
- **Einfühlung, Empathie:** Bemühen, die innere Erlebniswelt des Patienten möglichst genau nachzuempfinden und dies präzise rückzumelden → emotionelle Erlebnisinhalte verbalisieren durch spiegelnde Methode; erhöht die Selbstexploration des Patienten, Missverstehen und Dirigieren werden dadurch reduziert.

Die Verwirklichung dieser Grundhaltungen und Gesprächsführung wird es dem Patienten erleichtern, bedrohliche Inhalte zu bearbeiten, die Selbstexploration (Selbsterkundung) zu vertiefen und sich besser mit Ängsten und Störungen auseinanderzusetzen.

Ungünstige Verhaltensweisen/Einstellungen

- Dirigieren: Ratschläge, fertige Lösungen überstülpen, Mahnungen
- Debattieren: Streitgespräche führen
- Dogmatisieren: belehren, Weisheiten, eigene Lebenserfahrung als Maßstab

- Interpretieren: einseitige Auslegungen
- Bagatellisieren: schnell trösten, Gefühle und Befindlichkeit des Patienten nicht richtig ernst nehmen
- Moralisieren: Werturteile über das Verhalten des Patienten abgeben
- Monologisieren: langatmige Therapeutensprache, Patienten nicht zu Wort kommen lassen
- Emigrieren: abschalten, sich auf formal dienstliches Vorgehen zurückziehen
- Rationalisieren: einseitig logisch vorgehen, Gefühlslage nicht berücksichtigen
- Projizieren: eigene Gefühle übertragen
- Identifizieren: Distanz verlieren, Standpunkte des Patienten einseitig übernehmen
- Fixieren: Patienten und sich auf bestimmte Rolle festlegen
- Umfunktionalisieren: Gespräch in bestimmte Richtung lenken.

Feedback
Mitteilung an den Gesprächspartner, wie er wahrgenommen und erlebt wurde, was man von seinen Äußerungen verstanden hat. Die Wirkung der Rückmeldung hängt ab vom Ausmaß des Vertrauens zwischen den Gesprächspartnern. Konstruktive Formen der Rückmeldung:
- Beschreibend, nicht bewertend
- Konkret auf die aktuelle Situation bezogen und nicht allgemein
- Brauchbar, auf mögliche Änderungen bezogen
- Nicht aufgezwungen
- Klar und genau formuliert
- Zur rechten Zeit gegeben.

4.3.2 Tiefenpsychologische Verfahren

Prinzip ist Persönlichkeitsentfaltung durch Analyse und Durcharbeiten der frühkindlichen Entwicklung. Durchführung durch ausgebildete Therapeuten und in spezialisierten Abteilungen (Psychotherapiestationen) möglich.

Klassische Psychoanalyse (Freud): Weltbild → frühe, verdrängte Konflikte wirken im Unbewussten; bei neurotischen Entwicklungen, Charakterneurosen, Persönlichkeitsstörungen; durch Deuten, freies Assoziieren, Widerstand-, Traumanalyse.
Analytische Psychotherapie (Jung): Weltbild → Bedürfnis nach Ganzheit wird unterstützt, Erhellung auch dunkler Seiten; bei Charakterneurosen, Persönlichkeitsstörungen; durch Gespräch, freies Assoziieren, Arbeit an Symbolen, Träumen.
Individual-Psychologie (Adler): Weltbild → frühe Beziehungen formen den Lebensstil und spätere Verhaltensmuster; bei Persönlichkeitsstörungen, Sucht, sexuellen Abweichungen, Familien- und Partnerkonflikten; durch Lebensplananalyse, Bearbeiten von Minderwertigkeitserlebnissen.
Psychoanalytische Kurztherapie (Fokaltherapie; Stekel, Rank, Alexander und Ferenczi): Weltbild → Konflikte zeigen sich in Symptomen; bei akuten neurotischen, psychosomatischen Symptomen; durch Konfliktkern deuten, Einsicht vermitteln.
Katathymes Bilderleben (Leuner): Weltbild → Selbstregulation stärken; bei Angst, Zwang, psychosomatischen Störungen, Entspannung; durch Entwicklung innerer Vorstellungen in Entspannung, Arbeit an Symbolgestalten.

4.3.3 Verhaltenstherapeutische Verfahren

Symptomreduktion durch Lernen und aktive Verhaltensveränderung. Durchführung durch ausgebildete Therapeuten, meist klinische Psychologen. Co-Therapeuten sollen die Grundlagen der Verhaltenstherapie kennen. Wichtig sind genaue Zielabsprachen und Dokumentation im Team und mit den Patienten. Team sollte Verhaltenstherapie akzeptieren.

Verhaltenstherapie (Skinner, Wolpe und Eysenck): Weltbild → Grundlage: experimentelle Lernpsychologie (Symptome entwickeln sich aus Stressoren, Verstärkungen und Konditionierungen); bei neurotischen oder körperlichen Symptomen, psychosomatischen Störungen; durch Analyse funktionellen Krankheitsverhaltens, Trainieren von alternativem offenen Verhalten.

Systematische Desensibilisierung (Wolpe): Weltbild → Wiederverlernen von Ängsten und Störungen; bei Phobien, situativen Ängsten, Zwängen; durch Erarbeiten einer Angsthierarchie, Bearbeiten der Ängste in Entspannung.

Reizüberflutung/-konfrontation (Marks und Lazarus): Weltbild → Vermeidungsverhalten durch Konfrontation löschen; bei situationsgebundenen Ängsten, Phobien; durch Konfrontation der Verhaltensanalyse mit der Angstsituation.

Selbstsicherheitstraining (Salter, Lazarus und Wolpe): Weltbild → neues positives Verhalten erlernen, Selbstvertrauen stärken; bei sozialen Ängsten, Sozialphobien, Kontaktproblemen; durch Verhaltensanalyse, Trainieren schwieriger Sozialsituationen, Rollenspiele.

Selbstmanagement (Kanfer, Reinecker und Schmelzer): Weltbild → jeder Mensch kann sich selber helfen, Selbstkontrolle erlernen; bei Leistungsstörungen, Essstörungen, Abhängigkeiten, Ängsten; durch Reizkontrolle, Selbstverstärkung, Entspannung, kognitive Umänderung.

Kognitive (Verhaltens-)Therapie (Ellis und Beck): Weltbild → bestimmt durch Erfahrung und Einstellung zu sich selbst, Verzerrungen und Fixierungen führen zu pathologischem Verhalten; bei depressiven Neurosen, Ängsten, Schmerzen, chronischen Konflikten; durch Analyse des Problems, Kognition; Erarbeiten von Denkfehlern, Trainieren von Alternativen.

Rational-emotive Therapie (Ellis): Weltbild → Änderung irrationaler Überzeugungen und daraus resultierender Emotionen; bei angstneurotischen Störungen, depressiven Entwicklungen, Persönlichkeitsstörungen; durch Analyse von Verhalten, Denken und Emotionen, Konfrontation mit irrationalen Annahmen, Trainieren neuer Einsichten.

Eye Movement Desensitizations and Reprocessing Therapie (EMDR) (Shapiro): zur Behandlung posttraumatischer Störungen; Einsatz im Rahmen eines Gesamtbehandlungsplans (Edukation, Information, Stabilisierung und Durcharbeiten der traumatischen Erlebnisse); während der Konfrontation folgt der Patient den schnellen und gleichmäßigen Fingerbewegungen des Therapeuten; Koppelung mit positiven Kognitionen.

4.3.4 Humanistische Psychotherapie

Persönlichkeitsentfaltung im gegenwärtigen Erleben. Durchführung durch klientenzentrierte Psychotherapeuten, oft klinische Psychologen. Co-Therapeuten sollen Erfahrung mit den Basisvariablen Echtheit, Akzeptanz und Wärme haben.

Voraussetzung
• Darauf achten, dass Aussagen konkret sind. Nichtverstandenes erfragen, den Patienten um klare Aussagen bitten

- Auf professionelle Fassade verzichten; sich nicht hinter der Rolle verstecken
- Selbsteinbringen der Therapeuten wirkt oft förderlich: Therapeut als Modell.

Verfahren

Klientenzentrierte Gesprächspsychotherapie (Rogers): Weltbild → Jeder Mensch hat Tendenz zur Selbstverwirklichung, Ziel ist Selbstannahme und Autonomie; bei Erlebnisreaktionen, Ängsten, psychosomatischen Störungen, Selbstunsicherheit, Versagen, Konflikten; durch Spiegeln emotioneller Äußerungen des Klienten, Verwirklichen der Basisvariablen; keine analytischen Deutungen, Erarbeiten der pathogenen Lebensbedingungen.

Gestalttherapie (Perls): Weltbild → ganzheitliches Menschenbild, Integration abgespaltener Anteile; bei Depressionen, Ängsten, Persönlichkeitsstörungen, Sucht, zur Selbsterfahrung; durch Durcharbeiten der Probleme im Hier und Jetzt, Traumaarbeit, Körperwahrnehmung, geleitete Fantasie, Rollenspiel.

Transaktionsanalyse (Berne): Weltbild → positive Grundnatur des Menschen, Autonomie und Selbstverwirklichung; bei sozialen Problemen, Arbeit in Familien und Gruppen; durch Skriptanalyse, Wiedererleben, Durcharbeiten von Schlüsselszenen, Aussöhnen mit dem Erfahrenen.

Psychodrama (Moreno): Weltbild → Erhellen verborgener Gefühle und Konflikte, Selbsterkenntnis fördern; bei depressiven Entwicklungen, Ängsten, Sucht, Persönlichkeitsstörungen, Selbsterfahrung, sozialem Lernen; durch Darstellen von Alltag und Lebensgeschichte auf der „Bühne", Rollenwechsel, Spiegel- und Doppelgänger-Technik.

Focusing (Gendlin): Weltbild → Suche nach Kontakt mit dem „Ganzen" der Gefühle, oft im Rahmen einer klientenzentrierten Therapie; in jeder Therapie einsetzbar; durch In-Kontakt-Kommen mit den Gefühlen, für die passende Symbole gesucht und gefunden werden, geänderte Gefühle annehmen.

4.3.5 Körperorientierte Verfahren

Analyse und Bearbeitung von Konflikten und Störungen, die sich im oder am Körper zeigen. Selbsterfahrung mit körperorientierten Methoden ist Voraussetzung. Auf Kontrolle der eigenen Bedürfnisse impulsiver, triebhafter, erotischer Art achten:

Voraussetzung bei den Therapeuten

- Intimschranken, Grenzen und nötige Distanz beachten, um Patienten nicht einzuengen
- Teammitglieder informieren, Ergebnisse dokumentieren, um Therapeuten bei möglichen Beschuldigungen durch Patienten abzusichern
- Freiwilligkeit der Teilnahme garantieren
- Patienten über mögliche und erwünschte Ziele informieren, die durch diese Verfahren erreicht werden können.

Verfahren

Bioenergetik/Biosynthese/systemische Körpertherapie (Reich, Lowen, Boadella und Tepfer): Weltbild → Arbeit am bioenergetischen Zustand, Analyse von Energiefluss, Spannungen und Fehlhaltungen, Aufhebung der Körper-Geist-Trennung; bei psychosomatischen Störungen, Sexual- und Beziehungsproblemen; durch Befreiung eines unterdrückten Ausdrucks, Aufdecken typischer Lebensmuster; körperliche Übungen, Atemarbeit im Alltag.

Rolfing (Rolf): Weltbild → verkürztes muskuläres Bindegewebe befreien, Blockaden und feste Muster lösen; zur Bewegungsverbesserung.

Feldenkrais: Weltbild → Körperliche Bewegungen spiegeln die innere Haltung, bewusstes Wahrnehmen führt zu Änderungen des Selbstbildes; für Gesunde und Kranke, zur Änderung des Selbstbildes; durch bewusste Bewegungserfahrung.

Eutonie (Alexander): Weltbild → körperlich-geistige Einheit durch natürliche Bewegung erfahren; bei psychosomatischen Störungen, Stress, neurologischen Leiden, zum Entfalten des eigenen Ausdrucks; durch Muskelspannungskontrolle, Körpertonus normalisieren, Aufmerksamkeit auf bestimmte Körperregionen fokussieren.

4.3.6 Hypnotherapeutische Verfahren

Veränderungen von Symptomen und Störungen durch Benutzen unbewusster Potenziale. Durchführung nur durch ausgebildete Hypnotherapeuten. Teammitglieder informieren.

Beachten
- Auf Natürlichkeit der Trancezustände hinweisen, z. B. Reaktion und Befindlichkeit bei Monotonie
- Keine magischen Vorstellungen vermitteln.

Verfahren
Hypnotherapie (Erickson): Weltbild → Jeder Mensch erwirbt im Laufe des Lebens eine Landkarte seiner Welt; jeder hat alle notwendigen Fähigkeiten, die aber blockiert sein können; bei psychosomatischen Reaktionen, Ängsten, Schmerzen, Abhängigkeiten, zur Bearbeitung verdrängter Erlebnisse; durch therapeutische Trance, Regression, Progression, Widerstand umgehen, Wahrnehmungsveränderung.

Neurolinguistisches Programmieren (NLP) (Grinder und Bandler): Weltbild → Kommunikation mit dem Unbewussten; Elemente der Lerntheorie, Tiefenpsychologie und Neurophysiologie; zur Krisenintervention, Entscheidungshilfe; durch Eingehen auf Hier und Jetzt, Widerstand verwenden, Lebenslinienarbeit, Rechts-Links-Ausgleich.

4.3.7 Entspannungsverfahren

Grundlegende unspezifische therapeutische Basisverfahren, oft in Kombination mit anderen Verfahren. Entspannungsverfahren können von Co-Therapeuten erlernt und durchgeführt werden.

Voraussetzungen
- Ruhige Atmosphäre schaffen
- Für ruhige Räume sorgen
- Hintergrundmusik kann hilfreich sein. Musikeinsatz nach Absprache mit den Beteiligten.

Verfahren
Autogenes Training (Schultz): Weltbild → willentliche Beeinflussung des vegetativen Nervensystems durch Autosuggestion; bei vegetativen Funktionsstörungen, psychosomatischen Erkrankungen, Stress, Schmerzen, Verspannungen; durch Schwere-, Wärmeübung, Atem- und Bauchorgane regulieren, Stirnkühle; meditative Übungen.

Progressive Relaxation (Jacobson): Weltbild → Willkürmuskulatur ist Lernort für Entspannung; bei funktionellen Körperstörungen, Unruhe, Angst, oft als zusätzliche Methode bei Verhaltenstherapie; durch An- und Entspannen der Willkürmuskulatur.

Biofeedback: Weltbild → Einfluss auf vegetative Körperfunktionen durch akustische oder optische Rückmeldung; bei Angst, Spannung, Schmerzen, Hochdruck, Tachykardie, Tremor; meist in Kombination mit anderen psychotherapeutischen Methoden; durch elektronische Rückmeldung von Biosignalen Lernen der willentlichen Beeinflussung der beeinträchtigten Körperfunktionen, z. B. mit EMG, EKG, Hautwiderstand, Temperatur.

4.3.8 Psychoedukative Verfahren

Zielgerichtete Informationen der Betroffenen und ihrer Angehörigen über ihre Erkrankung. Besonders von verhaltenstherapeutischer Seite wurden störungs- und problemspezifische Informationen erarbeitet, die zur Gruppenarbeit gut geeignet sind. Psychoedukative Verfahren sind für fast alle psychiatrischen Störungen hilfreich.

Vorbereitung
- Therapiemanuale lesen und durcharbeiten
- Jede Sitzung mit dem verantwortlichen Therapeuten vorbereiten
- Für geeignete Räume sorgen
- Didaktische Hilfsmittel bereitstellen: Kopien, Wandzeitung, Folien, Stifte, Overheadprojektor, Beamer etc.
- Stationsablauf koordinieren: Patienten rechtzeitig informieren, für Vertretung sorgen
- Informationsmaterial für Patienten bereithalten: Kopien von Arbeitsblättern aus den Therapiemanualen, patientengerechte Informationen über einzelne Störungen bereitstellen, Stationsbibliothek für Mitarbeiter und Patienten anlegen.

Psychoedukative Gruppenarbeit mit psychoseerfahrenen Menschen
Definition
Psychoedukation in Gruppen durchzuführen bietet neben dem zeitökonomischen Effekt vor allem die Möglichkeit, dass Betroffene sich untereinander über ihre Erkrankung, die damit verbundenen Erfahrungen und ihre persönlichen Bewältigungsmöglichkeiten austauschen können. In diesen Gruppen erleben die Betroffenen, dass ihre Erkrankung kein Einzelschicksal ist.

Ziele
- Verbesserung des Krankheitsverlaufs schizophrener Psychosen durch Verbesserung der Akzeptanz einer zumeist unverzichtbaren medikamentösen Behandlung
- Erlernen eines verantwortungsvollen Umgangs mit der medikamentösen Therapie und deren Nebenwirkungen.
- Verbesserung der Krankheitseinsicht
- Rezidivprophylaxe durch eine Auseinandersetzung mit dysfunktionalen und nicht hilfreichen Krankheitskonzepten optimieren
- Verminderung häufiger/schwerer psychotischer Manifestationen
- Betroffene empfinden als Hauptnutzen häufig, sich der Erkrankung weniger ausgeliefert zu fühlen und aktiv bzw. gezielt Einfluss auf den Verlauf nehmen zu können.

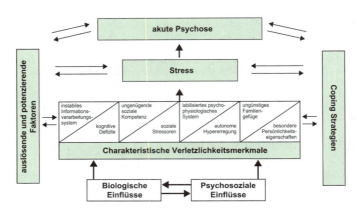

Abb. 4.1 Vulnerabilitäts-Stress-Coping-Modell (nach Krausz und Naber)

Indikation
Schizophrene Psychosen (▶ Kap. 7), schizoaffektive Psychosen (▶ Kap. 6).
(▶ Abb. 4.1)

Rahmenbedingungen
- Offene Gruppe von 4–10 Personen (Inhalte lassen sich auch im Rahmen von Einzelkontakten vermitteln)
- Aus klinischer Erfahrung rasch nach Abklingen der Akutsymptomatik einsetzbar
- Im Einzelfall bereits während der Behandlung auf den geschützten Stationen
- Die Gruppen können mit ambulanten und stationären Patienten durchmischt sein
- Der zeitliche Umfang der Programme ist unterschiedlich: Programme von 4 bis hin zu 14 Gruppenstunden
- Kontinuierlicher Gruppenablauf muss gesichert sein
- Angehörige in Therapie einbeziehen, da Patienten meist jung und mit Familie zusammenleben → Rückfallprophylaxe.

Tipps, Tricks und Fallen
- Qualifikation psychoedukativ tätiger Therapeuten (Empfehlung: Fachpflegekräfte für Psychiatrie): gute Kenntnisse über schizophrene Psychosen, verhaltenstherapeutische Vorgehensweisen und praktische Erfahrung mit schizophrenen Patienten, Erfahrung mit Gruppenleitung
- Psychoedukative Gruppe von zwei Gruppenleitern führen lassen: Leiter- und Co-Leiter-Funktion den Gruppenteilnehmern gegenüber transparent machen.

Ein wichtiges und hilfreiches Beispiel: Integriertes psychologisches Therapieprogramm (IPT)
Grundlage ist ein multimodales Behandlungskonzept: mehrdimensionale psychotherapeutische Maßnahmen, Milieu- und Soziotherapie, Angehörigenarbeit und optimale Versorgung mit Psychopharmaka.

IPT ist ein (zusätzliches) therapeutisches Angebot für Menschen mit schizophrenen Psychosen neben allgemein üblichen Rehabilitationsmaßnahmen.

Indikation
- Ausgeprägte kognitive Störungen
- Sozialängste
- Minussymptomatik
- Fehlende Therapiemotivation
- „Drehtür-Patienten" (Patienten, die nach der Entlassung immer wieder-
  kommen) nach akuter Phase.

Kontraindikation: Akutpatienten und starke Minderbegabung.

Unterprogramme des IPT

Spezifische Defizite im Sozialverhalten werden in 5 Unterprogrammen behandelt:
- Kognitive Differenzierung
- Soziale Wahrnehmung
- Verbale Kommunikation
- Soziale Fertigkeiten
- Interpersonelles Problemlösen.

1. Kognitive Differenzierung

Kärtchen-Übung
10–16 Karten (etwa Memory) sollen von den Gruppenteilnehmern bezüglich gemeinsamer Merkmale aussortiert werden.

Verbale Begriffssysteme
- Zu einem vorgegebenen Wort, z. B. „Malen", sollen ~ 30 Wörter genannt
  werden. Diese werden klassifiziert und im Sinne von Über- und Unterbegrif-
  fen zugeordnet (Begriffshierarchien). Anschließend werden weitere Über-
  und Unterbegriffe gesucht
- Zu vorgegebenen Worten sollen Synonyme gefunden werden. Gemeinsamkeiten und Unterschiede werden herausgearbeitet und Beispielsätze gebildet
- Die Gruppe erklärt dem Therapeuten Worte, z. B. „Auto": Kategorie, Materialien und Funktion werden erarbeitet (Wortdefinitionen)
- Auf einer Wortkarte stehen zwei Wörter, von denen eines unterstrichen ist,
  z. B. „Füller, Bleistift". Ein Teilnehmer soll mit Hilfsworten das unterstrichene
  Wort erklären, sodass die anderen Teilnehmer das Wort erkennen können
- Begriffe mit unterschiedlicher Bedeutung anhand verschiedener Kategorien
  herausarbeiten: z. B. kann der Begriff „Raum" als Zimmer oder Weltall gemeint sein.

Suchstrategien
Ähnlich dem Kinderspiel „Ich sehe was, was Du nicht siehst". Die Suchstrategie
soll durch Kategorisierung entwickelt werden, z. B. Abfrage unterschiedlicher Materialien. Der Suchbereich kann erweitert werden z. B. auf Gruppenraum, Station,
Klinik, Ort, Region.

2. Soziale Wahrnehmung
Benutzen einer Dia-Serie mit 30 Dias und steigendem Schwierigkeitsgrad bzgl. der
Reizmenge und der emotionalen Belastung. Die Dias werden nach 3 Stufen bear-
beitet: Informationssammlung, Interpretation, Titelfindung.

3. Verbale Kommunikation
- Ein Teilnehmer liest einen Satz vor, ein anderer wiederholt diesen wortwört-
  lich und die anderen kontrollieren die Wiederholung
- Aus einem Wort muss ein Teilnehmer einen Satz formen, ein anderer wiederholt diesen sinngemäß und die anderen kontrollieren die Wiederholung.

4

Bei der freien Kommunikation ist die Vorgabe z.B. ein Zeitungsartikel. Die Bewertung des Kommunikationsprozesses geschieht durch den Therapeuten oder vorher bestimmten Teilnehmer.

- **Inhaltliche Kriterien:** Verstehen von Beiträgen, Eingehen auf Beiträge; inwieweit wird ein Thema oberflächlich oder vertieft diskutiert, wird der rote Faden verloren?
- **Formale Kriterien:** Blickkontakt, flüssiges Reden, Lautstärke, Tonfall werden beachtet.

4. Soziale Fertigkeiten

Kognitive Aufarbeitung (Stufe 1)

Vorgabe der zu übenden Situation, Zieldefinition, Dialogerarbeitung, Finden einer Überschrift, Antizipation der Schwierigkeiten, Vergabe von Beobachterfunktion und Einschätzung der Schwierigkeit.

Durchführung (Stufe 2)

Demonstration der Modelle mit zwei Co-Therapeuten → Rückmeldung durch Beobachter, Co-Therapeuten und Therapeut. Rollenspiel der Gruppenmitglieder → Rückmeldung durch Beobachter, Co-Therapeuten und Therapeut.

5. Interpersonelles Problemlösen

- Problem identifizieren und analysieren
- Problem kognitiv aufbereiten
- Lösungsalternativen erarbeiten
- Für eine Lösungsalternative entscheiden
- In die Praxis umsetzen
- Feedback über Erfolg und Misserfolg in der nächsten Therapiesitzung.

Vorgehen

Beginnend werden kognitive Grundfunktionen wie Konzentration, Konzeptbildung, Abstraktions- und Merkfähigkeit trainiert. Auf verbesserten kognitiven Grundfunktionen aufbauend werden komplexere soziale Fertigkeiten eingeübt. Übungen einzelner Unterprogramme können im Einzelfall weggelassen werden. Innerhalb jedes Unterprogramms wachsen die Anforderungen an den Patienten

- Vom Einfachen und Überschaubaren zum Schwierigen und Komplexen
- Von hoher Strukturiertheit und Aufgabenorientiertheit zu einer größeren Betonung spontaner Gruppeninteraktionen
- Von einem stark direktiven Therapeutenverhalten zu einem weniger direktiven, sich zurücknehmenden Leitungsstil
- Von sachlichen zu emotional belastenden Inhalten.

Rahmenbedingungen

- Therapiesitzungen mind. 2-mal/Woche mit 4–8 Patienten
- Dauer einzelner Therapiesitzungen 30–60 Min.
- Für das gesamtes Therapieprogramm werden ca. 1,5–3 Jahre gebraucht.

Kreativtherapie

Diese künstlerische Gestaltungstherapie findet im Rahmen von Psychotherapie Verwendung und kann wie folgt zusammengefasst werden:

- Keine Zwänge und Vorschriften bei der Gestaltung
- Den Patienten Fähigkeiten erleben lassen, von denen er nichts gewusst hat
- An eine nonverbale Möglichkeit der Kommunikation heranführen
- Kreative Persönlichkeitsanteile im Rahmen gruppenweiser Therapie stärken
- Künstlerisches Gestalten regt an, auch das weitere Leben gestalterisch zu planen.

Themen in den Psychosegruppen

Nach jahrelangen klinischen Erfahrungen können die nachfolgend genannten Themen hilfreiche Informationsmodule in den Psychosegruppen darstellen:

- Kennenlernen der Gruppenteilnehmer und Therapeuten/Moderatoren
- Diagnose und Symptome der Schizophrenie, des psychotischen Erlebens
- Verletzlichkeits-Stress-Modell
- Entwicklung und Erleben der aktuellen Psychose
- Ausgang und Verlauf der Psychose
- Behandlung mit Medikamenten (Neuroleptika)
- Haupt- und Nebenwirkungen der Psychopharmaka
- Risiko von Spätschäden der Medikamente
- Mitarbeit und Verantwortung des Patienten
- Zusammenarbeit mit den therapeutischen Institutionen
- Frühwarnzeichen
- Krisenbewältigung und Erstellen eines individuellen Therapieplans.

Tipps, Tricks und Fallen

- Balint-Gruppen, Supervison: Besonders junge Pflegende erleben die Tragik einer Station mit chronisch kranken Patienten als sehr tiefgreifend
- Forcierte Rehabilitation kann zu einem Rückfall mit produktiver Symptomatik führen
- Emotionen und Affekte führen zu vermehrten Störungen
- Nur realistische Lebens- und Arbeitsbedingungen können wirksam sein.

Gesundheitsinformationsgruppen

Dienen der störungsspezifischen Informationsvermittlung, der Entlastung und dem Erfahrungsaustausch der Patienten. Ablauf: Begrüßungsphase, Informationsteil und anschließendes offenes Beisammensein.

Die Themen des Informationsteils werden i. d. R. von den Teilnehmern selbst festgelegt. Störungsspezifische Themen können sein z. B. Umgang mit Wahn oder Halluzinationen; oder störungsübergreifend z. B. allgemeine Ängste, Schlafstörungen.

Patientenratgeber und Selbsthilfematerialien

Patientenratgeber, Therapie- und Selbsthilfemanuale sind hilfreich bei der therapeutischen Unterstützung der Selbstveränderung von Patienten. Sie können Veränderungswissen ökonomisch an viele Patienten weitergeben. Für viele Störungen gibt es Informations- und Interventionsprogramme, die als Therapiemanuale vorliegen. Der therapeutische Einsatz dieser Materialien fördert den Umlernprozess. Störungs- und Veränderungswissen erhöht die Problemlösekompetenz.

Diese Materialien dürften hinsichtlich der Wirksamkeit aber nicht überschätzt werden. Sie sind keine Ersatz für eine spezifische Therapie, haben aber unterstützende Funktion.

4.3.9 Bewegungstherapien

Tanztherapie

- Selbsterfahrung und Entwicklung durch Bewegung
- Durchführung durch ausgebildete Bewegungstherapeuten
- Pflegende suchen Zusammenarbeit mit Bewegungs- und Sporttherapeuten
- Geeignete Räume organisieren, Therapiemittel bereitstellen, z. B. Musik.

Weitere Verfahren

Konzentrative Bewegungstherapie (Gindler, Heller und Stolze): Weltbild → Wahrnehmen, Haltung, Ausdruck und Bewegen sind Grundlagen der menschlichen Entwicklung; Zusatztherapie bei anderen Psychotherapien; zusätzliche als nonverbale Therapie; durch körperliche Wahrnehmung, Arbeit mit sich alleine, Arbeit mit Gegenständen, Kontaktarbeit.

Tai Chi Chuan (Meister Chu): chinesische Gesundheitsübung; Weltbild → Meditation, Atem und Bewegung helfen bei der Entfaltung des körperlich-geistigen Wesens; Selbsterfahrung; durch Bewegungsablauf im Zeitlupentempo.

4.3.10 Gruppentherapie/Paartherapie/Familientherapie

Erfahrung der anderen als therapeutisches Medium; soziales Lernen.

Vorgehen
- Gruppen in den Stationsablauf einplanen; feste Zeiten
- Auf Gruppenregeln achten: Schweigeverpflichtung, Ablauf der Beiträge organisieren
- Außenstörungen möglichst ausschalten
- Gesprächsleitung regeln
- Kurzprotokoll als Einleitung der nächsten Sitzung
- Videoaufnahmen sind hilfreich, dazu Erlaubnis der Patienten einholen.

Verfahren

Psychiatrische Gruppe: Weltbild → gemeinsames Bearbeiten von Problemen in Station oder Abteilung; bei stationären Patienten, Differenzierung nach Störungsbildern; feste Organisation, Bearbeiten individueller oder kollektiver Probleme, Rollenspiele, Einsatz anderer Techniken möglich.

Analytische Gruppenpsychotherapie: Weltbild → Grundlagen der Psychoanalyse, Training sozialer Wahrnehmung; bei Neurosen, Erlebnisreaktionen, psychosomatischen Störungen; durch geschlossene Gruppen, Übertragungen und Bearbeiten sozialer Konflikte.

Familientherapie/systemische Therapie: psychoanalytische, sozialwissenschaftliche, kommunikationstheoretische Ansätze; Weltbild → Ideen des Wachstumsmodells, System als therapeutisches Medium; Entwicklung des Selbstwerts und der Beziehungsfähigkeit; bei pathologischen Interaktionsmustern bei Problemfamilien, Partnerschafts- und Generationskonflikten; durch Aufarbeiten von Konflikten, Familienkonferenz, Familienberatung, gruppendynamische Übungen, Aufstellungsarbeit durch erfahrene Therapeuten.

Themenzentrierte Interaktion (Cohn): Weltbild → Erweiterung von Autonomie, Selbstverantwortung und Partnerschaftlichkeit, lebendiges Lernen in der Balance von „Ich-Wir" und „Thema"; bei Kontakt- und Kommunikationsstörungen; zur Verbesserung der Arbeit in therapeutischen Teams; durch Bearbeiten realer, aktueller Themen, vorrangiges Bearbeiten von Störungen.

Paarsynthese (Cöllen): Weltbild → Mann-Frau-Beziehung als Zentrum des Lebens; bei Partnerproblemen, -konflikten, Sexualstörungen; durch Paargestalt, Partnerwerdung, Paardynamik, Fehleranalyse, Neugestaltung von Liebe, Sexualität, Aggression.

4.3.11 Atemtherapie

Erfahrung der heilsamen Wirkung des Atems. Nur durch ausgebildete Therapeuten, meist bei spezieller Indikation, z. B. Lösen von Blockaden im Rahmen laufender Therapien.

Beachten
Auf Zwischenfälle wie Erbrechen, Tetanie vorbereiten: Tücher, Plastiktüten.

Verfahren
Rebirthing/holotropes Atmen (Orr und Grof): Weltbild → schamanische Methode zur selbstinduzierten Trance, Kontakt zu „höheren" Energien; bei Ängsten, Phobien, psychosomatischen Störungen, zur Selbsterfahrung; durch Fokussieren auf inneres Geschehen bei vertiefter Atmung, Bewusstmachen negativer Denkmuster, Setzen positiver Selbstinstruktionen.

4.3.12 Transpersonale Therapien

Entfaltung der Persönlichkeit durch Erfahren der integrierten Existenz, Bewusstwerden des übernatürlichen Wesenskerns. Nur in spezialisierten Einrichtungen und durch ausgebildete Therapeuten möglich.

Beachten
- Materialien bereithalten, z. B. Papier, Stifte, Farben
- Außenstörungen vermeiden.

Verfahren
Psychosynthese (Assagioli): Weltbild → psychische Evolution strebt zu höheren Formen, gefördert wird der natürliche Wachstumsprozess, der auch Grenzerfahrungen ermöglicht; zur ganzheitlichen Förderung der seelischen Gesundheit, Selbsterfahrung; durch Einsatz verschiedener Techniken wie Gestaltarbeit, Atmen, Meditation, Malen, Fantasiereisen.
Initiatische Therapie (Dürckheim und Hippius): Weltbild → Durchbruch zum Wesenskern, Integration des Erlebten; zur Suche nach Lebenssinn, geistige Suche; durch „Ruf nach dem Meister", personale Leibtherapie, geführtes Zeichnen.

4.3.13 Training emotionaler Kompetenzen (TEK) nach Berking

Emotionen sind das Salz in der Suppe des Lebens. Halten Emotionen, vor allem negative Emotionen, zu lange an oder sind sie unangemessen intensiv, kann das einem das Leben (die Suppe) versalzen. Mit dem TEK wird die Fähigkeit, konstruktiv mit belastenden Emotionen umzugehen, gezielt gefördert.

Welche Idee steht dahinter?
Die Fähigkeit, konstruktiv mit den verschiedensten belastenden Gefühlen umgehen zu können, ist zentral für die Sicherung der intrapsychischen Funktionsfähigkeit und damit Voraussetzung für eine effektive Auseinandersetzung mit der Umwelt. Beeinträchtigungen dieser Fähigkeiten sind ein großes Risiko für die Entwicklung und Chronifizierung verschiedener psychischer Probleme und Störungen.
Bei einer Vielzahl von seelischen Erkrankungen ist der Umgang mit Gefühlen, insbesondere „schwierigen" Gefühlen, gestört, z. B. bei Angststörungen und Depressionen.

Während die meisten Menschen die unangenehmen und auf Dauer verletzenden Gefühle – verständlicherweise – einfach schnell herunter- oder wegregulieren wollen, setzt das TEK entscheidende Schritte früher an.

Basiskompetenzen 1 und 2: Muskel- und Atementspannung

- Jede Strategie wird durch eine kurze Psychoedukation eingeleitet, die ein neuropsychologisches Erklärungs- bzw. Teufelskreismodell zur Aufrechterhaltung negativer Gefühle beinhaltet
- Hieraus leitet sich die jeweilige Strategie ab. Diese sieht z. B. wie folgt aus: Die Erregung der Amygdala führt zu Muskelanspannung und flachem Atem. Da dies mit potenzieller Bedrohung verknüpft ist, sind die Reaktionen selbst schon ein Gefahrsignal für die Amygdala, was zu einer Aktivierung und einem Teufelskreis führt, der negative Emotionen aufrechterhält. Nach geleitetem Entdecken („Was kann man da tun?") wird die progressive Muskelentspannung vorgestellt und gemeinsam mit einer Atementspannung geübt.

Basiskompetenz 3: Bewertungsfreie Wahrnehmung

- Zur Durchbrechung eines weiteren Teufelskreises wird die Aktivierung nicht bewertenden Wahrnehmens und neutralen Beschreibens vorgestellt
- Belastende Gefühle werden 1) benannt, 2) ihre Intensität auf einer Skala von 0–10 eingeschätzt und 3) stichwortartig die körperliche Lokalisierung beschrieben
- Die Kompetenz wird in Form einer kurzen Atemmeditation, einer Fokussierung auf verschiedene Sinneswahrnehmungen und einer erfahrungsoffenen Betrachtung eigener Gedanken, Wünsche und Emotionen eingeübt.

Basiskompetenz 4: Akzeptanz und Toleranz

- Den Teilnehmern wird vermittelt, dass die vorübergehende Akzeptanz emotionaler Reaktionen eine Möglichkeit ist, aufkommende Gefühle der Hilflosigkeit zu dämpfen. Dabei wird vermittelt, dass die Teilnehmer diese Gefühle nicht toll finden oder die auslösende Situation akzeptieren sollen. Vielmehr soll ihnen die Daseinsberechtigung erteilt werden
- Durch die Arbeit an einem persönlichen Akzeptanz- und Toleranzplan wird die akzeptanzfördernde Einstellung erarbeitet, die unter anderem darin besteht, „Emotionen als Freunde zu sehen", die wichtige Informationen geben und hilfreiche Handlungen einleiten.

Basiskompetenz 5: Selbstunterstützung

Belastende Gefühle aktivieren bei vielen Menschen mit psychischen Störungen ein negatives Selbstbild, was Selbstabwertung zur Folge hat und sekundäre Gefühle wie Scham oder Schuld aktiviert. Über geleitetes Entdecken wird den Teilnehmern vermittelt, dass das Einnehmen einer liebevollen Haltung sich selbst gegenüber diese sekundären negativen Gefühle verhindern kann. Die Übung dieser Kompetenz erfolgt durch die Imagination der eigenen Person in einer Belastungssituation mit dem Ziel, dabei „Mitgefühl als ein warmes und kraftvolles Gefühl der Anteilnahme mit sich selbst aufsteigen zu lassen".

Basiskompetenz 6: Analysieren

- Ein Training der Analysefähigkeit in emotional neutralen Situationen soll Gefühle von Hilflosigkeit und Überforderung in belastenden Situationen abwenden. Durch kreatives Malen soll den Teilnehmern der Zugang zu den eigenen Gefühlen erleichtert werden
- Der Trainer leitet aus den Bildern dann die einzelnen Punkte des TEK-Analyseschemas ab, womit Gefühle systematisch analysiert werden können

- Dies wird dann explizit eingeführt und anhand eines belastenden Gefühls der Teilnehmer aus den letzten Wochen bearbeitet
- Punkte des Schemas sind: 1) relatives Gefühl, 2) auslösende Situation, 3) Grundstimmung/Körperempfinden vor Einsetzen der Situation, 4) Aufmerksamkeit/Interpretation/Bewertung der Situation, 5) Bedürfnisse/Wünsche/Ziele/Erwartungen der Situation, welche mit dem Gefühl einhergehen, 6) ähnliche Reaktionen auf frühere Situationen in Form eines alten Musters, 7) Körperreaktionen, welche mit dem Gefühl einhergehen, 8) sekundäre Gefühle als Bewertung des primären Gefühls, 9) Verhaltensimpulse, welche durch das Gefühl aktiviert wurden
- Die genaue Analyse der Emotionen veranschaulicht den Teilnehmern nicht nur die typischen Komponenten emotionaler Reaktionen, sondern zeigt gleich mehrere Ansatzpunkte für die Regulation auf.

Basiskompetenz 7: Regulieren
- Auch die Relevanz der Fähigkeit zur Veränderung von Dauer/Intensität negativer Emotionen wird aus einem „neuropsychotherapeutischen Teufelskreis" abgeleitet. Anschließend werden die einzelnen Schritte effektiven Problemlösens erarbeitet: 1) ein realistisches Zielgefühl auswählen, welches ein Annährungs- statt ein Vermeidungsziel sein sollte, 2) Brainstorming nach Möglichkeiten, das Zielgefühl herbeizuführen, 3) einen konkreten Plan machen, wie die ausgewählten Strategien umsetzt werden sollen, 4) Strategien umsetzen, 5) konstruktiver Umgang mit Misserfolg, der aus Belohnung der Teilerfolge, Intensivierung der Bemühungen, ggf. Umsetzung der Alternativpläne und letztlich Überdenken des Zielgefühls besteht
- Zur Unterstützung wird hier mit dem TEK-Regulationsschema gearbeitet, welches direkt auf dem Analyseschema aufbaut. Als hilfreiche Regulationsstrategien gelten: 1) „Use the Blues", also Gefühle konstruktiv nutzen, 2) „Opposite action", also das Gegenteil des Verhaltensimpulses umsetzen sowie 3) (kurzfristige) Ablenkung, um sich in einem ruhigeren Moment mit der Emotion auseinanderzusetzen.

> **Tipps, Tricks und Fallen**
> - Das Training ist gedacht für alle Arten von Angsterkrankungen und Depressionen
> - Darüber hinaus ist es hilfreich bei Sucht-, Zwangserkrankungen und Somatisierungsstörungen
> - Explizite Kontraindikation: akute psychotische oder substanzinduzierte Symptomatik, akute Suizidalität und alle psychischen Störungen mit einem Schweregrad, der kein kognitives Arbeiten ermöglicht.

! Dieses eher neuere Verfahren findet seinen Weg in die Angebotsliste psychiatrisch Pflegender – siehe die Trainerliste der Homepage von Berking (tekon-line.info).

4.4 Weitere therapeutische Verfahren

Ergo-, Kunst-, Sozio-, Sport- und Musiktherapien werden in (fast) allen psychiatrischen Institutionen häufig eingesetzt und standardmäßig angeboten.

4.4.1 Ergotherapie

Beschäftigungstherapie (BT)

Ziele
- Spannungen und erstarrte Verhaltensweisen auflösen
- Anregung, verloren gegangene Bedürfnisse und Wünsche wieder wahrzunehmen
- Arbeit in der Gruppe trainiert das soziale Verhalten, Realitätstraining: auseinandersetzen mit den Mitmenschen, auf Mitmenschen eingehen oder sich von ihnen abgrenzen
- Von der Krankheit ablenken
- Abwechslung zum Stationsalltag.

Vorgehen
- In vielen Kliniken Durchlaufen einer Eingangsgruppe
- Nach unterschiedlicher Dauer Wechsel in eine Gruppe, für die der Patient mit seinem Krankheitsbild besonders geeignet ist
- Vorhandene Fähigkeiten werden gefördert, z. B. durch
  - Arbeiten mit Holz → bestimmter Krafteinsatz erforderlich
  - Arbeiten mit Stoffen o. Ä. → fördert die Koordination der Feinmotorik
  - Arbeiten mit Ton → Gefühl für Formen.

Therapeutischer Ansatz
Gruppentherapie:
Kompetenzzentriertes Arbeiten in der Ergotherapie.
- Mehrere Patienten arbeiten in einer Gruppe
- Es werden unterschiedliche Aufgaben verteilt
- Arbeit des Einzelnen wird auf seine Fähigkeiten und Interessen abgestimmt
- Aufgabe soll dem Patient gefallen, ihn jedoch nicht unter- oder überfordern
- Vor Beginn der Arbeit muss ermittelt werden, ob ein Patient seine Arbeit auch zu Ende führen kann und die Arbeit daher positiv verstärkend ist.

Einzeltherapie:
Geeignet für Patienten, die erhebliche Probleme im Umgang mit ihren Mitmenschen haben.
- Kontaktaufnahme zu anderen Menschen erleichtern
- Patienten zur weiteren Mitarbeit motivieren
- Patienten von der Krankheit ablenken.

Arbeitstherapie (AT)

BT und AT gehören eng zusammen. Der wichtigste Unterschied liegt darin, dass in der AT eine Erprobung der Belastungsfähigkeit stattfinden kann. Sie dient als eine der Vorbereitungen auf das Berufsleben. Arbeitsbereiche: z. B. Produktions-, Bürogruppen, Holzwerkstatt und hauseigene Bereiche wie Küche, Friseur und Gärtnerei.

Ziele
- Tagesablauf strukturieren
- Leistungsfähigkeit und Konzentration erkennen lernen
- Arbeitseinstellung schulen: Pünktlichkeit, Ausdauer, Kritikfähigkeit
- Kontrast zum Krankenhausaufenthalt
- Bezug zur Realität, Selbstverwirklichung, Freude an Aktivität vermitteln
- Arbeiten mit dem Patienten, „Arbeit als Medium".

Vorgehen
- Leistungsgrenze in der Eingangsstufe überprüfen
- Keine Unter- oder Überforderung, „durch Fordern fördern"
- Überschaubare Arbeit, Zusammenhang mit anderer Arbeit bleibt erkennbar
- Leistungs- und Termindruck dosieren.

> **❗ Tipps, Tricks und Fallen**
> - Arbeitslosigkeit mindert das Selbstwertgefühl und die persönliche Identität
> - Ein wichtiges Element der AT ist die Kontinuität: auf eine regelmäßige Teilnahme der Patienten achten und sie dokumentieren
> - Es ist für Patienten verwirrend, in ihrer Rolle als Kranker in der Gesellschaft nicht arbeitsfähig zu sein und dennoch in die AT zu müssen, daher wird die Bezeichnung „Arbeitstherapie" häufig durch „Werktherapie" ersetzt.

4.4.2 Kunsttherapie

Ziele
- Kunst verschafft bewusst wie unbewusst eine mögliche Ausdrucksform
- Ordnet konfuse, kaum verständliche Gefühle
- Fördert die Kommunikationsfähigkeit
- Macht verdeckte Gefühle, Gedanken und seelische Regungen sichtbar
- Baut Barrieren ab und gibt die Möglichkeit, Emotionen auszudrücken.

Vorgehen
Kunsttherapeutische Sitzungen können sich in 2 Phasen gliedern:
- Erst beschäftigt sich der Patient kreativ
- Anschließend wird über die Gefühle, die das Kunstwerk im Patienten auslöste, diskutiert, z. B., wie es die Gefühle widerspiegelt.
Therapeut leitet die Aktivität nur ein, sie bleibt spontan, eigenmotiviert und unabhängig.

Therapeutischer Ansatz
- Grundlegende Gedanken und Gefühle, die sich aus dem Unterbewusstsein ableiten, können in Bildern besser als in Worten zum Ausdruck gebracht werden
- Kunst als Kommunikation, bei Ablehnung der Sprache als normales Kommunikationsmittel oder Unterentwicklung des Sprechvermögens.

> **❗ Tipps, Tricks und Fallen**
> Kunst ist ein Mittel zur Erweiterung des menschlichen Erfahrungsbereichs. Während der schöpferischen Handlung können Konflikte erneut durchlebt, gelöst und integriert werden.

4.4.3 Soziotherapie

Das psychosoziale Umfeld des Patienten, d.h. die Wohn-, Arbeits- und Lebenssituation, ist für die Entstehung, den Verlauf und die Behandlung seiner Erkrankung von großer Bedeutung. Die Soziotherapie befasst sich mit allen zwischenmenschlichen Beziehungen und der Umgebung des Patienten. Teilbereiche werden über Sozialarbeit, Gruppenarbeit, therapeutische Gemeinschaft, AT, BT und Milieugestaltung behandelt.

Ziele
- Selbstständigkeit und Eigenverantwortlichkeit stärken, wiederherstellen; bei sozialen Schwierigkeiten erhält der Patient Hilfe, die Möglichkeiten und entsprechenden Ämter ausfindig zu machen, Anrufe oder Briefe soll er möglichst selbst erledigen
- Umgebung schaffen, in der sich der Patient wohlfühlt; dies beginnt mit Selbstverständlichkeiten wie Einrichtung des Patientenzimmers, Rückzugsmöglichkeiten, eigenes Zimmer und Schrank, gutes Essen, Fernsehen, Radio, Tageszeitung
- Das soziale Umfeld des Patienten bereits während des Klinikaufenthalts so gestalten, dass die Gefahr eines Rückfalls aus Gründen der Wohn-, Arbeits- und Lebenssituation möglichst klein bleibt
  - Psychosoziale Dienste einschalten
  - Absprachen mit dem Arbeitgeber, z. B. Möglichkeiten flexibler Arbeitszeit
  - Information für Angehörige, Lebenspartner.

Vorgehen
Erfragen, welche persönlichen Umstände des Patienten evtl. zur Krankenhauseinweisung geführt haben.
- War der Patient in letzter Zeit starken Belastungen ausgesetzt? Wie hat er sie bewältigt?
- Berufliche und finanzielle Situation des Patienten
- Hat der Patient Angehörige?
- Gibt es Menschen, die in Krisen helfen?
- Ist die Lebenssituation zu Hause förderlich oder auslösend für die Erkrankung?

Therapeutischer Ansatz
Mögliche Auslösefaktoren herausarbeiten, z. B. Änderungen im Milieu des Patienten: Wohnung, Beruf und Familie.

4.4.4 Sporttherapie

Die pädagogische Arbeit in der Sporttherapie gilt dem Verhalten in der Gruppe und der Motivation der Patienten. Hierbei hat das „Sich"-Bewegen selbst die größte Bedeutung, weniger das „Wie"-Bewegen.

Ziele
- Informationen über seelische Zustände und Abläufe aus bewegungstherapeutischer Sicht gewinnen
- Aktivitäten in der Gruppe fördern; Kommunikationsbarrieren abbauen
- Körperliches und seelisches Wohlbefinden fördern und erhalten
- Anregung, die Freizeit auch nach der Entlassung aktiv zu gestalten
- Vertrauen in den eigenen Körper und die körperliche Leistungsmöglichkeit schaffen.

Vorgehen

! Bei neurotischen Patienten ist die Sporttherapie eher konfliktzentriert, bei psychotischen Patienten soziotherapeutisch orientiert
- Mit den gesunden Anteilen der Persönlichkeit des Patienten arbeiten
- Zum Wiedererlernen der Körperwahrnehmung dienen Dehn-, Kraftübungen und sportliche Spiele.

Therapeutischer Ansatz
- Im Vordergrund steht der Spaß an der Bewegung
- Körperwahrnehmung durch Schweiß, Atem, Anstrengung und Herzschlag; die Eigenwahrnehmung ist vielfach durch die Einnahme von Psychopharmaka gestört
- Sporttherapie nicht mit Leistungssport verwechseln, das muss auch der Patient wissen.

Tipps, Tricks und Fallen
Sporttherapie sollte von Mitarbeitern des Pflegedienstes regelmäßig mitgemacht werden. Die Selbsterfahrung, z. B. mit verbundenen Augen von einem neurotisch gestörten Patienten über Stühle, Balken oder Treppen geführt zu werden, kann für eine therapeutische Beziehung von großem Nutzen sein.

4

4.4.5 Musiktherapie

Bedient sich als therapeutisches Behandlungsverfahren der nonverbalen Kommunikation mittels Musik.

Ziele
- Emotionale Prozesse aktivieren
- Sozial-kommunikative Prozesse aktivieren
- Interesse und ästhetische Erlebnisfähigkeit wiedergewinnen
- Psychovegetative Fehlsteuerung regulieren.

Vorgehen
- Einzeln oder in Gruppen musizieren: nachspielen, freies Improvisieren
- Musik hören.

Therapeutischer Ansatz
Ziel:
- Emotionelle Umstimmung
- Aktivierung schöpferischen Gestaltens
- Erweiterung der Erlebnisfähigkeit.

Tipps, Tricks und Fallen
Stimmungen wie Depressionen sind nicht mit gegenteiliger, also lustiger, Musik zu therapieren. Ein Nicht-mitgehen-Können kann sogar als Unvermögen aufgefasst werden und die Depression verstärken.

4.5 Somatische Therapie

4.5.1 Schlafentzugstherapie

Synonym: Wachtherapie. Bei depressiven Patienten kann der Schlafentzug (meist zeitlich begrenzt) zu beeindruckender Besserung führen. Am häufigsten wird der Schlafentzug unter stationären Bedingungen durchgeführt, er ist jedoch prinzipiell auch ambulant und in der häuslichen Pflege anwendbar.

Indikation: phasisch verlaufende depressive Störungen (▶ 6.1), besonders therapieresistente Krankheitsverläufe.

Formen des Schlafentzugs
- Ganze Nacht und folgender Tag
- Patient geht gegen 17:00 Uhr zu Bett und wird um 24:00 Uhr geweckt; er bleibt dann den Rest der Nacht und den darauffolgenden Tag wach und geht am nächsten Tag um 18:00 Uhr zu Bett, um gegen 1:00 Uhr wieder geweckt zu werden; so verschiebt sich der Schlaf jeweils um eine Std. bis nach ca. 5–6 Tagen der alte Rhythmus wieder erreicht ist (verschobener Schlafentzug)
- Tiefschlafphasen der Nacht werden gezielt entzogen.

Wirkung
Bei etwa 60–80 % der Patienten zeigt sich am nächsten Tag in den frühen Morgenstunden eine Besserung des depressiven Syndroms:
- Morgentief bleibt aus
- Stimmung bessert sich
- Patienten werden aktiver
- Suizidalität ist deutlich geringer.

Eine vollständige Genesung ist selten, aber häufig lassen sich eine schrittweise Besserung und der Grundstein für eine positive Wende erreichen. Der Schlafentzug kann beliebig wiederholt werden.

Pflege
- Dem Patienten für die Nacht und den Tag verschiedene Beschäftigungsmöglichkeiten anbieten: Gesellschaftsspiele, leichte Lektüre wie Illustrierte, Fernsehen
- Bei Tiefpunkten motivieren
- Ansprechpartner bereitstellen, z. B. Personal
- Wachbleiben muss konsequent durchgehalten, bewacht und dokumentiert werden; insgesamt bis zu 36 Std., die Nacht und der gesamte folgende Tag
- ! Kurzfristiges Einnicken – insbesondere in den frühen Morgenstunden – gefährdet den Therapieerfolg.

Tipps, Tricks und Fallen
- Sehr günstig ist der Schlafentzug in der Gruppe mit mehreren Patienten
- Bei Patienten mit bipolaren affektiven Psychosen kann es während des Schlafentzugs zum Umkippen in die Manie kommen
- Achtung: Krampfanfall bei Patienten mit Anfallsleiden ist möglich
- Kritikminderung und hypomanische Anzeichen am Vormittag nach der durchwachten Nacht.

4.5.2 Lichttherapie

Synonym: Phototherapie. Die Lichttherapie dient vor allem der Behandlung von saisonal abhängigen Depressionen (saisonal abhängige Winterdepression ▶ 6.1.4). Sie kann über den ganzen Herbst und Winter hindurch und prophylaktisch im Frühherbst angewandt werden. Bei Erfolg mit Lichttherapie kann dem Patient der regelmäßige winterliche Sonnentourismus empfohlen werden.

Wirkung und Durchführung

- Tägliche Lichteinwirkung durch künstliches Licht, das dem natürlichen Sonnenlicht angepasst ist, verlängern
- Bei mindestens 10-facher Intensität (2 500–10 000 Lux) geht die Therapie über wenigstens eine Woche
- Licht der Leuchtgeräte muss nur die Netzhaut erreichen – ein Starren in die Therapielampe ist nicht notwendig
- Maximum der Therapie nach 3–7 Tagen
- Bei Absetzen ist nach kurzer Zeit mit der alten Symptomatik zu rechnen.

Seltene Nebenwirkungen

Kopfschmerzen, Überanstrengen der Augen, Symptome einer Hypomanie.

4

❗ Tipps, Tricks und Fallen
- Längere Spaziergänge in den entsprechenden Monaten kann schon ausreichend sein, selbst bei bedecktem Himmel erreicht den Körper mehr Licht als bei Zimmerbeleuchtung
- Bräunungsapparate haben keinen therapeutischen Nutzen, da die Augen abgedeckt werden.

4.5.3 Elektrokrampftherapie (EKT)

Synonyme: elektrische Durchflutung, elektro-konvulsive Therapie (ECT), Heilkrampftherapie, neuroelektrische Therapie. Im internationalen Vergleich werden in Deutschland und der Schweiz nur wenige Patienten mit EKT behandelt – und das fast ausschließlich in Unikliniken. Grund hierfür ist das Bild in der Öffentlichkeit, die diese Therapieform als gefährlich und inhuman einschätzt.

Voraussetzungen

Beim Patient:
- Psychiatrische Indikation: ausführliche Exploration, mehrtägig beobachten, Allgemeinerkrankungen, Risikofaktoren, frühere Behandlungen
- Körperliche Untersuchung: internistischer und neurologischer Befund, Augenhintergrundspiegelung, EKG, EEG, Rö-Thorax, Labor (Leber- und Nierenfunktion, Stoffwechsellage)
- Umfassende Aufklärung: Art der Behandlung, erhoffter Therapieerfolg, mögliche Nebenwirkungen
- Einwilligung des Patienten: Eine schriftliche Einwilligung des Patienten muss vorliegen, ggf. die des gesetzlichen Vertreters oder Betreuers (▶ 1.11.9).

Beim Personal:
- Internistische Kenntnisse
- Grundkenntnisse der Anästhesie und Reanimation

- Wissen um Indikation, Wirkung, Nebenwirkungen und Risikofaktoren
- Erfahrungen mit der technischen Durchführung.

Medizinisch-technisch:
- Sauerstoffgerät und Intubationsbesteck, Guedeltuben
- EKG-Gerät und Defibrillator
- Infusionsbesteck
- Absaugkatheter, Magen- und Nasensonden
- Medikamente: Atropin, Epinephrin, Diazepam, Dexamethason, Lidocain, Propranolol, Dextrose, Lävulose, Elektrolytlösungen, Plasmaexpander, Bikarbonat.

Indikation

Die Anwendung der Elektrokrampftherapie führt bei Indikationen der ersten Wahl am schnellsten zur Symptombesserung bzw. einer Voraussetzung für weitere Therapieformen wie medikamentöse Langzeittherapie, ambulante Psycho- und Soziotherapie, soziale Rehabilitation.

Behandlung erster Wahl:
- Akut lebensbedrohliche perniziöse Katatonie (▶ 7.4)
- Schwerste wahnhafte Depression mit Stupor (▶ 6.1.4), Suizidalität, Nahrungsverweigerung, körperlicher Erschöpfung
- Schwerer manischer Verlauf bei affektiven Psychosen
- Rascher Therapieerfolg bei bekannter Pharmakoresistenz notwendig
- Unverträglichkeit der Pharmakotherapie, Gravidität im 1. Trimenon.

Behandlung zweiter Wahl:
- Keine oder keine ausreichende Verbesserung bei adäquater Pharmakotherapie bei den benannten Psychosen
- Gravierende Nebenwirkungen verbieten Fortsetzung der Pharmakotherapie, besonders bei Depressionen und Manie.

Wirkung

Elektrische Reizungen erzeugen Krampfaktivität, die sich auf tiefer gelegene zentrale Hirnregionen auswirkt und eine Veränderung der Hirndurchblutung, des Hirnstoffwechsels und der Transmitterkonzentrationen bewirkt.

Nebenwirkungen

- Anfangs leichte amnestische Störungen (▶ 8.2), z. B. Schwierigkeiten beim Lesen einer Zeitung
- Schwach ausgeprägte Muskelkontraktionen
- Erhöhter Blutdruck
- Rasch abklingende Erhöhung oder Erniedrigung von Puls und Blutdruck
- ! Häufigkeit **irreversible** Hirnschäden: 0–9 Fälle auf eine Million Behandlungen.

Kontraindikationen

- Frischer Myokardinfarkt, schwere koronare Durchblutungsstörung
- Schwere arterielle Hypertonie
- Pulmonale Erkrankungen
- Zerebrale oder aortale Aneurysmen, zerebrale Angiome
- Erhöhter Hirndruck
- Zustand nach zerebralem Insult.

Durchführen
Serie der EKT wird so lange fortgeführt, bis keine weitere Besserung mehr zu beobachten ist.
* Patienten vorbereiten: Patient muss nüchtern bleiben, Zahnprothesen entfernen
* Prämedikation: Atropin gegen Speichelfluss, evtl. Valium, niederpotentes Neuroleptikum
* I.v.-Kurznarkose
* Muskelrelaxation
* Sauerstoffventilation
* Kreislauf überwachen
* Elektrische Stimulation.

Pflege
* Patienten durch Aufklärung die Angst vor der Maßnahme nehmen
* Gemeinsame Gespräche mit Patient, Angehörigen, Arzt und Pflegeteam
* Erfahrungsaustausch im Gruppengespräch mit anderen EKT-Patienten.

> **❗ Tipps, Tricks und Fallen**
> * Synonym „Elektroschock" nicht verwenden
> * Abgrenzung zur Defibrillation erklären
> * Regelmäßig Motivation und Anwendung der EKT kontrollieren.

4

4.5.4 Transkranielle Magnetstimulation (TMS)

Schonendes Hirnstimulationsverfahren ohne Auslösung eines Krampfanfalls. Eine Narkose ist nicht notwendig. Die TMS nutzt das physikalische Prinzip der elektromagnetischen Induktion. Eine tangential am Schädel angelegte Magnetspule erzeugt ein kurzes Magnetfeld von 200 bis 600 µs Dauer mit einer magnetischen Flussdichte von bis zu 3 Tesla. Die dadurch ausgelöste elektrische Potenzialänderung in der schädelnahen Hirnrinde bewirkt eine Depolarisation von Neuronen mit Auslösung von Aktionspotenzialen.

Indikation
Stimulation mit Einzelimpulsen:
* Die Stimulation mit Einzelimpulsen wird in der Neurologie angewandt. Das Auslösen von Muskelzuckungen führt zu elektrischen Potenzialen (motorisch evozierte Potenziale: MEP), die mit Elektroden relativ einfach abzuleiten sind
* Bestimmte neurologische Erkrankungen führen zu Veränderungen der Reizschwelle und können daher mit dieser Methode differenzierter diagnostiziert werden. Bei MS, Migräne und Epilepsie werden entsprechende Erfahrungen berichtet.

Sich wiederholende (repetitive) Stimulation (rTMS):
* Die rTMS kann zu einer Gewöhnung an die Stimulation führen, wodurch es zu einer längerfristigen Veränderung der Aktivität der Gehirnrinde im stimulierten Bereich kommen kann
* Die Stimulation des präfrontalen Kortex kann zur Besserung einer depressiven Symptomatik genutzt werden. Dies wird besonders bei therapieresistenten Depressionen angewendet, bei denen keine EKT eingesetzt werden kann
* Versuchsweise wird TMS auch in der Schizophreniebehandlung eingesetzt.

Nebenwirkungen

- Seit der Einführung der TMS sind kaum Nebenwirkungen beobachtet worden
- Häufigste Nebenwirkungen sind vorübergehende Kopfschmerzen
- Kurzzeiteffekte auf Stimmung, neuropsychologische Leistungen, Hormonspiegel u. a.
- Am meisten gefürchtete Nebenwirkung ist das sehr seltene Auslösen eines epileptischen Anfalls. Das Auslösen konnte mit strengen Anwendungsregeln minimiert werden.

Kontraindikationen

- Epilepsie oder epileptische Anfälle in der Vorgeschichte
- Metallische Objekte im Kopf (ausgenommen Zahnprothesen)
- Implantierte Pumpensysteme
- Herzschrittmacher
- Cochlea-Implantate
- Erhöhter intrakranieller Druck, Schädel-Hirn-Trauma, Infarkte, neurochirurgische Eingriffe
- Schwangerschaft (bislang kasuistische Berichte über Anwendung bei Schwangeren).

Durchführung

- Mittels einer an den Kopf gehaltenen Magnetspule werden darunter liegende Hirnregionen stimuliert, wodurch der Energiestoffwechsel angeregt und eine antidepressive Wirkung erzielt wird
- Behandlungsdauer: sollte vom Risiko-Nutzen-Verhältnis abhängig gemacht werden
- Spezielle Behandlungszentren erstellen mittels MRT ein digitales Modell des Gehirns, sodass individuelle Besonderheiten der Anatomie für die Ausrichtung der Spule berücksichtigt werden können (neuronavigierte TMS-Therapie).

Pflege

- Patienten durch Aufklärung die Angst vor der Maßnahme nehmen
- Gemeinsame Gespräche mit Patient, Angehörigen, Arzt und Pflegeteam
- Erfahrungsaustausch im Gruppengespräch mit anderen TMS-Patienten.

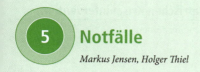

5 Notfälle

Markus Jensen, Holger Thiel

5.1 Psychiatrische Notfälle

5.1.1 Grundregeln der psychiatrischen Krisenintervention

Grundregeln der psychiatrischen Krisenintervention:
- Notfallsituation erkennen
- Hilfe herbeiholen
- Umgang mit der Notfallsituation
- Dokumentation (▶ 1.3)
- Notfall besprechen.

Notfallsituation erkennen
Patienten beobachten
Ziel der Beobachtung ist, den oft fließenden Übergang von einer psychiatrisch schwierigen Situation (▶ 2.10) oder einer Krise zu einem psychiatrischen Notfall zu erkennen. Die Aufmerksamkeit richtet sich dabei auf:
- Psychiatrische Hauptsymptome, z. B. Angst, Erregung (innerlich oder äußerlich), Verzweiflung, Desorientiertheit, Stupor
- Körperliche Symptome, z. B. vegetative Symptome wie Schwitzen, Hypertonie, Zittern, beschleunigte Atmung, Pupillenweitstellung, starke motorische Anspannung
- Die Einordnung der Symptome in die individuelle Krankheitsgeschichte.

Gespräche mit dem Patienten
- Kontaktaufnahme mit dem Patienten, z. B. durch eine offene, freundliche Begrüßung, wenn möglich mit einer Geste der Verbundenheit
- Frage nach dem allgemeinen Befinden
- Ist der Patient mit Art und Stärke der Krise vertraut, kennt er bereits Techniken (kann sie alleine aber noch nicht anwenden) und mit seinem Bezugstherapeuten ein Kriseninventar erarbeitet
- Frage nach dem inneren Erleben
- Wie schätzt der Patient seine eigene Gefährdung ein? Womit kommt er aktuell nicht zurecht? Was würde passieren, wenn jetzt keine Hilfe käme? Oder wenn sich jetzt eine Handlungsalternative bieten würde?
- Lösungen bedrohlicher Situation ansprechen, z. B.: „Was kann Ihnen Entlastung bringen?", „Halten Sie es aus, wenn dies oder jenes zur Entlastung getan wird?"

Gespräche mit Angehörigen und Mitpatienten
- Beobachtungen der Angehörigen erfragen
- Gespräche des Patienten mit anderen, z. B. über Suizidgedanken, Gewaltandrohungen oder Wahninhalte
- Beobachtungen von Mitpatienten bezüglich der Gefährdung des Patienten, z. B. Patient findet sein Zimmer nicht, schreibt Abschiedsbrief, sammelt Tabletten.

Psychiatrische Wertung
- Art des Notfalls, z. B. psychotischer und/oder erregter Patient, schwere Panikattacke
- Gefährdungsgrad der Situation
- Richtung der Gefährdung: Selbstgefährdung, Fremdgefährdung, beides.

Hilfe herbeiholen
Arzt informieren:
- Situation als **Notfall** benennen
- Station und Ort angeben
- Im Klinikgelände auf sogenannte Notfall-/Standorttafeln achten (ähnlich der Tafeln an Wanderwegen). Hierauf befindet sich Notfallnummer und Standort bzw. eine Standortnummer
- Kurze und prägnante Beschreibung der Gefährdungslage
- Einschätzung des Ausmaßes der Gefährdung.

Weitere Pflegekräfte durch Ringruf hinzuziehen. Bis zum Eintreffen der Hilfe beim Patienten bleiben, möglicherweise mit größerem Abstand.

! Besser einmal zu viel einen Notfallalarm auslösen als eine Notfallsituation nicht zu erkennen
! Besser einen Helfer zu viel informiert haben als später vor einer unbeherrschbaren, gefährlichen Situation zu stehen
! Ggf. Verwandte oder Vertrauenspersonen hinzuziehen.

Umgang mit der Notfallsituation
Beim Notfall hält die Bezugspflegekraft den direkten Kontakt mit dem Patienten. Weiteres Personal hat eine Hol-, Bringe- und Sicherungsfunktion. Die individuelle Anpassung an eine psychiatrische Notfallsituation, z. B. wie viele Helfer sich in unmittelbarer Nähe des Patienten aufhalten, sollte von den erfahrenen Kollegen (Ärzte, Pflegekräfte) gesteuert werden.

Kommunikation in der Notfallsituation
- Persönliche Vorstellung und ruhige Gesprächsatmosphäre herstellen
- Patienten mit Namen ansprechen
- Abschätzung des aktuellen Handlungsdrucks, z. B. impulshafte Suizidalität, Umsetzung von Drohungen
- Zusätzliche Risikofaktoren wie Wahn, schwere Verzweiflung, Alkohol-, Drogeneinfluss, möglicher Kontrollverlust, starke innere Unruhe, Panik erfragen/ abschätzen.

Störfaktoren einer Gesprächssituation
- Verharmlosen
- Verallgemeinerung
- Moralisieren
- Besserwissen
- Allgemeinplätze
- Gedankenlesen
- Abwerten
- Nicht zu Wort kommen lassen.

Dokumentation
- Ablauf des Notfalls mit Uhrzeit
- Gabe von Medikamenten mit Uhrzeit
- Direkt am Notfall beteiligtes Personal
- Notwendige Zwangsmaßnahmen
- Aus der Notfallsituation folgende prophylaktische Maßnahmen, Abstellen einer Bezugsperson
- Schäden und Verletzungen (▶ 1.6).

Notfall besprechen

Bei Manöverkritik des Teams Positives und Fehler am abgelaufenen Notfall besprechen. Forum für Verbesserungsvorschläge und deren Umsetzung einrichten. Evtl. Notfallkommission benachrichtigen.

 Tipps, Tricks und Fallen
Ein für Notfälle gerichtetes Tablett immer bereitstehen haben, damit es sofort verwendet werden kann. Regelmäßige Überprüfung.

5.1.2 Suizidaler Patient

Suizid: Selbsttötung (lat. sui occidere: „sich selbst töten"). **Suizidalität:** Gefahr der Selbsttötung. Akute Suizidalität ist einer der häufigsten psychiatrischen Notfälle. Suizidal ist, wer von Selbsttötung spricht, entsprechende Andeutungen macht oder in dieser Hinsicht Besorgnis auslöst.
▶ Abb. 5.1

Suizidgefährdete Patienten

Folgende Patientengruppen sind erhöht suizidgefährdet (→ genau beobachten und öfter ansprechen):

- Depressiv Erkrankte
- Menschen mit Wahnideen und Halluzinationen; hier kann der Suizidversuch plötzlich und ohne Vorankündigung erfolgen, z. B. Stimmen, die den Suizid befehlen (▶ 3.5)
- Alkohol-, Medikamenten- und Drogenabhängige
- Menschen mit Suizidankündigung, Suizidversuche als Problemlösung in der Vorgeschichte
- Ängstliche Menschen, einsame Menschen
- Inhaftierte
- Menschen in biologischen Krisen wie Alter, Klimakterium und Pubertät
- Menschen mit schweren körperlichen Erkrankungen.

Suizidauslösende und fördernde Erlebnisse

- Überforderung und Kränkungssituationen, z. B. depressive Patienten (▶ 6.1) werden zu schnell entlassen, Patienten mit Residualsyndromen (▶ 7.5) werden über die Maßen aktiviert
- Verlust von Beziehungspersonen, z. B. Tod des Ehegatten (▶ 10.3)
- Entbehrungstrauma, traumatischer Verlust von Geborgenheit oder Sinnhaftigkeit im Leben, z. B. Verlust des Arbeitsplatzes, Verlust der Wohnung (▶ 10.3).

Stadien der suizidalen Entwicklung (nach Pöldinger)

Erwägungsstadium: Suizidgedanken bei erhaltener Distanzierung und Steuerungsfähigkeit. Auf Appelle an die Umgebung als Hinweis auf mögliche Suizidgedanken achten und nachfragen.

Suizidimpulse: Distanzierung und Steuerungsfähigkeit bereits eingeschränkt. Jede Andeutung von Suizidgedanken wahrnehmen und mit Patienten und Arzt besprechen. Hilferufe und Ankündigungen beachten.

Suizidvorbereitungen: Distanzierung und Steuerungsfähigkeit aufgehoben. Bei gefährdeten Patienten auf resignative, stille Phasen achten. Umgehend den Arzt informieren. Beachte: trügerische Ruhe, bisweilen sogar kurzzeitige Stimmungsbesserung.

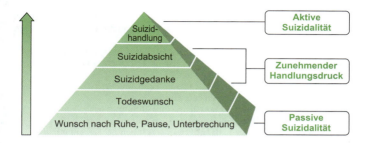

Abb. 5.1 Suizidpyramide

Notfallsituation erkennen
Patienten beobachten
- Patient ist verzweifelt, ratlos, perspektivlos
- Patient verschenkt seine Sachen
- Auf Wechsel der Mimik achten.

Gespräche mit dem Patienten
- Tragfähige Beziehung zum Patienten herstellen, sein Vertrauen gewinnen (▶ 4.1)
- Dem Patienten mitfühlend sagen, dass Suizidgedanken in der gegebenen Situation nicht selten oder verwunderlich sind, validieren → Patient wird meist offener
- Dem Patienten ermöglichen, angstfrei über seine Suizidfantasien und Wünsche zu sprechen
- Patienten, die auf der offenen Station behandelt werden, erklären, dass nicht jeder offen ausgesprochene Gedanke an Suizid zu einer Verlegung auf eine beschützende Station führt.

Gespräche mit Angehörigen und Mitpatienten
- Patient hat den Angehörigen oder Mitpatienten gegenüber Suizidabsichten geäußert
- Schreiben eines Abschiedsbriefes wurde beobachtet
- Sammeln von Tabletten wurde beobachtet.

Psychiatrische Wertung/Definitionen
Basissuizidalität:
- Patient auf Station mit Suiziderfahrung
- Vorliegen mehrerer Risikofaktoren und/oder Zugehörigkeit zu einer Risikogruppe.

Latente Suizidalität: lebensverneinende Grundhaltung, Hoffnungslosigkeit – Entwicklung oft über Jahre.

Erhöhte Suizidalität:
- Krisenentwicklung
- Wachsender Handlungsdruck
- Hoffnungs-/Aussichtslosigkeit
- Veränderte Wahrnehmung – nur der Suizid wird als Lösung gesehen
- Keine Motivation zur aktiven Problembewältigung.

Akute Suizidalität: eindeutiger oder ambivalenter Todeswunsch.

Fragen zur Abschätzung der Suizidalität

Wenn Zweifel an der Suizidalität eines Patienten bestehen, Vier-Augen-Gespräch zwischen Arzt/Bezugspfleger und Patient suchen, Befürchtungen des Teams ansprechen:

- „Haben Sie in letzter Zeit daran denken müssen, sich das Leben zu nehmen? Wie häufig? Wie konkret waren Ihre Gedanken, sich etwas anzutun? Haben Sie Vorbereitungen getroffen?"
- „Haben Sie auch an Selbstmord denken müssen, ohne es zu wollen? Haben sich Ihnen Selbstmordgedanken aufgedrängt?"
- „Halten Sie Ihre Situation für aussichts- und hoffnungslos?"
- „Haben Sie einmal einen Selbstmordversuch unternommen?"
- „Gibt es etwas, woran Sie hängen? Etwas, was Ihnen Lebensmut gibt: Ehepartner, Kinder, Haustier?"
- „Können Sie versprechen, dass nichts passiert, dass Sie zu uns kommen, wenn Suizidgedanken Sie quälen?"

Grundregeln in der Gesprächsführung mit suizidalen Patienten

- Keine Vorwürfe
- Keine allgemeinen Appelle an die Vernunft – aber durchaus an das konkrete Verantwortungsbewusstsein gegenüber der Familie und engen Freunden
- Bei allem Verständnis klar äußern, dass es neben dem Suizid bessere alternative Handlungsstrategien gibt und dass man bereit ist, beim Erlangen alternativer Ziele zu helfen
- Keine paradoxen Interventionen
- Gemeinsam nach Lösungsmöglichkeiten suchen.

5

! Tipps, Tricks und Fallen
Der eigene Name ist wichtig für einen Menschen: Patient immer mit seinem Namen ansprechen!

Umgang mit der Notfallsituation

- Patienten sichern
  - Häufig nach ihm sehen, kein Einzelzimmer
  - Auf Wunsch den Patienten in einen Bereich der Station legen, wo er häufig Blickkontakt mit dem Pflegepersonal haben kann, z. B. gegenüber dem Stationszimmer; intensives Bemühen um den Patienten und besondere Vorsorge („Zuwendung forte": starke Zuwendung), wenn nötig, ständiger Blick- und Sichtkontakt; in den Wachbereich verlegen
  - (Teil-)Fixierung kann bei hoch suizidalen Patienten notwendig werden; häufig mit Einverständnis des Patienten möglich
- Psychotherapeutische Krisenintervention
  - Suizidalität offen anzusprechen, führt oft zur Entlastung des Patienten von Schuldgefühlen
  - Alternative Konfliktlösungsstrategien erarbeiten, z. B. bei Aufkommen von Suizidgedanken mit dem Arzt oder Pflegepersonal sprechen
  - Nicht-Suizid-Vertrag mit dem Patienten machen
    - Vereinbarung zwischen Patienten und Bezugsperson, sich in einem abgesprochenen Zeitraum nichts anzutun
    - Eigenverantwortung zurückgeben
- **!** Ein Nicht-Suizid-Vertrag entbindet den Helfer nicht von seiner Verantwortung

- Emotionale Anbindung des Patienten an einzelne Mitglieder des Pflegeteams: Vertrauensverhältnis aufbauen bzw. vertiefen und Hoffnung vermitteln
- Medikamentöse Entlastung
  - Angst lösen, entspannen mit Benzodiazepinen (▶ 17.3.1), z. B. Lorazepam (Tavor®)
  - Sedieren mit niederpotenten Neuroleptika (▶ 17.2), z. B. Promethazin (Atosil®), Chlorprothixen (Truxal®)
- Angehörige einbeziehen: Paar- oder Familiengespräch (▶ 4.3.10), Situation offen ansprechen.

Maßnahmen nach ausgeführtem Suizid
- Nach einem Suizid auf Station müssen möglichst alle Teammitglieder bis zum Eintreffen der Polizei auf der Station bleiben
- Auffindungsort des Suizidanten möglichst wenig verändern.

Umgang mit Angehörigen
Angehörige sind vom Tod häufig schockiert, v. a. wenn er nicht vorhersehbar war.
- Gespräche anbieten, ggf. an den Arzt verweisen
- Auf Wut, Zorn, Beschuldigungen ruhig reagieren, keine Gegenvorwürfe machen
- Verständnis für Trauer und Wut zeigen
- Selbstvorwürfe der Angehörigen zerstreuen, deutlich machen, dass sie keine Schuld trifft
- Eigene Hilflosigkeit eingestehen.

Umgang mit Mitpatienten
! Den Suizid eines Mitpatienten nicht verheimlichen, Nachahmungseffekt vermeiden. Besser das Thema offensiv angehen und mit den Mitpatienten besprechen. Der leitende Arzt legt fest, was den Mitpatienten mitgeteilt werden darf; am besten im Rahmen einer Stationsversammlung durch das Team und anschließende Einzelgespräche
- Gerontopsychiatrie (▶ Kap. 14): auf die Reaktion des Bettnachbarn achten; dieser wird häufig traurig, bekommt Angst
- Den Patienten Möglichkeit geben, eigene Empfindungen und Suizidideen zu äußern
- Deutlich machen, dass Suizid kein Weg aus der Erkrankung ist; Perspektiven aufzeigen, die ein Weiterleben ermöglichen
- Weitergehende Hilfe und Einzelgespräche anbieten, besonders dem Zimmergenossen und latent suizidalen Patienten; andere suizidgefährdete Patienten gut überwachen
- Darauf hinweisen, dass Offenheit und Vertrauen die wichtigste Maßnahme zur Verhinderung von Suiziden ist
- Betroffenheit des Teams deutlich machen
- Den Mitpatienten die Möglichkeit geben, ihre Trauer, z. B. durch das Sammeln für einen Kranz oder eine Karte, zu zeigen.

Umgang im Team
! Der Suizid eines Patienten darf nicht mit dem Versagen therapeutischen Handelns gleichgesetzt werden
- Vorwürfe und Selbstvorwürfe vermeiden; oft fühlen sich die Bezugspersonen und die Mitarbeiter, die den Patienten zuletzt gesehen haben (meist Pflegende) schuldig, da sie die Suizidabsichten nicht erkannt haben: Sie benötigen die Unterstützung des ganzen Teams

- Situation analysieren: Was kann verbessert werden, um weitere Suizide zu verhindern?
- Offenes Gespräch über Ängste bezüglich der Verantwortung und evtl. rechtlicher Konsequenzen
- Supervisionsgruppen anbieten.

> **! Tipps, Tricks und Fallen**
> - Auch strengste Sicherheitsvorkehrungen können nicht jeden Suizid verhindern. Vielmehr ist sorgfältig abzuwägen, ob die damit verbundenen Einschränkungen im Verhältnis zum erreichbaren Ziel stehen. Offenes Ansprechen von Suizidgedanken, Gesprächs- und Hilfsangebote verhindern mehr Suizide als jedes noch so gute Sicherheitssystem
> - Dem Patienten signalisieren und sagen, dass er einem persönlich wichtig ist
> - Systematisches Erfassen einer vorhandenen Basissuizidalität bei Aufnahme mittels standardisierter Testverfahren einführen.

5.1.3 Hochgradig psychotischer Patient

Synonym: stark wahnhafter Patient. In hochgradig wahnhaften Zuständen kann es durch eine veränderte Wahrnehmung zu erheblicher Eigen- oder Fremdgefährdung kommen. Beispiel: Ein Patient denkt in wahnhafter Verkennung, dass er um 20 Uhr von al-Qaida exekutiert wird, schluckt Gegenstände, um die Verlegung in ein anderes Krankenhaus zu erwirken und dadurch den vermeintlichen Verfolgern entgehen zu können.

Besonders gefährdete Patienten
- Akute Psychose: katatone Erregungszustände, Verlust der Steuerungsfähigkeit, hochgradige psychotische Angst
- Einbeziehen von Personen, die im nahen sozialen Umfeld des Patienten leben, in ein Wahnsystem (▶ 3.6) → subjektiv erlebte Bedrohung
- Akustische Halluzinationen (▶ 3.5): befehlende Stimmen; treten bisweilen raptusartig auf, d. h. ohne jegliche Ankündigung oder Anzeichen
- ! Je höher der Grad der „wahnhaften Gewissheit", desto größer die Gefahr einer psychotischen Krise.

Notfallsituation erkennen
- Feindselige Grundstimmung, Beobachten von Angst, Ärger, starken Bedrohungsgefühlen
- Psychomotorische Erregung, gehetztes Auf- und Ablaufen auf der Station
- Patient wirkt angespannt, innerlich unruhig
- Eingeschränkte Selbstkontrolle: hochgradig ambivalentes Verhalten, z. B. Patient möchte fixiert werden und beschwert sich anschließend über seine eingeschränkte Bewegungsfreiheit
- Verbale Gewaltdrohung, Sachbeschädigungen.

Umgang mit der Notfallsituation
Arzt informieren und im Team klären, wer die „sicherste" Bezugsperson ist und wer die tragfähigste Beziehung zum Patienten hat.

Dem Patienten Vorschläge unterbreiten, wie die Krisenintervention aussehen könnte:
- In Ruhe lassen
- Nicht alleinlassen
- Gespräche
- Medikamentöse Unterstützung, Sedierung, Angstlösung
- Vor Reizüberflutung schützen, z. B. in Einzelzimmer verlegen
- Fixieren und Isolieren anbieten.

Dokumentation
- Grundstimmung wie Angst, Ärger
- Psychomotorische Erregungszustände und deren Häufigkeit und Auslöser
- Innere Unruhe
- Bedrohliche Gedankeninhalte
- Suche oder Vermeidung des Kontaktes zur Bezugsperson
- Selbstkontrolle des Patienten; Fähigkeit, sich selbst zu beruhigen
- Gewaltandrohung, Sachbeschädigungen.

> **❗ Tipps, Tricks und Fallen**
> - Akut psychotischer Patient kann seinen Impulsen, z. B. suizidalen Gedanken, willenlos ausgeliefert sein
> - Impulshandlungen treten dabei ohne vorherige Anzeichen auf, wirken fremdartig und erscheinen oft „von außen" verursacht.

5

5.1.4 Angstanfall/Panikattacken

▶ 10.2.2
Die Übergänge vom Angstanfall zur Panikattacke sind oft fließend. Bei der Angstattacke kommt es zu einer scheinbar unmotivierten, sich steigernden Angst. Die Panikattacke hat dabei einen noch dynamischeren Effekt, wird als plötzlich, wie aus heiterem Himmel einsetzende, anfallsartige Angst erlebt, die ebenfalls keine „angemessene" Ursache hat. Insbesondere Symptome wie Herzrasen, Beklemmungsgefühle, Atemnot, Gefühl drohenden Unheils oder drohenden Kontrollverlusts können dabei sowohl eine auslösende wie auch eine begleitende – damit die Symptomatik steigernde – Rolle spielen. Zwischen den Attacken können völlig angstfreie Zeiträume liegen, aber auch Phasen von Erwartungsangst auf die nächste Attacke.
Furcht: auf etwas Konkretes gerichtete Angst.

Vorkommen
- Angsterkrankungen und Phobien (▶ 10.1)
- Somatoforme Störungen
- Zwangsneurosen (▶ 10.2); unterdrückte Zwangsphänomene führen zu Angst oder Panik
- Depressionen (▶ 6.1)
- Schizophrenie (▶ Kap. 7)
- Posttraumatische Belastungsreaktionen (▶ 10.3.2): Reaktion auf außergewöhnlich schwere traumatisierende Erlebnisse
- Körperliche Erkrankungen, z. B. Angst-Schmerz-Syndrome (▶ 13.1.4)
- Hirnorganische Angstsyndrome (▶ Kap. 8).

Notfallsituation erkennen

- Plötzlicher Beginn mit Herzrasen, Zittern, Gefühl der Atemnot, Schwindel und Entfremdungsgefühlen (Depersonalisation oder Derealisation, ▶ 3.8)
- Furcht zu sterben, Angst vor Kontrollverlust/Ohnmacht oder „Wahnsinn"
- Hypervigilanz: Patient fühlt sich angespannt, ist übermäßig schreckhaft und reizbar, hat Konzentrationsschwierigkeiten und Ein- oder Durchschlafstörungen
- Motorische Spannung: Zittern, Muskelspannung, Ruhelosigkeit, leichte Ermüdbarkeit
- Vegetative Übererregbarkeit: Atemnot mit Beklemmungsgefühl, Tachykardie, Schwitzen, Mundtrockenheit, Benommenheit, Schwindel, Übelkeit, Bauchschmerzen, Unterleibsschmerzen, Hitzewallung, Kälteschauer, Kloßgefühl im Hals, Diarrhö, Harndrang.

Umgang mit der Notfallsituation

- Anwesenheit der Bezugsperson im Pflegeteam lindert oder beseitigt die Krise häufig
- Entlastende Gespräche, über die Angst reden: das Gefühl der Angst anerkennen, ohne es zu verstärken
- Patienten in angstfreien Phasen nach früheren Strategien fragen; häufig werden diese in der Krise vergessen
- Auf ruhige Atmung beim Patienten achten bzw. darauf hinweisen, Hand auf den Bauch legen und dorthin atmen
- Bei **Hyperventilation** den Patienten in die Rückatmungstüte atmen lassen – das Vorgehen und den Sinn der Maßnahme vorher aber in kurzen Worten erklären: „Sie müssen Ihre Aufmerksamkeit auf die Atmung richten … ich werde die ganze Zeit bei Ihnen bleiben, bis es Ihnen wieder besser geht … Atmen Sie bitte so langsam es Ihnen möglich ist in diese Tüte" (Rückatmungstüte)
- Medikamentöse Unterstützung mit Benzodiazepinen im Notfall (▶ 17.3.1) oder niederpotenten Antipsychotika
- Langfristige Behandlung mit selektiven Serotonin-Wiederaufnahme-Hemmern (SSRI) oder trizyklischen Antidepressiva (▶ 17.1).

Tipps, Tricks und Fallen
Patienten mit Angstanfällen/Panikattacken neigen dazu, ihre Symptome auf der Körperebene zu fokussieren. Erleben, Erkennen und Benennen von Emotionen sind häufig sehr defizitär und können weniger gut beschrieben werden. Dies wird als Basiskompetenz 3 und 4 beim Training emotionaler Kompetenzen vermittelt (▶ 4.3.13).

Ziele der Krisenintervention

- Angst mit ihren vegetativen Folgen reduzieren, Strategien gegen Angstanfälle und besseren Umgang mit Ängsten erarbeiten
- Motivation für eine weitergehende Therapie erhöhen.

Tipps, Tricks und Fallen
- Einer Panikattacke folgt meist die Furcht vor einer erneuten Attacke
- Patienten in einer Angstattacke neigen zur Hyperventilation (▶ 10.1.4)
- Gefahr der Entstehung von Depressionen bei Patienten mit häufigen Angstattacken

> • In den angstfreien Intervallen den Patient schulen, mehr auf die Gefühle als auf die Körpersymptome zu achten.

5.1.5 Erregter und aggressiver Patient

Im Allgemeinen sind psychisch Kranke nicht gewalttätiger als die Durchschnittsbevölkerung. Jede psychische Erkrankung kann aber mit Aggressivität einhergehen. Daher sind Erregung und Aggression häufige Notfallindikationen in der Psychiatrie.

Erregung: gesteigerte psychische und motorische Spannung. Erregung schlägt häufig in Aggression um und sollte deshalb nicht davon getrennt werden.

Aggression (lat. aggredi = „herangehen"): verbaler oder tätlicher Angriff auf Menschen oder Dinge. Aggression ist immer mit Erregung verbunden.

! Durch aufmerksame Patientenbeobachtung kann im Vorfeld bei zunehmender Spannung oder Gewaltbereitschaft reagiert werden, z. B. Gespräche, sedierende Medikamente.

Notfallsituation erkennen

Patienten beobachten
- Feindselige Grundstimmung, Angst, Ärger, Missmut, Reizbarkeit, Dünnhäutigkeit
- Anspannung und innere Unruhe
- Hinweise auf eingeschränkte Selbstkontrolle, z. B. rasch wechselnde Stimmungen
- Verbale Gewaltandrohungen
- Signale des Patienten beachten, z. B. Patient provoziert andere Patienten
- In früheren Krankheitsphasen aufgetretene Erregungszustände oder Gewaltausbrüche
- Eingeschätzte Verlässlichkeit des Patienten; im Behandlungsteam erörtern.

Gespräche mit dem Patienten
- Wortwahl und Mienenspiel im Gespräch beachten
- Aggressive Signale des Patienten offen und konkret ansprechen
- Den Patienten nach Gründen für seinen Missmut fragen; die Gefahr ist weniger akut in Situationen, bei denen das Ziel der Aggression jemand außerhalb der Klinik oder eine Person aus der Vergangenheit des Patienten ist
- Gewaltandrohung ist häufig der erste Schritt zur Gewalt
- Gemeinsam nach Lösungsmöglichkeiten suchen.

Gespräche mit Angehörigen und Mitpatienten
- Sind den Angehörigen Erregungszustände oder aggressive Impulsdurchbrüche in früheren Erkrankungsphasen bekannt?
- In welchen Situationen kam es dazu?
- Zeigte sich der Patient Angehörigen oder Mitpatienten gegenüber aggressiv, gewalttätig?

Psychiatrische Wertung
- Welcher Erregungsgrad liegt vor, z. B. leicht gespannt, kurz vor einem Erregungssturm
- Aufgrund welcher Erkrankung kommt es zu Erregungs- oder Aggressionstendenzen, z. B. schizophrene Störung (▶ Kap. 7), akute organische psychische Störung (▶ 8.2)

5

! Besondere Vorsicht ist bei Patienten mit katatonen Zuständen (▶ 7.4) gebo-
ten. Bei ihnen kann es innerhalb von Sekunden von einem stuporösen Bild zu
einem Erregungszustand bis hin zum Erregungssturm (▶ 3.8) kommen.

Hilfe herbeiholen
- Bei drohenden aggressiven Erregungszuständen, z. B. direkter Gewaltandro-
hung, genügend Mitarbeiter zur Verfügung haben, um eine körperliche
Überlegenheit sicherzustellen → verringerte Gefährdung für alle Beteiligten
bei einer körperlichen Auseinandersetzung
- Häufig lassen sich gewalttätige Auseinandersetzungen umgehen, wenn der
Patient merkt, dass es für ihn sinnlos ist, sich in Händel einzulassen
- So viel Hilfe herbeiholen, bis die eigene Angst deutlich gemindert ist.

Umgang mit der Notfallsituation
Sicherungsmaßnahmen
- Darauf achten, dass der Patient keine Waffen mit sich führt; Gegenstände
entfernen, die als Waffe benutzt werden können, z. B. Glasflaschen, Aschen-
becher, Scheren
- Umfeld sichern; schaulustige Mitpatienten zum Weggehen auffordern
- Abstand und eigenen Fluchtweg offenlassen
- Zeit gewinnen → evtl. durch Anbieten eines Getränks, weiterer Therapiemög-
lichkeiten (positiv erlebter Gesprächspartner)
- Fragen stellen, Interesse an möglichen Auslösern bekunden; Patient ausreden
lassen, zuhören
- Absprache zwischen Ärzten und Pflegepersonal über die „Marschroute" beim
Bewältigen der Krisensituation
- Genügend Personal zur Verfügung stellen
- Sicherungsmittel wie Fixierung oder Isolierräume müssen vorbereitet und der
Umgang gut eintrainiert sein
- Bei Fixierung oder Isolierung intensiv überwachen
- Medikamente bereitstellen, Zugänge und Infusionen richten.

Umgang mit Patienten
Im Gespräch mit dem Patienten sollte möglichst nur ein Mitglied des therapeuti-
schen Teams Wortführer sein. Keine Diskussion über weitere Maßnahmen vor
dem Patienten.
- Verständnis und Gesprächsbereitschaft signalisieren („good will"), den Pati-
enten nicht „in die Ecke" drängen
- Der Kommunikationsstil ist klar, ruhig und verbindlich, Grenzen aufzeigen
- Offensichtlich bestehende Probleme wie Unruhe, Schlafstörungen, innere
Anspannung, Ängste ansprechen, Hilfe anbieten
- Nicht verbal provozieren, sich auch nicht provozieren lassen
- Dem Patienten durchaus widerspiegeln, dass sein Verhalten den Anwesenden
Angst macht
- Den Patienten nicht erniedrigen, Wahlmöglichkeiten anbieten, z. B. orale Me-
dikation oder intravenöse Gabe
- Konsequenzen durchsprechen, die das Verhalten des Patienten möglicher-
weise für ihn hat
- Möglichst Ruhe, Sicherheit und Entschlossenheit zeigen; dies beruhigt den
Patienten, weil er merkt, dass sein Gegenüber Herr der Lage ist und die Si-
cherheit ausstrahlt, die ihm selbst in diesem Augenblick fehlt; Übernahme der
Verantwortung.

Pharmakotherapie
- Bei oraler Medikation möglichst Tropfen oder Schmelztabletten: wirken schneller; Tabletten werden oft nicht geschluckt, sondern im Mund versteckt
- i. v.-Gabe: schneller Wirkungseintritt; vom Patient manchmal bevorzugt, da die Gabe von Medikamenten durch den Arzt eher toleriert wird
- i. m.-Gabe kann bei massiven Abwehrbemühungen des Patienten und schlechten Venenverhältnissen notwendig werden
- Mögliche Medikation: hochpotente Antipsychotika (▶ 17.2), z. B. Haloperidol (Haldol®), Benperidol (Glianimon®) oder Ciatyl-Z (Acuphase®); niederpotente Antipsychotika (▶ 17.2), z. B. Levomepromazin (Neurocil®), Chlorothixen (Truxal®, Taractan®) oder Promethazin (Atosil®); Benzodiazepine (▶ 17.3.1), z. B. Diazepam (Valium®, Valiquid®).

Umfeldtherapie
- Im Vorfeld Entlastungsmöglichkeiten bieten, z. B. Sporttherapie, Bewegungsbad, Kicker auf Station, Beschäftigungs-, Tanztherapie
- Vermehrt Gespräche anbieten, Patienten nach innerem Erleben fragen
- Gruppentypische Normen wie „Ehrenwort" verwenden, Patient soll sich an Versprechen halten
- Zu mehreren Bezugspersonen tragfähige Beziehungen aufbauen
- Fühlt sich der Patient häufig durch einen bestimmten Mitpatienten beeinträchtigt, beide räumlich trennen
- Wenn vertretbar, Ausgang mit Begleitung anbieten
- ! Als letzte Möglichkeit aggressive Patienten auf verschiedene Stationen verteilen.

5

Notfall besprechen
Notfälle, die mit Erregung, Aggression oder Gewalt einhergehen, wühlen die Gefühle in besonderem Maße auf und dürfen nicht unbearbeitet bleiben.
- Motivation des Patienten und der Auslösesituation analysieren
- Eigene Gefühle wie Angst oder eigene Aggression im Team offen ansprechen
- Verleugnungstendenzen, Bagatellisierungs- und Projektionstendenzen bearbeiten
  - „Habe ich schon länger gespürt, dass der Patient aggressiv ist?"
  - „Habe ich die steigende Aggressivität vielleicht verleugnet, weil mir der Patient eigentlich recht sympathisch ist, oder weil er mir leidtut?"
  - „Unterstelle ich aufgrund einer Antipathie gerade diesem Patienten, dass er besonders gereizt ist?"
- Teamkonflikte bearbeiten; Übertragung aggressiver Gefühle im Team auf das Stationsklima beachten.

❗ Tipps, Tricks und Fallen
- Bei psychisch Kranken hat Erregung und Aggression in fast allen Fällen sehr viel mit Angst und Verunsicherung aufgrund der Erkrankung, z. B. veränderter Wahrnehmung, zu tun
- Patienten entschuldigen sich häufig, nachdem Krise beendet ist
- Bei Zwangsmaßnahmen gegen den Patienten, bei dem Mitpatienten dabei sind: in der Patientenbesprechung die Situation offen ansprechen und um Verständnis für die Maßnahme werben. Dabei Schweigepflicht beachten.

5.1.6 Verwirrter/deliranter Patient

Vielfach synonym gebrauchte Begriffe: akute organische psychische Störung (▶ 8.2), Delir, Verwirrtheitszustand (VZ), akutes hirnorganisches Psychosyndrom (HOPS), Amentia, Oneiroid (gr. oneiros = „Traum"), Syndrom mit schwerer Denkverworrenheit und Desorientierung, amnestische Störungen, Wahn und vermehrte Irritierbarkeit.

Vorkommen
- Demenzen (▶ 14.1)
- Entzugssyndrom: Alkohol (▶ 11.2.2), Benzodiazepine (▶ 11.3.4), Barbiturate (▶ 11.3.2)
- Gabe von Pharmaka, z. B. anticholinerge Wirkung (z. B. Antiparkinsonmittel), zu hohe oder zu schnelle Gabe von Antidepressiva (▶ 17.1) oder Neuroleptika (▶ 17.2)
- Stoffwechselstörungen, z. B. Hypoglykämie, Flüssigkeitsdefizit
- Postop. durch Narkosegase oder Sauerstoffmangel im Gehirn
- Schädel-Hirn-Trauma (▶ 8.4.9).

Notfallsituation erkennen
Patienten beobachten
- Patient läuft scheinbar ziellos umher, handelt planlos, findet sein Zimmer nicht mehr, weiß nicht mehr, wo er ist
- Erkennt Angehörige oder Pflegepersonal nicht mehr oder verkennt sie, z. B. Nachtpflegekraft als Nichte
- Wirkt fahrig, ängstlich ratlos, leicht irritier- und erregbar, psychomotorisch unruhig bis aggressiv
- Häufig vegetative Erregung: schwitzig, tachykard mit weiten Pupillen
- Delir beginnt häufig in den Abendstunden.

Gespräche mit dem Patienten
- Testung: Patienten nach Ort, Zeit und Datum fragen
- Patienten in ein Gespräch einbinden: Sind die Aussagen logisch, sprunghaft oder unzusammenhängend?
- Patienten nach seiner Befindlichkeit fragen: Bestehen Angst, Verfolgungsideen oder Beeinträchtigungswahn?
- Patienten offen nach seinen Wahrnehmungen fragen: Bestehen Halluzinationen?

Gespräche mit Angehörigen und Mitpatienten
- Mögliche Ursachen erfragen: möglicher Suchtmittelentzug, eingenommene Medikamente, demenzielle Entwicklung, Intoxikationen, Stürze
- Abklären früherer Delirien
- Verhalten bei früheren Delirien.

Psychiatrische Wertung
- Schwere der Erkrankung einschätzen: leichtes, mittleres, schweres Delir
- Progredienz einschätzen: beginnendes, gleichförmiges, rasch progredientes Delir
- Wichtigste Gefährdungsmomente einschätzen: Weglauftendenzen, Erregung, Aggression
! Frühes Therapieren ist wichtig
! I. d. R. haben die Patienten für die Zeit eines ausgeprägten Delirs eine Amnesie.

Umgang mit der Notfallsituation
Grundregel: Ursachen des Verwirrtheitszustands behandeln.
- Psychotherapeutische Krisenintervention: Patienten bei Erregung und Aggression beruhigen (▶ 5.1.5)
- Nachts Türen schließen, ggf. auf eine beschützende Station verlegen; Rechtsgrundlage klären
- Schädigende Substanz möglichst absetzen
- Bei Entzugsdelirien spezielle Therapie je nach Abhängigkeitstyp (▶ Kap. 11): z. B. Alkoholentzug → Gabe von Clomethiazol (Distraneurin®, ▶ 11.2.2), Benzodiazepinentzug → Valium-Schema (▶ 11.3.4)
- Ggf. Verwandte und Mitpatienten beruhigen
- Bei Desorientiertheit Orientierungshilfen für den Patienten geben
  - Symbol an der Zimmertür
  - Ausreichend große Namensschilder an der Kleidung aller Mitarbeiter
  - Kalender mit Datum des Tages in sichtbarer Nähe
- Bei Weglauftendenzen Patienten, soweit machbar (z. B. in der Nachtwache), zu sich nehmen.

5.1.7 Stuporöser Patient

Lat. stupor = „Erstarrung, Betäubung, Gefühllosigkeit". Fehlen jeglicher körperlicher und bemerkbarer seelischer Aktivität trotz wachen Bewusstseins (▶ 3.7).

Vorkommen
- Katatoner Stupor bei katatoner Schizophrenie (▶ 7.4)
- Depressiver Stupor als Ausdruck einer schweren depressiven Episode (▶ 6.1)
- Psychogener Stupor im Rahmen einer akuten Belastungsreaktion (▶ 10.3.1), z. B. bei Psychotraumata, Vergewaltigung, Misshandlung (▶ 10.3.2)
- Medikamente oder Drogen
- Organische Psychosen (▶ Kap. 8)
- Dissoziativer Stupor bei einer dissoziativen Störung (▶ 10.4)
- Manischer Stupor bei Mischzuständen, in denen manische und depressive Symptome nebeneinander bestehen oder ineinandergreifen, z. B. gehobene Stimmung und Antriebs- und Denklähmung (▶ 6.2).

Symptome
Leichte bis mittlere Ausprägung
- Patienten nehmen keine Flüssigkeit oder Nahrung auf
- Mimik zeigt keine gefühlsmäßigen Äußerungen mehr
- Mutismus: Patient spricht nicht
- Zeitweilig geöffnete Augen, koordinierte Augenbewegung.

Ausgeprägter Stupor
Beispielsweise katatoner Stupor (▶ 7.4):
- Vollkommen regloser Patient
- Meist keine Reaktion auf Schmerzreize
- Inkontinenz für Stuhl und Urin
- Manchmal Anstieg des Muskeltonus bis zum Rigor mit Zahnradphänomen; Differenzialdiagnose: malignes neuroleptisches Syndrom (▶ 5.1.10), perniziöse Katatonie (▶ 3.7)
! Abruptes Umschlagen in einen Erregungszustand mit Fremd- oder Eigengefährdung möglich, besonders bei katatonem Stupor.

Umgang mit der Notfallsituation
- Intensive Betreuung und Pflege des Patienten
- Einfuhr, Ausfuhr, Medikamenteneinnahme kontrollieren, evtl. auf parenteral umstellen
- Psychotherapeutische Krisenintervention
  - Verstehen signalisieren: „Ich weiß, dass Sie nicht sprechen *können!*"
  - Dem Patienten möglichst die Angst nehmen, Vertrauen aufbauen
  - Zu Aktivitäten, Bewegen und Sprechen ermuntern
- Pharmakotherapie
  - Angstlösende Medikamente bei allen Formen von Stupor indiziert; Benzodiazepine (▶ 17.4.1), z. B. Lorazepam (Tavor®)
  - Hochpotente Neuroleptika (▶ 17.2) bei schizophrenem Stupor
  - Antidepressiva (▶ 17.1) bei depressivem Stupor; Applikation meist parenteral oder i. m.
- Elektrokrampftherapie (EKT, ▶ 4.5.3); Stupor bei therapieresistenten Depressionen und Schizophrenien.

> **Tipps, Tricks und Fallen**
> - Mit dem Patienten reden, denn er hört und versteht alles
> - Keine gefährlichen Gegenstände auf dem Nachttisch lassen, z. B. Glasflaschen, Scheren.

5.1.8 Bewusstseinsgestörter Patient

Jede Minderung der Wachheit des Patienten (quantitative Bewusstseinsstörung) muss als ein Alarmsignal gelten, besonders wenn die Ursache dafür unklar ist. Stadien der Bewusstseinstrübung ▶ 3.1.1, qualitative Bewusstseinsstörung ▶ 3.1.2, ▶ Tab. 5.1

Ursachen
- Störungen im ZNS: ~ 50 % der Fälle
  - Läsionen, die den Hirnstamm komprimieren, z. B. epidurale, subdurale oder intrazerebrale Hämatome, Hirninfarkte, -tumoren, -abszesse
  - Läsionen im Hirnstamm, z. B. Hirnstamminfarkt, -tumor, -blutungen
  - Meningitis, Enzephalitis
- Intoxikationen: ~ 40 % der Fälle, meist reversibel. Beispiele: Alkohol- oder Tablettenintoxikation, Vergiftung, Koma
- Metabolische Ursachen
  - Hypo-/Hyperglykämie (▶ 8.4.11)
  - Thyreotoxisches oder hypothyreotisches Koma (▶ 8.4.11)
  - Nebennierenrindeninsuffizienz, Hyponatriämie
  - Endogene Intoxikationen, z. B. Urämie, hepatisches Koma
- Schock.

Notfallsituation erkennen
Patienten beobachten
- Patient ist müde, schläfrig, dämmert immer wieder weg; gleicht einem Menschen, der am Schlafen gehindert werden muss → Somnolenz (▶ 3.1.1)
- Patient schläft fest und ist nur vorübergehend durch starke Reize weckbar, gezielte Abwehrbewegungen → Sopor (▶ 3.1.1)

Tab. 5.1 Einteilung der Bewusstseinsstörungen nach der Glasgow Coma Scale

Neurologische Funktion	Beschreibung	Bewertung in Punkten
Augen öffnen	Spontan öffnen Auf Ansprechen öffnen Auf Schmerzreiz öffnen Keine Reaktion	4 3 2 1
Verbale Reaktion	Orientiert Verwirrt, desorientiert Unzusammenhängende Worte Unverständliche Laute Keine verbale Reaktion	5 4 3 2 1
Motorische Reaktion auf Schmerzreize	Befolgt Aufforderungen Gezielte Schmerzabwehr Massenbewegungen (ungezielte Schmerzabwehr) Beugesynergien (Beugereaktion) Strecksynergien (Streckreaktion) Keine Reaktion	6 5 4 3 2 1

Die Summe ergibt den Coma Score und ermöglicht eine standardisierte Einschätzung des Schweregrads:
- 6–8: leichtes Koma mit leichten vegetativen Störungen, z.B. bei Puls, Atmung
- 5–6: mittelschweres Koma mit zunehmenden vegetativen Störungen, Paresen
- < 5: schweres Koma mit Pulsabfall, Atmungsstörungen, schlaffem Muskeltonus

5

- Patient nicht mehr weckbar, zeigt nur noch auf stärkste Reize Abwehrbewegungen → Präkoma
- Keine Reaktion auf Schmerzreize, keine Kontrolle über Darm- und Blasenfunktion, Atmung oft gestört → Koma.

Gespräche mit dem Patienten
- Patient spricht langsam, unkonzentriert, verwaschen → Somnolenz (▶ 3.1.1)
- Patient kann nicht mehr antworten, auch nicht, wenn er geschüttelt oder laut angerufen wird, gibt nur zusammenhanglose Laute oder Wortbrocken bei genügender Stimulation von sich → Sopor (▶ 3.1.1)
- Patient antwortet nicht mehr, reagiert nicht oder ungezielt auf Schmerzreize → Präkoma, Koma.

Gespräche mit Angehörigen und Mitpatienten
- Vorerkrankungen, z.B. Diabetes mellitus, Schilddrüse
- Hinweise für eine Intoxikation in suizidaler Absicht
- Auffinden von Tabletten oder deren Packung
- Sturz im Vorfeld
- Berichte über Übelkeit, Kopfschmerz, Erbrechen.

Psychiatrische Wertung
Schwere der Bewusstseinstrübung (▶ Tab. 5.1) und zeitlicher Verlauf der Bewusstseinsstörung.

Umgang mit der Notfallsituation
- Orientierende Untersuchung über die Tiefe der Bewusstseinsstörung: RR, Puls, Blutzucker messen, Pupillenreaktion beurteilen
- Bei schwerer Bewusstseinstrübung: Vitalfunktionen nach der ABCD-Regel sichern

- Arzt sofort informieren, ggf. Notfallruf auslösen
- Notfallausrüstung und Sauerstoffgerät herbeiholen
- Venösen Zugang richten.

> **! Tipps, Tricks und Fallen**
> Bei der Prüfung der Reaktion auf Schmerzreize nicht zu zaghaft sein, den Patienten nicht nur „ein wenig kitzeln", z. B. in das Nasenseptum kneifen → es geht um das Leben des Patienten.

5.1.9 Akute Frühdyskinesie

Definition: akute Nebenwirkungen einiger Antipsychotika, die sich in folgenden Symptomen zeigen können.
- Unwillkürliche Bewegungen der Gesichtsmuskulatur: Zungen-, Schlund- und Blickkrämpfe
- Verkrampfungen der Kiefermuskulatur, ähnlich dem Bild eines Tetanus und Schiefhalses
- Verkrampfungen der Extremitäten und Rückenmuskulatur bis zu bizarren Körperstellungen.

Pflege
- Arzt informieren
- Patient über die Ungefährlichkeit informieren, dennoch ernst nehmen und nicht allein lassen
- Für rasche Hilfe sorgen, weil die Situation angsterregend ist
- Rasche und sichere Hilfe durch i. v.-Injektion von Biperiden (Akineton®): Medikament richten, Arzt spritzt
- Wenn der Patient noch nicht zu sehr unter Muskelkrämpfen leidet, ist die Gabe einer Tablette Akineton® und anschließendes Ruhen meist ausreichend.

> **! Tipps, Tricks und Fallen**
> - Einschleichende Dosierungen bei den Neuroleptika vermeiden oft die akut auftretenden Frühdyskinesien
> - Akute Frühdyskinesien ernst nehmen; ein schwerer Schlundkrampf beim Essen kann bis zum Bolustod führen (Tod durch Ersticken und Vagusreiz an relativ zu großen Nahrungsstücken)
> - Frühdyskinesien können bis zu mehreren Wochen nach Absetzen der Neuroleptika noch vorkommen.

5.1.10 Malignes neuroleptisches Syndrom (MNS)

Seltene, aber gefährliche Reaktion auf Antipsychotika, die sich auch bei therapeutischen Dosierungen zeigen kann. Die Letalität des MNS liegt bei ~ 20 % (▶ 17.2).

Notfallsituation erkennen
- Katatonieartige Symptome mit Fieber und vegetativen Entgleisungen
- Häufig ausgeprägter Rigor und Akinese (maximale Steigerung eines Parkinsonoids)

- Blutdruckschwankungen
- Zur Diagnostik sind Muskelenzyme und die Beurteilung der Leberfunktion nötig: Kreatininphosphokinase und Aldolase sind erhöht; Myoglobinurie, Elektrolytstörungen.

Umgang mit der Notfallsituation
- Neuroleptika sofort absetzen; bei Verdacht auf MNS Infusion mit Neuroleptika erst abdrehen, dann Arzt verständigen
- Hohe Körpertemperatur rasch senken durch Eispackungen oder Gabe von Dantamacrin (Dantrolen®) 0,8–1,0 mg/kg Körpergewicht alle 6 Std. oral oder i.v.
- Infusionen mit Biperiden (Akineton®, ▶ 17.7).

> **!** **Tipps, Tricks und Fallen**
> Verwechslung mit der perniziösen Katatonie (▶ 3.7) ist möglich.

5.2 Entweichen/Brandlegung/Zerstörung

5.2.1 Entweichen

Definition: Patient, der gerichtlich untergebracht ist, verlässt gegen den Willen der Ärzte die Station oder kommt nicht vom Ausgang zurück.

Bei bestehendem Unterbringungsbeschluss (▶ 1.11.10) wegen erheblicher Eigen- oder Fremdgefährdung wird durch den Arzt ein Fahndungsersuchen mit Aktenzeichen bei der zuständigen Polizeidienststelle über Fax eingereicht. Findet sich der Patient wieder auf der Station ein, so muss das Fahndungsersuchen schriftlich zurückgenommen werden.

Ist ein Patient als psychisch kranker Rechtsbrecher in der forensischen Psychiatrie untergebracht (§ 63, § 64 StGB) oder besteht als Grund für die Unterbringung der dringende Verdacht hierzu (§ 126a StPO), muss zusätzlich der zuständige Staatsanwalt sowie der Träger vom Arzt informiert werden (▶ 12.3).

Pflege
- Stationsarzt sofort benachrichtigen
- Beim Entweichen und Rückführen die Diensthabenden informieren, z.B. Aufnahmearzt, Hintergrunddienst, Stationsleitung, Pflegedienstleitung
- Stationsarzt, Dienstarzt beim Ausfüllen des Fahndungsersuchens unterstützen: Das Pflegepersonal weiß am besten, welche Kleidung der Patient beim Entweichen trug, und kennt seine Gewohnheiten; rechtsrelevante Unterlagen zusammentragen, z.B. Unterbringungsbeschluss
- **!** Benachrichtigung der Angehörigen/Betreuer, des Heims wird vom Arzt übernommen.

Dokumentation
- Uhrzeit des Entweichens
- Soweit bekannt, die Umstände des Entweichens schildern; keine Schuldzuweisungen
- In die Wege geleitete Maßnahmen, z.B. wer wurde von wem informiert, wird gefahndet?

- Uhrzeit und Umstände der Rückführung, z. B. freiwillig, durch Polizei oder Krankenwagen
- In vielen Kliniken ist ein Sonderbericht erforderlich (Inhalt wie der Pflegebericht, besonders dann erforderlich, wenn ein Personen- oder Sachschaden entsteht, z. B. Kosten für eine Fahndung).

❗ Tipps, Tricks und Fallen
- Handelt es sich um eine eher hilflose oder desorientierte Person, ist ein erstes Suchen in der näheren Umgebung der Station durch vorübergehend entbehrliches Personal sehr sinnvoll
- Nachfragen durch Herumtelefonieren, z. B. Nachbarstationen, Pförtner
- Entweichen von geschlossenen Stationen bedarf einer Manöverkritik, die alle auf der Station ein- und ausgehenden Personen mit Schließgewalt umfasst.

5.2.2 Vom Ausgang nicht zurück

Ein Patient, der sich auf freiwilliger Basis in stationärer Behandlung befand, kehrt ohne Angabe von Gründen nicht in die Klinik zurück.

Pflege
Stationsarzt sofort benachrichtigen, nach längerem Wegbleiben z. B. Aufnahmearzt, Stations-, Pflegedienstleitung, Patientenbüro, Küche.

Dokumentation
Wann ist der Patient in Ausgang gegangen, wie war seine Stimmung zuletzt? Auch hier ist oft ein Sonderbericht erforderlich. Er hat den gleichen Inhalt wie der Pflegebericht und wird besonders dann erforderlich, wenn ein Personen- oder Sachschaden entstanden ist.

❗ Tipps, Tricks und Fallen
- Besprechung im Team, ob ein Weglaufen von früheren Aufenthalten bekannt ist
- Patienten sprechen untereinander oft vom Vorhaben, den Ausgang zu überziehen → nachfragen
- Unterlagen für den diensthabenden Arzt bereitlegen, besonders Rechtsgrundlage der Unterbringung.

5.2.3 Brand auf Station

Jeder neue Mitarbeiter muss zeitnah mit dem **Alarm- und Einsatzplan** und dem **Notruf-Alarmsystem** vertraut gemacht werden. Es müssen weiterhin die **Brand- und Löscheinrichtungen** gezeigt werden und der Hinweis zur regelmäßigen Teilnahme an den Brandschutzübungen erfolgen. Im Alarm- und Einsatzplan findet man Hinweise für das Verhalten bei Notfällen, z. B. Evakuieren.

! Um Brand- und Rauchausbreitung zu verhindern, sind alle Brandschutztüren geschlossen zu halten. Brandschutztüren dürfen nie durch Keile o. Ä. offen gehalten werden

! Die Kenntnisnahme des Alarm- und Einsatzplans muss durch die Unterschrift des Mitarbeiters bestätigt werden.

Notfall-Alarmsystem
- Inhalt der Meldung: Wo brennt es, was brennt und sind Personen unmittelbar in Gefahr?
- Zentrale löst meist per Funk den Ringruf aus
- Vom Ort des Geschehens telefonieren, meist an die Zentrale; Telefonnummer ist meist einprägsam.

Patienten in Sicherheit bringen
- Gefährdete Personen warnen
- Hilflose mitnehmen
- Türen zum Brandraum schließen
- Gekennzeichneten Fluchtwegen folgen
- Keinen Aufzug benutzen
- Auf Anweisungen achten.

Dokumentation
- Unfallanzeige bei Verletzungen (▶ 1.6.2)
- Tatbestand dokumentieren (▶ 1.3)
- Gibt es einen Brandstifter? Ist er bekannt?
- Meldung an die Sicherheitsfachkraft.

> **❗ Tipps, Tricks und Fallen**
> - Das Zustellen von Flucht- und Rettungswegen, z. B. durch Schränke, Blumenkübel, Betten, muss unbedingt vermieden werden
> - Brandschutzübungen gehören zu den Pflichtveranstaltungen für alle Beschäftigten im Krankenhaus
> - Nach einem Brand auf der Station ist eine Manöverkritik sinnvoll.

5.2.4 Streitigkeiten zwischen Patienten/Zerstörung von Eigentum

Ursachen
Ein unruhiges Gefüge auf der Station führt häufig zu Streit zwischen Patienten.
- Zurückfordern von persönlichen Gegenständen, die von Mitpatienten weggenommen wurden
  - Ein verwirrter Patient hat sich, ohne sich dessen bewusst zu sein, von einem fremden Nachtschrank etwas weggenommen
  - Patienten tauschen Dinge, deren unterschiedlicher Wert in einer Krankheitskrise oder der akuten Aufnahmesituation nicht erkannt wurde
  - In einer anfänglichen „Not" verkaufen z. B. manische Patienten (▶ 6.2) eine Armbanduhr für ein Telefonat und eine Packung Zigaretten
- Patient stört in provokanter Weise z. B. eine mit Spannung verfolgte Fernsehsendung
- Konträr verlaufende Wahnsysteme, z. B. der eine Patient glaubt, „göttlichen" Ursprungs zu sein, ein anderer sieht in ihm einen „Boten Satans".

Pflege
- Einzelgespräche mit betroffenen Patienten, z. B. die Patienten bitten, sich aus dem Weg zu gehen
- Problempatienten räumlich so gut wie möglich voneinander trennen: nicht zur selben Therapie, bei einem gemeinsamen Zimmer mit einer offen ausgesprochenen Begründung trennen.

Klärende Gespräche in der Gruppe
- In Patientenbesprechungen darauf hinweisen, dass regelwidrige Geschäfte, z. B. eine Armbanduhr gegen eine Schachtel Zigaretten, rückgängig gemacht werden müssen
- Patienten bitten, Geduld mit einem unruhigen Patienten zu haben
- Wenn den Mitpatienten die Alternativen dargelegt werden, z. B. sedieren, isolieren, fixieren, solidarisieren sie sich häufig; manche nehmen eine helfende und beschützende Rolle an
- Darauf hinweisen, dass das Personal gerufen werden soll, bevor es zu Auseinandersetzungen kommt.

Bei bestehender Krise
- Stationsarzt hinzuziehen
- Bei starken Konflikten Patienten trennen, indem man für beide mindestens eine Pflegeperson (möglichst Bezugsperson) abstellt und über die Ursache des Konflikts spricht
- Je nach Lage Ablenkung vom Thema
- Befragen anderer Patienten, die Zeugen des Konflikts waren
- Nach Beruhigung beider Patienten ggf. Aussprache anregen.

Wichtigstes Ziel der Intervention: beruhigen, deeskalieren. Keine endlosen Diskussionen über die Ursache oder den Auslöser.

Dokumentation
- Verletzungen dokumentieren (▶ 1.6), Ursachen dokumentieren (▶ 1.3)
- Wurde der Konflikt bereinigt, haben sich beide Parteien ausgesöhnt?
- Gefahr einer nochmaligen Eskalation einschätzen
- Krisenintervention festhalten und der nächsten Schicht übergeben.

6 Pflege von Menschen mit affektiven Störungen

Markus Jensen

6.1 Depressionen

Prognose
Die Prognose der Depression ist in großem Maße von deren Ursachen und Auslöser abhängig. In der überwiegenden Mehrzahl der Fälle klingt das depressive Zustandsbild weitgehend bis vollständig ab. Es kann jedoch erneut auftreten: Depressionen neigen zu phasenhaften Verläufen. Dauerhafte Schäden oder Defizite wie z. B. bei manchen Verläufen der Schizophrenie sind i. d. R. nicht zu erwarten.

6.1.1 Epidemiologie/Einteilung

Lat. deprimere: „herunterdrücken". Seelisch-körperliches Gemütsleiden unterschiedlicher Ursachen, das mit psychischen, psychomotorischen und vegetativ-somatischen Symptomen einhergeht.

Epidemiologie
Depressionen gehören zu den häufigsten seelischen Erkrankungen. Das weibliche Geschlecht überwiegt bei den depressiv Erkrankten; keine Unterschiede nach sozialer Schicht. Etwa jeder 3.–10. Mensch erkrankt mindestens einmal an einer Depression.

Erscheinungsbilder
- Gehemmt-apathisch
- Gehemmt-ängstlich
- Agitiert-ängstlich
- Larviert: Depression, die sich hinter körperlichen Beschwerden verbirgt.

Das Einordnen der Depression in die vier typischen Erscheinungsformen ist für die Auswahl des Antidepressivums von großer Bedeutung, weil aktivierende oder dämpfende Antidepressiva eingesetzt werden können (▶ 17.1).

Einteilung
- Depression bei manisch-depressiver Erkrankung (▶ 6.1.4)
- Altersdepression (▶ 14.2)
- Reaktive Depression
- Saisonal abhängige Depression
- Wochenbettdepression
- Larvierte Depression
- Körperlich begründbare Depression (▶ Kap. 8)
- Neurotische Depression (▶ 10.2.1)
- Depressionen bei schizoaffektiven Psychosen (▶ 6.3).

6.1.2 Symptome

Häufig haben sich depressive Patienten über Wochen oder Monate vor Aufnahme mit einer Vielzahl von Beschwerden herumgeplagt, die z. B. mit Stress, Überforderung oder Urlaubsreife erklärt wurden. Bei vielen Patienten mit somatischen Erkrankungen wie Tinnitus, Schlaganfall, Darmerkrankungen oder mit Schmerzsyndromen werden Depressionen hinter dem Hauptleiden häufig verkannt.
Die ICD-10 benennt folgende Symptome:
- Verminderte Konzentration und Aufmerksamkeit
- Depressive Stimmung
- Antriebsminderung

- Interessensverlust oder Verlust der Freude an normalerweise angenehmen Aktivitäten
- Mangelnde Fähigkeit, auf eine freundliche Umgebung oder freudige Ereignisse emotional zu reagieren
- Vermindertes Selbstwertgefühl und Selbstvertrauen
- Schuldgefühle und Gefühle der Wertlosigkeit (sogar bei leichten depressiven Syndromen)
- Negative und pessimistische Zukunftsperspektiven
- Suizidgedanken, erfolgte Selbstverletzung oder Suizidhandlungen
- Schlafstörungen
- Verminderter Appetit.

Die häufigsten geäußerten vegetativ-somatischen Störungen sind:
- Frühmorgendliches Erwachen, ≥ 2 Std. vor der gewohnten Zeit
- Morgentief
- Objektiver Befund einer psychomotorischen Hemmung oder Agitiertheit
- Deutlicher Appetitverlust
- Gewichtsverlust, häufig mehr als 5 % des Körpergewichts im vergangenen Monat
- Deutlicher Libidoverlust.

Patienten beobachten
- Gebeugte Haltung, schwerer Gang
- Verarmte Mimik, starrer Blick, gequälter Gesichtsausdruck
- Leise und monotone Stimme
- Matte, fahrige Gestik
- Patienten erscheinen oft vorgealtert
- Blasse, schlaffe oder welke Haut, sprödes und glanzloses Haar
- Bisweilen ungepflegt, unrasiert, nachlässig gekleidet.

Bei agitierten Depressionen wirken die Patienten ruhelos getrieben, jammernd. Dabei bringen sie oft unablässig ihre depressiven Ideen vor. Viele Patienten, die als gewissenhaft, pflichtbewusst, korrekt sowie pünktlich, ordentlich, fleißig und einsatzwillig galten, haben plötzlich Mühe, diese Eigenschaften aufrechtzuerhalten.

Eigen- und Fremdanamnese
- Auslöser: z. B. Jahres- oder Gedenktagsreaktionen
- Erschöpfungszustand: Dauerbelastung z. B. in Partnerschaft, Familie oder im Beruf
- Organische oder medikamentöse Ursachen, z. B. körperlich begründbare oder pharmakogene Depression
- Reaktive Faktoren: seelisch belastende Ereignisse im Leben des Patienten
- Verlauf: depressive oder manische Phase im zeitlichen Vorfeld
- Bei Frauen Frage nach Schwangerschaften und Wechseljahren
- Vererbbarkeit, Disposition: Vorbelastung bei Verwandten, Suizide in der Blutsverwandtschaft oder unklare Todesfälle
- Suizidgefahr (▶ 5.1.2), bereits versuchter Suizid.

Somatisches Erscheinungsbild
Somatische Beschwerden bei der Depression können alle Organsysteme betreffen. Sie sind Leitsymptome der larvierten Depression.
- **Schlafstörungen:** trotz Müdigkeit Ein- und Durchschlafstörungen, frühes Erwachen, schwere Träume; gelegentlich auch gesteigertes Schlafbedürfnis, insbesondere bei der atypischen Depression; tagsüber meist Müdigkeit

- **Appetitstörungen:** Appetitlosigkeit mit Gewichtsverlust, gelegentlich auch Gewichtszunahme mit Heißhunger; depressiven Patienten ohne Appetitstörungen wird die Depression oft fälschlicherweise abgesprochen
- **Gastrointestinale Beschwerden:** Übelkeit, Brechreiz, Erbrechen, Völlegefühl, Meteorismus, Sodbrennen
- **Kopfschmerzen:** diffuser Kopfdruck oder Kopfschmerzen unterschiedlicher Lokalisation; meist Druck über Augen, Stirn oder Hinterhaupt, Spannungskopfschmerz mit Muskelverspannung
- **Zahnbereich:** Zahnschmerzen ohne auffälligen Befund, z. B. aufgrund nächtlichen Zähneknirschens; die Prothese passt nicht mehr, obwohl sie vielfach nachgestellt wurde
- **HNO-Bereich:** Kloßgefühl (Globusgefühl), Würgegefühl im Hals, Druckgefühl auf beiden Ohren, Ohrengeräusche wie Klingen, Sausen
- **Atmung:** Enge im Brustkorb bis in den Hals reichend, Atemkorsett, psychogener Hustenreiz
- **Herzsensationen:** Schmerzen in der Herzgegend (Stechen, Brennen, Klopfen); Tachykardie, Extrasystolen, Arrhythmie, Kreislaufstörung mit Flimmern vor den Augen, Schwindel und Kollapsneigung
- **Muskulatur des Skelettsystems:** muskuläre Verspannungen im Schulter- und Armbereich, im Rücken mit Nackenschmerzen, Gelenk- und Muskelschmerzen; allgemeine Missempfindungen wie Ziehen, Zerren, Reißen, Stechen wie mit Nadeln
- **Haut- und Schleimhäute:** Zungenbrennen, Mundgeruch, Trockenheit der Vaginalschleimhaut, unklarer Juckreiz, reduzierter Turgor
- **Vegetativum:** Hitzewallungen, Kälteschauer, Zittern, leichtes Erröten, Blutdruckschwankungen, Versiegen der Tränensekretion („Tränenloses Weinen")
- **Sexualität:** Libido- und Potenzstörungen, Schmerzen beim Geschlechtsverkehr.

Psychische Symptome

Depressive zeigen affektive, Antriebs-, Denk- und Wahrnehmungsstörungen.

Affektive Symptome

- **Traurigkeit, Freudlosigkeit:** verstimmt, resigniert, hoffnungslos, unglücklich, bedrückt, trostlos, deprimiert, genussunfähig, überdrüssig, lustlos. Frage: „Haben Sie an schönen Dingen, wie z. B. Ihrem Hobby, oder den Enkelkindern noch die gewohnte Freude? Könnten Sie sich freuen, wenn ich Ihnen jetzt theoretisch 10 000 Euro schenken würde?"
- **Interesselosigkeit:** Frage: „Gibt es noch Dinge, z. B. Hobbys wie Sport, Musik, Vereinstätigkeit, denen Sie sich gerne widmen oder die Ihnen gut von der Hand gehen? Wann sind Sie den Hobby zuletzt nachgegangen?"
- **Glaubensverlust:** Nachlassen der religiösen Glaubensfähigkeit, z. B. Gebet, Kirchgang, Beichte. Frage: „Kann Ihnen der Glaube noch Trost geben?"
- **Mutlosigkeit:** Frage: „Können Sie sich vorstellen, dass es Ihnen einmal besser gehen wird?"
- **Hilflosigkeit:** Frage: „Können Sie sich vorstellen, dass Ihr Zustand sich (noch) bessert, dass diese schwere Phase einmal vorbeigeht oder dass Sie selbst zur Besserung etwas beitragen können?"
- **Minderwertigkeitsgefühle:** allgemeine Unsicherheit, mangelndes Selbstwertgefühl, negative Selbsteinschätzung. Frage: „Trauen Sie sich immer weniger zu, fangen Sie noch neue Aufgaben an? Wie steht es mit Ihrem Selbstwertgefühl?"

- **Angstzustände:** innere Verunsicherung, Angst. Frage: „Haben Sie vermehrt Angstgefühle, kommen diese Ängste schleichend oder vielleicht überfallartig?"
! Depression, Angst und Zwang treten häufig gleichzeitig auf. Bessert sich die Depression, so bessern sich Zwang und Ängste ebenfalls häufig
- **Empfindlichkeit:** sensibel, leicht verletzlich, kränkbar, unzufrieden, vorwurfsvoll. Frage: „Sind Sie in letzter Zeit empfindlicher, dünnhäutiger geworden?"
- **Innere Leere:** Absterben aller Gefühle, Gefühl der Gefühllosigkeit. Frage: „Haben Sie das Gefühl, innerlich kalt oder leer zu sein, haben Sie überhaupt noch ein Gefühl in sich?"
- **Lebensüberdruss, Suizidgefahr** (▶ 5.1.2): überdrüssige Lebenseinstellung bis hin zur Lebensverneinung; Wunsch nach Abstand, Vergessen, Ruhe, Pause, Schlaf; konkretere Suizidgedanken. Frage: „Wird Ihnen manchmal alles zu viel? Haben Sie das Gefühl, einfach nur weg sein zu wollen, nur schlafen zu wollen? Kommt der Gedanke: Wenn ich tot wäre, wäre es auch nicht schlimm, dann hätte ich es hinter mir? Denken Sie manchmal daran, aus dem Leben scheiden zu wollen?"
! Viele Depressive reden aufgrund der depressiven Symptomatik nicht über ihre Gefühle. Hier gilt es, gezielt nachzufragen, auch wenn der Patient wortkarg, einsilbig und scheinbar abwehrend erscheint. Zeit lassen im Gespräch
! Tränen sind bei schweren depressiven Zuständen eher selten. Die Möglichkeit zum entlastenden Weinen stellt sich häufig erst im Laufe der Behandlung ein. Tränen sind dann ein prognostisch günstiges Zeichen, auch wenn sie von Angehörigen bisweilen als Verschlechterung missdeutet werden.

> **❗ Tipps, Tricks und Fallen**
> Bei der Antidepressivatherapie tritt die Stimmungsaufhellung erst nach ungefähr 2–3 Wochen ein. Vorher steigt aber der Antrieb bei manchen Patienten. In dieser Phase kann der neu gewonnene Antrieb bei weiterbestehender Hoffnungslosigkeit zu einem Suizid führen, für den vorher der Antrieb fehlte.

6

Antriebs- und Denkstörungen

- **Energielosigkeit:** passiv, schwach, kraftlos, schnell ermüdbar. Frage: „Fühlen Sie sich müde, schwunglos, abgeschlagen, ohne dass Sie einer entsprechenden Belastung ausgesetzt waren? Inwieweit sind Sie belastbar?"
- **Aufmerksamkeit/Konzentration:** Frage: „Haben Sie Schwierigkeiten im Beruf, im Haushalt? Können Sie Zeitung lesen, Fernsehfilmen folgen?"
- **Innere Unruhe:** nervös, fahrig, vibrierend, gespannt, jammerig, klagsam. Frage: „Verspüren Sie eine innere Unruhe, ein ‚inneres Beben', obwohl Sie äußerlich ganz ruhig sind?"
- **Reaktionsfähigkeit:** Frage: „Brauchen Sie in letzter Zeit länger, um sich auf neue Situationen einzustellen?"
- **Denkstörung:** verlangsamtes, gehemmtes, umständliches, zähflüssiges, mühsames Denken, Gedankenkreisen, Grübelsucht. Frage: „Erscheint Ihnen das Tempo Ihrer Gedanken verlangsamt? Kommen die Gedanken ganz zäh? Neigen Sie zum Grübeln?"
- **Beziehungsstörung:** Rückgang oder Verlust emotionaler Beziehungen und Gefühle zu anderen (emotionale Leere), Distanz zur Umwelt. Frage: „Haben Sie das Gefühl, wie in einem Loch zu sitzen, wie hinter einer Glaswand oder unter einer Glasglocke?"

Wahnhafte Störungen

- **Nihilistischer Wahn:** Gefühl, nichts wert zu sein. Frage: „Haben Sie das Gefühl, nichts wert zu sein, ein Niemand zu sein, sowieso überflüssig zu sein?"
- **Hypochondrischer Wahn:** Gefühl, körperlich sehr krank zu sein. Frage: „Machen Sie sich Gedanken um Ihre Gesundheit? Haben Sie das Gefühl, sehr krank zu sein, womöglich unheilbar krank?"
- **Verarmungswahn:** Frage: „Haben Sie die Befürchtung, mit Ihrem Geld nicht mehr auszukommen, den Krankenhausaufenthalt nicht mehr bezahlt zu bekommen oder dass die Rente nicht mehr reicht?"
- **Schuldwahn:** Überbewertung meist geringfügiger Verfehlungen, Selbstanschuldigung. Frage: „Leiden Sie unter dem Gefühl, Dinge falsch zu machen? Machen Sie sich deswegen Vorwürfe? Glauben Sie, Schuld auf sich geladen zu haben bzgl. Ihrer jetzigen Situation?"

Wahrnehmungsstörungen

- **Akustische Halluzinationen:** innere Stimme, Stimme des Gewissens, diffamierende oder anklagende Stimmen. Frage: „Hören Sie eine Stimme oder Stimmen in Ihrem Kopf, die zu Ihnen sprechen oder vielleicht Schlechtes über Sie sprechen?"
- **Körperliche Missempfindungen:** Druck- und Zuggefühle im Körperinneren oder an der Körperoberfläche. Frage: „Spüren Sie Ihre gedrückte Stimmungslage auch körperlich? Spüren Sie Druckgefühle, Missempfindungen, Schmerzen, besonders im Bereich von Brust, Kopf oder Rücken?"
- **Zeitdehnung:** Frage: „Erscheinen Ihnen die Vorgänge des täglichen Lebens als sich endlos lang hinziehend, nicht endend wollend?"
- **Entfremdungserlebnisse:** Depersonalisation, Derealisation. Frage: „Kommen Sie sich unwirklich und fremd vor? Kommt Ihnen Ihre Umwelt verändert, anders, fremd vor?"

Psychosoziale Folgen

Die in unserem Kulturkreis am häufigsten geklagten depressiven Inhalte sind die drei klassischen Themen:

- Leistungsinsuffizienz
- Selbstvorwürfe, -anklagen und Schuldbewusstsein
- Minderwertigkeits- und Kleinheitsgefühle.

Aus diesen drei Themenkreisen entwickelt sich oft ein Teufelskreis, der sowohl den privaten Bereich als auch das Berufliche umfasst, häufig mit endlosem Grübeln verbunden. Am Ende dieser Entwicklung stehen oft suizidale Gedanken oder Handlungen.

Privat

Minderung der Kontaktfähigkeit bei anfangs noch vorhandenem Kontaktwunsch zu Partner, Kindern, Eltern, Freunden, Verwandten. Dadurch besteht die Gefahr der emotionalen Vereinsamung und des Rückzuges von der Umwelt. Die Depression verstärkt sich an dieser Stelle durch Fehlen positiver Ereignisse oft noch.

! Diese vom Patienten oft ängstlich registrierte Entwicklung sollte offen mit ihm besprochen werden – mit dem Hinweis, dass sich die Kontakte nach Besserung der Erkrankung i. d. R. neu aufbauen lassen können.

Beruflich

Unvermögen, alltägliche Aufgaben und bisher problemlos gelöste Schwierigkeiten zu bewältigen → Angst, am Arbeitsplatz herabgesetzt, versetzt zu werden oder die Arbeitsstelle zu verlieren. Bisweilen erfolgt die Kündigung auch ohne äußeren Druck durch den Depressiven selbst: „Ich bin sowieso ein Versager."

! Patienten auf den ursächlichen Zusammenhang zwischen beruflicher Leistungsminderung und der akuten Erkrankung hinweisen
- Patient sollte in der schweren Depression keine wesentlich lebensverändernden Entscheidungen fällen, z. B. selbst den Arbeitsplatz kündigen, sich „unerwartet" scheiden lassen.

6.1.3 Therapie und Pflege

Therapie
Grundlage für die Behandlung jeder mittelgradig bis schwer ausgeprägten Depression ist die Pharmakotherapie. Sie ermöglicht in vielen Fällen erst die Anwendung der übrigen unten genannten ergänzenden Therapieverfahren. Stehen z. B. starke Konzentrationsstörungen und depressiver Wahn im Vordergrund, so werden alle psychotherapeutischen Maßnahmen oder die Beschäftigungstherapie wenig Erfolg haben, im Gegenteil: Es kann durch das Gefühl der Überforderung zu einer Verschlimmerung der depressiven Symptomatik kommen.
Oft ist es hilfreich, verschiedene Therapieformen miteinander zu kombinieren:
- Pharmakotherapie: Antidepressiva (▶ 17.1), Tranquillanzien (▶ 17.3), Antipsychotika (▶ 17.2)
- Psychotherapie (▶ 4.3)
- Beschäftigungs- und Arbeitstherapie (▶ 4.4.1)
- Schlafentzug (▶ 4.5.1)
- Sporttherapie (▶ 4.4.4)
- Elektrokrampftherapie (▶ 4.5.3)
- Lichttherapie (▶ 4.5.2)
- Musiktherapie (▶ 4.4.5)
- Transkranielle Magnetstimulation (▶ 4.5.4)
- Selbsthilfegruppen
- Andere soziotherapeutische Maßnahmen, z. B. Angehörigengespräch, Gespräch mit Arbeitgeber.

6

Pflege
Bei den meisten Pflegemaßnahmen muss der Mittelweg zwischen Aktivierung und Überforderung des Patienten gefunden werden.
Depressive Menschen sind häufig sehr sensibel und verletzbar. Sie sind durch ihre Erkrankung oft weniger wehrhaft. Sie brauchen manchmal bei Konflikten auf der Station die Pflegekräfte als „Anwalt", da sie krankheitsbedingt ihre Interessen nicht immer wahrnehmen können.

Traurigkeit/depressive Stimmungslage
! Zum Patienten eine tragfähige Beziehung herstellen.
Den Depressiven durch Gespräch und Trost entlasten. Dabei vorhandenes Leid anerkennen, ohne es zu verstärken. Wichtig: Dem Patienten wird mit der Fürsorge die Depression nicht genommen → deshalb nicht enttäuscht sein, wenn sich nach dem engagierten Zuhören und Zureden die Depression nicht verflüchtigt hat. Die meisten Patienten beschreiben nach der Besserung, dass die Gespräche ihnen „einfach gut getan" haben.
- Bei Gefühlen von Hoffnungslosigkeit den Patienten immer wieder darauf hinweisen, dass seine Erkrankung nur eine Phase ist, dass alle depressiven Patienten da wieder herauskommen, auch wenn die Erkrankten das nicht so recht glauben können

- Keinen billigen Trost spenden, nach dem Motto „Das ist alles nicht so schlimm"
- Spontane Heiterkeit der Mitpatienten kann auf Depressive bedrückend wirken: dem Depressiven Rückzugsmöglichkeiten bieten.

Interessensverlust

Patienten haben häufig „wenig Lust", Besuch zu bekommen oder sich mit diesem zu unterhalten. Viele depressiv Kranke leiden an einem ausgeprägten Morgentief. In der ersten Behandlungszeit kann der Patient regredieren und sich besonders morgens in sein Bett zurückziehen.

Die Frage nach einer realistischen Alternative hat sich bei der Motivation der Patienten bewährt. Beispiel: „Tut es Ihnen wirklich besser, im Bett zu liegen und zu grübeln, als sich eine halbe Stunde in der Beschäftigungstherapie dazuzusetzen?"

- Patienten zu leichten Aktivitäten ermuntern, z. B. mit in den Park zu gehen
- Sich selbst als Hilfe bei Aktivitäten anbieten
- Auf Überforderung achten
- Besucher darauf hinweisen, dass die Ablehnung des Patienten am ehesten krankheitsbedingt ist
- Patienten ausführlich über den Stationsablauf und über die Gegebenheiten auf Station informieren, auch wenn er desinteressiert erscheint
- Patienten zu allen Stationsveranstaltungen einladen, sonst fühlt er sich schnell als Außenseiter
- Nicht mit großem Druck in die Beschäftigungstherapie oder zum Sport drängen.

Antriebsarmut

Sind die Patienten gehemmt-depressiv, ist die Gefahr sehr groß, sie zu „überpflegen" und sie wie kleine Kinder zu behandeln. Man nimmt ihnen so die letzte Selbstständigkeit. Die Langsamkeit des depressiven Patienten ist krankheitsbedingt, deshalb nicht ungeduldig werden.

Vernachlässigte Körperpflege: zur Körperpflege anhalten und ermuntern. In Extremfällen eine Teil- oder Ganzkörperwäsche durchführen (▶ 2.2).

Verminderte Nahrungs- und Flüssigkeitsaufnahme:

- Turgor kontrollieren: stehende Hautfalten (▶ 2.5)
- Zunge kontrollieren: trocken
- Gewicht kontrollieren
- Auf wahnhaftes Gedankengut achten
- Bei progredienter Verschlechterung der Nahrungs- oder Flüssigkeitszufuhr nach ärztlicher Anordnung Magensonde/Verweilkanüle legen; Patienten sind in vielen Fällen erleichtert, wenn ihnen jemand die Entscheidung abnimmt, ob sie essen sollen oder nicht.

Obstipation:

- Viele Antidepressiva wirken, besonders bei der Bewegungsarmut des Depressiven, obstipierend (anticholinerge Wirkung): Stuhlgang genau erfragen und dokumentieren
- Patienten über (noch) normalen Stuhlgang aufklären.

> ❗ **Tipps, Tricks und Fallen**
> Religiös gebundene depressive Patienten finden oft Trost im Glauben → wenn gewünscht, den Kontakt zum Klinikseelsorger anbahnen.

6.1.4 Speziele Formen

Neurotische Depression ▶ 10.2.1, Depressionen bei schizoaffektiven Psychosen
▶ 6.3

Depression bei manisch-depressiver Erkrankung
Depressive Episode, rezidivierende depressive Störungen.

Phasenverteilung
- Monopolare Verläufe mit ausschließlich depressiven Phasen: ~ 66 %
- Bipolare Verläufe mit depressiven und manischen Phasen: ~ 25 %
- Monopolare Verläufe mit ausschließlich manischen Phasen: 3–6 %.

Die bipolaren Störungen werden in **Bipolar I** und **Bipolar II** unterschieden, je
nachdem, ob die gehobene, euphorische oder gereizte Stimmung das Vollbild einer Manie erreicht (Bipolar I) oder nur als Hypomanie (Bipolar II) zu bezeichnen
ist.

Bipolar III: wiederkehrende Depressionen ohne Hypomanien, aber mit hyperthy-
mem Grundtemperament (überdurchschnittlich psychomotorische Aktivität).

Bipolar IV: wiederkehrende Depression ohne Hypomanien, aber mit bipolar Erkrankten in der Blutsverwandtschaft.

Epidemiologie
0,4 % der Bevölkerung, 62 % Frauen, 38 % Männer. Die Depression tritt fast immer
ohne adäquaten äußeren Anlass auf.

Erkrankungsalter
- Bei Frauen gibt es zwei Gipfel: im 30. und 50.–60. Lj.
- Bei Männer besteht ein eindeutiger Altersgipfel im 50.–60. Lj.
- Involutions- oder Spätdepression: erste depressive Phase nach dem 50. Lj.

Ätiologie
Erbliche Komponente:
Wenn ein eineiiger Zwilling manisch-depressiv erkrankt, hat der andere eine
Wahrscheinlichkeit von 70 %, die gleiche Erkrankung zu bekommen, auch wenn
beide in verschiedenen Umgebungen aufwachsen. Findet sich in einer Familie ein
manisch-depressiv Erkrankter, so steigt die Erkrankungswahrscheinlichkeit auf
das 18-Fache im Vergleich zu einer Familie ohne dieses Krankheitsbild.

Biochemische Komponente:
Sichere biochemische und psychophysiologische Parameter als Indikatorfunktion
für die therapeutische Ansprechbarkeit eines Antidepressivums ließen sich bis
heute nicht finden. Als gesichert gilt jedoch eine Störung des serotonergen und/
oder des noradrenergen Botenstoffsystems im Gehirn.

Altersdepression
Treten Depressionen nach dem 65. Lj. auf, so bezeichnet man sie als Altersdepression. **Dauer:** mehrere Wochen bis Monate.

Therapie
Medikamentöse Therapie steht im Vordergrund. Durch Besserung des Krank-
heitsbildes unter Medikamenten wird es oft erst ermöglicht, dass der Patient für
psychotherapeutische Gespräche offen ist. Weitere Therapie:
- Beschäftigungs- und Ergo-, Sport-, Musiktherapie
- Physiotherapie, z. B. Massagen, um die Entspannung des Patienten zu fördern
- Schlafentzug, Lichttherapie
- Soziotherapeutische Maßnahmen, z. B. Angehörigengespräch.

Reaktive Depression

Depressive Reaktion, akute depressive Belastungsreaktion, depressive Anpassungsstörungen, abnorme Verlustreaktion (▶ 10.3).

Merkmale

- Ausgelöst durch ein schmerzliches Ereignis (meist Verlusterlebnis, massive Kränkungen oder akute Überforderung): inhaltlich auf dieses Erlebnis zentriert
- Auftreten zwischen Pubertät und mittlerem Lebensalter, beim weiblichen Geschlecht zudem häufig im Präklimakterium, beim Mann häufig in den letzten Jahren vor Abschluss der beruflichen Laufbahn
- Dauer: zwischen einigen Tagen und mehreren Monaten, im höheren Lebensalter auch länger, was die Differenzialdiagnose erschwert
- Verlauf: von einer leichten depressiven Verstimmung bis zu schwersten Verläufen.

Ursachen

- Enttäuschungen in Partnerschaft, Ehe- und Liebesbeziehungen, Untreue, eheliche Zerwürfnisse
- Berufliche Probleme wie Mobbing, Arbeitsplatzverlust, ausgebliebene Beförderung, unbefriedigende Arbeitslage, finanzielle Sorgen, familiäre Schwierigkeiten
- Überforderung in der Pflege Angehöriger.

Therapie

- Krisenintervention
- Gesprächspsychotherapie (▶ 4.3)
- Soziotherapeutische Maßnahmen.

Bei ausgeprägter Symptomatik:

- Vorsichtig dosierte antidepressive Medikation (▶ 17.1)
- Bei agitierten Depressionen niederpotente Neuroleptika (▶ 17.2)
- Notfalls kurzfristiger Einsatz eines Tranquilizers vom Benzodiazepin-Typ (▶ 17.3.1)
- Zu körperlicher Aktivität anregen, nicht unter einer Stunde und möglichst bei Tageslicht.

Saisonal abhängige Depression (SAD)

Merkmale

- An Herbst- und Wintermonate gebunden
- Vermehrtes Schlafbedürfnis
- Gesteigerter Appetit
- Regelmäßige Phasen.

Ätiopathologie

Gestörte Melanin-Serotoninproduktion.

Therapie

- Antidepressive Medikation
- Lichttherapie (▶ 4.5.2).

Wochenbettdepression

Während der Schwangerschaft und in den ersten Tagen bis Wochen nach der Entbindung kommt es gehäuft zu depressiven Störungen. Das Maximum liegt am 7.–10. Tag nach der Entbindung. Dauer: einige Std. bis wenige Tage.

Symptome
- Ausgeprägte Verstimmung
- Schwere Schlafstörung
- Umtriebigkeit oder psychomotorische Erstarrung
- Depressive Selbstvorwürfe wegen der durch die Depression mangelnde emotionale Bindung an das Kind, die sich zum Schuld- und Versündigungswahn steigern können.

Verlauf
- Übergänge zu paranoiden Symptomen sind möglich; psychotische Wochenbettdepressionen können mit verstärkter Suizidgefahr einhergehen
- Besondere Gefährdung: erweiterter Suizid mit dem Neugeborenen
! „Heultag": Bei einem Viertel aller Wöchnerinnen kommt es um den 3. Tag post partum zu einer leichten bis mittelgradigen, kurzzeitigen depressiven Episode.

Larvierte Depression

Bei der larvierten Depression prägen vegetative Symptome zusammen mit leiblichen Missempfindungen das Bild. Die depressive Verstimmtheit tritt hinter den körperlichen Beschwerden häufig ganz in den Hintergrund. Häufig zeigt der Patient eine starke – meist nicht adäquate – Fixierung auf die körperlichen Symptome

Symptome
- Allgemeine Abgeschlagenheit, andauernde Müdigkeit und keine Erholung durch den Schlaf, Einschlaf-, Durchschlafstörungen
- Obstipation, selten Diarrhö
- Druckgefühl auf der Brust oder im Bauch, zugeschnürte Kehle, Kloß im Hals
- Schwerer Kopf, Gefühl eines „Reifens" um den Kopf
- Organisch nicht aufklärbare Zahn- und Beißbeschwerden
- Beklemmungsgefühl, Unruhe, Fremdheitsgefühl.

Therapie
- Medikamente (▶ Kap. 17)
- Psychotherapie (▶ 4.3)
- Körperwahrnehmungsübungen (▶ 4.4.4).

Körperlich begründbare Depressionen
▶▶ Kap. 8
Symptomatische Depression als Begleitdepression einer körperlichen Erkrankung wie Herzinfarkt, Schlaganfall (oft auch bei guten körperlichen Heilungsverläufen) oder Hypothyreose. Hierzu gehören auch Depressionen unter Medikamenten (pharmakogene Depressionen), besonders durch Neuroleptika oder andere psychotrope Substanzen. Aber auch eine Vielzahl anderer Medikamente, z. B. H_2-Blocker, Betablocker und andere Medikamente können eine Depression auslösen.

6.2 Manische Verläufe

6.2.1 Epidemiologie/Einteilung

Griech. mania: „Raserei, Wut, Wahnsinn", aber auch „Begeisterung". Affektive Erkrankung mit Antriebssteigerung, Größenideen und Hochgefühlen.

Epidemiologie

Relativ häufige Erkrankung, ca. 0,6–0,9 % der Bevölkerung bekommen im Leben eine manisch-depressive Erkrankung. Bei den bipolaren Verläufen sind beide Geschlechter gleich häufig betroffen.

Vorkommen manischer Zustände

- Monopolare und bipolare endogene Manie im Rahmen einer Zyklothymie
- Schizoaffektive Psychosen (▶ 6.3)
- Medikamente, z. B. anabole Steroide, Amphetamine, Antiparkinsonmedikamente, Antidepressiva, Glukokortikoide, MAO-Hemmer, Rauschgifte
- Körperliche Erkrankungen, z. B. Hirntumoren, progressive Paralyse.

Zyklothymie

Rapid-Cycler-Syndrom: jährlich mindestens vier Phasen, die monopolar manisch oder monopolar depressiv sein können, oder zwei bipolare Krankheitszyklen.
Ultra-Rapid-Cycler-Syndrom: Phasenwechsel innerhalb von 48 Std., meist kurze Phasendauer.
Im Anschluss an eine depressive Phase kommt es oft zu **hypomanischen Nachschwankungen** mit geringer Intensität. Umgekehrt schließt sich an eine manische Phase oft eine leicht depressive **(subdepressive) Nachschwankung** an.
! Suizidale Tendenzen werden leicht übersehen.
Je nach Schwere der Nachschwankung muss medikamentös darauf reagiert werden. Hinweise auf depressive Nachschwankungen: Patient wird deutlich stiller, er beginnt, über seine Erkrankung zu grübeln.

6.2.2 Symptome/Pflege

Gehobene Stimmung

- **Heitere Manie:** Patienten neigen zu grundloser Heiterkeit, Scherzhaftigkeit, sind gute Unterhalter sowie übermütig, strahlend, optimistisch
- **Gereizte Manie:** Patienten sind schnell reizbar, beleidigt, können aggressiv werden
- Krankheitseinsicht fehlt meist
- Patienten zeitweise enthemmt.

Pflege

- Patienten eine möglichst reizarme Umgebung bieten; nicht zwei Menschen in der manischen Phase in dasselbe Zimmer legen
- Von gereizt manischen Patienten, die teilweise sehr witzig und treffend ironisch sein können, nicht provozieren lassen
- Nicht in die manische Atmosphäre hineinziehen lassen, nicht selbst laut werden oder selbst „Sprüche machen"
- Patienten bei fehlendem Leidensdruck und fehlender Behandlungseinsicht Verhaltensweisen und Defizite vor Augen führen, die möglicherweise auch für ihn auffällig sind. Beispiel: „Sie müssen doch zugeben, dass 3 Std. Schlaf sehr ungewöhnlich sind. Keine Ihrer vielen Ideen ist bis jetzt umgesetzt worden".

Antriebssteigerung und Schlafstörungen

Unermüdliche Betriebsamkeit, oft über Tage nur wenige Std. Schlaf.

Pflege

Patienten nicht um jeden Preis zum Schlafen bringen wollen. Patient kann sich möglicherweise auch mal nachts im Aufenthaltsraum aufhalten oder sich zu den

Nachtwachen setzen, wenn die Ordnung der Station und der Schlaf der Mitpatienten gewahrt bleiben. Schlafstörungen sind bei Wiederaufflammen der Symptomatik diagnostisch wichtig → genau dokumentieren.

Formales Denken gelockert/Ideenflucht
- Patienten springen von einem Thema zum anderen, bringen nichts zu Ende, sind unübertroffen im Einfallsreichtum, wechseln ständig das Denkziel (▶ 3.5.2)
- Oft deutlich gesteigerter Rededrang (Logorrhö)
- Sind von Mitpatienten, Geräuschen und Szenen in der Umgebung vermehrt ablenkbar.

Geordnete Manie: keine Ideenflucht, Patienten schlafen wenig, unternehmen viel, sind häufig sehr effektiv im Arbeiten, z. T. sehr kreativ. Zustand wird auch als **Submanie** bezeichnet.

Verworrene Manie: Ideensprünge sind nicht mehr nachvollziehbar, aus der Ideenflucht wird Denkzerfahrenheit oder Denkinkohärenz (▶ 3.5.2).

Überkochende Manie: halluzinatorische, paranoide und katatone Symptome gesellen sich auf dem Gipfel einer manischen Phase zu den o. g. Symptomen hinzu.

Pflege
Dem Patienten Freiräume zum Reden und Erklären lassen. Zum anderen aber klare Grenzen aufzeigen.

Psychomotorische Erregung
- Rede-, Bewegungs- und Betätigungsdrang
- Patienten sind ständig unterwegs, sprechen Mitpatienten und Pflegepersonal oft an
- Häufig Weglauftendenzen, zielloses „Abhauen"
- ! Oft ist es hilfreich, den Patienten von Gruppentherapien zu befreien, um kein weiteres Stimulationsfeld zu bieten.

Gehobene Vitalgefühle
- Patienten fühlen sich ungewöhnlich gesund und leistungsfähig
- Haben ausdrucksstarke Mimik, schminken sich verstärkt, legen viel Schmuck an
- ! Bei einem Teil der Patienten besteht eine Hypersexualität mit gesteigerter sexueller Ansprechbarkeit und mutigerem bis distanzgemindertem Kontaktverhalten.

Pflege
- Manche Patienten streben ein Kräftemessen durch Bestätigungsdrang an → nicht darauf einlassen
- Manische Patienten schließen auf Station bisweilen Geschäfte ab, die sie im Nachhinein bereuen; Geschäfte durch ein aufklärendes Gespräch unter Wahrung der Schweigepflicht in der Patientenversammlung mit anderen Patienten von vornherein erschweren
- Dem Patienten nach Möglichkeit kleine Aufgaben im Stationsalltag übertragen.

Kritikminderung
Einschränkungen der Fähigkeit zur kritischen Selbsteinschätzung und Minderung der Distanz zum eigenen Erleben. Patienten sind nicht in der Lage, ihr Handeln und die Folgen ihres Handelns realistisch einzuschätzen. Die unrealistische Einschätzung des eigenen Handelns führt nach der akuten Erkrankungsphase oft zu großen sozialen oder finanziellen Problemen.

Pflege

Ist der Patient krankheitsbedingt nicht in der Lage, bestimmte pflegerische Maßnahmen oder ärztliche Anordnungen einzusehen, sollten keine endlosen Diskussionen geführt werden. Diese reizen den Patienten oft noch stärker und sind in
den seltensten Fällen von Erfolg gekrönt. In dieser Krankheitsphase klare Strukturen geben.

! Anordnungen von hierarchisch höher gestellten Personen (Chefarzt, leitender Abteilungsarzt) werden von vielen Patienten mit Manie „aufgrund der
krankheitsbedingt empfundenen Gleichrangigkeit" eher angenommen.

Ein Patient, der sich aufgrund sprunghaften Denkens und Ideenflucht schwer
konzentrieren kann, ist in einer für ihn schwierigen Entscheidungssituation meist
nicht in der Lage, seine Energie auf ein gegebenes Versprechen, z. B. vernünftig zu
sein, zu lenken.

Größenideen/-wahn

- Patienten geben meist unhaltbare Versprechungen, prahlen
- Leben oft über ihre finanziellen Verhältnisse
  - Kaufen Unmengen ein, z. T. Dinge, die nicht gebraucht werden
  - Sind spendierfreudig
  - Frönen der Spielleidenschaft
  - Besuchen entfernte Verwandte, aber auch Politiker und Künstler
- Es kann auf dem Boden der Selbstüberschätzung zum Größenwahn kommen
- Oft gesteigerte Libido oder sexuelle Taktlosigkeiten bis hin zu sexueller Ent-
  hemmung.

Pflege

Ist das formale Denken sowie die Kritikfähigkeit des Patienten stark gestört, kann
seinen Versprechungen kein Vertrauen entgegengebracht werden, weil es ihm
krankheitsbedingt nicht möglich ist, Versprechungen einzuhalten. Dem Patienten
vermitteln, dass man ihm keine Täuschungsabsichten unterstellt, wenn man an
seinen Versprechungen Zweifel hegt. Ihm die Gründe für die Zweifel mitteilen.

❗ Tipps, Tricks und Fallen

Es ist sinnvoll, sich während der ersten Behandlungszeit eines manischen
Patienten auf eine störungsreiche Zeit einzurichten.

6.2.3 Therapie und Prophylaxe

Grundregeln

- Ausführliche Aufklärung des Patienten über Verlauf, Frühsymptome wie
  Schlafstörungen, Gefahren der Erkrankung, mögliche Auslösesituationen sowie über Chancen und Risiken der Prophylaxe
- Gespräche mit Angehörigen, damit diese die auf sie zukommenden krank-
  heitsbedingten Belastungen thematisieren können; Angehörige fühlen sich
  häufig „in der Zwickmühle", weil sie zwischen dem Patienten und seiner auf-
  gebrachten Umgebung vermitteln müssen; sie belasten sich häufig mit einem
  schlechten Gewissen, da sie den Patienten möglicherweise gegen seinen Willen in die Klinik gebracht haben
- Die Einrichtung einer Betreuung kann sinnvoll sein, möglicherweise mit der
  Einrichtung eines Einwilligungsvorbehalts für finanzielle Angelegenheiten; in

der Manie getätigte Rechtsgeschäfte können dann leichter rückgängig gemacht werden
- Manische Patienten sollten in ihrer Krankheitsphase keine Entscheidungen mit weitreichenden Konsequenzen fällen; dies auch mit den Angehörigen besprechen.

Medikamente
Antipsychotika
▶ 17.2
Meist werden hochpotente und niederpotente Antipsychotika kombiniert.
- Stehen im therapeutischen Alltag aufgrund schneller Wirksamkeit an erster Stelle
- Bei hoch erregten, aggressiven Patienten ist die i. v.- oder i. m.-Gabe häufig unumgänglich
- Einnahme der Medikation gründlich kontrollieren, weil Patienten in ihrem Krankheitsbild eine Vielzahl von Tricks entwickeln, um der Medikation zu entgehen.

Neuroleptische Nebenwirkungen:
- Stark sedierende Wirkung
- Extrapyramidale Nebenwirkungen bei Kombinationsbehandlung (können als „neuroleptische Vollbremsung" empfunden werden)
- Extrapyramidale Störungen wie Dyskinesien und Bewegungsunruhe; können zu einer Zunahme der Agitiertheit führen → rechtzeitig Biperiden (Akineton®) geben.

Lithium
▶ 17.5.1
Eine der wichtigsten Behandlungsmethoden in der akuten manischen Phase und zur Phasenprophylaxe. Kann bei leicht bis mittelstark ausgeprägten Manien ausreichen. Führt in zwei Dritteln der Fälle zum Erfolg.
- Wirkt bei ausreichender Dosierung i. d. R. nach 4–10 Tagen
- Höhere Lithiumserumkonzentrationen als bei der Phasenprophylaxe werden angestrebt: ~ 1,0 mmol/l.

Valproinsäure
▶ 17.5.3
Im Regelfall schnelles und zuverlässiges Ansprechen auf manische Verläufe. In den letzten Jahren in der Praxis zunehmend die erste Behandlungsoption bei Manien. Blutspiegel von 50–100 µg/ml angestrebt.

Carbamazepin
▶ 17.5.2
Gilt in Deutschland als nachrangiges Mittel nach der Valproinsäure und Lithium. Bei kooperativen Patienten kann eine schnelle Aufsättigung mit angestrebtem Serumspiegel von 8–10 µg/ml erfolgen. Aufsättigung in der unretardierten Suspensionsform hat sich in der Praxis bewährt.

Benzodiazepine
▶ 17.4.1
Sind aufgrund ihrer angst- und erregungslösenden, sedierenden Eigenschaften bei guter klinischer Verträglichkeit besonders zur initialen Sedierung und Schlafförderung geeignet. Im Gegensatz zu depressiven Störungen und Angststörungen ist bei manischen Patienten die Benzodiazepinabhängigkeit geringer. Grundsätzlich ist jedoch auch hier bei längerer Gabe die Abhängigkeit erzeugende Wirkung zu bedenken.

6

Prophylaxe der manisch-depressiven Erkrankung

Verhindern von erneuten Phasen ist eminent wichtig. Die phasenprophylaktische Medikation ist bei guter Zusammenarbeit des Patienten sehr wirksam und nur selten mit stärkeren unerwünschten Wirkungen behaftet → Patienten motivieren.

Lithiumprophylaxe

Intoxikationssymptome ▶ 17.5.1

- Verringert sowohl die Anzahl und Dauer der Phasen als auch die Schwere des Verlaufs
- Bei nahezu 75 % aller Patienten Besserung
- Reduziert Suizide
- Zahl der Wiedererkrankungen ist umso höher, je mehr Krankheitsphasen bereits abgelaufen sind und je kürzer der Abstand zwischen den beiden letzten Phasen war
- Da Lithium eine geringe therapeutische Breite hat, muss die richtige Dosierung anhand des Plasmaspiegels eingestellt werden → zunächst wöchentliche Lithiumserumkontrollen
- Angestrebter Plasmaspiegel: 0,5–0,8 mmol/l
- Unerwünschte Wirkungen: Tremor der Hände, Gewichtszunahme, Übelkeit, Diarrhö, Schwitzen, Vergrößerung der Schilddrüse, Knöchel- und Gesichtsödeme.

> **❗ Tipps, Tricks und Fallen**
> - Lithiumserumspiegelkontrollen sollten immer 12 Std. nach der letzten Einnahme erfolgen → darauf achten, dass der Patient zu dieser Zeit auf Station ist; andere Spiegelbestimmungen sind nicht aussagekräftig
> - Lithiumserumspiegel wird stark durch Durchfall und Erbrechen beeinflusst → genau dokumentieren.

Carbamazepin

Carbamazepin (▶ 17.5.2) kommt als Phasenprophylaxe zum Einsatz, wenn sich die Valproinsäure oder Lithium als nicht ausreichend wirksam erwiesen haben oder wenn gravierende unerwünschte Wirkungen unter Valproinsäure oder Lithium auftraten oder Kontraindikationen bestehen.

Valproinsäure

Es gibt Hinweise, dass auch dieses Medikament in der Phasenprophylaxe gute Wirkung hat.

6.3 Schizoaffektive Psychosen

Episodische Erkrankungen, bei denen sowohl affektive als auch schizophrene Symptome in derselben Krankheitsphase auftreten, meistens gleichzeitig oder höchstens durch einige Tage getrennt.

Formen

- **Schizomanische Episode:** schizoaffektive Störung, gegenwärtig manisch
- **Schizodepressive Episode:** schizoaffektive Störung, gegenwärtig depressiv.

Verlauf
- **Monopolarer Verlauf:** Patient hat rein schizodepressive oder rein schizomanische Episoden
- **Bipolarer Verlauf:** Patient hat sowohl schizodepressive als auch schizomanische Episoden.

Prognose
Patienten, die unter mehrfachen schizoaffektiven Episoden leiden, besonders solche, deren Symptome eher manisch als depressiv sind, zeigen gewöhnlich eine vollständige Remission und entwickeln nur selten ein Residuum. Schizomanische und bipolar schizoaffektive Patienten weisen eine fast doppelt so hohe Phasenzahl auf wie monopolare schizodepressive Psychosen.

Schizomanische Psychose
Psychose, bei der sowohl schizophrene als auch manische Symptome in derselben Krankheitsepisode auftreten. Ersterkrankung meist um das 28. Lj. Meist floride Psychosen mit akutem Beginn. Verhalten ist oft stark gestört, aber es kommt im Allgemeinen innerhalb weniger Wochen zur vollständigen Rückbildung.

Symptome
Affektiver Anteil:
- Gehobene Stimmung
- Vermehrtes Selbstbewusstsein und Größenideen
- Gelegentlich Erregung und Gereiztheit mit aggressivem Verhalten und Verfolgungsideen
- Antriebssteigerung, Überaktivität, Konzentrationsstörungen und Distanzlosigkeit; Beziehungs-, Größen- oder Verfolgungswahn können vorhanden sein.

Schizophrener Anteil:
- Gedankenausbreiten, Gedankenabreißen
- Beeinflussungserleben, Gefühle des Gemachten
- Kommentierende und dialogisierende Stimmen
- Bizarre Wahnideen, die nicht nur als Größen- oder Verfolgungswahn anzusehen sind.

Akuttherapie
- Hochpotente Antipsychotika als Mittel der Wahl (▶ 16.2)
- Bei starker Erregung mit niederpotenten Neuroleptika kombinieren
- Die Wirksamkeit von Lithium als Monotherapie ist wissenschaftlich nicht gesichert; nur zu verwenden bei leichten schizomanischen Episoden mit überwiegend affektiver Komponente; in Kombination mit Neuroleptika besonders bei Erkrankungen mit starkem manischen Pol sinnvoll.

Prophylaxe
- Bei affektdominanten schizoaffektiven Psychosen (Schwerpunkt auf dem manischen oder depressiven Pol) scheint die Valproinsäure- bzw. Lithiumprophylaxe annähernd gleich effektiv zu sein wie bei affektiven Psychosen
- Bei den schizodominanten schizoaffektiven Psychosen (Schwerpunkt auf dem schizophrenen Pol) hat sich die Kombination von Valproinsäure oder Lithium und Neuroleptika als Prophylaxe bewährt
- Bei Lithium- oder Valproinsäureunverträglichkeit und bei Patienten, die darauf keine Wirkung im Krankheitsverlauf zeigen, kommt Carbamazepin als Ersatz in Frage.

6

Tipps, Tricks und Fallen
Schizomanische Patienten, die vom schizophrenen Anteil in ihrem Erleben erzählen, wirken durch ihre manische Art oft, als würden sie scherzen oder nur eine besonders bilderreiche Sprache verwenden. Deshalb genau zuhören, nachfragen und den Patienten bezüglich möglicher Ich-Störungen, Verfolgungserleben oder Halluzinationen aufmerksam beobachten.

Schizodepressive Psychose
Psychose, bei der sowohl schizophrene als auch depressive Symptome während derselben Krankheitsepisode auftreten. Ersterkrankung statistisch meist um das 38. Lj.

! Behandlung sollte wegen des **äußerst hohen Suizidrisikos** stationär erfolgen.

Symptome
Affektiver Anteil:
- Depressiver Affekt
- Verlangsamung, Schlaflosigkeit
- Antriebs-, Appetit- oder Gewichtsverlust
- Verringerung der üblichen Interessen
- Konzentrationsstörung, Schuldgefühl
- Gefühle der Hoffnungslosigkeit und Suizidgedanken.

Schizophrener Anteil:
- Gedankenausbreiten
- Gedanken werden von außen blockiert
- Verfolgungswahn, z. B. Angst, ausspioniert zu werden; Befürchtung, dass ein Komplott im Gang ist
- Akustische Halluzinationen, z. B. Stimmen befehlen den Suizid, oder kommentierende Stimmen.

Akuttherapie
- Medikamente: hochpotente Antipsychotika (▶ 16.2) und Antidepressiva (▶ 16.1); bei schizomanischen Verläufen häufig auch Lithium
- Die Anwendung von Benzodiazepinen kann hilfreich sein, wenn Spannungs- und Angstzustände vorliegen.

Prophylaxe
Neben der sehr hohen Rückfallgefährdung der schizoaffektiven Psychosen ist wegen der sehr hohen Suizidrate bei Patienten mit schizodepressiver Erkrankung die Prophylaxe mit Lithium, aber auch Carbamazepin von besonderer Bedeutung.

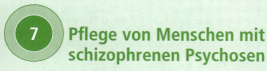

7 Pflege von Menschen mit schizophrenen Psychosen

Holger Thiel

7.1 Übersicht

Griech. schizo „gespalten", phrein „Zwerchfell, Seele". Der schizophren erkrankte Mensch kennt zwei Wirklichkeiten, die als reale und die als private Wirklichkeit bezeichnet werden können, er ist aber nicht in zwei Persönlichkeiten gespalten.
Die Häufigkeit der schizophrenen Psychosen beträgt ~ 0,4–1 % der Bevölkerung, ohne ethnische Unterschiede, es besteht keine Zunahme in den letzten Jahrzehnten.

Mögliche Entstehungsfaktoren

Eigentliche Ursache ist unbekannt → Krankheitsentstehung vermutlich multifaktoriell, d.h. durch viele Ursachen:

- Genetische Faktoren
- Neurochemische Faktoren: Hinweise auf mesolimbische dopaminerge Überaktivität (sogenannte Plus- oder Positivsymptomatik) und Unteraktivität (sogenannte Minus- oder Negativsymptomatik) mesofrontokortikaler dopaminerger Neurone
- Psychosoziale Faktoren
! Vulnerabilität (Dünnhäutigkeit): Treten zu den genannten Faktoren zusätzliche Stressfaktoren auf (z.B. individuell kritische Ereignisse/Belastungen/Konflikte), lassen sie die Störung über die Manifestationsschwelle treten. Als „Arbeitsmodell" hat sich das Vulnerabilitäts-Stress-Coping-Modell (▶ Abb. 7.1) entwickelt.

Symptome

Unterschieden werden Plus- und Minussymptome (▶ Tab. 7.1).

ICD-10-Diagnostik

Teilt die Symptome in Kernsymptome I und II (▶ Tab. 7.2).

Diagnostik nach Schneider

Symptome ersten Ranges:

- Wahnwahrnehmung (▶ 3.5)
- Akustische Halluzinationen; dialogisierende und kommentierende Stimmen sowie Gedankenlautwerden (▶ 3.4)
- Leibliche Halluzinationen (▶ 3.4)
- Ich-Störungen: von außen gelenkt (▶ 3.8).

Symptome zweiten Ranges: sonstige Halluzinationen wie weitere akustische, optische, olfaktorische und gustatorische Halluzinationen:

- Zönästhesien, vitale Leibempfindungen
- Wahneinfall (▶ 3.5).

Tab. 7.1 Plus- und Minussymptome	
Plussymptome	**Minussymptome**
Denkstörungen (▶ 3.5)	Verarmtes Gefühlsleben, innere Leere
Erregung und Anspannung (▶ 3.6)	Niedergeschlagenheit
Wahnerlebnisse, Wahnstimmung (▶ 3.5)	Mut- und Hoffnungslosigkeit
Halluzinationen (▶ 3.4)	Minderwertigkeitsgefühle
Ich-Störungen (▶ 3.8)	Antriebslosigkeit, fehlende Spontaneität
	Rückzugsverhalten und Kontaktverarmung

Tab. 7.2 Kernsymptome der schizophrenen Psychosen laut ICD-10-Diagnostik	
Kernsymptome (I)	**Kernsymptome (II): anhaltende Halluzinationen jeder Sinnesmodalität**
• Gedankenlautwerden • Gedankeneingebung • Gedankenausbreitung • Gestörtes Ich-Erleben (▶ 3.8)	• Denkstörungen (▶ 3.5) • Gedankenabreißen • Zerfahrenheit • Danebenreden oder Neologismen
• Kontrollwahn • Beeinflussungswahn mit dem Gefühl des Gemachtwerdens • Wahnwahrnehmung (▶ 3.5)	• Katatone Symptome (▶ 3.7)
• Kommentierende oder dialogische Stimmen (▶ 3.4)	„Negativsymptome": • Auffällige Apathie • Sprachverarmung • Verflachte oder inadäquate Affekte, zumeist mit sozialem Rückzug und verminderter sozialer Leistungsfähigkeit
• Anhaltender, kulturell unangemessener oder unrealistischer bizarrer Wahn	
Erforderlich für die Diagnose „Schizophrenie" ist mindestens ein eindeutiges Symptom, wenn weniger eindeutig, zwei oder mehr der Kernsymptome (I) oder mindestens zwei Kernsymptome (II). Diese Symptome müssen fast ständig während eines Monats oder länger deutlich vorhanden gewesen sein.	

Abnorme Ausdruckssymptome: häufige Symptome bei der Schizophrenie, die nicht zu Symptomen des ersten oder zweiten Ranges gezählt werden können, z. B. katatone Störungen (▶ 3.7).

Diagnostik nach Bleuler
Grundsymptome:
- Denkstörungen (▶ 3.5); zerfahrenes Denken (▶ 3.5.2), inkohärentes Denken (▶ 3.5.2), Sperrung des Denkens, Begriffszerfall des Denkens, Vorbeireden, gestörtes Abstraktionsvermögen, Symboldenken, Gedankenabreißen
- Affektstörungen (▶ 3.6)
- Antriebsstörungen (▶ 3.7); Autismus, Stupor, Mutismus, Katalepsie, Haltungsstereotypien, Negativismus
- Ambivalenz und Ambitendenz (▶ 3.6).

Akzessorische Symptome: Sinnestäuschungen, Verfolgungs-, Vergiftungswahn (▶ 3.5).

Häufigkeit der Symptome
Symptome der akuten und der chronischen Schizophrenie (nach WHO und Creer und Winc, Auszug) sind im Folgenden aufgeführt (▶ Tab. 7.3).

Untergruppen
Die Untergruppen werden nach der im Vordergrund stehenden Symptomatik unterteilt; sie dienen lediglich zur Orientierung, ihre Grenzen sind fließend:
- Paranoid-halluzinatorische Schizophrenie (▶ 7.2)
- Hebephrene Schizophrenie (▶ 7.3)
- Katatone Schizophrenie (▶ 7.4)
- Schizophrenes Residuum (▶ 7.5)
- Undifferenzierte Schizophrenie (wenn die Kriterien der übrigen Schizophrenieformen nicht eindeutig erfüllt werden).
(▶ Abb. 7.1)

Tab. 7.3 Symptome der Schizophrenie [W798]	
Symptom	Häufigkeit (%)
Akute Schizophrenie	
Mangel an Krankheitseinsicht	97
Akustische Halluzinationen	74
Beziehungsideen	70
Misstrauen	66
Affektverflachung	66
Stimmenhören	65
Wahnstimmung	64
Verfolgungswahn	64
Gedankeneingebung	52
Gedankenlautwerden	50
Chronische Schizophrenie	
Sozialer Rückzug	74
Verminderte Aktivität	56
Verarmung des Sprechens	54
Wenig Freizeitinteressen	50
Verlangsamung	48
Depression	34
Vernachlässigung des Äußeren	30
Seltsame Haltungen und Bewegungsabläufe	25

Untersuchungsmethoden
- Psychiatrische Untersuchung
- Eigen-, Fremdanamnese (▶ 3.1, ▶ 4.1.1)
- Psychologische Testverfahren (▶ 4.3).

Zum Ausschluss einer organischen Ursache:
- Körperliche Untersuchung
- Labor
- EEG, CCT, NMR, Liquorpunktion
- EKG, Rö-Thorax

Behandlungsverfahren
Medikamente
- Klassische Antipsychotika vorwiegend gegen Plussymptome (▶ 17.2), atypische Antipsychotika beeinflussen häufiger zusätzlich die Minussymptomatik positiv (▶ 17.2)
- Antidepressiva gegen Depressionen und bei Minussymptomatik (▶ 17.1)
- Benzodiazepine gegen Angst, Schlafstörungen, Unruhezustände (▶ 17.4.1)
- Antiparkinsonmittel beim Auftreten von unerwünschten Wirkungen hochpotenter Antipsychotika, Anticholinergika (▶ 17.7).

Psychotherapie
- Entspannungsverfahren (▶ 4.3.7)
- Stützende Psychotherapie (▶ 4.3)
- Verhaltenstherapeutische Verfahren (▶ 4.3.3), z. B. Training sozialer Fertigkeiten
- Familientherapie (▶ 4.3.10).

Psychoedukative Verfahren (▶ 4.3.8) sind für den Langzeitverlauf der Erkrankung enorm wichtig:

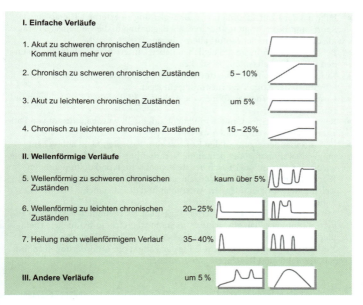

I. Einfache Verläufe

1. Akut zu schweren chronischen Zuständen
   Kommt kaum mehr vor

2. Chronisch zu schweren chronischen Zuständen   5 – 10 %

3. Akut zu leichteren chronischen Zuständen   um 5 %

4. Chronisch zu leichteren chronischen Zuständen   15 – 25 %

II. Wellenförmige Verläufe

5. Wellenförmig zu schweren chronischen Zuständen   kaum über 5 %

6. Wellenförmig zu leichten chronischen Zuständen   20 – 25 %

7. Heilung nach wellenförmigem Verlauf   35 – 40 %

III. Andere Verläufe   um 5 %

Abb. 7.1 Verlaufsformen schizophrener Psychosen

- Patientengerechte Information zur Erkrankung:
  - Erarbeiten eines Krankheitskonzepts
  - Rolle der Psychopharmaka-Behandlung
  - Rückfallvorbeugung und Krisenbewältigungsplan
- Seelische Unterstützung durch Gespräche und persönlichen Beistand
- Krankheitskonzept-Bildung mit Compliance-Förderung
- Einbinden der Familie: Familienkonferenz mit Behandler (▶ 4.3.10)
- Hilfestellung, die Erlebnisse während der akuten Erkrankung zu verstehen
- Unterstützung in der längerfristigen Auseinandersetzung mit der Erkrankung.

Soziotherapie
- Ergo- (▶ 4.4.1), Kunsttherapie (▶ 4.4.2)
- Sport- (▶ 4.4.4), Musik- (▶ 4.4.5) und Tanztherapie (▶ 4.3.9)
- Physiotherapie
- Elektrokrampftherapie (▶ 4.5.3) (sehr selten bei der perniziösen Katatonie).

Allgemeine Pflege
! Grundsätzlich gilt: Alle pflegerischen Tätigkeiten müssen auf die Schwere der Erkrankung abgestimmt sein
- Ängste und Spannungen des Patienten wahrnehmen und Hilfestellung bei der Teilnahme am Stationsleben geben, z. B. bei Ängsten vor einem bestimmten Patienten ein Dreiergespräch führen
- Halluzinationen und Wahnideen akzeptieren, jedoch nicht darauf eingehen
- Aktivierungspflege, um Rückzugstendenzen entgegenzuwirken

- Hilfe bei der Kontaktaufnahme, z. B. Begleitung zu externen Therapien wie Sport- und Beschäftigungstherapie, bei Begleitung in die Gemeinschaftsräume den Patienten nicht sofort alleine lassen
- Bei den Anforderungen des täglichen Lebens unterstützen → hilft, die gesunden Persönlichkeitsanteile zu stärken
- Körperliches Wohlbefinden durch sportliche Aktivitäten steigern → wirkt Störungen der Körperwahrnehmung entgegen
- Gespräche über Themen führen, die nicht den Wahninhalt des Patienten berühren
- Regeln, die gemeinsam mit dem Patient aufgestellt wurden, müssen von Patient und Personal eingehalten werden
- Bei Auseinandersetzungen den Kontakt zum Patienten nicht abbrechen; mögliche wahnhafte oder paranoide Verarbeitung einer Auseinandersetzung wird nicht erkannt oder falsch beurteilt; beobachten und dokumentieren
- Klare Absprachen über die Wünsche des Patienten nach Abgrenzung, z. B. welche Angehörigen über den Aufenthalt und das allgemeine Befinden des Patienten Auskunft erhalten dürfen
- Mit dem Patient einen detaillierten Tagesplan erstellen und an die Hand geben; allgemeiner Plan gut sichtbar im Stationsbereich, individuellen Therapieplan dem Patienten in die Hand geben, z. B. Therapiekarte; im späteren Verlauf Wochenplan → hieraus sollte der Patient die Anforderungen an ihn, z. B. Kontakte und Regeln, erkennen können.

7.2 Paranoid-halluzinatorische Schizophrenie

In nahezu allen Ländern ist die paranoid-halluzinatorische Schizophrenie die häufigste Form der Schizophrenie. Schubförmiger Verlauf. Häufigster Krankheitsbeginn bei Männern um das 22. Lj., bei Frauen um das 29. Lj. Nach dem 40. Lj. spricht man von einer Spätschizophrenie, ab dem 60. Lj. von einer Altersschizophrenie.

Prognose: Bei etwa 30 % besteht eine vollständige Rückbildung, 10 % werden Pflegefälle, 10 % begehen Suizid (vgl. Tölle). Je früher der Beginn, desto ungünstiger der Verlauf. Ein akuter Beginn spricht für eine günstigere Prognose. Persönlichkeit und Intelligenz bleiben oft unberührt.

Symptome
- Wahnwahrnehmung, Verfolgungswahn, gelegentlich systematisierter Wahn (▶ 3.5)
- Ich-Störungen: Gefühl des Von-Außen-Gemachtwerdens (▶ 3.8)
- Akustische Halluzinationen: Stimmenhören, z. B. imperativ, dialogisierend, kommentierend (▶ 3.4)
- Gestörte Affektivität (▶ 3.6).

Beim abklingenden Schub distanziert sich der Patient ganz allmählich von seinen Wahninhalten. Häufig bildet sich die Ambivalenz später noch zurück.

Pflege
- Wahn und Wahninhalte ernst nehmen
- Patient bei akuter halluzinatorischer Wahrnehmung nicht die eigene Sichtweise aufzwingen; nicht versuchen, dem Patient seinen Wahn auszureden
- Im Gespräch vom Wahnthema weglenken; andere, unverfängliche Themen wie Hobbys, Sport und Spiele anstreben

- Haftet der Patient am Wahnthema oder will er häufig Streitgespräche über sein Wahnthema führen, soll er und das Personal ein Abkommen treffen, bei dem die Realität des Patienten vom Personal zunächst einmal akzeptiert wird; man ist sich darüber einig, dass man sich in diesem Punkt nicht einig ist (Konsens im Dissens)
- Bei Wahnthemen den Patienten fragen, was für ihn hilfreich wäre
- Hat der Patient das Bedürfnis, über seinen Wahn zu sprechen, ist wertfreies Zuhören sinnvoll; im Gespräch nicht zum Weitererzählen animieren
- Den eigenen Standpunkt sachlich vertreten, den Wahn des Patienten nicht übernehmen, jedoch zunächst einmal akzeptieren (bei Abklingen des Wahns erkennt der Patient, dass man „Theater" gespielt hat, und verliert möglicherweise das Vertrauen in seine Bezugsperson)
- Wird die Bezugsperson in das Wahnsystem des Patienten mit eingebunden: dokumentieren, evtl. Bezugsperson wechseln und dies mit Begründung dem Patienten mitteilen.

> **❗ Tipps, Tricks und Fallen**
> - Viele Wahnthemen führen das Pflegepersonal dazu, in der Akutphase zu improvisieren: Wenn ein Patient glaubt, sein Essen sei vergiftet, kann die Flasche Sondenkost vor seinen Augen geöffnet werden, vielleicht nimmt ihm dies die Angst vor einer Vergiftung
> - Sprechen über das Erleben in der akuten Phase einer schizophrenen Psychose ist nicht grundsätzlich schlecht: Es muss in einem geschützten und professionellen Rahmen stattfinden (psychoedukative Verfahren, ▶ 4.3.8); schafft der offene Umgang mit dem Erleben Erleichterung für den Patienten, ist das Gespräch jederzeit sinnvoll.

7.3 Hebephrene Schizophrenie

Früher Krankheitsbeginn zwischen 15. und 25. Lj. Halluzinationen und Wahnvorstellungen sind nur selten vorhanden und dürfen nicht das Krankheitsbild prägen. **Prognose:** eher ungünstig, durch meist schnelle Entwicklung der Minussymptomatik, besonders Affektverflachung und Antriebsverlust.

Symptome
- Affektive Veränderungen (▶ 3.6)
- Verhalten: läppisch, verantwortungslos, unvorhersehbar, manieriert, unangepasst, grimassierend
- Formale Denkstörung: oft weitschweifig, auch paralogisch (▶ 3.5)
- Stimmung flach, den Situationen nicht immer entsprechend, oft von Kichern begleitet
- Ziel- und planloses Verhalten, frühere Lebensziele und Vorstellungen gehen verloren.

Pflege
- In sich versunkene Patienten in den Stationsablauf einbinden, z. B. Mithilfe bei Stationsarbeiten und andere Therapieangebote (▶ 2.9)
- Enthemmtes oder läppisches und albernes Verhalten des Patienten nicht durch ähnliches Verhalten verstärken

- Unangepasste, läppisch-distanzlose Patienten vor aggressionsbereiten Patienten abschirmen, z. B. Extraspaziergang, unterschiedliche Therapieangebote geben
- Bei weitschweifigen und zerfahrenen Patienten im Gespräch Zeit und Thema vorgeben
- Den von vielen Patienten bevorzugten abstrakten Themen wie Religion oder Philosophie ausweichen.

7.4 Katatone Schizophrenie

Krankheitsbeginn um das 25. Lj.
Prognose: Die Rate der vollständigen Rückbildung ist doppelt so hoch wie bei den übrigen Schizophrenien, jedoch ist die Prognose für jugendliche Patienten eher ungünstig.

Symptome

- Stupor: Verminderung der Reaktionen auf die Umgebung sowie Verminderung spontaner Bewegungen und Aktivitäten
- Episodenhafte Erregungszustände: motorische Aktivitäten, die nicht durch äußere Reize hervorgerufen und beeinflussbar sind
- Haltungsstereotypien: freiwilliges Einnehmen und Beibehalten ungewöhnlicher Haltungen
- Negativismus (▸ 3.7): anscheinend unmotivierter Widerstand gegenüber allen Aufforderungen oder Versuchen, bewegt zu werden, oder Bewegung in die entgegengesetzte Richtung
- Rigidität: starre Haltung wird bei Versuchen, bewegt zu werden, beibehalten
- Biegsamkeit, Verharren der Glieder oder des Körpers in Haltungen, die von außen auferlegt sind (Flexibilitas cerea = wächserne Biegsamkeit)
- Wechsel zwischen Erregung und Stupor, zwischen Befehlsautomatismus und Negativismus
- Patienten berichten nach katatonen Zuständen von traumähnlichen, lebhaften, szenischen Halluzinationen.

Pflege

Leitsatz ist das gemeinsame Vergegenwärtigen des Krankheitsbildes.

- Bleibt der Patient auch ohne Reaktion, so ist er dennoch bei wachem Bewusstsein; Patienten berichten in der Genesungsphase von Gesprächen, die an ihrem Bett über sie gemacht wurden
- Schülern und neuen Mitarbeitern die Symptome des negativistischen Patienten erklären; häufig Fehleinschätzung, da der Patient störrisch erscheint; Hilfestellungen werden oft scheinbar bewusst abgelehnt
- Zwangsmittel verstärken die Angstsymptomatik und sollten so weit wie möglich vermieden werden
- Lang anhaltende bizarre Haltungen dem Arzt mitteilen, Organschäden können die Folge sein
- Kontrolle und Hilfestellung bei der Körperpflege, Nahrungsaufnahme und Medikamenteneinnahme
- Fremdantrieb wie Beschäftigungstherapie und Krankengymnastik bedeuten für den Patienten ersten Kontakt zur Außenwelt
- Bei bevorstehender Bedrohung durch einen starken Erregungszustand für die Sicherheit von Patienten und Pflegeteam sorgen, häufig werden starke Kräfte entwickelt (▸ 5.1.5)

! Keine gefährlichen Gegenstände wie Glasflaschen, Aschenbecher oder Scheren in Reichweite des Patienten.

❗ Tipps, Tricks und Fallen
- Katatone Symptome bestätigen noch keine Schizophreniediagnose; Ursache können auch Gehirnerkrankungen, Stoffwechselstörungen, Alkohol und Drogen sein
- Vorübergehende isolierte katatone Symptome können bei jeder anderen Schizophrenieunterform auftreten
- Teilweise überschießender Bewegungsdrang des Patienten führt zu pflegerisch schwierigen Situationen (▶ 5.1.5); in Krisenzeiten ist die enge Anbindung im Rahmen einer Bezugspflege nötig; der sich i. d. R. anbahnende überschießende Bewegungsdrang kann früh erkannt und Gegenmaßnahmen können so vorbereitet werden.

7.5 Schizophrenes Residuum

Nach vielen Schüben ist bei einem Teil der Patienten ein Zustand erreicht, der mit den unten aufgeführten Symptomen beschrieben werden kann. Der Patient findet sich nur schwer alleine zurecht. Selten akute Symptomatik.
Prognose: Das schizophrene Residuum kann zeitlich begrenzt vorkommen, z. B. im Übergang von der akuten Phase zur vollständigen Remission, oder kontinuierlich über viele Jahre mit oder ohne akute Verschlimmerung.

Symptome
- Kognitive Störungen, z. B. Aufmerksamkeits-, Konzentrations- und Denkstörung
- Schnelle körperliche und geistige Ermüdung
- Störungen des Allgemeinbefindens
- Ausdauer, Energie, Geduld und Spannkraft lassen nach
- Rückgang affektiver Schwingungsfähigkeit
- Verarmung der Sprachfähigkeit
- Unfähigkeit, Lust und Freude zu empfinden (Anhedonie)
- Intoleranz gegen Stress
- Reduzierung der Mimik (Amimik)
- Schlafstörungen, vegetative Störungen.

Allgemeine Pflege
Den größten Raum der pflegerischen Maßnahmen nimmt die kontinuierliche Aktivierung der Patienten ein. Das Absinken der körperlichen und geistigen Fähigkeiten wird in einer Gratwanderung zwischen Unter- und Überforderung verhindert.
- Patient bei einer möglichen Eigenständigkeit und Selbstverantwortung, z. B. bei der Körperpflege, unterstützen
- Möglichst gleichmäßiges und freundliches Verhalten
- Emotionale Übererregung vermeiden
- Überbeschützendes Verhalten vermeiden
- Adäquates Maß an Freizeitbeschäftigung anbieten (▶ 2.9), z. B. Ausflüge, Spaziergänge, Arbeits- und Beschäftigungstherapie.

7

8 Pflege von Menschen mit organisch bedingten psychischen Störungen

Thomas Luedtke

8.1 Definition/Einteilung

Begriffe

Die organische psychische Störung (OPS) dient als Oberbegriff für Krankheitsbezeichnungen, die sich überschneiden.

- Delir, akute psychische Störung (▶ Tab. 8.1)
- Körperlich begründbare oder somatische Psychose
- Exogene Psychose
- Symptomatische Psychose oder symptomatische psychische Störung
- Sekundäre Hirnschädigung durch Krankheit außerhalb des Gehirns, z. B. diabetisches Koma.

Lokalisation

- **Diffuse Hirnschädigung:** betrifft das ganze Gehirn bei Vergiftung, Stoffwechselentgleisung, Exsikkose, Sauerstoffmangel, Hirnschwellung
- **Herdförmige Hirnschädigung:** an einer oder mehreren Stellen im Gehirn lokalisiert (Hirninfarkt, Blutung, Tumor, Entzündung, Abszess, Quetschung, perifokales Ödem).

8.2 Symptome

- Bewusstseinsstörung
- Verlangsamung

Tab. 8.1 Einteilung und Symptome der akuten OPS (Delir)	
Einteilung	**Symptome/zugehörige Begriffe**
Leicht	• Wachheit erhalten • Distanzlosigkeit, Selbstüberschätzung • Unruhe, Antriebsstörung (▶ 3.7) • Stimmung depressiv, unpassend, eingeengt (▶ 3.6) • Ausdauer und Konzentration nehmen ab (▶ 3.2) • Merkfähigkeit und Frischgedächtnis nehmen ab (▶ 3.3) • Schlaf-Wach-Störungen (nicht verwechseln mit Bewusstseinsstörungen!)
Mittelschwer	• Alle Störungen nehmen zu • Schwere Merkfähigkeitsstörung • Plussymptome (▶ 7.1): Wahnideen wie Verfolgung, seltener Größenwahn, optische, akustische, sensible Halluzinationen • Konfabulieren: unbewusstes Ersetzen fehlender Gedächtnisinhalte
Mittelschwer bis schwer	• Benommenheit: Informationsaufnahme und -verarbeitung sind eingeschränkt (▶ 3.1) • Somnolenz: Patient ist schläfrig, aber erweckbar (▶ 3.1) • Sopor: Patient schläft und ist durch starke Reize inkomplett kurzzeitig aufzuwecken (▶ 3.1) • Stupor: als extreme Form der Antriebsstörung bei erhaltener Wachheit • Leichtes Koma mit Restreaktion
Schwer	• **Koma:** Bewusstlosigkeit, seelisch-geistige Aktivität erloschen, nicht erweckbar (▶ 3.1) • Hirnstammsyndrome (▶ 8.4.3)

8

Tab. 8.2 Einteilung und Symptome der chronischen OPS	
Einteilung	**Beispiele und Symptome**
Leichte chronische OPS	• Hirnleistungsschwäche • „Reizbare Schwäche": veränderte affektive Reaktion, u. a. gesteigerte Erregbarkeit • Asthenie: Konzentrationsschwäche, abnormes Ermüden • Persönlichkeitszuspitzung, z. B. Sparsamkeit wird zu Geiz, Genauigkeit zu Pedanterie • Differenzierte Charaktermerkmale schwächen sich ab • Antriebsverlangsamung, „Haften" am Thema oder Wort Typen (▶ 3.7): apathisch-antriebsarm, euphorisch-umständlich, reizbar-unbeherrscht-enthemmt
Schwere chronische OPS	• Demenz (▶ 14.1): Merkfähigkeit und Kurzzeitgedächtnis gestört; intellektueller Abbau betrifft Logik, Kombinationsfähigkeit, Auffassung, Kritik • Wachkoma (apallisches Syndrom): Wachheit ohne Bewusstsein, keine Reaktion auf äußere Reize, Patient kann dabei wach erscheinen oder schlafen; Prognose ungünstig, abhängig von Ursache und Alter; Vorsicht: nicht verwechseln mit „Locked-in-Syndrom", dieses geht mit erhaltenem Bewusstsein einher

• Unruhe und Rededrang können Ausdruck einer leichten OPS sein; Vorsicht: Wenn diese Symptome langsam verschwinden, kann dies eine Besserung, aber auch eine Verschlechterung im Sinne einer Bewusstseinsminderung bedeuten → Patienten trotz scheinbarer Besserung weiter beobachten, Arzt informieren
• Gedächtnisstörungen: Kurzzeitgedächtnis 10 Min., Merkfähigkeit ~ 10 Sek.
• Abbau der Persönlichkeit.

8.3 Patientenbeobachtung

Bei der Beobachtung des psychiatrischen Patienten müssen auch Veränderungen schnell auffallen, die auf eine nicht-psychiatrische Krankheit hindeuten, damit diese schnellstmöglich therapiert werden kann und nicht zu Komplikationen führt.

Grundregeln
• Man kann niemals vom psychopathologischen Bild auf eine bestimmte Grundkrankheit schließen → beobachten, aber keine Diagnose stellen
• Ein psychiatrischer Patient mit einer bekannten endogenen Psychose kann wie jeder andere Mensch auch eine OPS als Ausdruck einer körperlichen Störung bekommen
• Bekannte Patienten ebenso beobachten wie Neuaufnahmen
• Oft genügen ein kurzes Gespräch und ein kleiner Gedächtnistest mit dem Patienten, um den Verdacht auf eine OPS auszuräumen oder zu bestätigen.

Akute OPS
Die neu auftretende akute OPS ist ein Notfall:
• Genau beobachten: Bewusstsein (▶ 3.1), Reaktion auf äußere Reize, körperliche Veränderungen, z. B. Lähmung
• Dem Arzt, der klinisch untersucht und weitere diagnostische Schritte veranlasst, Beobachtungen mitteilen.

8

> **Tipps, Tricks und Fallen**
> - Die chronische OPS (▶ Tab. 8.2) ist zumeist bekannt und vordiagnostiziert; sie stellt in erster Linie eine pflegerische Aufgabe dar
> - Bei der leichten OPS kann der Patient seine Veränderung noch bemerken und darunter leiden → dem Patienten beistehen, mit ihm sprechen, ihn nicht überfordern.

8.4 Wichtige neurologische Syndrome und Krankheiten

8.4.1 Halbseitensyndrom

Ursachen
- Hirninfarkt: Durchblutungsstörung mit Gewebsuntergang, Notfall! (▶ 8.4.6)
- Transitorische ischämische Attacke (TIA): Durchblutungsstörung einer Hirnregion ohne Gewebeuntergang, spontane Besserungstendenz, rückläufig in 24 Std. (▶ 8.4.6)
- Tumor in einer Hirnhälfte (▶ 8.4.10)
- Blutung in die Hirnsubstanz (▶ 8.4.6)
- Intrakraniale Blutung außerhalb der Hirnsubstanz (▶ 8.4.6)
- Entzündung in einer Hirnhälfte, z. B. Herpes-Enzephalitis.

Symptome
Hemiparese: Halbseitenlähmung auf der dem Herd entgegengesetzten Seite.
Aphasie: Störung des Sprachverständnisses oder der Sprachproduktion bei Herd auf sprachdominanter Hirnhälfte. Nicht mit Dysarthrophonie (Störung der Lautbildung) verwechseln.
Hemianopsie (z. B. bei großen Herden in der hinteren Hirnhälfte): gleichsinnige Gesichtsfeldstörung beider Augen nach der dem Herd entgegengesetzten Seite; bei V. a. Sehstörung Augen getrennt testen.

8.4.2 Sprachstörungen/Aphasien

Bei mehr als 95 % der Menschen, auch bei den meisten Linkshändern, ist die linke Hirnhälfte sprachdominant, d. h. für Sprache zuständig → bei Aphasie liegt der Herd zu 95 % in der linken Hemisphäre.

Die wichtigsten Sprachstörungen
Broca-Aphasie:
- Große Sprachanstrengung
- Erheblich verlangsamter Sprachfluss
- Agrammatismus (schwere Störung des Satzbaus)
- Viele phonematische Paraphasien, semantisch falsche Wortwahl selten
- Sprachverständnis mäßig beeinträchtigt
- Meist schlechte Artikulation
- Oft zusammen mit Sprechapraxie.

Wernicke-Aphasie:
- Häufig überschießende Sprachproduktion
- Gut erhaltener Sprachfluss
- Paragrammatismus (Störung des Satzbaus)
- Viele phonematische und semantische Paraphasien, teilweise grobe Abweichungen bis hin zu Neologismen oder Jargon
- Sprachverständnis erheblich gestört
- Kommunikative Fähigkeiten stark eingeschränkt
- Geringes oder kein Störungsbewusstsein.

Globalaphasie:
- Sprachproduktion stark beeinträchtigt
- Sprachfluss stockend
- Große Sprechanstrengung
- Sprachverständnis stark eingeschränkt
- Meist schlechte Artikulation und Prosodie
- Sprachautomatismen, Stereotypien.

Dysarthrophonie (keine Aphasie, sondern Störung der Lautbildung; deutet auf Schädigung des Hirnstammes hin):
- Patient spricht verwaschen, ist schwer zu verstehen
- Versteht selbst alles
- Baut normale Sätze und Wörter
- Kann normal schreiben, wenn motorisch möglich.

Pflege
Abgrenzen vom OPS (Schriftsprache, Sprachverständnis, Denkvermögen, Kooperation).
- Geduld, keinen Stress erzeugen
- Aphasiker sind nicht schwerhörig
- Einfacher Satzbau, einfache Wortwahl
- Ja/Nein-Fragen stellen
- Themen eingrenzen
- Rückmeldung einholen, ob alles verstanden wurde
- Kompensation durch Gestik und Zeichnen zulassen
- Schriftsprache als Unterstützung benutzen
- Anbieten, die Kommunikation zu einem späteren Zeitpunkt fortzusetzen.

8.4.3 Diffuse Hirnschädigungen

Ursachen
▶ Tab. 8.3
- Hypoxie: nach Herzstillstand, Reanimation, Strangulationsversuch, Narkosezwischenfall, Komplikation von Langzeitbeatmung, Thrombose der Arteria basilaris (hinterer Hirnkreislauf)
- Einklemmen des Hirnstammes: bei Tumoren der hinteren Schädelgrube; fortschreitende Drucksteigerung im Schädel durch Liquor-Abflussstörung; beginnt mit Mittelhirnsyndrom, endet mit Bulbärhirnsyndrom, führt unbehandelt zum Tode
- Schweres Schädel-Hirn-Trauma (▶ 8.4.9)
- Enzephalitis (▶ 8.4.7)
- Intoxikation
- Erweiterung der Nervenwasserkammern bei Hydrozephalus malresorptivus.

8

Tab. 8.3 Systematik der fortschreitenden Mittelhirneinklemmung

	Leichtes Mittelhirnsyndrom	Schweres Mittelhirnsyndrom	Bulbärhirnsyndrom
Bewusstsein	Getrübt	Koma	Koma
Reaktion auf Reize	Verzögert, Drohbewegung → Blinzelreflex	Fehlt	Fehlt
Spontane Motorik	Massenbewegung, Wälzbewegung	Erst Arme gebeugt, Beine gestreckt, später Arme und Beine gestreckt; „Enthirnungsstarre"	Fehlt
Muskeltonus	Normal	Erhöht, Streckspasmus	Schlaff
Reaktion auf Schmerzreize	Gezielte Abwehr	Zunahme des Streckspasmus	Fehlt
Pupillenweite			
Pupillenreaktion auf Licht	Verzögert	Träge	Fehlt
Hornhautreflex	Normal	Schwach	Fehlt
Augenbewegung	Augen pendeln, zeigen in verschiedene Richtungen	Augen zeigen nach außen, bewegen sich nicht	Augen zeigen nach außen, bewegen sich nicht
Atmung	Normal bis beschleunigt	Maschinenatmung	Atemstillstand
Temperatur	Normal	Fieber	Leicht erhöht, sinkt
Pulsfrequenz	Normal, leicht erhöht	~ 150/Min.	Sinkt
Blutdruck	Normal	Hoch	Sehr niedrig

Begriffe
- **Wachkoma** (apallisches Syndrom): Abkoppelung des Großhirns vom Hirnstamm, daher erscheint der Patient wach, ist aber bewusstlos, reagiert nicht auf Ansprache, oft auch nicht auf Schmerzreize
- **Koma:** unerweckbare Bewusstlosigkeit
- **Glasgow Coma Scale** (▶ 5.1.8): Punkte-Schema, mit dessen Hilfe eine quantitative Bewertung von Hirnfunktionsstörungen möglich ist.

! Tipps, Tricks und Fallen

Bei Vorliegen eines Tumors der hinteren Schädelgrube darf keine Lumbalpunktion (LP) vorgenommen werden. Wird der Tumor übersehen und die LP durchgeführt, kann es durch die Druckentlastung von unten zu einem plötzlichen Kollaps des Nervenwasserkanals zwischen der III. und IV. Hirnkammer kommen → der Druck im Schädelinneren steigt und verschließt das „Ventil" immer fester. Der Hirnstamm wird in das Foramen magnum (großes Loch an der Schädelbasis) gepresst, vegetative Funktionen wie die Atmung kommen zum Erliegen. Unbehandelt führt die Einklemmung zum Tode.

8.4.4 Frontalhirnsyndrom

Ursachen
Tumor oder Infarkt in einem oder beiden Frontallappen.

Symptome
- Psychomotorische Antriebsverminderung (▶ 3.7)
- Verflachte Gefühle oder Affektlabilität (▶ 3.6)
- Affektinkontinenz: Gefühle dringen unkontrolliert nach außen (▶ 3.6)
- Kritiklosigkeit, das Urteilsvermögen geht verloren, Krankheitseinsicht fehlt
- Kritik von außen führt zu Aggression (▶ 5.1.5)
- Distanzloser Umgang mit anderen Menschen
- Harninkontinenz.

Gestörte Fähigkeiten
- Gedächtnis: Merkfähigkeit, Kurzzeitgedächtnis
- Vorausschauend organisieren und planen
- Regeln erkennen und befolgen → den Patienten für „richtiges" Verhalten belohnen, Pflegekraft wird zur Bezugsperson, daher häufige Wechsel in der Pflege vermeiden; nur verlegen, wenn medizinisch notwendig
- Abstrahieren und Konzepte bilden, z. B. Wichtiges von Unwichtigem unterscheiden
- Aufmerksamkeit zuwenden.

❗ Tipps, Tricks und Fallen
Das Frontalhirnsyndrom ist nur schwer von einer diffusen Hirnschädigung, z. B. bei Vergiftungen, und einer nicht-organischen psychischen Störung (endogene Psychose), zu unterscheiden. Vegetative Symptome sind hierbei aber untypisch.

8.4.5 Parkinsonsyndrom

Pathophysiologie
Untergang von Zellen im motorischen Steuerungssystem, relativer Mangel des Überträgerstoffes Dopamin. In der Psychiatrie auch Nebenwirkung von Psychopharmaka, seltener von Designerdrogen.

Symptome
- **Rigor:** anhaltende gleichzeitige Anspannung von Streck- und Beugemuskeln, was in einer sehr zähen Beweglichkeit resultiert, kleinschrittiges Gehen, kleine Schrift
- **Ruhetremor:** Zittern (besonders der Hände) mit einer Frequenz von 4–7-mal/Sek., das in Ruhe besonders ausgeprägt ist und bei aktiven Bewegungen nachlässt

8

- **Akinese:** Bewegung gebunden, große und oft unüberwindliche Schwierigkeiten, eine Bewegung in Gang zu bringen und zu Ende zu führen (auch „Freezing" genannt)
- **Hypomimie:** unbewegliche Gesichtszüge, Maskengesicht, Akinese der Gesichtsmuskeln
- Oft reaktive Depression
- **Demenz** und affektive Verflachung in 30–40 %, Übergangsformen zu Demenzerkrankungen (▶ 14.1).

Pflege
- Körperpflege: viel Zeit geben für Waschen, Ankleiden (▶ 2.2); den Patienten möglichst viel selbst machen lassen
- Geduldiges Trainieren der Bewegungsabläufe (▶ 2.1); da Krankengymnastik nur auf eine kurze Zeit des Tages beschränkt ist, eng mit den Krankengymnasten zusammenarbeiten
- Beweglichkeit regelmäßig beobachten und erfragen (Beobachtungsbogen); überschießende Beweglichkeit (Hyperkinese) kann für den Patienten quälend sein
- Auf Flüssigkeitszufuhr achten: 2 l/Tag, wenn keine Herz- oder Niereninsuffizienz dagegen spricht
- Bei Bettlägerigkeit Dekubitusprophylaxe
- Nahrungsaufnahme: während des Essens Pausen einlegen lassen, dann darauf achten, dass keine Speisen im Mund liegen bleiben und dass das Essen nicht kalt wird; nach der Mahlzeit Mundpflege (▶ 2.5)
- Medikamente nach Rücksprache mit dem Arzt vor oder zur Mahlzeit geben.

❗ Tipps, Tricks und Fallen
Vermeiden, den depressiven Patienten für dement zu halten, obwohl Denken und Urteilskraft unbeeinträchtigt sind; wenn er dies mitbekommt, wird er noch depressiver. Ihm Zeit lassen, zu antworten oder Aufforderungen nachzukommen. Immer erst den Patienten auf sich wirken lassen, um Irrtümer zu vermeiden.

8.4.6 Zerebrale Durchblutungsstörungen

Abhängig von Lokalisation und Ausdehnung können Hirninfarkte und intrazerebrale Blutungen besonders im akuten Stadium neben anderen neurologischen Ausfällen zu Bewusstseinsstörungen oder zu deliranter Symptomatik führen. Später stellt sich oft eine reaktive Depression (▶ 6.1.4) ein. Bei akuter neurologischer Herdsymptomatik besteht der Verdacht auf einen Schlaganfall (Oberbegriff für Hirninfarkt und Hirnblutungen).

Ursachen
85 % der Fälle zerebrale Ischämie (Hirninfarkt), 15 % der Fälle intrazerebrale Blutung.

❗ Tipps, Tricks und Fallen
Innerhalb weniger Std. kann eine verschlossene Hirnarterie unter bestimmten Bedingungen medikamentös, radiologisch-interventionell oder operativ

eröffnet werden, sodass die Behinderung minimal bleibt. Daher bildet der akute Schlaganfall immer einen Notfall, der die Kompetenz einer Stroke Unit erfordert, (von) wo das angemessene Vorgehen festgelegt wird. Bei stark raumfordernden Infarkten oder Massenblutungen muss der Patient notfallmäßig neurochirurgisch versorgt werden.

Pflege
- Von Beginn an Blutdruck, Puls, Atmung, Blutzucker überwachen und ggf. regulieren
- Bewusstsein überwachen
- Transport organisieren, Scheine vorbereiten
- Verlegungsbericht, CCT-, Kernspin-, Röntgenbilder bereithalten
- Patienten beruhigen, ihm die Angst nehmen

Sekundärprophylaxe des Hirninfarkts
- RR anfangs zwischen 140 und 190 mmHg systolisch halten, später normalisieren
- Blutzucker einstellen
- Relevante Gefäßstenosen werden operiert oder mit einem Stent aufgedehnt
- Medikamentöse Hemmung der Thrombozytenfunktion
- Bei Nachweis einer Quelle für Blutgerinnsel oder Vorhofflimmern Einstellen auf Antikoagulanzien, z. B. Marcumar®
- Alle Patienten erhalten eine speziell zugeschnittene Rehabilitation.

Subarachnoidalblutung (SAB)
Ursache in 80 % Zerreißen eines meist angeborenen arteriellen Aneurysmas. Von 100 000 Einwohnern sind 12 im Jahr betroffen.
- **Symptome:** plötzlicher stärkster Kopfschmerz, Erbrechen, Nackensteifigkeit, neurologische Herdausfälle, Bewusstseinstrübung bis Koma (▶ 5.1.8)
- **Therapie:** intensive Überwachung, Schmerzbehandlung. Blutdruck einstellen; je nach Schweregrad bzw. nach Abschwellen des Gehirns Operation nach Angiografie
- **Prognose:** lebensgefährlich; unbehandelt sterben 75 %, davon 25 % in der 1. Woche
- **Komplikationen:** Rezidivblutung, Nachblutung, Vasospasmus (reflektorisches Zusammenziehen des Gefäßes mit funktionellem Engpass).

Epidurale Blutung
Akute arterielle Blutung zwischen Kalotte und Dura durch Zerreißen einer Hirnhautarterie durch Trauma mit und ohne Schädelbruch.
- **Symptome:** Bewusstseinsverlust → Aufklaren → nach Std. wieder Eintrüben, Halbseitensymptomatik, Hirndruckzeichen (▶ 8.4.3)
- **Vorgehen:** in Neurochirurgie, notfalls Unfallchirurgie verlegen; dort notfallmäßige Schädeleröffnung, Blutung wird abgesaugt; Hirndruck behandelt.

Subdurale Blutung
Venöse Sickerblutung zwischen Dura und Arachnoidea nach oft nur geringem Trauma. Betrifft häufig alte Menschen, Alkoholiker.
- **Symptome:** nach Wochen (Trauma oft nicht bekannt) Kopfschmerz, Persönlichkeitsveränderung, Halbseitensymptomatik, Eintrüben, Hirndruckzeichen
- **Vorgehen:** CCT, neurochirurgisches Vorgehen, Rehabilitation.

8

Kontusionsblutung
Nachweis sofort im CCT. Blutung traumatisch durch Hirnquetschung (Contusio) oder als Komplikation bei Gerinnungsstörung, Antikoagulation, Heparinisierung.
- **Symptome:** neurologischer Herdausfall, z. B. zentrale Lähmungen, Aphasie; Bewusstseinstrübung, Bewusstlosigkeit, Orientierungsstörung
- **Therapie:** nach cCT bei Raumforderung neurochirurgisches Vorgehen; Kreislaufparameter, Temperatur, Atmung, Labor, BZ überwachen.

8.4.7 Zerebrale Entzündungen

Akute Entzündungen
- Enzephalitis: Entzündung der Hirnsubstanz
- Meningitis: Entzündung der Hirnhäute.

Können beide schnell zum Delir oder zu Bewusstseinsstörungen führen, lebensbedrohlich sein oder zu bleibenden Schäden führen.

Häufige Ursachen
Viren, Bakterien (eitrig), oft ungeklärt.

Diagnostik
- Anamnese, klinische Untersuchung
- cCT
- Lumbalpunktion
- Erregernachweis
  - Blutkulturen (aerob mit Lufteinlass, anaerob luftdicht) sofort in den Brutschrank
  - Für Kulturen immer richtige Scheine (meistens für auswärtige Labors) mitgeben
  - Erregernachweis im Liquor
- EEG, z. B. typische Veränderungen über den Schläfenlappen bei Herpes-Enzephalitis, sonst Allgemeinveränderung → Ausmaß der Schädigung.

Symptome
- **Enzephalitis:** Kopfschmerz, Erbrechen, Fieber; Bewusstseinsstörung (▶ 5.1.8), akutes Psychosyndrom (▶ 8.3); neurologische Herdausfälle, Hirndruckzeichen (▶ 8.4.3)
- **Meningitis:** Meningismus (Nackensteifigkeit); heftiger Kopfschmerz, Lichtempfindlichkeit; Fieber, bei bakterieller Meningitis steht ein delirantes Syndrom im Vordergrund.

Therapie
- Vitalfunktionen sichern, ggf. auf Intensivstation verlegen
- Verdacht auf bakterielle Ursache: Antibiose
- Verdacht auf virale Ursache (häufiger): sicherheitshalber Antibiose; Verdacht auf Herpes simplex oder zoster → antivirale Medikamente i. v.
- Schmerz bekämpfen
- Fieber symptomatisch senken
- Wenn nötig, Hirndruck senken: Oberkörper um 30° hochlagern
- Patienten mit akuter Enzephalitis oder Meningitis isolieren (abhängig von Art und Schwere der vermuteten Infektion; bei unklaren Fällen mind. 2 Tage Einzelzimmer, kein Besuch von Kindern < 14 J. oder Schwangeren; den Patienten bitten, im Zimmer zu bleiben; wenig Besuche).

Chronische Entzündungen
Führen nach längerer Krankheitsdauer zu Wesensänderung oder Demenz:
- **Multiple Sklerose** (MS, Enzephalomyelitis disseminata: ED): u. a. leichte Wesensänderung, unpassend gehobene Stimmung
- **HIV, Syphilis** oder **Creutzfeldt-Jakob-Erkrankung** → Demenz (▶ 14.1).

Pflege
- Immungeschwächten Patienten nicht in ein Zimmer mit infektiösen Patienten legen, vor zusätzlichen Infektionen schützen
- Handschuhe beim Kontakt mit Köperflüssigkeiten tragen
- Bettwäsche als infektiös kennzeichnen
- Medizinische Geräte patientenbezogen verwenden, Einwegmaterial verwenden
- Nadelstichverletzungen dem Betriebsarzt melden: Vorgehen nach Richtlinien.

Lues III
Synonyme: Neurolues, Neurosyphilis. Spätes Stadium der unbehandelten Lues. Progressive Paralyse: tritt 8–10 Jahre nach Infekt auf, schleichender Beginn.
- **Symptome:** Enzephalitis des Stirnhirns, schleichender Beginn, führt zu Demenz (▶ 14.1), motorische Entdifferenzierung, Dysarthrie, Robertson-Phänomen: kleine, entrundete, lichtstarre Pupillen; Rigor
- **Therapie:** Penizillin oder Erythromycin über 2 Wochen.

Creutzfeldt-Jakob-Erkrankung
Ursache: Slow-Virus-Infektion, mit dem Erreger der Rinderseuche BSE verwandt. Inkubationszeit mehrere Jahrzehnte.
- **Symptome:** beginnt mit Aphasie, Lesestörung, Dysarthrie; vertikale Blickparese, zentrale Paresen der Extremitäten, ataktische Gangstörung, Muskelzuckungen, choreatische Hyperkinesen (überschießende Bewegungen), Demenz im mittleren Lebensalter (▶ 14.1)
- **Therapie:** keine ursächliche Therapie.

> **❗ Tipps, Tricks und Fallen**
> Aufgrund der jahrzehntelangen Inkubationszeit ist die Infektiosität der Krankheit schwer einzuschätzen: je nach Befunden Isolierungsmanagement festlegen, Vorsicht im Kontakt mit Körperflüssigkeiten.

8.4.8 Zerebrale Anfälle/Epilepsie

Epilepsien sind Anfallskrankheiten mit spontaner, sich unkontrolliert ausbreitender elektrischer Aktivität von Nervenzellen des Gehirns (▶ Tab. 8.4).

Vorkommen
0,5 % aller Menschen leiden an wiederholten epileptischen Anfällen („Anfallsleiden"): 4–5 % aller Menschen bekommen im Leben einen oder mehrere epileptische Anfälle. Erster epileptischer Anfall beim Erwachsenen: muss immer diagnostisch abgeklärt werden.

Organische psychische Störung bei zerebralen Anfällen
Nonkonvulsiver Status epilepticus (Bewusstseinsstörung während des Anfalls)
- Patient zeigt keine typischen motorischen Zeichen eines Anfalls

8

Tab. 8.4 Systematik zerebraler Anfälle

Anfallsart	Erklärung
Petit mal	Primär generalisierte zerebrale Anfälle des Kindes oder des Jugendlichen, verschiedene Anfallsarten (mit und ohne Bewusstseinsstörung), typisch für verschiedene Altersgruppen
Grand mal	„Großer Anfall", zumeist plötzlich, manchmal mit Vorboten, z. B. Initialschrei; kann sich aus einem fokalen Anfall entwickeln • Epileptische Aktivität betrifft das ganze Gehirn, im EEG sichtbar • Patient stürzt bewusstlos zu Boden: Verletzungsgefahr • Augen offen und oft verdreht, keine Pupillenreaktion • Blaue Lippen durch Atemstörung • Motorische Aktivität, zuerst angespannt, dann rhythmisch • Seitlicher Zungenbiss, Einnässen • Anschließend meist Schlaf
Fokaler Anfall	Epileptische Aktivität bleibt auf Teil des Gehirns beschränkt, beruht zumeist auf lokalisierter Hirnschädigung
Einfacher fokaler Anfall	Keine Bewusstseinsstörung, lokale Symptomatik: motorisch, sensibel, halluzinatorisch, vegetativ, psychisch
Komplexfokaler Anfall	Fokaler Anfall mit Bewusstseinsstörung; typisches Beispiel: Temporallappenanfall: • Beginnt mit einer Aura: Wahrnehmungen, die für den einzelnen Patienten so typisch sind, dass er weiß, dass ein Anfall kommt • Bewusstseinstrübung mit begrenzt erhaltener Reaktionsfähigkeit, Dauer ½–2 Min., kein Sturz, stereotype Handlungen, Automatismen wie Schmatzen, Zupfen • Reorientierungsphase; für den Anfall Gedächtnislücke
Status epilepticus	Mind. 2 Anfälle in einer Stunde, zwischen denen das Bewusstsein nicht wiedererlangt wird; Verdacht, wenn Anfall länger als 5 Min. dauert; Grand-mal-Status: Lebensgefahr → Notruf auslösen
Psychogener Anfall	• Nichtepileptisch, kommt aber oft auch bei „echten" Epileptikern vor; Zukneifen der Augen, Abstützen beim Sturz; keine Blaufärbung, kein Einnässen, Zungenbiss vorne oder fehlt • Zu vermuten, wenn häufige Anfälle sich nicht auf medikamentöse Therapie bessern

• Unklares Psychosyndrom in unterschiedlicher Ausprägung (z. B. Dämmerzustand, Psychose)
• EEG notwendig, um Zustand als epileptisch oder nichtepileptisch identifizieren und passende Medikation einleiten zu können.

Postparoxysmaler Dämmerzustand
Oft im Anschluss an zerebrale Anfälle (**postiktaler Dämmerzustand**).
• Bewusstsein getrübt (▶ 5.1.8)
• Denken verlangsamt
• Patient verkennt Situation und Gegenstände, reagiert überschießend, z. B. auf Berührung und andere grobe Reize, auf Ansprache oft gar nicht, versteht den Aufforderungscharakter nicht
• Ratlosigkeit, Ruhelosigkeit, ängstliche Flucht oder aggressive Abwehr
• Dauer: Std. bis Wochen, für die später keine Erinnerung besteht.
Veränderung genau dokumentieren, damit der Dämmerzustand als solcher erkannt und richtig behandelt wird, nötigenfalls fixieren.

! Der Patient im Dämmerzustand kann für sich und andere gefährlich werden, z. B. indem er Auto fährt oder gewalttätig wird
! Bei zunehmendem Eintrüben Schädel-Hirn-Trauma ausschließen
! Intoxikationen ausschließen.

Epileptische Wesensänderung

- **Ursachen:** Hirnschaden durch häufige Anfälle oder Überdosierung der antiepileptischen Medikamente
- **Symptome:** Denken und Handeln langsam und umständlich, im Gespräch weitschweifig, an unwichtigen Dingen haftend, „klebrig"; reizbar, selbstgerecht, pedantisch; später Übergang in Demenz → Medikamenteneinnahme beaufsichtigen.

Pflege während des Anfalls

- Notfallmäßig Arzt rufen, Notfallkoffer bereitstellen, venösen Zugang vorbereiten, Lorazepam (Tavor®) bereitlegen, aufziehen, alternativ Rivotril®, Dormicum®, Diazepam
- Wenn Anfall nicht innerhalb von 5 Min. endet, droht Status, daher
  - Uhrzeit, Anfallsverlauf und Medikation dokumentieren
  - Patienten nicht alleinlassen
  - Vitalfunktionen aufrechterhalten: Luftwege freihalten, Mund ausräumen, stabile Seitenlage, evtl. Guedel- oder Wendel-Tubus einlegen
! Mundkeil nicht verwenden
  - Wenn nötig, 4–6 l/Min. Sauerstoff geben
  - Kreislauf überwachen
  - Verletzungsgefahr herabsetzen, Polster zwischen harte Gegenstände und Patienten.

Pflege nach dem Anfall

- Bei häufigen Anfällen Verletzungsgefahr herabsetzen: Bettgitter abpolstern, den Patienten ins Bad begleiten, im Extremfall Helm
- Den Patienten zum Führen eines Anfallskalenders anleiten
- Angehörige zum genauen Beobachten weiterer Anfälle anhalten
- Ggf. Medikation überwachen.

Langzeittherapie

- Anfallskalender führen lassen
- Lebensführung regulieren
- Antiepileptische Therapie ab dem zweiten Anfall, bei bekannter Ursache ab dem ersten Anfall
- Nur epilepsieverdächtige Abläufe im EEG ohne Anfall → keine antiepileptische Therapie
- Auch bei lebensbedrohlichen Komplikationen während des ersten Anfalls → antiepileptische Therapie
- Alle häufigeren Anfälle → antiepileptische Therapie
- Dauer der Medikation: abhängig vom Verlauf, oft Einzelfallentscheidung.

8.4.9 Schädel-Hirn-Trauma (SHT)

8

Merkmale

- Das SHT geht mit Bewusstseinsstörungen (▶ 5.1.8) und vegetativen Begleitsymptomen wie Erbrechen und mit heftigem Kopfschmerz einher

Tab. 8.5 Klassifikation des SHT nach der GCS	
Einteilung	Glasgow Coma Scale
Leicht	13–15 Punkte
Mittelschwer	9–12 Punkte
Schwer	3–8 Punkte

- Dauert die Bewusstlosigkeit > 30 Min., ist i. d. R. mit bleibenden Funktions- störungen des Gehirns zu rechnen
- Je nachdem, ob eine Verbindung zwischen Liquorraum und Außenwelt be- steht, unterscheidet man zwischen offenem oder geschlossenem SHT
- Diagnostik Bewusstlosigkeit: Glasgow Coma Scale – GCS (▶ 5.1.8, ▶ Tab. 8.5).

Sofortmaßnahmen
- RR, Puls, Atmung kontrollieren; falls nötig, auf Intensivstation verlegen
- Bewusstseinslage, Pupillen kontrollieren: Weite, Reaktion, Symmetrie
- Oberkörper um 30° hochgestellt lagern
- Schmerz bekämpfen, nicht sofort sedieren.

Pflege
- Transport zu cCT/cMRT/Neurochirurgie vorbereiten, Scheine ausfüllen
- Verlegung auf die Intensivstation, Neurologie oder Neurochirurgie vorberei- ten, Doku kopieren oder ausdrucken, ggf. Transport bestellen
- Bei leichtem SHT ohne Verlegung regelmäßig Patienten beobachten
  - Beobachten der Bewusstseinslage ist am wichtigsten, Patienten auch nachts regelmäßig wecken; sekundäres Eintrüben spricht für Hirnstamm- einklemmung (▶ 8.4.3) oder epidurales Hämatom (▶ 8.4.6)
  - Pupillen untersuchen: Reaktion auf Licht, Weite, Symmetrie
  - Zeichen für Schädelfraktur, z. B. Liquorfluss aus Nase oder Ohr
  - RR, Puls, Atmung, Temperatur (zentrales Fieber) kontrollieren.

❗ Tipps, Tricks und Fallen
- Schmerzbekämpfung: Vorsicht mit sedierenden Mitteln → Bewusst- seinslage nicht mehr zu beurteilen
- Auch bei einer „simplen" Gehirnerschütterung kann es durch Erbre- chen und Bewusstseinsstörung zur Aspiration mit Aspirationspneumo- nie oder Ersticken kommen.

8.4.10 Tumoren

▶ Tab. 8.6

Alle Hirntumoren können je nach Lokalisation eine OPS verursachen. Frontale Tumoren führen zum Frontalhirnsyndrom mit Wesensänderung. Tumoren der hinteren Hirnanteile können zur Einklemmungssymptomatik (▶ 8.4.3) mit Be- wusstseinsstörung oder Koma führen. Die Symptomatik wird vom perifokalen Ödem (Flüssigkeit um den Tumor herum) verstärkt.

Tab. 8.6 Übersicht über die häufigsten Hirntumoren

Tumorart (Anteil %)	Alter	Merkmale/Lokalisation	Symptomatik/Verlauf
Astrozytom Grad I–III (25 %)	30–40 J.	Wächst verdrängend u. a. im Stirnhirn, gutartig, 10 % entarten zum Glioblastom	Früh zerebrale Anfälle, Frontalhirnsyndrom (▶ 8.4.4)
Glioblastom = Astrozytom Grad IV (15 %)	~ 50 J.	Wächst infiltrierend in allen Hirnanteilen außer im Kleinhirn, bösartig, Einblutungen	Herdsymptomatik, oft plötzlich, zerebrale Anfälle, Kopfschmerz oft erst sehr spät oder gar nicht
Meningeom (23 %)	Zweite Lebenshälfte	Wächst langsam, die Hirnrinde verdrängend, geht von Arachnoidea aus, gutartig	Herdausfälle entsprechend der Lokalisation, zerebrale Anfälle
Akustikusneurinom (7,3 %)	Mitte des Lebens	Meist vom Nervus vestibularis (Teil des VIII. Hirnnervs) ausgehend, wächst langsam über viele Jahre im inneren Gehörgang	Einseitige Hörminderung; Fallneigung zur Seite des Tumors, Ausfall anderer Hirnnerven: Gesichtssensibilität und -motorik, Ataxie
Hypophysenadenome (6,6 %)	20–40 J.	Von verschiedenen Teilen des Hypophysenvorderlappens ausgehend	Beiderseitiger schläfenwärts gerichteter Gesichtsfeldausfall, multiple Hormonstörungen
Metastasen (5–10 %)	Zweite Lebenshälfte	Häufig von Bronchial-, Mamma-, Genital-Ca ausgehend	Herdsymptomatik je nach Lokalisation, zerebrale Anfälle

Vorgehen

Tumor oder Raumforderung mit Begleitödem in der MRT (oder CCT mit/ohne Kontrastmittel) nachgewiesen:
- Operationsindikation abklären
- Patienten zur Verlegung auf Neurologie, Neurochirurgie oder Intensivstation vorbereiten: Kopie vom Krankenblatt, Röntgen- und CT/MRT-Bilder, Bericht zusammenstellen, Transport organisieren
- Wenn Dexamethason (Fortecortin®) zu schnell gespritzt wird, kann es zu extremem Juckreiz kommen
- Oberkörper über 40° hochlagern.

❗ Tipps, Tricks und Fallen
- Kopfschmerz ist als erstes Symptom für Hirntumoren nicht typisch, eher zerebrale Anfälle oder neurologische Herdsymptomatik
- Hirnmetastasen machen oft früher Beschwerden als ihr Primärtumor, z. B. in Lunge, Mamma, Urogenitalsystem, Schilddrüse, Magen → Primärtumor suchen.

8

8.4.11 Stoffwechselentgleisung

Leberkoma

Durch Leberfunktionsstörung oder über Umgehungskreisläufe gelangen toxische Substanzen ohne Entgiftung durch die Leber zum Gehirn.

Ursachen
- Leberzerfallskoma: Hepatitis, Vergiftung mit Knollenblätterpilz, Alkoholexzess, Medikamentenvergiftung
- Leberausfallskoma: endogene Vergiftung mit Ammoniak bei Zirrhose, Lebertumoren, Operationen.

Symptome
- Ikterus (Gelbfärbung der Haut)
- Akutes Erbrechen
- Grobschlägiger Tremor, bei Alkohol feinschlägig
- Typischer Mundgeruch: süßlich, wie feuchte Erde (Ammoniakgeruch)
- Hirnleistungsstörung, Bewusstseinsstörung bis Koma (▶ 5.1.8), selten Delir (▶ 5.1.6) durch Hirnschädigung (hepatische Enzephalopathie).

Therapie
- Ursache beseitigen
- Eiweißzufuhr beschränken
- In schweren Fällen eiweißfreie parenterale Ernährung mit Ersatz bestimmter Aminosäuren.

Diabetisches Koma

Zu hoher Blutzuckerspiegel. Beim Diabetiker meist durch erhöhten Insulinbedarf, z. B. bei Infekt, oder Dosierungsfehler des Insulins ausgelöste Stoffwechsel- und Kreislaufentgleisung. Man unterscheidet das **ketoazidotische Koma** vom **hyperosmolaren Koma** (▶ Tab. 8.7).

Therapie
Nach ärztlicher Anordnung:
- Volumengabe
- Altinsulin über Perfusor; BZ soll um max. 100 mg/dl sinken, sonst Hirnödem
- Kaliumsubstitution, sonst Herzrhythmusstörung

Tab. 8.7 Vergleich ketoazidotisches und hypersmolares Koma

	Ketoazidotisches Koma	Hyperosmolares Koma
Ursache	Osmotisch (wasseranziehend) wirkende Substanzen vermehrt im Blut; Ansäuerung des Bluts meist bei Typ-1-Diabetes	Exzessive Blutzuckererhöhung → Zuckerausscheidung über Niere → Zucker nimmt Flüssigkeit mit → Exsikkose meist bei Typ-2-Diabetes
Symptomatik	• Entwicklung über Std. bis Tage • BZ > 300 mg/dl • Übersäuerung (Azidose) mit Azetongeruch, Übelkeit, Erbrechen, Schwäche, Durst, vertiefte Atmung	• Entwicklung in Tagen bis Wochen • BZ > 700 mg/dl • Vermehrte Harnausscheidung → starker Durst, Austrocknen, trockene, heiße Haut, RR-Abfall
Komplikation	Schock mit verminderter oder fehlender Ausscheidung, Fieber, Reflexe abgeschwächt, Bewusstseinsstörung bis Koma	
Labor	BZ, Blutgase, Elektrolyte, Serumsmolarität, Azeton im Urin	

8

- Azidose durch Bikarbonat korrigieren
- Gleichzeitig Glukose 5–10 % in Bereitschaft halten, um notfalls gegenzusteuern.

Pflege
- Krankenbeobachtung: mind. stündlich BZ, Elektrolyte, BGA; RR, Puls, Temperatur, Atmung, Bewusstsein kontrollieren, Flüssigkeit bilanzieren
- Aspiration vermeiden, bei Erbrechen Magensonde
- Dekubitus- und Thromboseprophylaxe.

Hypoglykämie
Zu niedriger Blutzuckerspiegel (< 50 mg/dl). Akute Hypoglykämie → hypoglykämischer Schock → Koma; chronische Hypoglykämie → leichte bis mittelschwere OPS, Anfälle.

Ursachen
- Beginnender Diabetes
- Überdosierung von Insulin oder oralen Antidiabetika
- Beim Diabetiker Zwischenmahlzeit vergessen
- Insulinproduzierende Tumoren
- Alkoholmissbrauch.

Symptome
- Entwicklung innerhalb von Minuten
- Heißhunger
- Unruhe, Tremor, Apathie, Halluzinationen, Erregungszustände, Krampfanfälle, Koma
- Blasse, feuchtkalte, schwitzende Haut
- Erhöhter Puls, RR-Abfall → Schock
! Bei unklarem Koma Traubenzucker geben und Wirkung beobachten. Schadet bei Hyperglykämie nicht, Insulin bei Hypoglykämie kann tödlich wirken
- Sturz-, Verletzungsgefahr, bei älteren Menschen wesentlich häufiger.

Therapie
- Leichte Hypoglykämie: orale Kohlenhydrate, z. B. Traubenzucker, Zuckerwürfel, süßer Saft
- Schwere Hypoglykämie: Flüssigkeit infundieren, 40-prozentige Glukose im Schuss (mind. 20–50 ml), 10-prozentige Glukose infundieren mit 20–40 ml/h bei Überdosierung oraler Antidiabetika wegen länger andauernder Wirkung, nach ärztlicher Anordnung.

Tipps, Tricks und Fallen
- Unter Acarbosetherapie (Glucobay) wirkt nur reine Glukose (Traubenzucker), kein Würfelzucker
- Um BZ-Entgleisungen zu vermeiden, Selbsttherapie und Umgang mit Spritze und Pen mit dem Patienten und den Angehörigen üben.

8.5 Bewusstseinsstörungen durch Alkohol 8

Pathologischer Rausch
Plötzlich auftretende Psychose mit persönlichkeitsfremden Handlungen.
- **Ursache:** Alkoholunverträglichkeit

- **Symptome:** dauert ~ 1 Std.; danach depressives Erschöpfungsstadium, Schlaf, Gedächtnislücke für das Ereignis
- **Therapie:** im Notfall dämpfende Neuroleptika.

Alkoholhalluzinose

- 1–2 Wo. nach Alkoholexzess
- Vorwiegend akustische Halluzinationen (▶ 3.4): Stimmen in Rede und Gegenrede, kommentierende Stimmen, sehr oft abwertender Inhalt, der mit der Abhängigkeit zu tun hat
- Ängstlicher Verfolgungswahn (▶ 3.5.1)
- Keine Bewusstseins- oder Orientierungsstörungen
- Klingt innerhalb von Std. bis Monaten ab
- Therapie: Neuroleptika
- Auf Flüssigkeitszufuhr und ausgewogene Ernährung achten.

Alkoholentzug

Prädelir

Setzt 10 Std. bis 7 Tage, i. d. R. 2 Tage nach dem letzten Alkoholkonsum ein.

Symptome:

- Angst
- Schlafstörung
- Vegetative Übererregbarkeit mit Schwitzen und Tremor (Händezittern): 6–8-mal/Sek.
- Kurze, ungeformte halluzinatorische Phasen
- Illusionäre Verkennungen,
- Mydriasis (erweiterte Pupillen), vegetative Überaktivität, gesteigerte Reflexe.

Pflege:

- Information „Prädelir" an alle weitergeben
- Eine Pflegekraft muss den Patienten beobachten
- Kein Ausgang, keine Entlassung
- Großzügig Bedarfsarznei geben, solange der Patient sie noch freiwillig nimmt

Therapie: Clomethiazol (▶ 17.6.1), Benzodiazepine (▶ 17.3.1).

Entzugsdelir (Delirium tremens)

10 % der Patienten, die ein Prädelir haben, „rutschen" ins Delir. Das voll ausgeprägte Alkoholentzugsdelir ist ein lebensbedrohlicher Zustand, der ohne Therapie in bis zu 25 % der Fälle zum Tode führt.

Symptome:

- Bewusstseinsstörung von Aufmerksamkeitsstörung bis Koma
- Optische Halluzinationen, illusionäre Verkennung
- Beeinträchtigtes logisches Denken, flüchtige Wahnideen
- Gestörtes Kurzzeitgedächtnis, Langzeitgedächtnis erhalten; meist Gedächtnislücke für die Zeit des Delirs
- Zeitlich desorientiert
- Erhöhte Suggestibilität (Patient lässt sich leicht Dinge einreden)
- Gestörte Psychomotorik: Wechsel zwischen Unter- und Überaktivität, verstärkte Schreckreaktion, verlängerte Reaktionszeit
- Schlaf-Wach-Rhythmus gestört, Albträume (die sich mit Wahnideen vermischen)
- Depression, Euphorie, Angst, Reizbarkeit, staunende Ratlosigkeit
- Häufig große epileptische Anfälle
- Erhöhte Temperatur, Herz-Kreislauf-Versagen, Schwitzen, Atemstörungen
- Akute Degeneration quergestreifter Muskulatur (Rhabdomyolyse).

Therapie:
- Ziel: Versetzen des Patienten in einen leichten Dämmerzustand, aus dem er erweckbar bleiben soll
- Clomethiazol (▶ 17.6.1), Benzodiazepine (▶ 17.3.1)
- Alternativ, wenn keine orale Medikation möglich: Clonidin unter intensivmedizinischer Überwachung
- Zur Vorbeugung einer Wernicke-Enzephalopathie zusätzlich Vitamin B_1 (Thiamin).

Wernicke-Enzephalopathie
Schweres Krankheitsbild mit hoher Mortalität. Vitamin-B_1-Mangel durch langdauernde Fehlernährung → Glykolysestörung (Zucker, der Brennstoff des Gehirns, kann vom Organismus nicht mehr verwertet werden).

Symptome
- Augenmuskel- und Blicklähmung, enge Pupillen, Nystagmus (Augenzittern); Augensymptome bilden sich i. d. R. schnell zurück
- Kleinhirnataxie mit torkelndem Gang und unsicherem Stand
- Zerebrale Anfälle
- Absinken von Körpertemperatur und Blutdruck
- Psychisch: Auffassung, Orientierung, Psychomotorik gestört
- Bewusstseinsstörung bis Koma, Verwirrtheit kann bis zu Wochen andauern.

Therapie
Vitamin-B_1-Gabe, bis Patient normal essen kann. Eine Zusatztherapie mit einem Multivitaminpräparat wird empfohlen.

Korsakow-Syndrom
Sowohl als Durchgangssyndrom als auch als Defektzustand. Vitamin-B_1-Mangel durch langdauernde Fehlernährung. Beginnt häufig mit einer Wernicke-Enzephalopathie.

Symptome
- Verlust von Kurz- und Langzeitgedächtnis
- Orientierungsstörung
- Kompensatorische Konfabulation: fehlende Gedächtnisinhalte werden durch freie Erfindung ersetzt.

Therapie
Wie Wernicke-Enzephalopathie.

8.6 Fahreignung nach Bewusstseinsstörung

- Nach jeder Art von Bewusstseinsstörung (wie auch bei vielen anderen Krankheiten) besteht eine Einschränkung der Fahreignung
- Diese beruht auf der Risikoabschätzung durch ein Expertengremium
- Es gelten die „Begutachtungsleitlinien zur Kraftfahreignung" in der jeweils neuesten Fassung (www.bast.de)
- Der Patient muss vor Entlassung schriftlich über Einschränkungen aufgeklärt werden, sonst haften im Falle eines Unfalls möglicherweise das Krankenhaus, die Arztpraxis oder einzelne Mitarbeiter
- Immer an Aufklärung denken. Es gibt vorgefertigte Aufklärungsbögen oder man formuliert den Text z. B. in der Akte selbst
- Wenn die Unterschrift verweigert wird, unterschreiben mind. zwei aufklärende Personen, z. B. Arzt und Pflegekraft.

8

9 Pflege von Menschen mit geistiger Behinderung

Gisela Stoll

9.1 Begriffe/Epidemiologie

9

„Niemand ist ausschließlich behindert oder nichtbehindert, wie auch niemand nur krank oder völlig gesund ist. So gesehen kann die Bezeichnung ‚geistig behindert' nie dem eigentlichen Wesen eines Menschen gerecht werden. […] Bei geistig behinderten Menschen bleibt i. d. R. die Verarbeitung von Wahrnehmungen zu Erfahrungen und Begriffen wie auch die Lösung von Problemen stark an Konkret-Anschauliches, an die jeweils unmittelbar erlebte Situation gebunden." (Grundsatzprogramm der Lebenshilfe)

Definitionen von Behinderung
- Bleibende oder über lange Zeit anhaltende Beeinträchtigung
- Beeinträchtigung, die ein gewisses Ausmaß hat und Folgen haben kann, die alle Bereiche des Menschseins betreffen.

Nach der Weltgesundheitsorganisation (WHO) werden bei der Behinderung drei Komponenten unterschieden, welche die Folgen der Behinderung näher kennzeichnen: Schädigung, Behinderung und Benachteiligung.
- **Schädigung** (Impairment): jede Abweichung von der Norm, die sich in einer fehlerhaften Funktion, Struktur, Organisation oder Entwicklung des Ganzen oder einer bzw. mehrerer seiner Organe, Glieder, Teile auswirkt
- **Behinderung** (Disability): Einschränkungen und Verlust im Funktions- und Aktivitätsbereich, die eine Person infolge einer Schädigung erfährt, gemessen an den „normalen" Möglichkeiten einer nicht geschädigten Person
- **Benachteiligung** (Handicap): Beeinträchtigung im sozialen Bereich infolge einer Schädigung oder Behinderung gemessen an den „normalen" Möglichkeiten von Personen gleichen Alters, Geschlechts und soziokulturellen Hintergrunds

Nur 10 % der schwerst geistig Behinderten haben keine Zusatzbehinderung; 75 % zeigen eine zusätzliche Sprachbehinderung, 66 % eine Sehbehinderung. Durch diese Werkzeug- und Wahrnehmungsstörungen werden dem geistig behinderten Menschen das Kommunizieren und der Kontakt zur Umwelt zusätzlich erschwert.

! **Begabung** ist eine angeborene, über das übliche Maß hinausgehende, spezielle Fähigkeit, z. B. ein künstlerisches oder musikalisches Talent. Auch Menschen mit einer geistigen Behinderung besitzen oft besondere Begabungen.

Intelligenz
Der Grad der gemessenen Intelligenz, ausgedrückt im Intelligenzquotienten (IQ, ▶ 3.10), jahrzehntelang ausschlaggebendes Kriterium für die Feststellung von „Schwachsinn", kann nur grob verallgemeinern. Im pflegerischen Umgang interessieren die individuellen Unterschiede mehr als zahlenmäßige Generalisierungen. Eine Abgrenzung von leichten gegenüber schweren Hirnschädigungen ist nur quantitativer und nicht qualitativer Natur.
Es gibt neben den Intelligenztests spezifische Testmethoden und Verhaltensskalen für geistig Behinderte. Jede testpsychologische Untersuchung muss durch Gespräche (▶ 4.1.2) und durch intensive Verhaltensbeobachtungen ergänzt werden.
- Die schematische IQ-Klassifizierung ist aus der Heilerziehungspflege wegen der Gefahr diagnostischer Festschreibung und Typologisierung, bei der Menschen nur auf ihre Intelligenz reduziert werden, nahezu vollständig verschwunden; stattdessen wird die für die Entwicklung so entscheidende Umwelt mehr berücksichtigt; bei rechtzeitiger Beachtung und Verbesserung könnten sich viele Kinder weitgehend „normal" oder zumindest besser entwickeln

- Maud Mannoni (1964) bestätigt die Erfahrung, dass es „dumme" und „intelligente" geistig behinderte Kinder gibt; im Gegensatz zu den „intelligenten" hatten die „dummen" Kinder nicht die Lern-Chance, innerhalb ihrer Grenzen mit der Behinderung umzugehen, z. B. sich in kritischen Situationen Hilfe zu suchen
- Bei vielen begrenzt bildbaren Menschen hat sich Jahre, nachdem ihre geistige Entwicklung als abgeschlossen galt, der IQ verbessert.

Lebensalter – Entwicklungsalter
Um die Reife eines geistig behinderten Menschen richtig einzuschätzen, muss man seine emotionale, kognitive und soziale Entwicklung kennen. Bei Menschen mit einer geistigen Behinderung entspricht das Entwicklungsalter niemals dem kalendarischen Alter. Es bleibt, bezogen auf die einzelnen Entwicklungsbereiche, oft sehr unterschiedlich weit hinter dem Lebensalter zurück.
An die Betreuer stellt diese Kluft zwischen Lebensalter und Entwicklungsstand große Anforderungen; sie müssen ständig erfassen, welche Ebene der Begegnung gerade angemessen ist. Die dem Entwicklungsstand gerechte Kommunikation schützt den behinderten Menschen vor Überforderung, mitunter auch vor Unterforderung und verbessert seine Kontaktfähigkeit. In jedem Fall müssen Respekt und Würde gewahrt bleiben, die erwachsenen Anteile der Persönlichkeit betont werden, d. h., auch den behinderten Menschen nicht wie ein Kind zu behandeln.

Epidemiologie
Geistige Behinderung: bei etwa 3 % der Gesamtbevölkerung. Dabei haben ca. 0,25 % schwere, ca. 0,5 % mittelgradige und > 2 % leichte geistige Behinderungen, z. B. Lernbehinderungen. Lernbehinderungen ohne körperlichen Befund finden sich vermehrt in den unteren sozialen Schichten. Ursachen sind neben genetischen Faktoren die unterschiedlichen Erziehungsweisen und Werteordnungen, aber oftmals auch der eingeschränkte Zugang zu medizinischen, pädagogischen, sozialen und materiellen Ressourcen.

9.2 Medizinische Aspekte

9.2.1 Ursachen

Exogene Schäden
Vor der Geburt (pränatal)
- ZNS-Schäden durch Infektionen, am häufigsten Zytomegalie-Virus, aber auch Röteln, Toxoplasmose, Listeriose, Herpes, Lues
- ZNS-Schäden durch Schwangerschaftstoxikose der Mutter, Hypothyreose, Blutungen, Strahlenschäden, übermäßigen Alkoholkonsum in der Schwangerschaft, Abtreibungsversuche, Blutgruppenunverträglichkeit, z. B. Antikörperbildung bei Rhesusunverträglichkeit.

Während der Geburt (perinatal)
- Mechanische Geburtstraumen mit Blutungen
- Hirnmangelversorgung durch verlängerte Asphyxie, Azidose, Hypoglykämie, Hyponatriämie, Unterkühlung und kalorische Mängel
- Weitere Risikofaktoren: leichte Zerreißbarkeit des Gewebes bei Frühgeborenen, rasche Druckschwankungen bei Sturzgeburt oder Kaiserschnitt, verformende Gewalteinwirkungen und Gerinnungsstörungen.

9

Nach der Geburt (postnatal)

Hirnschäden durch frühkindliche Infektionen wie Masern, Zytomegalie, Meningitis, Enzephalitis, Hirntumor, Unfälle, Impfungen, schwere sonstige Krankheiten und Ernährungsstörungen sowie durch Bilirubin-Enzephalopathie (Kernikterus) mit Bilirubinablagerungen im Gehirn.

Chromosomen-Störungen

Down-Syndrom (Trisomie 21)

Vorkommen:

- Ein Kind mit Down-Syndrom auf 600–800 Neugeborene
- Etwa jedes 7. Kind der Gruppe geistig Behinderter
- Bei Müttern im 45. Lj. auf 30 Geburten ein Kind mit Down-Syndrom
- Bei Frauen mit 20–30 Jahren ist das genetische Risiko 50-mal geringer als > 40 Lj.
- Bei Vätern > 55 ebenfalls erhöhtes Risiko.

Symptome: weit auseinanderstehende Augen, Lidspalten schräg nach außen gezogen; Epikanthusfalte, breite Nasenwurzel, Mund leicht geöffnet, Zunge dick, Hände und Füße plump, Vierfingerfurche, Wachstum und geistige Entwicklung retardiert; häufig Missbildungen an inneren Organen, v. a. am Herz.

Kinder und Erwachsene mit Down-Syndrom verfügen im Allgemeinen über hoch entwickelte Fähigkeiten, offen und direkt auf andere Menschen zuzugehen und Kontakte zu knüpfen.

Abweichende Geschlechtschromosomenanomalien

- Klinefelter-Syndrom (XXY-Muster): angeborene Fehlanlage der Geschlechtsorgane, meist leichte geistige Behinderung; ca. 1 : 590 lebend geborene Knaben
- Turner-Syndrom (X0-Muster): seelische Entwicklung der Mädchen oder Frauen häufiger als geistige Retardierung; ca. 1 : 2 600 Geburten.

Stoffwechselbedingte Störungen

Genetisch bedingte Enzymdefekte, meist rezessiv vererbt, bei der Geburt noch ohne Symptome, später überwiegend zu schwerer geistiger Behinderung führend. Sie entwickeln sich erst in verschiedenen Zeiträumen, und zwar durch die Nahrung, deren normale Umsetzung gestört ist. Etwa 50 solcher Störungen sind bekannt, ein Teil von ihnen ist durch früh einsetzende Stoffwechselkompensation therapierbar.

- Phenylketonurie (PKU): Aminosäurestoffwechselstörung, bei 1 % aller geistig Behinderten; Eiweiß wird nicht verarbeitet und kann zur Vergiftung führen; ab 1. Lj. strenge phenylalaninarme Diät für mindestens die ersten 10 Lj. (Guthrie-Test: Bestimmung des Phenylalanins im Blut)
- Ahornsirupkrankheit: Hartnup-Krankheit
- Kohlenhydratstoffwechsel, z. B. Galaktosämie, Gargolysmus (Pfaundler-Hurler)
- Fettstoffwechsel, z. B. Morbus Gaucher, Morbus Niemann-Pick, Morbus Tay-Sachs
- TSH-Mangel mit schwerer Hypothyreose
- Diabetes der Mutter: häufig mit vermindertem Blutzuckerspiegel oder einer Vermehrung des Bilirubins im Blut, kann hirnorganische Schäden auslösen
- Renaler Diabetes insipidus.

Hirn- und Schädelmissbildungen

- Angeborener Hydrozephalus
- Verschiedene Formen des mangelhaften Abschlusses des embryonalen Neuralrohres
- Makro- und Mikrozephalie

- Phakomatosen (Gewebsmissbildungen): Fehlbildungen, die sich außer am ZNS auch an anderen Organen, z. B. Haut oder Augen, manifestieren
- Tuberöse Hirnsklerose (Morbus Bourneville-Pringle).

9

> ❗ **Tipps, Tricks und Fallen**
> - Auf medizinische Bezeichnungen und Diagnostik kann nicht verzichtet werden, aber im Alltag steht der Umgang mit der Gesamtpersönlichkeit, den Fähigkeiten und auch Grenzen im Vordergrund
> - Die Differenzierung von leichten bis schweren geistigen Behinderungen verführt dazu, mit steigendem Grad der Behinderung eine Förderung zu vernachlässigen und den behinderten Menschen vorhandene und entwickelbare Fähigkeiten und Fertigkeiten abzusprechen..

9.2.2 Symptome

Psychiatrische Symptome
- Räumliche und zeitliche Orientierung unter einfachen Bedingungen meist gut
- Situative und personelle Orientierung, Selbsteinschätzung weniger gut; Selbstüberschätzung oder aber mangelndes Selbstvertrauen
- Wahrnehmung, Auffassung, Verständnis- und Lernfähigkeit verlangsamt und eingeschränkt
- Kurz-, Langzeitgedächtnis gestört; Dinge, die man nicht versteht, kann man sich schlechter merken
- Teilweise sehr gutes partielles Gedächtnis, z. B. für Zahlen
- Unausgeglichene Anlage der Intelligenz, z. B. einerseits ausgeprägte Intelligenzlücken, andererseits besondere Fähigkeiten in speziellen Bereichen, z. B. musische Fähigkeiten oder Umgang mit Zahlen
- Konzentrationsstörungen, z. B. leicht durch Geräusche abzulenken
- Denken gestört: an Sinneseindrücken haftendes, verlangsamtes Denken
- Schwierigkeiten, Vorstellungen aus dem früheren Zusammenhang zu lösen und für neue Gedanken und Situationen zu nutzen
- Mangelhafte Abstraktionsfähigkeit im Denken
- Störungen des Affekts, z. B. Apathie, Erregbarkeit, Stimmungslabilität
- Überschwang, z. B. zwei spontane Reaktionen: entweder totale Hinwendung oder völlige Ablehnung, stark abhängig von Äußerlichkeiten wie Frisuren, Kleidung.

Häufige soziale Verhaltensweisen
Die Entwicklung von Selbstwertgefühl und Persönlichkeit ist auch bei Menschen mit geistiger Behinderung abhängig von den Aktionsmöglichkeiten, welche die soziale Umwelt ihnen einräumt.
- Mangelnde Fähigkeit, sich in Gesellschaftsmuster und -zwänge einzuordnen, wenn der Sinn nicht unmittelbar verständlich ist
- Neigung zu spontanen Sozialkontakten, auch mit Personen, von denen Ablehnung kommt
- Niedrige Frustrationstoleranz, z. B. ein verlorenes Spiel, ein abgesagter Termin
- Sympathien und Freundschaften können häufig wechseln; Gründe sind oft Nichtigkeiten, wie z. B. ein unbedachtes Wort.

9

Störungen der sozialen Interaktion sind nicht unbedingt die logische Folge einer Hirnschädigung, sondern oft das Ergebnis von Sinnes- und Wahrnehmungseinschränkungen, evtl. schon in der frühen Kindheit. Massive Verhaltensauffälligkeiten sollten daher nicht der geistigen Behinderung zugeschrieben, sondern rechtzeitig als solche erkannt und bearbeitet werden.

Menschen mit geistiger Behinderung sind in ihren sprachlichen Möglichkeiten oft sehr eingeschränkt. Deshalb versuchen sie, durch nichtsprachliche Signale, wie Gebärden, Gesten und Motorik, auf ihre seelische Befindlichkeit, wie Ängste, Probleme und Sorgen, hinzuweisen.

Krankheiten und Behinderungen mit ähnlicher Symptomatik

Demenz: Hirnleistungsstörung, die vor allem im höheren Lebensalter auftritt. Oft fortschreitend mit Orientierungsstörungen, Verwirrtheit u. a. Meist Reste der früheren Intelligenz, des Wissens und Zeichen früherer Differenzierung vorhanden.

Autismus: extreme Isolierungstendenz und ängstlich-zwanghaftes Bedürfnis nach Gleicherhaltung der Umwelt, ausgeprägte Objektfixierung. Zusätzlich u. U. gestörte Intelligenz- und Sprachentwicklung, stereotype Bewegungen oder autoaggressive Verhaltensweisen.

Pseudodemenz (Ganser-Syndrom): durch schwere neurotische Störungen Vortäuschen einer geistigen Behinderung.

Teilleistungsschwäche: z. B. Legasthenie, eine Störung der Entwicklung der Lesefähigkeit.

Schizophrene Psychosen: kommen bei geistig Behinderten nicht häufiger vor als bei anderen Menschen. Begriff der „Pfropfpsychose" ist überholt.

9.2.3 Diagnostik/Therapie

Diagnostik

- Somatisch-neurologische Untersuchungen
- Internistische Untersuchungen; apparative Diagnostik, sofern nötig
- Pflegediagnostik (▶ 9.3.2)
- Psychologische Untersuchungen, einschließlich Intelligenz- und Persönlichkeitstests.

Therapie

Therapien bei geistiger Behinderung sind i. d. R. heilpädagogische Fördermaßnahmen (▶ 9.4).

- Erbliche Enzymdefekte durch Screeningmethoden schon bei Neugeborenen erkennen und ggf. mit einer vorbeugenden Diät behandeln, z. B. phenylalaninarme Diät bei Phenylketonurie oder zuckerfreie Diät bei Galaktosämie
- Bei frühkindlichen Hirnschädigungen durch Hirnnarben Kausalbehandlung nicht möglich
- Bei Liquorzirkulationsstörungen mit Hydrozephalus neurochirurgische Ventrikeldrainage
- Bei Epilepsie mit lokalisiertem Herd, z. B. Schläfenlappen, u. U. Entfernen des betroffenen Gehirngewebes nach gründlichen Voruntersuchungen.

Medikamente

Psychopharmaka sind keine spezifisch wirkenden Heilmittel für eine geistige Behinderung. Sie können keine Nachentwicklung fehlender Intelligenz bewirken.

Richtig ausgewählt und dosiert können sie jedoch schwere Verhaltensstörungen, verminderten Antrieb, Erregungszustände oder psychotische Symptome beeinflussen.

! Immer zwischen Nutzen und Risiko abwägen

- Bei Neuroleptika, z. B. Haldol®, Truxal®, Melleril®, bei Tranquilizern, z. B. Valium®, und bei Antidepressiva, z. B. Aponal®, an evtl. von der Norm abweichende Empfindlichkeit denken
- Etwa ein Viertel der geistig Behinderten haben Epilepsie; bei Krampfanfällen ärztliche oder klinische Kontrolle und ggf. medikamentöse Einstellung

! Bei Gabe von Antidepressiva und Neuroleptika erhöht sich die Gefahr der Bereitschaft für epileptische Anfälle.

9.3 Pflege

9.3.1 Umgang

Heilerziehungspflege

Heilerziehungspflege (HEP) ist ganzheitliche Hilfe für Menschen mit einer Behinderung oder psychischen Erkrankung. Sie umfasst sowohl pflegerische, erzieherische und sinngebende Tätigkeiten und Inhalte. Im Mittelpunkt steht die pädagogische Beziehung zum behinderten Menschen, für die Heilerziehungspfleger assistierende Lebensbegleiter sind. Heilerziehungspflege gibt Hilfe, wo sie notwendig ist, achtet aber stets darauf, die Eigenständigkeit des behinderten Menschen nicht einzuschränken.

Heilerziehungspfleger arbeiten multiprofessionell eng mit anderen Fachkräften aus Medizin, Pflege, Psychologie und Pädagogik zusammen. Ihr Aufgabenbereich ist sehr komplex, z. B. sind Pflege, Alltagsbewältigung, Bildung, Förderung oder Hilfen in allen Lebensbereichen typische Tätigkeitsfelder. Die zentrale Grundhaltung ist nicht defizitorientiert. Vielmehr steht die Frage nach den vorhandenen Ressourcen des behinderten Menschen, seinen Zielen und seinen Entwicklungsmöglichkeiten im Vordergrund.

- Was kann dieser Mensch? Was kann er machen? Was kann/will er werden?
- Was kann die Heilerziehungspflege dazu beitragen?

Aufnahme

- Angst vor Untersuchungen, vor fremden Menschen, Apparaten, unverständlichen Erklärungen berücksichtigen
- Auf Gefühle des Überfordert-Seins durch neue Beziehungen und damit neue Unsicherheit und neue Abhängigkeit achten
- Angst vor Langzeitaufenthalt, geschlossener Station, Verlegung in eine noch unbekannte Einrichtung berücksichtigen
- Wut und Ärger wegen „Nicht-für-voll-genommen-Werdens", wegen nicht nachvollziehbarer Verbote und Anordnungen, wegen Ausgelacht-Werdens oder übertriebenem Mitleid und Überfürsorglichkeit akzeptieren
- Berücksichtigen von Langeweile, aufgestautem Bewegungsdrang, Stress wegen ungewohntem Tagesrhythmus, gestörter Nachtruhe.

9

❗ Tipps, Tricks und Fallen
- Wenn Menschen mit geistiger Behinderung in der Aufnahmesituation häufig relativ extrem reagieren, führt dies besonders bei der Behandlung von psychiatrischen Erkrankungen leicht zu einer Fehleinschätzung der vorliegenden Erkrankung; oft zeigt sich, dass der Stress durch die fremde Situation stärkere Auswirkung zeigt als die Erkrankung selbst; wenn möglich, sollte eine Diagnostik in der gewohnten Umgebung erfolgen
- Wann immer möglich sollte der geistig behinderte Mensch von einer gewohnten Bezugsperson begleitet werden; von ihr müssen in jedem Fall möglichst umfassende Informationen eingeholt werden; ist diese Person nicht bei der Aufnahme dabei, speziell nach ihr fragen
- ❗ Die wichtigste Bezugsperson ist oft nicht die formal zuständige, wie z. B. der rechtliche Betreuer.

Pflege
- Geborgenheit, Ruhe und Struktur vermitteln
- Gewohnte Abläufe von den Angehörigen oder der überweisenden Einrichtung übernehmen
- Durch geduldigen und verständnisvollen Umgang behutsam eine Beziehung aufbauen, warten können
- Den Patienten nicht überfordern; realistische und verständliche Therapieziele; diese mit den Angehörigen oder zukünftig betreuenden Personen und dem Patienten selbst besprechen und an der jeweiligen Lebenssituation orientieren
- Klare Regeln festlegen und Absprachen treffen
- Bei den Verrichtungen der Pflege und Selbstpflege anleiten und unterstützen, aber die Selbstständigkeit nicht einschränken
- Den gesamten Tagesablauf sinnvoll gestalten, ggf. Freizeitangebote, Ergotherapie organisieren.

Kommunizieren
▶ 4.1.1
- Dem Patienten offen gegenübertreten und auf seine Wünsche und Beschwerden eingehen; ihn sprechen und ausreden lassen
- Geduldig führen, ermuntern, loben, Zeit und Raum geben
- So sprechen, dass man von dem behinderten Menschen verstanden wird
- Auch nichtsprachliche Kommunikationsformen pflegen, z. B. Körperkontakt, Gesten, Gebärden, Lächeln, Bilder; besonders wenn sprachliche Kommunikation erschwert oder nicht möglich ist
- Die Gefühle des geistig behinderten Menschen ernst nehmen und situativ bearbeiten
- Ernst nehmen, (mit-)entscheiden lassen, z. B. Auswahl der Bekleidung, des Essens
- Nicht als „Behinderten" bezeichnen; auf medizinische Etikettierungen zugunsten anderer Bezeichnungen verzichten, z. B. Bewohner, Kinder, Besucher, Klienten, Betreute, Menschen mit einer Lernbehinderung oder Menschen mit einer geistigen Behinderung
- ❗ Die Anrede „Du" ist in einer engen Beziehung begründet, niemals in der Hierarchie oder der Behinderung. Auch Menschen mit geistiger Behinderung haben Anspruch auf die übliche Anrede mit „Sie".

Nähe – Distanz
▶ 4.1.5
- Bei körperlicher Nähe Sachlichkeit, Schamgefühl und Intimgrenzen von Patienten und Pflegepersonal wahren; ggf. die eigene Schamgrenze stellvertretend für den Patienten einsetzen
- Gerade geistig behinderte Menschen haben häufig das Bedürfnis nach Zärtlichkeit, Geborgenheit, Angenommensein und körperlicher Nähe; dies hat nicht zwangsläufig mit sexuellen Bedürfnissen zu tun; es ist nicht immer „untherapeutisch", einen Menschen in den Arm zu nehmen oder zu streicheln, wenn er das möchte; es ist jedoch auch legitim, dass Pflegende körperliche Nähe zurückweisen, wenn sie hierzu kein positives Gefühl haben
- Keine „Lieblinge" bevorzugen, keine unberechtigten Hoffnungen machen; Nähe bei nötiger Distanz
- ! Bei geistig behinderten Menschen ist negatives Verhalten oft die Mitteilung des Wunsches nach Zuwendung.

Beobachten
Geistig behinderte Menschen können oftmals nicht mitteilen, was sie bewegt, wie sie sich fühlen. Daher ist eine wertfreie Beobachtung und Beschreibung des Beobachteten häufig zentraler Zugang zu der Person.
- ! Beobachtungsfehler entstehen schnell, z. B. durch Konflikte im Team, durch Müdigkeit, Nervosität, Stress, Unwohlsein; negative Verhaltensweisen werden stärker beachtet als positive.

Umfeld gestalten
- Eine sich wiederholende Tages- und Wochenstruktur, feste Rituale und sich wenig verändernde Räumlichkeiten (z. B. fester Sitzplatz, Möbel) geben Menschen mit geistiger Behinderung Orientierung
- Für Anwesenheit vertrauter Personen sorgen
- Die Umgebung mit vertrauten Gegenständen muss Anregung zu Beschäftigung geben, darf aber gleichzeitig durch zu viele Reize nicht überfordern; Raum zur Selbstgestaltung lassen
- Bezugspersonen sollten möglichst wenig wechseln und regelmäßig erreichbar sein
- Die individuelle Gestaltung des Wohnraums nach persönlichem Geschmack gehört zu den wichtigen Schritten auf dem Weg zur Selbstständigkeit.

Sexualität
Geistig behinderte Menschen sind keine geschlechtslosen Wesen. Sie sind oft ungenügend oder gar nicht aufgeklärt, unkritisch und leicht zu beeinflussen. Sie sind damit leicht in Gefahr, sexuell ausgenutzt zu werden.
- Selbstbefriedigung ist oft die einzige Möglichkeit, Sexualität auszuleben → schwach ausgebildetes Ich-Bewusstsein reduziert das Schamgefühl und die Fähigkeit, den Geschlechtstrieb zu steuern; problematisch wird es dann, wenn ein Bewohner in Gegenwart Dritter onaniert, z. B. in gemeinsamen Aufenthaltsräumen; den Bewohner ruhig, aber bestimmt in einen separaten Raum bitten; Besucher oder Kollegen, die daran Anstoß nehmen, über diese Zusammenhänge aufklären
- Sehnsucht nach Liebe, Zärtlichkeit und Geborgenheit ist oft besonders ausgeprägt; häufig äußern geistig behinderte Menschen den Wunsch nach einem Lebenspartner und nach eigenen Kindern; da viele geistige Behinderungen nicht erblich bedingt sind, können auch behinderte Menschen gesunden

9

Nachwuchs bekommen; problematisch ist dies, wenn beide Partner nicht selbstständig für sich und mögliche Kinder sorgen können; die Betreuer sind hier aufgefordert, frühzeitig aufzuklären, zu beraten und zu begleiten
- Wegen der geistigen Behinderung müssen oftmals die betreuenden Personen nach geeigneten Verhütungsmöglichkeiten suchen und den behinderten Menschen in die Benutzung einführen, in dem z. B. mit Kondomen an Modellen die Handhabung eingeübt wird; bei medikamentöser Verhütung müssen ggf. die Pflegenden auf die regelmäßige Einnahme achten.

Sinn vermitteln
- Geistig behinderte Menschen sind oft auf Sinnvermittlung durch andere angewiesen, insbesondere bei komplexen Handlungen oder Sachzusammenhängen, deren Ziel nicht unmittelbar verständlich ist; abstrakte Werte und Begriffe müssen durch konkrete Zusammenhänge gelebt werden, um ihre Bedeutung zu erfassen; Voraussetzung dafür sind glaubwürdige, verlässliche Personen
- Geistige Behinderung stellt auch die Pflegenden und Betreuenden immer wieder vor existenzielle Fragen: Was ist machbar? Was ist wirklich wichtig?

Belohnen und Strafen
Auch Menschen mit geistigen Behinderungen versuchen immer wieder, ihre Grenzen auszutesten. Hier sind klare Regeln, Grenzen, Absprachen und konsequentes Verhalten hilfreich. Wichtig ist, dass Regeln und Grenzen für alle beteiligten Personen, auch für die Betreuenden, die gleiche Gültigkeit haben.
- Belohnungen sind besser als Strafen, z. B. erwünschtes Verhalten loben und belohnen und unerwünschtem Verhalten keine Beachtung schenken; materielle Belohnungen müssen sparsam eingesetzt werden, soziale Verstärker, z. B. Lob, positive Ansprache, sollten bevorzugt werden; körperliche Strafe ist kein zulässiges Erziehungsmittel, sondern Ausdruck von Missachtung der Person; wiederholte körperliche Strafen sind als Misshandlung zu betrachten und strafbar; Gleiches gilt für willkürliche Freiheitseinschränkungen
- Positive und negative Reaktionen auf Verhalten des geistig behinderten Menschen sollen unmittelbar auf das Verhalten selbst erfolgen; Rügen und Kritik dürfen niemals nur den Fehler aufzeigen, sondern müssen besonders die positive (Verhaltens-)Alternative hervorheben; Strafe sollte, wenn sie denn unumgänglich ist, immer in einem Sachzusammenhang mit dem Fehlverhalten stehen
- Der Betreuer soll möglichst natürlich und spontan reagieren und dabei seine Gefühle nicht unterdrücken. Er achtet aber darauf, dass seine Gefühlsäußerungen richtig wahrgenommen und verstanden werden.

❗Tipps, Tricks und Fallen
- Behinderte Menschen bei erwünschtem Verhalten besonders beachten und Situationen vermeiden, in denen Fehler vermutet werden; dies gibt die Möglichkeit, positiv zu verstärken, und verschafft dem behinderten Menschen Erfolgserlebnisse, die sein Selbstwertgefühl stärken und ihn dauerhaft motivieren
- Belohnungen müssen dem Anlass angemessen sein; übertriebene Belohnungen verlieren schnell an Wirkung.

9.3.2 Pflege planen

▶ 1.2

Zur Planung der Pflege stehen Fähigkeiten und Ressourcen im Vordergrund:
- Was kann der Bewohner selbstständig?
- Was kann er mit Hilfsmitteln selbstständig?
- Was kann er mit pflegerischer, sozialpädagogischer Unterstützung?

In allen Bereichen kann es durch dauerhafte Überversorgung durch Pflegende und Betreuende dazu kommen, dass der behinderte Mensch Tätigkeiten scheinbar nicht ausführen kann. Dieses Phänomen reicht bis hin zu Körperfunktionen, z. B. kann jemand inkontinent sein, weil er niemals gelernt hat, eine Toilette zu benutzen, oder über lange Zeit hierzu nicht in der Lage war.

Pflegeprobleme erkennen

Pflegeprobleme sind oft dieselben wie in der allgemeinen Krankenpflege, z. B. Lähmung, Bewegungsstörungen, Inkontinenz, Schmerzen, Schlafstörungen. Außer nach dem vermuteten Problem auch nach möglichen Ursachen und ausschlaggebenden Anzeichen oder Symptomen fragen.

Anamnese
- Pflegeanamnese ▶ 1.2.1, ▶ Kap. 2
- Beschreibung des Entwicklungsverlaufs, des Entwicklungsstands, Ergebnis einer Intelligenzuntersuchung, Sprachheilbefund des Logopäden
- Angaben über Förderversuche, evtl. durchgeführte Therapien
- Soziale Verhältnisse in Familie, Heim, Kindertagesstätte, Werkstatt
- Gewohnheiten, Vorlieben, Hobbys, Koseworte
- Fähigkeiten, Stärken, Ressourcen
- Einschränkungen, weitere Behinderungen, evtl. Begleiterkrankungen und -symptome, z. B. Anfallserkrankung.

Ursachen erfragen
- Allgemeines Unwohl- oder Unzufriedensein
- Reaktionen auf Veränderungen, z. B. Umzug, Neuaufnahme ins Krankenhaus, Verlust der Bezugsperson
- Nicht beachtete Bedürfnisse des Bewohners, z. B. Wunsch nach Zuwendung.

Ziele benennen

Eine grundsätzliche heilpädagogische und pflegerische Zielstellung ist die Hilfe zur Selbsthilfe. Messbare Verhaltensweisen sind dabei besonders hilfreich. Sie zeigen an, ob die gesteckten Ziele erreicht werden konnten oder wie weit sich die betroffene Person diesen Zielen angenähert hat.

Globale Ziele
- Den eigenen Körper und die nächste Umwelt wahrnehmen und begreifen
- Gute verbale und nonverbale Kommunikation
- Angemessenes Sozialverhalten gegenüber Dritten und in Gruppen
- Selbstständige Organisation des eigenen Haushalts
- Angemessenes Behaupten in Konfliktsituationen
- Selbstständiges und sinnvolles Strukturieren des Tages.

Teilziele
- Baut aus mehreren Holzklötzen einen Turm
- Wäscht unaufgefordert seine Hände vor jeder Mahlzeit
- Geht selbstständig ohne Begleitung zum Bäcker Brötchen kaufen

- Erkennt ein Problem und holt sich Hilfe
- Erkennt eigenes Fehlverhalten und entschuldigt sich bei betroffenen Dritten.

Intervention
- Konkrete Maßnahmen ableiten und aufeinander abgestimmte Umsetzung mit den verschiedenen Berufsgruppen absprechen
- Regelmäßige Absprachen, Erfahrungsaustausch, regelmäßige Pflegeprozessauswertung
- Ergotherapeutische und logopädische Elemente, Körper- und Bewegungstherapien, Basale Stimulation® in die tägliche Arbeit mit einbauen (▶ 9.4)
- **!** Überforderung vermeiden
- Physische Pflegeprobleme und psychische Probleme beseitigen
  - Personale Zuwendung und Nähe bei gemeinsamer Tätigkeit, z. B. Tischdecken, Spielen
  - Einzelbetreuung, vorübergehend aus der Gruppe herausnehmen
  - Entspannungsangebote: Spaziergang, Schaumbad, Musik, Massage
  - Gefühle ausagieren lassen: Bewegung, Sport, schimpfen lassen
  - Ggf. das laufende Programm vorübergehend reduzieren
  - Bei Überforderung auch die Spannweite der Ziele überdenken und ggf. weitere Zwischenschritte und Teilziele definieren
  - Situation verändern, z. B. in ein anderes Zimmer verlegen, Umzug in eine kleinere Gruppe.

Auswertung
Die Zielvorgaben der Pflegeplanung werden mit dem tatsächlichen Zustand des Betreuten verglichen und angepasst oder neu formuliert (▶ 1.2).

9.3.3 Spezielle Pflegeprobleme

Angst
Bei Menschen mit geistiger Behinderung ist häufig Angst der Grund für sog. Problemverhalten. Oft liegen die Ursachen der Angst selbst in der durch die Behinderung begründeten Schwierigkeit, Situationen richtig zu erfassen, und der hieraus resultierenden Verwirrtheit und Orientierungslosigkeit.
Betreuende Personen sollten Ängste, auch die eigenen, annehmen und zulassen. Wenn der Betreuer eigene Ängste und Schwächen zugeben kann, wird er zum „unvollkommenen" Vorbild, das aber trotzdem in der Welt zurechtkommt. Dieses Wissen gibt dem behinderten Menschen Zuversicht und Mut, es ebenfalls zu schaffen.

Bewegungsstereotypien
Jede Lebensform hat einen Wert in sich selbst und ist dazu da, bereichert zu werden. Bewegungen und Betätigungen von Behinderten sind oft scheinbar nicht produktiv, zielgerichtet oder gestaltend. Den Sinn oder Wert einer Handlung entscheidet stets der Handelnde. Verhaltenstheoretisch betrachtet wird ein Verhalten nur dann ständig wiederholt, wenn ihm ein positiver Verstärker folgt
Menschen mit geistiger Behinderung verfügen oft nur über ein geringes Verhaltensrepertoire, oft verhalten sie sich aber auch nicht anders als die anderen.

Autoaggression
Das selbstzerstörerische Verhalten des behinderten Menschen kann Ausdruck dafür sein, dass:

- Er wach und nicht beschäftigt ist
- Seine Bewegungs- und Betätigungsmöglichkeiten aufgrund eingeschränkter individueller Bildung beschränkt sind
- Vorhandene Bewegungs- und Betätigungsgewohnheiten nicht genügend ausgelebt werden können
- Er keine Ziele und Zwecke verfolgt.

Hier wird die sanfte Form der Unterhaltung – wie Springen, Klatschen, Hin- und Herwiegen – für den Betroffenen langweilig. Er steigert sie z. B. in heftigeres Schaukeln, findet aber dennoch keine Befriedigung darin. Die Unzufriedenheit sorgt für weitere Steigerung.

Selbstverletzendes Verhalten kann aber auch Ausdruck für eine gestörte Körperwahrnehmung oder eine gestörte Schmerzempfindung sein. Nur wenn der Schmerz extrem wird, nimmt der behinderte Mensch sich als lebendig wahr.

Betreuungsangebote

Beobachtungen in der Praxis haben gezeigt, dass bei einem umfangreichen Angebot an Sinnesreizen, Kommunikation und Beschäftigung mit Dingen, die Freude machen, Bewegungsstereotypien und autoaggressives Verhalten wesentlich zurückgehen.

- Unterstützung, Anregung und Anleitung geben, unterschiedliche Bewegungs- und Betätigungsmöglichkeiten zu nutzen
- Betätigungen und Bewegungen müssen variiert werden und sollten sich aufeinander aufbauend entwickeln
- Bewegung, Beschäftigung und Spiel in der Gruppe fördern gleichzeitig die Sozialfähigkeiten
- Die räumliche Umgebung sollte anregend und interessant gestaltet sein
- Musik und interessante Geräusche vorsichtig anbieten, keinesfalls als Dauerberieselung.

> **❗ Tipps, Tricks und Fallen**
> Zu viel Anregung bewirkt das Gegenteil des Bezweckten. Menschen mit geistiger Behinderung verlieren hier die Orientierung und ziehen sich in sich selbst zurück.

Schutzmaßnahmen

- Wenn der Patient durch sein Verhalten sich selbst oder andere Personen mittel- oder unmittelbar gefährdet, müssen Schutzmaßnahmen ergriffen werden; Grundsatz: so viel Einschränkung wie nötig und so wenig wie möglich; dabei Reihenfolge beachten: Begleitung, Betreuung und dann erst Beschränkung
- Sedierende Medikamente (▶ 17.3) und Fixierungen (▶ 2.10) sollten nur im äußersten Notfall eingesetzt werden, wenn keine anderen Maßnahmen möglich sind und anders nicht verhindert werden kann, dass der Behinderte sich oder andere unmittelbar gefährdet; oft lassen sich die Problemsituationen durch andere Maßnahmen auflösen, z. B. situativer Wechsel der betreuenden Person, engmaschige Betreuung auch über einen längeren Zeitraum, (Reiz-)Reduzierung einer überfordernden Situation
- Die längerfristige Gabe einer sedierenden Medikation und eine Fixierung sind immer mit einem rechtlichen Betreuer oder einer besonderen Vertrauensperson des behinderten Menschen abzustimmen.

9

> **❗ Tipps, Tricks und Fallen**
> - Auf Hinweise für psychomotorische Erregbarkeit (▸ 5.1.5) achten, evtl. medikamentöse Behandlung
> - Es ist noch immer ein verbreitetes Vorurteil, dass geistig Behinderte aggressiver seien und vermehrt zu Kriminalität neigen; eher das Gegenteil ist richtig
> - Menschen mit geistiger Behinderung reagieren emotional sehr spontan, aber zumeist, besonders bei Wut, Ärger und Aggression, nicht länger andauernd; ein plötzlicher Ausbruch ist im nächsten Moment vergessen.

9.4 Alte Menschen mit geistiger Behinderung

In Deutschland gab es bis in die 1990er-Jahre als Folge der „Euthanasie-Morde" während der NS-Zeit kaum ältere Menschen mit geistiger Behinderung. Außerdem war bis dahin die durchschnittliche Lebenserwartung noch geringer. Inzwischen erreichen wegen des medizinischen Fortschritts immer mehr behinderte Menschen das Rentenalter. Etwa zwei Drittel aller Menschen mit Behinderung (4,5 Mio.) sind heute schon über 60 Jahre alt.

Bundesweite Studien zeigen, dass in den nächsten Jahren mindestens 30 % der Menschen, die in Heimen der Behindertenhilfe leben, über 65 Jahre alt sein werden. Die Zahlen erhöhen sich noch, wenn man die Personen mitberücksichtigt, die nach dem Tod ihrer Eltern noch in Einrichtungen umziehen werden.

Altern als Veränderungsprozess

Für Menschen mit einer geistigen Behinderung ist das Altern genauso wie für nicht behinderte Menschen ein biologischer, psychischer und sozialer Veränderungsprozess. Das bedeutet vor allem ein Nachlassen der körperlichen Leistungsfähigkeit, ein häufiger Grund für das Ausscheiden aus der Werkstatt für Behinderte. Alte Menschen mit geistiger Behinderung sind in zweifacher Hinsicht benachteiligt: zum einen durch das Alter, zum andern wegen der Behinderung.

Fordern und Fördern bis ins hohe Alter

Bei Menschen mit geistiger Behinderung können die Selbsthilfekompetenzen, z. B. bei den Aktivitäten des täglichen Lebens, im Alter sogar noch zunehmen, sie können noch selbstständiger werden und ihre Persönlichkeit weiterentwickeln. Da sie aber Erlerntes schneller wieder verlernen, sind sie auf intensive Förderung angewiesen. Dabei kommt es entscheidend auf die Herkunft, den Lebenslauf und die Begleiterkrankungen an.

Große Fortschritte hat man bei 40- bis 50-Jährigen langzeithospitalisierten Patienten in der Psychiatrie beobachtet, nachdem diese in betreute Wohngemeinschaften umgezogen waren. Dabei hat sich gezeigt, wie wichtig ein anregendes Milieu ist. Im Gegensatz dazu wird immer wieder beobachtet, dass schon ein kurzer Krankenhausaufenthalt ohne geistige Anregung in reizarmer Umgebung zu einer Abnahme des Hirnvolumens führen kann.

Menschen mit einer geistigen Behinderung haben im Alter die gleichen Bedürfnisse wie andere Menschen auch:

- Weitgehende Selbstständigkeit
- Wahrung der Privatsphäre
- Teilhabe am sozialen Leben.

9

Ausscheiden aus dem Arbeitsprozess/Übergang in den Ruhestand

Für viele ist der Arbeitsplatz in einer Werkstatt für Behinderte zeitlebens der Mittelpunkt des Lebens. Die Werkstatt bietet neben der produktiven Arbeit auch Angebote für soziale Beziehungen und Freizeitaktivitäten, um eigene Interessen und Fähigkeiten zu pflegen.

Ein Ausscheiden wegen nachlassender Leistungsfähigkeit sollte deshalb frühzeitig vorbereitet werden und nach Möglichkeit allmählich und schrittweise erfolgen.

- Flexiblere Arbeitszeiten
- Längere Arbeitspausen
- Vereinfachte Arbeitsabläufe
- Wechsel des Arbeitsplatzes, z. B. in eine ruhigere Gruppe oder einen Raum mit weniger Maschinenlärm
- Aus- und Aufbau persönlicher Netzwerke
- Erlernen einer möglichst eigenaktiven und selbstständigen Gestaltung des Ruhestands
- Erhalt von Kompetenzen.

Tagesstrukturierende Aktivitäten

Wenn Menschen bis ins höchste Alter sinnvolle Arbeits- und Beschäftigungsangebote, eine sog. Tagesstruktur, bekommen, dann erhalten oder steigern sie sogar ihre Selbstständigkeit und Lebenszufriedenheit.

- ATLs möglichst selbstständig bewältigen, z. B. Körperpflege und Bewegung
- Übernahme von Aufgaben und Diensten, z. B. Einkaufen, Blumenpflege
- Bildungsangebote der örtlichen Volkshochschulen
- Gesprächskreise
- Kulturelle und sportliche Veranstaltungen
- Kontakte zu Nachbarn.

Dabei sind Entscheidungsfreiheit, größtmögliche Selbstständigkeit und Eigenverantwortung der Bewohner wichtige Voraussetzungen für Motivation, Freude, Ausdauer und Erfolg.

Gemeindenahe Wohneinrichtungen

Wenn ein alter Mensch wegen Pflegebedürftigkeit aus der gewohnten Umgebung ausziehen und dabei Freunde und Bekannte zurücklassen muss, ist das eine schwere Belastung. Dies trifft vor allem Menschen, deren Mobilität und Anpassungsfähigkeit zunehmend eingeschränkt sind. Für sie ist es besonders schwer, neue Beziehungen aufzubauen und in einer fremden Umgebung wieder Vertrauen und Sicherheit zu gewinnen.

Gemeindenahe Wohneinrichtungen für Menschen mit geistiger Behinderung ermöglichen es, dass auch älter werdende und alte Menschen mit geistiger Behinderung lebenslang in ihrer bisherigen Wohnung verbleiben können.

Geistige Behinderung und Demenz

Einer der größten Risikofaktoren für eine demenzielle Erkrankung ist das Alter. Das gilt auch für Menschen mit geistiger Behinderung, deren Lebenserwartung weiter steigt. Da bei diesen Menschen der Alterungsprozess schneller voranschreitet, bekommt auch die Demenz einen besonderen Stellenwert. Einer Untersuchung aus dem Jahr 1997 zufolge zeigen 11,4 % der über 50-jährigen Menschen mit geistiger Behinderung Symptome einer Demenz. Erworbene Hirnschädigungen, die z. B. durch ein Schädel-Hirn-Trauma ausgelöst wurden, können eine Demenz begünstigen. Wissenschaftler gehen heute davon aus, dass ein vorgeschädigtes Gehirn weniger Möglichkeiten hat, den demenzbedingten Verfall auszuglei-

9

chen. Demnach wäre in Zukunft mit einer Häufung von Demenzerkrankungen bei Menschen mit geistiger Behinderung zu rechnen.

Es lassen sich aber nicht immer die üblichen Kriterien zur Erkennung einer Demenz auf Menschen mit geistiger Behinderung übertragen. Keinesfalls darf vorschnell und zu häufig eine Demenz bei Menschen mit geistiger Behinderung diagnostiziert werden. Oft können innere Erkrankungen, z. B. der Schilddrüse, ähnliche Symptome verursachen wie eine Demenz. Deshalb sind gründliche Ausschlussdiagnosen wichtig.

Vor allem bei Menschen mit Down-Syndrom ist die Untersuchung der Schilddrüse wichtig. Einige klinische Zeichen einer Schilddrüsenunterfunktion – wie trockene Haut, sprödes Haar, nachlassende geistige und körperliche Fähigkeiten, Gewichtszunahme – gelten auch als spezifisch für die Trisomie 21.

Depressionen werden bei alten Menschen mit Down-Syndrom oft fälschlicherweise als Demenz diagnostiziert. Dennis McGuire und Brian Chicoine vom Adult Down Syndrome Center in Chicago gehen davon aus, dass die Alzheimer-Krankheit bei Erwachsenen mit Down-Syndrom ähnlich häufig wie bei der Durchschnittsbevölkerung auftritt, aber durchschnittlich 20 Jahre früher. Dennoch waren von all ihren Patienten mit Down-Syndrom über 40 Jahre, die einen Rückgang der geistigen Fähigkeiten zeigten, nur 25 % tatsächlich an Alzheimer erkrankt. Bei den anderen 75 % konnten die Ursachen erfolgreich behandelt werden.

Es gibt drei Tests, die speziell dafür entwickelt wurden, um, ergänzend zu anderen Untersuchungen, Alzheimer-Symptome bei Menschen mit Down-Syndrom zu erfassen.

Symptome einer Demenz

Auch bei älteren Menschen mit geistiger Behinderung kommt es im Verlauf einer Demenz zu Verlusten in den Bereichen Orientierung, Gedächtnis, Sprache, Motorik und praktische Fähigkeiten des Alltags. Das führt nicht nur zu einem erhöhten Hilfebedarf, sondern oft auch zu ungewohnten Verhaltensweisen, z. B. einem verstärkten sozialen Rückzug, Aggressivität, sich ständig wiederholenden Handlungen und Nicht-Erkennen von langjährigen Betreuern. Am Anfang einer Demenzerkrankung werden diese Verhaltensweisen von der Umgebung oft als Sturheit oder Verweigerung missdeutet.

! Oft sind Wahrnehmungsstörungen, z. B. wegen Sehbehinderung oder Schwerhörigkeit, Auslöser für Missverständnisse, Unsicherheit und Verhaltensauffälligkeiten.

Umgang mit Demenzkranken

Alte Menschen, die an einer Demenz erkrankt sind, kann man über das logische Denkvermögen meist nicht mehr erreichen. Einen besseren Zugang bekommt man deshalb auf der Gefühlsebene, die bis zuletzt erhalten bleibt. Man spricht von der „inneren Welt", die es zu verstehen gilt, um mit dem alten Menschen in Beziehung treten zu können.

Eine wesentliche Hilfe beim Verstehen kann es sein, wenn man davon ausgeht, dass das Verhalten eines behinderten Menschen für ihn selbst sinnvoll ist und eine Bedeutung hat, auch wenn es als problematisch bewertet werden muss. Das erfordert von den Betreuenden ein großes Maß an Einfühlungsvermögen, Offenheit, Fantasie und Flexibilität, Freude und Mut zum Experimentieren sowie Spielraum für Unvorhergesehenes und Ungeplantes.

Bedürfnisorientierte Pflege

- Tragfähige und verlässliche Beziehungen
- Stärkung des Selbstwertgefühls, Erfolgserlebnisse

- Körperzentrierte Therapien, z. B. Basale Stimulation®, Massage, Bäder, Entspannungstraining, Snoezelen
- Methoden für eine verbesserte Kommunikation, z. B. Validation®, Biografiearbeit
- Beschäftigungs- und Kunsttherapie, z. B. Musikhören, Musizieren, Singen, Malen, Modellieren, Tanzen, Theaterspielen; bietet eine Möglichkeit, Gefühle auch ohne Worte auszudrücken, vermittelt Vertrautes und Bekanntes, Gemeinschaftsgefühl, Zuwendung und Erfolgserlebnisse.

9.5 Therapieformen in der Heilpädagogik

Menschen mit geistiger Behinderung lernen am besten, wenn alle Sinne angesprochen werden. Beispiel: Beim Kuchenbacken kann man tasten, riechen, hören, sehen und schmecken. Es bietet also neben dem Lebenspraktischen auch Möglichkeiten für sinnliche Erfahrungen und ästhetische Erlebnisse.

! Ausgangs- und Anknüpfungspunkt aller Bemühungen sind stets die bereits vorhandenen Fähigkeiten, Fertigkeiten und Bedürfnisse des behinderten Menschen.

Ziele heilpädagogischen Arbeitens

Normalisierungsprinzip: Der geistig behinderte Mensch soll als vollwertige Persönlichkeit anerkannt werden und ein Leben führen, das so normal wie möglich ist. Das Recht auf Selbstverwirklichung bei sozialer Eingliederung, welches auch Menschen mit geistiger Behinderung zusteht, lässt – neben den gewohnten stationären – auch Wohnformen wie betreutes Einzel- oder Gruppenwohnen erreichbar werden.

Assistenz: Der behinderte Mensch gibt die Zielstellung seines Lebens selbst vor, der Heilerziehungspfleger begleitet und unterstützt auf dem Weg dorthin.

Basale Stimulation®

Die Basale Stimulation® zur Früh- und Wahrnehmungsförderung von geistig und körperlich Behinderten wurde von Andreas Fröhlich entwickelt und von Christel Bienstein in die Pflege akut und chronisch erkrankter Erwachsener übertragen. Basale Stimulation® kann in die gegebene Pflegezeit sinnvoll miteingebaut werden, z. B. beim Waschen, Einreiben, Lagern, wird aber auch bei der Krankengymnastik, Ergo-, Kunsttherapie, Pädagogik und anderen Fachbereichen mitberücksichtigt.

Viele Menschen mit schweren Behinderungen leiden unter dem Verlust an sensorischen Reizen und sind darauf angewiesen, dass andere ihnen Körpererfahrungen vermitteln. Sie müssen das Spüren lernen und merken, dass sie etwas spüren können. Berührung hat Signalwirkung.

Wichtige Bereiche
- Kommunikation als intensive Beziehung zu möglichst konstanten Bezugspersonen
- Wahrnehmung, um alle Sinne anzuregen
- Bewegung, um das verlorene Körperschema neu zu erarbeiten.

Möglichkeiten
- Entspannung, z. B. durch Wärme, Musik, Berührung
- Hören und sich nach der Geräuschquelle orientieren, z. B. Musik, Flüstern, Summen, Pfeifen
- Sehen, z. B. Farben, Bilderwechsel, Mobiles. Lage, Blickwinkel wechseln

9

- Riechen als Orientierungshilfe, z. B. mit Aromastoffen getränkte Tücher an die Nase halten, unterschiedliche Gerüche als Kontrast, Blumen, Seife, Gewürze, Lieblingsdüfte, Aromalampen
- Taktile (haptische) Reize, z. B. Waschen gezielt und bewusst als Therapie einsetzen
- Mit Ölen einreiben, Auflagen und Wickel, ggf. zusätzlicher Duftreiz
- Kontakt mit verschiedenen Materialien, z. B. Streicheln mit einem Stück Schaffell; den Patienten mit den Händen unterschiedliche Gegenstände ertasten lassen, z. B. Schwamm, Ball, Kissen
- Schaukeln, hin- und herwiegen, z. B. in Wasserbett, Hängematte → fördert das Gleichgewichtsgefühl
- Vibration, d. h. Schwingungen und intensive Empfindungen an sonst wenig bewegten Körperpartien erleben lassen, z. B. mit vibrierenden Spezialgeräten.

Ziele
- Entspannen, z. B. durch Wärme, Vibration und Musik
- Eigenes, neues Körperschema herausbilden und aufbauen; verhindert stereotype und pathologische Bewegungsmuster und hohe Muskelspannung
- Verbesserter Muskeltonus, verbesserte Bewegungskoordination
- Sensorische Anregung, Gleichgewichtsgefühl anregen
- Partnerschaft erleben lassen durch Kommunikation, d. h., gemeinsam mit dem Patienten arbeiten; jeder wartet auf das, was der andere macht
- Nähe signalisieren, Sicherheit geben, Angst nehmen
- Neugierde wecken, Aufmerksamkeit und Konzentrationsfähigkeit fördern
- Körperlich, geistig und seelisch reaktivieren
- Sinn finden: „Es lohnt sich zu leben."
- ! Bei hastigem Arbeiten werden unklare Informationen weitergegeben, die den Betreuten verwirren
- ! Nach akuten Schädigungen des Gehirns, z. B. bei Unfällen, so früh wie möglich mit der gezielten Stimulation beginnen. Je genauer das Wissen und Fühlen noch vorhanden ist, umso besser kann die Wahrnehmung zurückgewonnen und verbessert werden. Ungenutzt verstrichene Zeit bedeutet spätere Mehrarbeit und weniger oder verzögerte Erfolge.

Snoezelen
Sprich: „snuselen". Zusammensetzung aus den Worten „snuffelen" und „doezelen" („schnüffeln", „tun und lassen, was man will" und „dösen", d. h. Entspannung, emotionale Sinneserfahrung, Geborgenheit). Snoezelen wurde in den Niederlanden für schwerst geistig- und mehrfachbehinderte Menschen entwickelt. Für diese werden spezielle Räume geschaffen, in denen sich die Menschen erholen können. Die Ausstattung und Einrichtung sollte sich individuell nach den Bedürfnissen der Besucher richten, es gibt kein Standardmodell.
- Durch Klänge, Musik, Lichteffekte, leichte Vibration, taktile Stimulationen, bequeme und angenehme Polster zum Liegen und Sitzen und angenehme Gerüche werden die primären Sinne angesprochen
- In einem angenehmen, aber zunächst reizarmen Raum wird zunächst ein Zustand der Entspannung erzeugt; durch gezieltes Hinzufügen von Reizen oder Variieren der Gestaltung des Raumes wird die Wahrnehmung des behinderten Menschen gefördert; angenehme Reize können intensiv erlebt, positive Erlebnisse auf andere Reize übertragen werden
- Snoezelen fordert keine intellektuellen und verbalen Fähigkeiten. Es bietet die Gelegenheit zur Entspannung und Freude in einer Umgebung mit sanften

Farben und Formen, frei von Leistungsdruck, bedrohlichen Aktivitäten und Angst vor Misserfolgen

- Wichtig ist die Interaktion zwischen dem Betreuten und seinem Betreuer; das gemeinsame Erleben und Genießen wirkt sich zusätzlich positiv auf die Beziehung aus und bietet auch der Pflegeperson Möglichkeiten zum Entspannen und „Auftanken"
- Snoezelen zeigt gute Erfolge bei der Bearbeitung von stereotypen Verhaltensweisen und bei autoaggressivem Verhalten
! Das Erleben der dargebotenen Reize ist besonders bei Licht- und Klangeffekten sehr intensiv. Dies kann zu einer Reizüberflutung mit heftigen, auch aggressiven Abwehrreaktionen führen.

Biografiearbeit
- Erinnerung bewahrt Gewohntes und Erreichtes. Menschen, Ereignisse und Begebenheiten aus der Biografie eines alten Menschen sind fester Bestandteil seiner jetzigen Wirklichkeit. Dabei verschwimmen oft die Grenzen zwischen gestern und heute. Die eigene Lebensgeschichte kann z. B. durch Gespräche, Bilder, Anschauen von Fotoalben, vertraute Musik und alte Filme erinnert, evtl. gedeutet und akzeptiert werden
! Wenn alte Wunden aufgerissen werden, sind viel Feingefühl und ein geschützter Rahmen notwendig. Der alte Mensch sollte zu jeder Zeit selbst entscheiden, was er von sich preisgibt und was nicht
- Bei der „gefühlten Biografie" stehen nicht allein die bekannten Ereignisse aus einem Lebenslauf im Vordergrund, sondern die Frage, wie der Betroffene etwas erlebt hat. So kann ein kleines Geschenk oder Erfolgserlebnis eine Riesenfreude ausgelöst haben und deshalb unvergessen bleiben. Im Gegensatz dazu sind schlimme Erfahrungen oft jahrzehntelang verschwiegen worden und kommen dann erst im Alter in der Verwirrtheit zu Tage
! Dazu gehört auch die große Zahl und die ebenfalls große Dunkelziffer von Menschen, die sexuelle Gewalt erlebt haben
- Wie bei der Validation® geht man auch hier davon aus, dass ein altersverwirrter Mensch weder gestört noch sinnlos handelt. Er ist vielleicht auf seine Weise damit beschäftigt, sein bisheriges Leben aufzuarbeiten und so Vergangenheitsbewältigung zu leisten.

10 Pflege von Menschen mit Belastungsreaktionen, Anpassungsstörungen, Neurosen und Persönlichkeitsstörungen

Frithjof Niegot

10.1 Angststörungen

Angst gehört zu den wichtigsten Emotionen bei Menschen und Tieren. Sie tritt auf in Gefahrensituationen und schützt vor körperlichen oder psychischen Verletzungen. Einfaches Lampenfieber, Angst vor dem Fallschirmspringen oder leichte Angst vor einem bellenden Hund gehören daher zum normalen Erlebensspektrum und zählen nicht zu den Angststörungen. Nur wenn die Angst übersteigert ist oder in nahezu ungefährlichen Situationen auftritt, dann handelt es sich um eine Störung. Die Angststörungen gehören zu den häufigsten psychischen Erkrankungen.

Symptome
- Übermäßige Angst
- In eigentlich ungefährlichen, spezifischen Situationen (F40 Phobische Störungen) oder ohne auf spezifische Situationen bezogen zu sein (F41 Andere Angststörungen)
- Die angstbesetzten Situationen werden vermieden oder nur unter Angst ertragen
- Körperreaktionen: Herzklopfen, Schwächegefühl, Zittern etc.
- Angst zu sterben, verrückt zu werden oder die Kontrolle zu verlieren.

10.1.1 Agoraphobie ohne Panikstörung (F40.00) oder mit Panikstörung (F40.01)

- Angst, das Haus zu verlassen, einzukaufen, in Menschenmengen oder auf öffentlichen Plätzen zu sein, in Bus, Bahn oder Flugzeug zu reisen. Bei einigen Patienten treten die Ängste kaum auf, weil sie die angstbesetzten Situationen vollständig vermeiden
- Behandlung mit kognitiver Verhaltenstherapie (KVT), insbesondere Expositionstherapie, Psychoedukation (z. B. nach Schneider & Margaf)
- Entspannungsverfahren, z. B. Progressive Muskelrelaxation (PMR ▶ Kap. 4.3.7), Stressreduktion
- Medikation: falls notwendig selektive Serotonin-Wiederaufnahme-Hemmer (SSRI) oder Serotonin-Noradrenalin-Wiederaufnahme-Hemmer (SNRI) (mögliche Nebenwirkungen u. a. Unruhe und Schlafstörungen), nur in seltenen Ausnahmefällen (z. B. schwere kardiale Komorbiditäten): Benzodiazepine
- Die Medikation sollte auch nach Abklingen der Symptome noch mind. 6–12 Monate weiter genommen werden, bei komplizierten oder schweren Angststörungen länger. Das Absetzen sollte ausschleichend erfolgen
- Sport, Selbsthilfebücher und -gruppen können unterstützen
- Weitere Verfahren wie Klopftechniken oder Hypnose können helfen, sind aber noch nicht ausreichend wissenschaftlich untersucht.

Pflege
- Vertrauensvolle Beziehung zum Patienten herstellen, z. B. Verständnis zeigen, freundlich sein, alle Schritte erklären
- Planung und Begleitung der Expositionstherapie nach Absprache mit Arzt oder Psychologen

- Auch während einer akuten Panikattacke nur in seltenen Ausnahmefällen nach strenger Indikation Benzodiazepine. Dementsprechende Wünsche des Patienten zurückweisen, an den Arzt verweisen
- Zur Selbstbehandlung nehmen viele Patienten Alkohol oder Benzodiazepine: Hinweise auf Alkohol- und Medikamentenabusus beachten.

Expositionstherapie

Eine der wichtigsten und erfolgreichsten Methoden in der Psychotherapie ist die Expositionstherapie mit Reaktionsverhinderung. Folgende Formen werden unterschieden:

- **In sensu:** Die Konfrontation mit der angstauslösenden Situation erfolgt nur in der Vorstellung des Patienten, der Therapeut hilft, die Vorstellung möglichst bildhaft auszumalen. Die Konfrontation in sensu erfolgt vor einer realen Exposition oder falls aus verschiedenen Gründen eine reale Exposition nicht möglich ist
- **In vivo:** Die Konfrontation mit der angstauslösenden Situation erfolgt tatsächlich, z. B. wird der Supermarkt oder die Brücke tatsächlich betreten.

Nach ausführlicher Aufklärung durch den Therapeuten sollte der Patient selbst wählen zwischen Flooding und systematischer Desensibilisierung.

Flooding:

Der Patient wird mit angstbesetzten Situationen „überflutet", d. h., er begibt sich gleich in Situationen, vor denen er hohe Angst hat. Mehrere dieser Situationen folgen aufeinander, sodass die Exposition mehrere Std. andauern kann. Beispiel: Ein Patient mit Angst in öffentlichen Verkehrsmitteln (Agoraphobie) fährt mit dem Zug nach Berlin, dort vom Bahnhof mit dem Bus zum Flughafen, mit dem Flugzeug nach Köln und von dort mit dem Zug wieder zurück. Vorteil: Die Ängste sind schnell überwunden und die Behandlungsergebnisse bleiben sehr stabil. Nachteil: Viele Patienten brechen die Behandlung ab, weil sie sich schon durch die Vorstellung des Floodings überfordert fühlen, die Kosten wurden lange Zeit nicht von den Krankenkassen übernommen.

Systematische Desensibilisierung:

- Gemeinsam mit dem Patienten wird eine Liste mit Situationen erstellt, die unrealistisch hohe Angst auslösen. Die Beispiele sollten möglichst konkret sein (z. B. allein in den Supermarkt um die Ecke, mit dem Ehemann an einem Samstag in ein großes Möbelhaus in der Nähe)
- Der Patient schätzt ein, wie viel Angst diese Situationen jeweils auslösen (Skala: 0–10)
- Beginnend mit den leichteren Situationen sucht der Patient diese Situationen gezielt auf (z. B. die Situationen mit einer Angst von 4) und hält die dann auftretende Angst aus, bis sie deutlich weniger geworden ist (Habituation). Bei Angststörungen sollte die Angst nach 20–30 Min. bereits deutlich geringer sein
- Während der Konfrontation wird der Patient wiederholt gelobt, vor allem für den Mut, sich seinen Ängsten zu stellen, und zum weiteren Aushalten ermutigt
- Vor, mehrmals während und nach der Konfrontation erfragt der Therapeut oder die Pflegekraft das Ausmaß der Angst vom Patienten (Skala: 1–10)
- Die Umgebung sollte so ausgewählt sein, dass der Patient auf die gestellten Fragen zu Angst und Angstsymptomen antworten kann, ohne dass ein Dritter mithören kann
- Meist sind die Patienten anschließend sehr erschöpft
- Der Effekt stellt sich nur ein, wenn der Patient erlebt, dass die Angst in der Situation abnimmt. Der Patient sollte daher nicht aus der Situation flüchten

10

10

- Auch ein „inneres Flüchten" durch Ablenkung (zählen, beten, lesen o. Ä.) oder Hilfsmittel (Medikamente oder Mobiltelefon in der Tasche) verringert den Erfolg
- Daher Patienten vorher aufklären, dass dies eine anstrengende, aber sehr erfolgreiche Methode zur Reduktion der Ängste ist. Falls der Patient während der Konfrontation flüchten will, sollte er daran erinnert und zum Durchhalten ermutigt, aber keinesfalls festgehalten werden
- Nach erfolgreicher Konfrontation geht der Patient über zu den nächstschwereren Situationen und konfrontiert sich mit diesen, bis auch hier die Angst deutlich nachgelassen hat. So kann sich der Patient schrittweise seinen Lebensraum zurückerobern
- Die Konfrontationsübungen können alleine oder in Begleitung eines Therapeuten stattfinden; einige Studienergebnisse zeigen, dass die Therapie erfolgreicher ist, wenn die ersten Konfrontationsübungen vom Therapeuten begleitet werden.

Pflege
- Ruhe bewahren: Oft überträgt sich die Angst des Patienten auf den Begleiter
- Dem Patienten helfen beim Ausfüllen eines Symptomtagebuchs und beim Erstellen der Angsthierarchie
- In verschiedenen Situationen das Ausmaß der aktuellen Angst einschätzen lassen (Skala: 0–10), damit der Patient besser zwischen verschiedenen Stufen der Angst differenzieren lernt
- Den Patienten wiederholt ermutigen, sich zu konfrontieren, dabei an das gewünschte Ziel (langfristig weniger Angst zu haben) erinnern
- In Absprache mit dem Psychologen oder Arzt die Konfrontation des Patienten begleiten
  - Dabei ermutigen, loben und selbst die gezeigte Angst des Patienten aushalten
  - Zwischendurch nach den körperlichen Symptomen und den automatischen Gedanken fragen
  - Auch bei kleinen Übungen für den Mut loben, sich damit zu konfrontieren
- Die auftretenden Angstsymptome für den Patienten als solche benennen („Das ist nur die Angst", „Das ist ganz normal", „Das ist nur ein Gedanke" etc.)
- Bei Hyperventilation siehe Abschnitt Panikstörungen ▶ 10.1.4
- Freundlich und unterstützend bleiben. Die Konfrontation erfolgt stets freiwillig
- Rückschläge und Vermeidung nicht persönlich nehmen
- Im weiteren Verlauf an die ersten Erfolge erinnern
- Vor allem bei schwierigen Konfrontationen mit dem Patienten besprechen, wie er sich anschließend selbst belohnen kann
- Beraten bei der Rückkehr ins Leben: soziale Kontakte (wieder) aufbauen, Hobbys pflegen, Genusstraining, Freizeitgestaltung, bei fehlenden Ideen: Liste angenehmer Aktivitäten (Internet).

10.1.2 Soziale Phobie (F40.1)

- Angst, von anderen (negativ) bewertet bzw. betrachtet zu werden, Angst vor Erröten, Zittern, Übelkeit. Gleichzeitig niedriges Selbstwertgefühl, Angst vor Kritik
- Therapie: KVT mit Exposition, Entspannungsverfahren und Training sozialer Kompetenzen
- Medikation: SSRI oder SNRI
- Selbsthilfegruppen.

Pflege
- Wie bei Agoraphobie, die Expositionstherapie erfolgt in sozialen Situationen, insbesondere wenn der Betroffene das Gefühl hat, den Blicken anderer Leute ausgesetzt zu sein
- Patienten mit einer sozialen Phobie sind besonders angewiesen auf eine freundliche, wohlwollende Behandlung durch das Pflegepersonal
- Im Gespräch ggf. etwas mehr Zeit für die Antworten lassen, da die Patienten ihre Aussagen vorher oft mehrfach überdenken
- Mit dem Patienten das Kernproblem besprechen: Nicht die Situationen lösen die Angst aus, sondern ihm ist es unangenehm, angesehen zu werden, unabhängig von der Situation
- Mit dem Patienten Entspannungsverfahren (▶ 4.3.7) und Verhalten in sozialen Situationen üben (Training sozialer Kompetenzen), Achtsamkeitsübungen.

10

10.1.3 Spezifische Phobie (F40.2)

Angst vor eng umschriebenen Situationen, z. B. Hunde, Spinnen, Höhe, Donner, Dunkelheit, geschlossene Räume, Benutzung öffentlicher Toiletten, Zahnarztbehandlung, Blut.

Pflege
Wie bei Agoraphobie (▶ 10.1.1), insbesondere Expositionstherapie (▶ 10.1.1).

10.1.4 Panikstörung (episodisch paroxysmale Angst) (F41.0)

- Schwere Panikattacken, die nicht in bestimmten Situationen auftreten
- Panikattacken treten bei vielen psychischen oder körperlichen Problemen auf.

Symptome
Herzklopfen, Herzrasen, Brustschmerz, Erstickungsgefühle, Schwindel, Schweißausbrüche, Mundtrockenheit, Depersonalisation, Derealisation, sekundär auch Angst zu sterben, die Kontrolle zu verlieren oder verrückt zu werden, bei einigen Patienten zusätzlich Hyperventilation.

Hyperventilation
- Übermäßige Atmung, zu schnelle und zu tiefe Atmung, dadurch sinkt der Kohlendioxid-Gehalt im Blut und der pH-Wert steigt (respiratorische Alkalose)
- Symptome: Schwindel, Kaltschweißigkeit (Schwitzen bei kalter Haut an den Extremitäten), Sehstörungen („Sterne sehen"), Atemnot, Druck auf der Brust, Muskelkrämpfe bis zur Pfötchenstellung der Hände, Missempfindungen („Kribbeln"). Alle Symptome bilden sich nach der Hyperventilation wieder zurück. Selten kommt es zu einer vorübergehenden Bewusstlosigkeit, in der ebenfalls die normale Atmung wieder eintritt und die Symptome zurückgehen
- Cave: Eine Hyperventilation muss zwingend zunächst organisch abgeklärt werden, denn ähnliche Symptome treten auch bei schwerwiegenden organischen Erkrankungen auf (z. B. Herzinsuffizienz oder -infarkt, Enzephalitis, Asthmaanfall, Hypoglykämie). Bei bekannten Komorbiditäten (Herzerkrankung, Asthma, Diabetes) muss das Vorgehen mit dem zuständigen Facharzt abgestimmt werden (Beispiel: BZ- oder Peakflow-Messung).

Pflege
- Bei bekannter Hyperventilation: ruhig bleiben; Patienten beruhigen, sagen, dass es eine Hyperventilation ist, die vorübergeht
- Beim Patienten bleiben, bis der Arzt eintrifft
- Für die Atmung klare Anweisungen geben: Ausatmen, einatmen. Dabei sollte insbesondere das Ausatmen verlängert werden, den Patienten anleiten, seine Atmung schrittweise zu verlangsamen. Atmung etwas langsamer vormachen als der Patient selbst atmet
- Lippenbremse: nur durch einen kleinen Spalt zwischen den Lippen ausatmen, um die Atmung zu bremsen
- Zur Verdeutlichung kann die Pflegekraft zusätzlich ihre Hände in der entsprechenden Geschwindigkeit vor dem Körper auf und ab bewegen
- Falls keine der Maßnahmen erfolgreich ist, kann der Patient in eine Papier- oder Kunststofftüte atmen; dadurch wird wieder mehr Kohlendioxid eingeatmet und die Zusammensetzung des Blutes normalisiert sich
- Vorbeugend können u. a. Entspannungstherapien (▶ 4.3.7) und Atemtraining (▶ 4.3.11) eingesetzt werden.

10.1.5 Generalisierte Angststörung (F41.1)

- Dauerhaft anhaltende Angst, die nicht auf bestimmte Situationen beschränkt ist, ständige Nervosität, Zittern, Anspannung, Schwitzen, Herzklopfen, Schwindel, Hypervigilanz. Anhaltende und übertriebene Sorgen (um die eigene Gesundheit oder die von Angehörigen, vor Unfällen, Geldnot etc.)
- Aufmerksamkeit einseitig auf Bedrohliches fixiert
- Sorgenvermeidungs- und Rückversicherungsverhalten, z.B. häufige Anrufe bei der Familie, um sicherzustellen, dass nichts passiert ist.

Behandlung
- KVT mit Sorgenexposition, Entspannung, Aufbau von Alternativen zum Grübeln, Problemlösetraining, kognitive Verfahren (z.B. nach Beck und Ellis, siehe z.B. de Jong-Meyer 2008)
- Sorgenexposition
  - Ähnlich wie bei der Exposition (▶ 10.1.1) erstellt der Patient eine Liste der wichtigsten Sorgen
  - Der Patient schätzt die Belastung durch die Sorgen auf einer Skala (1–100) ein
  - Die Hauptsorge wird ausgewählt und über diese ca. 30 Minuten nachgedacht. Der Patient versucht währenddessen, sich den schlimmsten Ausgang der Sorge auszumalen, bei dieser Sorge zu bleiben und nicht auszuweichen
  - Vor, mehrmals während und nach der Sorgenexposition schätzt der Patient das Ausmaß der Belastung ein (Skala: 1–100)
  - Wenn ein Therapeut oder eine Pflegekraft bei der Sorgenexposition anwesend ist, dann kann zum Verbalisieren der Sorge ermuntert und wiederholt an diese Sorge erinnert werden. Wenn der Patient alleine ist, kann er sich die Sorge aufschreiben und immer wieder lesen, um sich selbst daran zu erinnern und beim Thema zu bleiben
- Medikation: SSRI, SNRI oder Pregabalin.

Pflege
Wie bei Agoraphobie (▶ 10.1.1). Zusätzlich:

- Anleitung zur Sorgenexposition
- Außerhalb der festgelegten Zeiten für Sorgenexposition: Gedankenstopp (der Patient beendet das Grübeln aktiv mit einem – falls möglich laut ausgesprochenen – „Stopp!"), Reorientierung im Hier und Jetzt (Achtsamkeitsübungen)
- Reflexion der Sorgen: Wie viel Zeit verbringen Sie mit den Gedanken? Mit welchem Erfolg? Lohnt sich der Einsatz von so viel Zeit? Was verpassen Sie dadurch?
- Bei der Differenzierung helfen:
  - Zeiten zum Nachdenken vs. Zeiten, in denen das Grübeln nur stört
  - Tatsachen vs. Gedanken, vorgestellte Katastrophen sollten nicht genauso ängstigen wie echte Katastrophen
- Genusstraining, Problemlösetraining
- Unterstützen beim Aufbau alternativer Verhaltensweisen, alle Versuche in Richtung „Handeln statt Denken" verstärken
- Bei Überlastung des Patienten kann eine Hilfe beim Zeitmanagement nötig sein: Liste an Aufgaben erstellen, Prioritäten setzen (was muss zunächst gemacht werden, was kann warten?), Aufgaben und Verantwortung abgeben
- Patienten suchen Rückversicherung oft auch beim Pflegepersonal: anfangs beruhigen, später den Patienten darauf hinweisen, dass es sich um Rückversicherungsverhalten handelt, welches ihm langfristig nicht hilft.

10

10.2 Zwangsstörungen

Zwangsstörungen sind entweder Zwangshandlungen oder Zwangsgedanken, die meisten Patienten haben beides. Wenn beides gleichermaßen vorherrscht, dann wird als Diagnose „Zwangsgedanken und -handlungen, gemischt" (F42.2) angenommen.

10.2.1 Zwangshandlungen (F42.1)

Zwangshandlungen können einen oder mehrere Bereiche umfassen:
- Übertriebene Reinlichkeit (z. B. Händewaschen)
- Übertriebene Ordnung oder Sauberkeit (z. B. mehrmals täglich Putzen der Wohnung, stundenlanges Sortieren von Kleidung nach Farben)
- Nachkontrollieren von vorherigen Handlungen (z. B. Tür, Fenster oder Auto verschließen, Herd ausstellen, Dusche abdrehen, mehrfaches Befahren derselben Straße, um sicherzustellen, dass kein Unfall verursacht wurde)
- Stereotype Rituale, die oft vom Patienten selbst als sinnlos erachtet, aber dennoch stets durchgeführt werden (z. B. Lesen von Etiketten in einer festgelegten Reihenfolge vor dem Ankleiden, Zählen von Gegenständen bis zum Erreichen einer bestimmten Zahl).

Wissenswertes

Zwangshandlungen dienen meist dazu, unangenehme Gefühle (z. B. Angst oder Unsicherheit) zu reduzieren. Kurzfristig wirken die Zwangshandlungen tatsächlich erleichternd, langfristig bleibt das Problem erhalten oder verschärft sich sogar.

Patienten mit Zwangsstörungen haben häufiger stereotype Denk- und Verhaltensmuster, sie können diese Muster schlechter beenden und überschätzen das Risiko, dass sie die Gedanken in die Tat umsetzen oder dass etwas Unerwünschtes passiert. Gleichzeitig haben sie ein übertriebenes Verantwortungsgefühl.

Viele Zwangsstörungen werden erst spät diagnostiziert, meist dadurch, dass sich die Betroffenen aufgrund einer anderen Erkrankung in Behandlung begeben (z. B. in die Dermatologie nach Waschzwängen).

Einige Erkrankungen (z. B. Tourette-Syndrom, Asperger, Schizophrenie, posttraumatische Belastungsstörung) führen gehäuft zu sekundären Zwangserkrankungen; insbesondere dann müssen die einzelnen Behandlungsschritte und deren Reihenfolge mit dem Psychologen oder Arzt abgesprochen werden.

10

Therapie

- Die wichtigste Therapieform ist die **Expositionstherapie** (▶ 1C.1.1), insbesondere die systematische Desensibilisierung. Bis sich aber während der Exposition eine Habituation einstellt, also die Gefühle von Angst und Unsicherheit auch ohne Zwangshandlungen und -gedanken weniger werden, dauert es oft mehrere Std., entsprechend muss eine längere Dauer der Exposition eingeplant werden
- Weitere Maßnahmen: kognitive Umstrukturierung, Entspannungstechniken, Achtsamkeit, Genusstraining, Behandlung der Primärerkrankung
- Metakognitionen (Einstellungen über Gedanken) reflektieren: „Welche Konsequenzen hat der Gedanke?", „Wie wahrscheinlich ist das?", „Wie oft hatten Sie diesen Gedanken und wie oft ist die Konsequenz wirklich eingetreten?"
- Medikation: SSRI, die Wirkung tritt i. d. R. später ein als bei Depressionen.

Pflege

- Aus Scham verheimlichen viele Patienten ihre Zwangshandlungen, daher bei Verdacht beobachten und den Psychologen oder Arzt informieren: Zeigt ein Patient stereotype Verhaltensweisen, wie oft wäscht er sich die Hände, wie lange braucht er, um das Zimmer zu verlassen, kehrt er mehrmals zurück, wirkt er übertrieben ordentlich oder gründlich?
- Bei Verdacht: nachfragen, wie oft die Verhaltensweisen auftreten (z. B. „Wie oft waschen Sie sich täglich die Hände? Wie lange benötigen Sie für einmal Hände waschen?")
- Wenn ein Patient Zwangshandlungen oder -gedanken berichtet: loben für die Offenheit
- Die oft ausgeprägte Anspannung aushalten, nicht die Belastung des Patienten übernehmen
- Geduldig bleiben: Die Patienten haben ihre Zwänge meist schon sehr lange und können diese auch mit therapeutischer und pflegerischer Unterstützung nur langsam reduzieren
- Individuelles Vorgehen mit Psychologen oder Arzt absprechen
- Patienten nach seinen persönlichen Zielen fragen: Was möchte er ändern, was beibehalten? Die persönlichen Ziele respektieren, sofern sie nicht negativ für andere sind oder die eigenen moralischen Grenzen überschreiten. Oft sind die Patienten gründlicher, genauer, nachdenklicher als andere; das können sie auch nach der Therapie bleiben
- Begleitung bei der Exposition, am besten im realen Umfeld des Patienten, sofern möglich mehrere Std. einplanen (nach Hillebrand und Niedermeier)
- Wichtig: nicht durch eigenes Verhalten die Exposition stören, z. B. anstelle des Patienten das Sicherheitsverhalten ausüben (wie die Fenster kontrollieren oder den Patienten beruhigen), sodass der Patient die für die Exposition notwendigen Gefühle wie Angst, Ekel, Unsicherheit nicht bis zur Habituation aufrechterhalten kann
- Entspannungs- und Achtsamkeitsübungen, Genusstraining

- Training im Alltag des Patienten, dabei als positives Vorbild wirken
- Stärken hervorheben: Gründlichkeit, Sauberkeit, Planung, Ordnung können in bestimmten Situationen hilfreich und notwendig sein, solange es nicht übertrieben oder in unpassenden Situationen eingesetzt wird
- Immer wieder ermutigen, auch bei sehr kleinen Fortschritten
- Wiederholt Hoffnung auf das langfristige Ziel machen
- Wiederholt darauf hinweisen, dass der Erfolg längere Zeit benötigt, gleichzeitig die einzelnen Schritte zum Erfolg betonen und dafür loben
- Zwangssymptome beherrschen oft den Alltag. Für viele Patienten ist es daher nötig, dass sie Ideen entwickeln, was sie mit ihrer Zeit anfangen, wenn sie weniger Zwänge haben → beraten (z. B. Genusstraining, Freundschaften und Hobbys wieder aufnehmen, Ehrenamt, Selbsthilfegruppe).

10

10.2.2 Zwangsgedanken (F42.0)

- Zwanghafte Ideen, bildhafte Vorstellungen oder Zwangsimpulse, die stereotyp auftreten; werden meist als unwillkürlich und quälend empfunden
- Oft endloses Überlegen
- Manchmal kann der Alltag durch die Zwangsgedanken nicht mehr vollständig bewältigt werden
- Grübelzwang tritt oft bei Depressionen (▶ 6.1) auf, wird aber nur dann als eigene Diagnose festgestellt, wenn er auch außerhalb der Depression aufgetreten ist
- Beispiele: „Ich könnte mein Kind mit einem Messer zu töten.", „Wenn ich etwas Negatives denke, passiert eine Katastrophe.".

Wissenswertes
Heute geht man davon aus, dass die Zwangsgedanken der Betroffenen auch in der Allgemeinbevölkerung auftreten, zumindest was Inhalt und Häufigkeit betrifft. Allerdings werden die Gedanken von Zwangspatienten als weitaus bedrohlicher eingeschätzt und sie überschätzen ihre eigene Verantwortung für das Ergebnis. Somit sind nicht die Gedanken das Problem, sondern der Umgang damit. Derzeit geht man davon aus, dass neben Lernerfahrungen auch genetische und neurophysiologische Ursachen zur Entwicklung von Zwangsgedanken beitragen.

Therapie
- Exposition, bei Zwangsgedanken Konfrontation mit diesen Gedanken wie bei der Sorgenexposition (generalisierte Angststörung, ▶ 10.1.5)
- Zusätzlich Zwangsgedanken aufschreiben, den Patienten wiederholt vorlesen lassen, als Audiodatei aufnehmen (z. B. mit Mobiltelefon des Patienten), dem Patienten den Zwangsgedanken als Audiodatei in Endlosschleife vorspielen lassen, bis Habituation eintritt
- Auch mit Klopftechniken sowie Hypnose gibt es gute Erfahrungen, jedoch noch keine ausreichende systematische Forschung.

Pflege
Wie bei Zwangshandlungen (▶ 10.2.1).
- Unterstützung bei der Exposition nach Absprache mit dem Psychologen oder Arzt: Zwangsgedanken vorlesen lassen; Hilfestellung: die Zwangsgedanken als Audiodatei aufzunehmen und anzuhören (über Mobiltelefon des Patienten, Diktiergerät o. Ä.)
- Zur Exposition können auch mit dem Patienten Situationen aufgesucht werden, die Zwangsgedanken auslösen

10

- Beim Unterscheiden helfen durch Nachfragen: Was sind Tatsachen und was passiert nur „im Kopf"?
- Entspannungs- und Achtsamkeitsübungen, Genusstraining.

Zwangsgedanken müssen von wahnhaften Gedanken unterschieden werden, eine gründliche Diagnostik muss daher vorab durch einen Experten erfolgen. Zwangsgedanken werden zumindest teilweise und auf Nachfrage von den Betroffenen selbst als unsinnig erachtet. Über Zwangsgedanken kann also gesprochen werden; z.B. kann die Pflegekraft sagen, dass sie den Gedanken für unwahrscheinlich hält und alternative Bewertungen vorschlagen. Wahn hingegen zeichnet sich aus durch die Unkorrigierbarkeit, über die Inhalte sollte daher nicht diskutiert werden.

10.3 Belastungsreaktionen

10.3.1 Akute Belastungsreaktion (F43.0)

Vorübergehende Reaktion auf eine außergewöhnliche physische oder psychische Belastung (Betroffener oder Zeuge eines Unfalls, einer akuten Erkrankung oder von Gewalt, Erhalten einer Nachricht vom Tod eines Angehörigen, einer Kündigung, bei stationären Patienten auch Zeuge eines psychischen Erregungszustands oder einer Zwangseinweisung eines Mitpatienten, Suizid eines Mitpatienten). Eine ähnliche Reaktion kann auch auftreten, wenn belastende Erinnerungen berichtet werden.

Symptome
Die Symptome treten kurz nach dem belastenden Ereignis auf und gehen nach Minuten, i. d. R. spätestens nach 1–2 Tagen zurück.
- „Betäubung", Bewusstseinseinengung, eingeschränkte Aufmerksamkeit, Unfähigkeit Reize zu verarbeiten, Desorientiertheit
- Panik, Angst
- Rückzug aus der Situation bis hin zu dissoziativem Stupor (F44.2) oder Unruhe, Überaktivität bis hin zur Fluchtreaktion oder Fugue (F44.1)
- Vegetativ: Tachykardie, Schwitzen, Erröten oder Blässe, Zittern
- Dissoziative Bewegungsstörungen, z. B. unfähig, die Hände zu bewegen, in die Hand gegebenes Glas fällt aus der Hand, Beine versagen
- Aphonie: Stimme versagt
- Dysarthrie und Ataxie: Patient lallt, geht wie betrunken → gegen Alkohol- oder Tablettenintoxikation abgrenzen
- Dissoziative Krampfanfälle → gegen zerebrale Anfälle abgrenzen
- Dissoziative Sensibilitätsstörungen wie Taubheitsgefühle, dissoziative Blindheit, dissoziative Taubheit → gegen Halluzinationen bei schizophrenen Patienten abgrenzen
- Dissoziative Amnesie: Patient erinnert sich später nicht mehr an die Situation.

Pflege
- Sofort abschirmen: Patient evtl. mit einer Begleitperson seines Vertrauens in ein ruhiges, vor Blicken von Mitpatienten geschütztes Zimmer führen; weitere Begleitpersonen oder z. B. Journalisten freundlich, aber bestimmt anweisen, vor der Tür zu warten; auch Polizei muss warten, bis akute Notfallsituation behoben ist

- Patienten davon abhalten, sich im Ausnahmezustand in weitere Gefahr zu bringen (z. B. Fenster schließen, versuchen daran zu hindern, auf eine vielbefahrene Straße zu gehen), dabei auf eigene Sicherheit achten
- Personalien evtl. durch Begleitpersonen aufnehmen lassen; Patient ist in der Notfallsituation dazu nicht fähig
- Patient nicht alleine lassen. Auch wenn Begleitperson dabei ist: beim Patienten bleiben, bis der Arzt da ist.

Kontakt aufnehmen
- In beruhigendem Ton zum Patienten sprechen
- Sich dem Patienten vorstellen
- Reorientieren: „Sie sind jetzt in Sicherheit", „Sie sind jetzt im Krankenhaus XY"
- In kurzen Sätzen sagen, was jetzt gemacht wird: „Ich messe Ihnen jetzt den Blutdruck", „Der Arzt kommt gleich", „Ich bringe Sie in ein ruhiges Zimmer"
- Dem Patienten immer erklären, was man macht, auch wenn er nicht wahrzunehmen scheint, was man sagt
- Keine plumpen Beschwichtigungsversuche; lieber vorerst nichts zu dem belastenden Ereignis sagen als es zu banalisieren
- Vorsichtig Körperkontakt mit dem Patienten aufnehmen: dem Patienten die Hand anbieten, er kann dann selbst entscheiden, ob er sie halten will
- Wenn Patient vor Körperkontakt zurückschreckt, seine Grenzen respektieren, nicht aufdringlich sein, die Reaktion nicht persönlich nehmen
- Einfache Maßnahmen wie Puls- oder Blutdruckmessungen können als „Placebo-Behandlungen" bereits beruhigend wirken
- Seitlich vom Patienten stehen, nicht direkt vor ihm.

Erste Maßnahmen
- Bei körperlichen Schocksymptomen: Beine hochlagern, Patient zudecken
- Wenn Patient zittert: Decke anbieten; das Einhüllen in eine Decke vermittelt Geborgenheit
- Trinken und Essen anbieten; wird meistens zunächst abgelehnt, nicht insistieren
- Fragen, ob Patient zur Toilette oder die Hände waschen möchte, und ihn ggf. begleiten; Patienten im seelischen Schock können schlecht für sich selber sorgen und nehmen manchmal die eigenen Bedürfnisse nicht wahr
- Nicht für das Ereignis, aber für die Reaktion des Patienten Verständnis äußern.

10.3.2 Posttraumatische Belastungsstörung (F43.1)

Verzögerte Reaktion auf ein Ereignis oder eine Situation mit „außergewöhnlicher Bedrohung oder katastrophenartigem Ausmaß" (ICD-10).
Beispiele (nach Flatten et al.): Erleben körperlicher oder sexualisierter Gewalt an sich oder anderen, sexueller Missbrauch, Entführung, Terroranschlag, Krieg, Gefangenschaft, Folter, Natur- oder durch Menschen verursachte Katastrophen, Unfälle, Diagnose einer lebensbedrohlichen Erkrankung, psychische oder physische Vernachlässigung.

Symptome
- Sich aufdrängende, belastende Erinnerungen an das Trauma in Form von inneren Bildern und/oder Filmen (Intrusionen, Flashbacks, Alpträume)
- Andauerndes Gefühl von Betäubtsein, emotionale Stumpfheit, Freezing (körperlich wie „eingefroren")
- Bedrohungsgefühl, Angstzustände, Panikattacken

10

- Allgemeiner Rückzug, Interesseverlust
- Gleichgültigkeit gegenüber anderen, Teilnahmslosigkeit, Freudlosigkeit
- Vegetative Übererregtheit: erhöhte Vigilanz, Schreckhaftigkeit, Schlaf-, Konzentrationsstörungen, Reizbarkeit, Unruhe, häufiges Erleben von Reizüberflutung
- Oft auch Ängste und Depressionen, Suizidgedanken, Scham- und Schuldgefühle
- Vermeidung von Situationen oder Aktivitäten, die an das Trauma erinnern
- Trigger: Auslöser für Erinnerungen an das Trauma (Flashbacks)
- Symptome treten einige Wochen oder Monate, manchmal aber auch erst Jahrzehnte nach dem Ereignis auf
- Dissoziationen (▶ 10.4) können auftreten
- Symptome können als normale Reaktion auf unnormale Ereignisse aufgefasst werden
- Bei chronischem Verlauf kann aus der posttraumatischen Belastungsstörung (PTBS) eine andauernde Persönlichkeitsänderung (F62.0) werden.

Wissenswertes
Oft wird eine Traumatisierung nicht berichtet oder nicht mit den aktuellen Symptomen in Verbindung gebracht. Die meisten Patienten leiden unter komorbiden Störungen, viele begeben sich erst durch die Folgestörungen in Behandlung. Häufige Folgestörungen sind Depression, Angst, Somatisierung, Sucht, Schmerzsyndrome, Persönlichkeits-, Ess-, Entwicklungsstörungen.
Traumatische Ereignisse werden unterschieden in zufällig vs. intendiert („man made") bzw. kurz/einmalig (Typ I) vs. lang andauernd/mehrfach (Typ II) (nach Frommberger und Maercker). Intendierte und Typ-II-Traumen führen eher zur Entwicklung einer PTBS. Entscheidend ist ein erlebter Kontrollverlust, der anfangs zu Hilflosigkeit, Angst und Entsetzen führt, später u. U. zur Infragestellung des bisherigen Wertesystems.

Behandlung
- Früh nach einem Trauma: keine Traumatherapie! In den meisten Fällen bildet sich die Symptomatik zurück. Stattdessen beobachten und abwarten, auf die Wünsche des Patienten eingehen, grundlegende Bedürfnisse (essen, trinken, schlafen, Ruhe, Geborgenheit) beachten
- Falls die Symptomatik nach mehreren Monaten noch besteht:
  - Spezifische Traumatherapie durch qualifizierte Psychotherapeuten und Co-Therapeuten (5 Phasen, s. S. 267)
  - Medikation nur adjuvant zur Psychotherapie: SSRI, SNRI oder symptomorientiert, niedrigdosierte Neuroleptika zur Flashbackreduktion
  - Benzodiazepine kurz nach dem Trauma helfen zwar kurzfristig, die spätere Entwicklung einer PTBS ist aber wahrscheinlicher.

> **❗ Tipps, Tricks und Fallen**
> Fragen zum Trauma sollten nur innerhalb der Einzeltherapie gestellt werden, wenn die Traumakonfrontation ansteht, also gezielt zu einem bestimmten Zeitpunkt, im Rahmen eines Behandlungsplans und von einem qualifizierten Psychotherapeuten. Alle anderen Nachfragen zum Traumageschehen beinhalten die Gefahr der Retraumatisierung, also eine Aggravierung der Symptomatik und sollten unbedingt vermieden werden! Auch bei Gesprächen der Patienten untereinander und in Gruppentherapien sollte keiner von seinem Trauma genauer berichten, etwaige Versuche sollten unterbunden und an die Einzeltherapie verwiesen werden.

Pflege
Allgemein:
- Substanzmissbrauch ist häufig → auf Hinweise achten
- Häufig Suizidalität → Suizidgedanken aktiv erfragen, im Zweifel Psychologen oder Arzt hinzuziehen
- Spezifische Gespräche über das Trauma dürfen nur innerhalb der Einzel-Psychotherapie beim qualifizierten Psychotherapeuten erfolgen → Fragen zum genauen Hergang des Traumas vermeiden.

10

1. Sicherheit herstellen
Sicherheit herstellen, weitere Traumatisierung verhindern, Beziehungsaufbau, erste Informationsvermittlung.
- Kurz nach einem außergewöhnlich belastenden Ereignis → akute Belastungsreaktion (▶ 10.3.1), Notfall (▶ Kap. 5)
- Bei noch anhaltender Belastungssituation (z. B. Gewalt in der Ehe oder Stalking durch den Täter): wenn möglich Herstellen einer sicheren Umgebung, Psychologe oder Arzt, bei akuter Gefahr auch Polizei informieren, auf eigene Sicherheit achten, sich selbst nicht in Gefahr begeben
- Patienten bei Bedarf helfen, sich an Polizei, Rechtsanwalt oder Hilfsorganisationen zu wenden (Frauenhaus, Weißer Ring u. a.), keinesfalls zur Anzeige drängen wegen des Risikos der Retraumatisierung
- Patienten haben ein verstärktes Bedürfnis, wieder Sicherheit und Kontrolle zu erlangen → möglichst viel Entscheidungsspielraum lassen → bei nötigem Körperkontakt (Verbandswechsel, Blutdruckmessung etc.) vorher erklären, nach Möglichkeit um Erlaubnis bitten, ggf. anderen Zeitpunkt verabreden
- Patienten benötigen oft sehr lang, um eine vertrauensvolle Beziehung entwickeln zu können → freundlich und geduldig bleiben, Misstrauen ist eine normale Folge der Traumatisierung und sollte nicht persönlich genommen werden
- Patienten mit wiederholter Traumatisierung können eigene Grenzen und die von anderen teilweise nicht richtig einschätzen → körperliche Distanz eher etwas größer als üblich wählen, Patienten nicht überfordern, vor überzogenen Forderungen durch Mitpatienten schützen, Modell für gesunde Grenzen sein
- Bei Intrusionen oder Dissoziationen in Absprache mit dem Traumatherapeuten Reorientierung an der Gegenwart
  - ▶ 10.4
  - Nonverbale Techniken (z. B. Klopftechniken)
  - Imaginative Techniken (z. B. sicherer Ort).
Diese Techniken müssen vom Patienten oft trainiert werden – vor allem in Phasen mit guter oder neutraler Stimmung –, um sie später selbstständig und erfolgreich einsetzen zu können. Nach mehreren Versuchen stellt sich meist heraus, welche Technik bei welchem Patienten erfolgreich eingesetzt werden kann.

2. Stabilisierungsphase
Stabilisierungstechniken, Triggeridentifikation, Affektregulation (z. B. Training emotionaler Kompetenzen: TEK, ▶ 4.3.13), Symptomkontrolle (z. B. Distanzierungstechniken), Skillstraining.
- Mögliche spezifische Trigger (Auslöser für Flashbacks) benennen, wenn sie als solche erkannt werden, anfangs möglichst reduzieren
- Auslöser für normale Angst- oder Schreckreaktionen (laute Geräusche wie Türenknallen, laute Streitgespräche, unnötige Gespräche oder TV-Sendungen über Gewalt, Krieg etc.) soweit möglich vermeiden

- In dieser Phase lernen Patienten das Krankheitsbild der PTBS kennen → auftretende Symptome in Zusammenhang bringen mit der PTBS (Angst, Schreckhaftigkeit etc. als normale Reaktion auf unnormale Ereignisse)
- Stets in „Überschriften" bleiben, keine Details des Traumas erwähnen oder erfragen, sprechen Sie von „Dissoziation", „Trigger" und „Trauma" statt von den individuellen Inhalten
- Atem- und Entspannungstechniken vermitteln
- Reorientierungstechniken
- Achtsamkeit
- Imaginationsübungen, z. B. „sicherer Ort"
- Aktivierung (Sport, Spaziergänge, positive Aktivitäten).

3. Konfrontationsphase
- Traumakonfrontation nur durch qualifizierte ärztliche oder psychologische Psychotherapeuten, Gefahr der Retraumatisierung
- Exposition nur im Rahmen der qualifizierten Einzeltherapie, Retraumatisierung vermeiden, keine Gespräche über das Trauma ohne fachliche Orientierung, auch Befragungen durch Polizei oder Journalisten können retraumatisieren.

4. Weitere Maßnahmen
- TEK (▶ 4.3.13)
- Entspannungsverfahren (▶ 4.3.7, besser kurze Verfahren, meist gelingt die Entspannung besser bei geöffneten Augen, individuell anpassen)
- Lernen, Gefahrensituationen adäquat einzuschätzen
- Bei Trauer vorgehen wie bei Anpassungsstörungen (▶ 10.3.3)
- Hilfen nach dem Opferentschädigungsgesetz beantragen (nicht zur Anzeige drängen, Gefahr der Retraumatisierung).

5. Reintegration
- Hilfe bei der Entwicklung von Zukunftsperspektiven, Sozialberatung initiieren
- Nachsorge einleiten.

10.3.3 Anpassungsstörungen (F43.2)

Nach entscheidenden Lebensveränderungen oder belastenden Lebensereignissen (Verlust eines Angehörigen durch Trennung oder Tod, Umzug, Emigration), bei üblichen Übergängen in einen neuen Lebensabschnitt (Ausbildungsbeginn, Rente, Elternschaft) oder anderen Lebensveränderungen (Erreichen eines wichtigen Ziels, Misserfolg). Verschiedene Reaktionen sind möglich: leichte depressive Reaktion, Ängste, Gefühl von Überforderung oder Trauer. Professionelle Hilfe ist meist nur erforderlich, wenn die Reaktion besonders stark oder außergewöhnlich lang anhaltend ist. Als wichtiges Beispiel einer Anpassungsstörung wird hier die Trauer erläutert.

Trauer
- Eine häufige und wichtige Reaktion auf einen Verlust ist Trauer
- Trauer wird in unterschiedlichen Kulturen unterschiedlich ausgelebt
- Trauer nach einem Verlust ist eine natürliche Reaktion, nach dem Tod eines nahestehenden Angehörigen gilt eine Trauerzeit von 1–2 Jahren als normal
- Professionelle Hilfe ist nur erforderlich bei extrem starker oder lang anhaltender Trauerreaktion, Selbst- oder Fremdgefährdung oder Komorbiditäten, z. B. Depressionen (▶ 6.1), Psychosen (▶ Kap. 7), posttraumatische Belastungsstörung (▶ 10.3.2), Substanzmissbrauch (▶ Kap. 11).

Pflege
Bei akuter Trauer (Traurigkeit), wenn der Patient weint:
- Einen ungestörten Raum aufsuchen
- Taschentücher reichen, beim Patienten bleiben, den Patienten einige Minuten schweigend weinen lassen, Zeit lassen
- Nachfragen, was der Patient als traurig empfindet
- Traurigkeit als angemessenes Gefühl bestätigen („Das, was Sie erzählen, ist ja auch traurig")
- Individuelles Trauern zulassen, normiertes Trauern nicht fordern („Es muss geweint werden")
- Fragen, ob der Patient mehr erzählen möchte, falls ja: Zeit lassen, ggf. nach der verlorenen Person/Situation fragen
- Keinesfalls traumatische Erlebnisse erfragen (▶ 10.3.2)
- Ein Glas Wasser anbieten
- Wenn die Traurigkeit nachlässt: erfragen, was jetzt gut tun würde (Spaziergang, Gespräch mit anderen, Ablenkung)
- Wenn die Traurigkeit nicht nachlässt: ggf. Suizidalität erfragen, dem Patienten zu einer Pause von der Trauer raten, aufrecht hinstellen lassen, mit dem Patienten spazieren gehen, Reorientierung an der Gegenwart („Sehen Sie sich hier im Raum um, welche Gegenstände sehen Sie" etc., ▶ 10.4), bei weiterem Anhalten ausgeprägter Traurigkeit: Arzt oder Psychologen einschalten.

10.4 Dissoziative Störungen (F44)

- Störungen der Integrität
- Verschiedene Bereiche können betroffen sein: Gedächtnis, Wahrnehmung des eigenen Körpers, der eigenen Person und der Umwelt, Identitäts- und Selbstempfinden
- Treten auf in Form von Amnesien, pseudoneurologischen Störungen, Depersonalisation und Derealisation, verschiedenen Selbst- und Identitätszuständen
- Gehen meist nach einigen Wochen oder Monaten wieder zurück
- Oft infolge traumatischer Erlebnisse, anhaltender Konflikte oder gestörter Beziehungen, traumatische Erfahrungen aber nicht immer vorausgehend
- Häufige, natürliche Reaktion in extrem belastenden Situationen, in denen weder Kampf noch Flucht möglich ist, möglicherweise als Schutzreaktion
- Körperliche Ursachen, Schizophrenien und bewusste Täuschung müssen ausgeschlossen werden
- Schlaf- oder Flüssigkeitsmangel und affektive Erregung wirken mitauslösend
- Oft bei anderen psychischen Störungen, v. a. Borderline-Persönlichkeitsstörung (▶ 10.5.4), posttraumatische Belastungsstörung (▶ 10.3.2).

Pflege
- Bei Dissoziationen benennen („Sie dissoziieren jetzt") und entkatastrophisieren, beruhigen
- Erklären als von der Natur vorgesehene Schutzreaktion in belastenden Situationen
- ! Nicht nach möglichen traumatischen Auslösern fragen (Gefahr der Retraumatisierung, ▶ 10.3.2).

10

Unterbrechung dissoziativer Zustände
Grounding-Techniken (Kontakt zur gegenwärtigen Umgebung herstellen):
- Mit Namen, ggf. laut ansprechen; Ort, Situation, Datum, Zeit benennen („Sie sind hier im Krankenhaus XY"); anbieten, mit Patienten zusammen aus dem Raum/Gebäude zu gehen, begleiten
- Schlüssel fallen lassen, in die Hände klatschen
- Starke Sinnesreize bereithalten und anbieten (aber keinesfalls aufzwingen):
  - Schmecken: kaltes Wasser trinken, Wasabi, Ingwer, Chilischoten, Zitrone, saure oder scharfe Bonbons, Kaugummis, Eiswürfel zerkauen
  - Hören: laute Musik, Trillerpfeife
  - Riechen: Ammoniak, Duftöle, Tigerbalsam
  - Sehen: Augenbewegungen, wie beim EMDR (Eye Movement Desensitization and Reprocessing, siehe z. B. Institut für Traumatherapie & Schubbe, 2014) den Zeigefinger vor den Augen hin und her bewegen, dem Zeiger eines Metronoms folgen, Gegenstände im Raum benennen, 10 grüne Gegenstände im Raum benennen
  - Fühlen: Igelball, Ice-Pack, kleine Steine im Schuh, kalt duschen (nicht heiß: Verbrühungsgefahr! Nozizeption ist meist reduziert)
- Denken: Hirn-Flick-Flacks (von 1 000 in 17er-Schritten abwärts rechnen; 10 Frauennamen nennen, die mit A beginnen; 20 Länder mit Hauptstädten aufzählen)
- Körper: aufrecht hinstellen, einige Schritte gehen, Treppen laufen, Kniebeugen
- Nicht berühren.

Vorbeugung von Dissoziationen
- Dem Patienten helfen, einen „Notfallkoffer" mit Skills gegen Dissoziationen zusammenzustellen
- Emotionale Verwundbarkeit reduzieren: ausreichend trinken, schlafen, angemessen und regelmäßig essen, körperliche Bewegung, Schlaf-Wach-Rhythmus
- Verringern: Substanzmissbrauch (auch Koffein), Reizüberflutung (TV, Radio, viele Menschen), Überforderung
- Auslöser und Frühwarnzeichen herausfinden durch Beobachtung oder Symptomtagebücher
- TEK (▶ 4.3.13) oder Training sozialer Kompetenzen als Alternative zu Dissoziation bei emotionaler Erregung
- Konversionsstörungen ähnlich wie bei somatoformen Störungen (▶ 13.1).

Dissoziative Amnesie
- Amnesie meist bzgl. wichtiger Ereignisse
- Wenn nicht durch übliches Vergessen, Ermüdung, Erschöpfung, Intoxikation, hirnorganische Erkrankung etc. erklärbar
- Beispiel: Ein Patient kann sich an einen großen Teil seiner Kindheit nicht erinnern, ein Unfall kann nur bruchstückhaft erinnert werden, obwohl der Betroffene keine Verletzung hatte.

Dissoziative Fugue
- Unerwartete, aber zielgerichtete Ortsveränderung mit anschließender Amnesie, das Verhalten kann von außen betrachtet unauffällig sein und komplexe Abläufe wie Fahrkartenkauf, Zimmer mieten etc. beinhalten
- Kann über mehrere Tage andauern.

Dissoziativer Stupor

Kaum oder keine willkürlichen Bewegungen, keine willentliche Reaktion auf äußere Reize wie Licht, Berührung, Ansprechen.

Trance- und Besessenheitszustände

- Vorübergehender Verlust des Identitätsempfindens und der Wahrnehmung der Umgebung
- Unfreiwillig und nicht in religiösem Zusammenhang, nicht durch Intoxikation, Psychose, hirnorganische Ursachen.

10

Dissoziative Bewegungsstörungen

- Ganzer oder teilweiser Verlust der Bewegungsfähigkeit einzelner oder mehrerer Körperglieder
- Ähnelt verschiedenen Formen von Ataxie, Apraxie, Akinesie, Aphonie, Dysarthrie, Dyskinesie, Anfällen, Lähmungen.

Dissoziative Krampfanfälle

- Ähnlich epileptischen Anfällen
- Zungenbiss, Verletzungen beim Sturz oder Inkontinenz treten nur sehr selten auf.

Dissoziative Sensibilitäts- und Empfindungsstörungen

- Ausfälle oder deutliche Beeinträchtigung einzelner oder mehrerer Sinne (Seh-, Hör-, Riechverlust)
- Oder ausgeprägte Taubheitsgefühle in verschiedenen Körperregionen oder ein Nicht-mehr-spüren der Körperregionen
- Anästhetische Hautareale oft anders als durch sensorische Innervierung zu erwarten.

Depersonalisation/Derealisation

- Der Patient hat zeitweise das Gefühl, als ob jemand anderes die Geschehnisse erlebe, als ob er selbst nur zuschaue (Depersonalisation)
- Die Umgebung fühlt sich unwirklich und fremd an (Derealisation)
- Häufig vorübergehend auftretend nach belastenden Situationen oder im Rahmen anderer psychischer Störungen.

Multiple Persönlichkeitsstörung

- Der Patient empfindet verschiedene Identitäten in sich, die er teilweise mit unterschiedlichen Namen benennt und die sich in einem inneren Dialog befinden können
- Die unterschiedlichen Identitäten haben unterschiedliche Vorlieben, Erinnerungen, Verhaltensweisen und haben zu verschiedenen Zeiten die Kontrolle über die Person
- Cave: keine suggestiven Fragen (können weitere Identitäten induzieren), nicht durch gezeigtes Interesse die Symptomatik „belohnen" und damit verschlechtern.

10.5 Persönlichkeitsstörungen

Persönlichkeitsstörungen (PS) sind lang anhaltende Auffälligkeiten in der Beziehung zu sich selbst und zu anderen, im Wahrnehmen, Denken und Fühlen. Die Patienten reagieren mit starren Verhaltensmustern auf verschiedene Situationen und in unterschiedlichen Lebensbereichen. Die Verhaltensmuster unterscheiden sich deutlich von denen der Mehrheit der Bevölkerung, meist ist der Beginn schon in Kindheit und Jugend, manchmal auch erst später. Die Patienten sind persönlich und sozial fast immer beeinträchtigt, die Probleme in der Interaktion mit anderen Menschen zeigen sich meist auch gegenüber dem Pflegepersonal.

Die ursprünglich von Marsha M. Linehan für Borderlinepatienten entwickelte **Hierarchie der Behandlungsziele** kann auch auf andere Persönlichkeitsstörungen übertragen werden (nach Deutsche Gesellschaft für Psychiatrie, Psychotherapie und Nervenheilkunde):

1. Selbst- und Fremdgefährdung (z. B. Suizidalität)
2. Gefährdung der Therapie (z. B. Noncompliance, Abwertung des Therapeuten)
3. Störungen der Verhaltenskontrolle
   a. Schwerwiegend: z. B. Kriminalität, akute Psychose, ausgeprägte Formen von Substanzabusus, Essstörungen, Depressionen, Dissoziationen, Selbstverletzungen
   b. Weniger schwerwiegend: leichtere Ausprägungen von Substanzabusus, Essstörungen, Depressionen, Dissoziationen, Selbstverletzungen, sozialer Rückzug, mangelnde Problemlösefähigkeiten
4. Störungen des emotionalen Erlebens (Verhalten kann bereits kontrolliert werden, jedoch werden starke negative Emotionen erlebt, z. B. Angst, Ärger)
5. Probleme der Lebensgestaltung (z. B. Arbeitsplatz, Schulden, Partnerschaft, Freundschaften, Lebensplanung).

Der Behandlungsfokus richtet sich immer auf die aktuell höchste Hierarchieebene, wenn z. B. ein Patient akut suizidal ist, dann muss zunächst dieses Problem gelöst werden, alle anderen vorhandenen Probleme werden auf einen späteren Zeitpunkt vertagt, es sei denn, dass ein anderes Problem zur Suizidalität geführt hat. Der Behandlungsfokus wechselt im Laufe der Behandlung mehrmals und richtet sich nach den aktuellen Begebenheiten.

Behandlung

Für einige Persönlichkeitsstörungen sind spezielle Therapien entwickelt und untersucht worden, so für die Borderline-Persönlichkeitsstörung (Dialektisch Behaviorale Therapie: DBT nach Linehan), Dissoziale Persönlichkeitsstörung (Reasoning and Rehabilitation Program).

Inzwischen können Persönlichkeitsstörungen gut und nachhaltig behandelt werden. Bausteine einer Therapie:

- Therapievereinbarung, -zielformulierung
- Aufbau einer therapeutischen Beziehung
- Psychoedukation über die Persönlichkeitsstörung (z. B. nach Schmitz et al.)
- Training sozialer Kompetenzen
- Änderungen im psychosozialen Umfeld
- Veränderung dysfunktionaler Verhaltensmuster
- Veränderung dysfunktionaler Denkmuster (z. B. dichotomes Denken, Verallgemeinerung)
- Psychopharmakotherapie: nur symptomorientiert.

Pflege

Die starren Verhaltensmuster führen bei den meisten Patienten immer wieder zu Problemen mit anderen Menschen. Dies zeigt sich meist auch bald in der Interaktion mit dem Pflegepersonal.

- Klare und transparente Regeln, möglichst in Form eines Behandlungsvertrags (Behandlungsziele, -methoden, Dauer, Teilnahme, Pünktlichkeit, Schweigepflicht, Verzicht auf Drogen und Alkohol etc.)
- Ressourcenaktivierung: wertschätzend bleiben
- Dabei hilft, die spezifischen Eigenschaften der Persönlichkeitsstörungen als positiv wertzuschätzen (z. B. Gründlichkeit bei der anankastischen PS, Selbstbewusstsein bei der narzisstischen PS), die nur bei übertriebenen und starren Verhaltensweisen zu Schwierigkeiten führen
- Aufbau einer positiven Beziehung
- Misstrauen, Abwerten der Beziehung durch den Patienten nicht persönlich nehmen, da dies meist Teil der Störung ist
- Ziel: Abschwächung und Flexibilisierung der Persönlichkeitseigenschaften
- Differenzieren helfen: die Verhaltensweisen haben früher oft geholfen oder waren sogar lebensnotwendig, dieselben Verhaltensweisen sind heute aber dysfunktional
- Genaues Wissen über Persönlichkeitsstörungen und Behandlungskonzepte reduzieren „Burn-out" beim Pflegepersonal.

10.5.1 Paranoide Persönlichkeitsstörung (F60.0)

- Übertriebene Empfindlichkeit gegenüber Zurückweisung
- Nachtragen von Kränkungen, Misstrauen
- Neutrale oder freundliche Handlungen anderer werden als feindlich oder verächtlich missverstanden
- Streitsucht, beharrliches Bestehen auf eigenen Rechten
- Unterscheidung gegenüber Psychosen (▶ Kap. 7)
- Patienten kommen i. d. R. nur wegen anderer oder resultierender Probleme in Behandlung.

Pflege

- Besonders wichtig: die Ziele des Patienten genau erfragen und schriftlich festhalten
- Maximale Transparenz und Autonomie: den Patienten über alle geplanten Schritte ausführlich informieren und mit ihm abstimmen
- Mitmenschen reagieren oft mit eskalierenden Konflikten oder Rückzug → bei Kritik oder Fragen des Patienten sachlich bleiben
- Konfliktmanagement, Patienten coachen bei der Lösung von Konflikten, dabei an langfristige Ziele erinnern, sachlich nach alternativen Lösungen suchen
- Ablehnung und Missverständnisse nicht persönlich nehmen, das eigene Verhalten stattdessen ausführlicher begründen als üblich
- Bei Konflikten weniger die Schuldfrage klären, mehr den Fokus auf eine Beilegung des Konflikts legen.

10.5.2 Schizoide Persönlichkeitsstörung (F60.1)

- Rückzug von sozialen Kontakten
- Vorliebe für Fantasie

- Einzelgänger, in sich gekehrt, zurückhaltend, kein Wunsch nach Beziehungen
- Patienten können Gefühle schlecht ausdrücken und Freude nur eingeschränkt erleben
- Wirken passiv und reagieren kaum auf positives oder negatives Feedback
- Häufige Diagnose in Obdachlosenunterkünften.

Pflege
- Meist kommen die Patienten nur aufgrund sekundärer Erkrankungen (Depressionen, Ängste, Depersonalisationserleben) → sekundäre Erkrankungen behandeln
- Für den Patienten die zunächst notwendige Distanz lassen
- Wiederholt Angebote zu gemeinsamen Aktivitäten und zur Verbesserung der therapeutischen Beziehung machen
- Ablehnungen nicht persönlich nehmen, Kontakte nicht forcieren
- Dem Patienten mehr Möglichkeiten zum Rückzug lassen
- Unterstützen beim Aufbau positiver und Abbau negativer Beziehungen
- Unterstützen bei der aktiven Gestaltung von Alleinsein, z. B. Aufbau positiver Aktivitäten.

10.5.3 Dissoziale Persönlichkeitsstörung (F60.2)

- Soziale Verpflichtungen und übliche moralische Normen werden missachtet
- Kriminelles, unverantwortliches und aggressives Verhalten
- Unfähigkeit zu Mitgefühl, Mangel an Schuldgefühl und Furcht
- Unehrlichkeit, Schönfärberei
- Keine Änderung des Verhaltens durch negative Erlebnisse, z. B. Bestrafung
- Geringe Frustrationstoleranz, niedrige Schwelle für Aggressionen und Gewalt
- Schuld wird bei anderen gesucht, Rationalisierungen für das eigene Verhalten
- Orientierung an kurzfristigen Vorteilen, Vernachlässigung langfristiger Ziele
- Diese Patienten sind oft in der Forensik (▶ Kap. 12) anzutreffen
- Oft Gewalterfahrung in der Kindheit, Eltern als schlechte Vorbilder, kein verlässliches Erziehungsumfeld
- Als Erwachsene auch oft schlechte soziale Einbindung (Geldnot, kein Beruf, keine Perspektiven, kriminelles Umfeld).

Pflege
- ▶ Kap. 5, ▶ Kap. 12
- Sicherheit geht vor: eigene Sicherheit und die der Mitpatienten beachten
- Klare, transparente Regeln aufstellen und einhalten
- Krankheitsbedingt werden die Regeln allenfalls vorübergehend eingehalten
- Ziel ist der Aufbau langfristiger Lebensziele, am besten aufschreiben
- Im Sinne eines Problemlösetrainings Strategien erarbeiten, wie diese Ziele erreicht werden können, z. B. Umgang mit Impulsivität, Bedürfnisse ohne Aggression durchsetzen (TEK, Achtsamkeit)
- Verbesserung des Umfelds: soziale Absicherung, Wohnung, Trennen von dissozialen Freunden, Angehörige einbeziehen
- Persönlichkeitseigenschaften nach Möglichkeit als Kompetenz nutzen: Spontaneität, Angstfreiheit
- Weiterbehandlung sicherstellen.

10.5.4 Emotional instabile Persönlichkeitsstörung

Impulsiver Typ (F60.30)
- Impulse können nicht kontrolliert werden und werden ohne Rücksicht auf Konsequenzen ausgelebt
- Stark wechselnde Stimmungen, emotionale Ausbrüche
- Häufiger Streit.

Borderline-Typ (F60.31)
Wie impulsiver Typ, zusätzlich:
- Störung des Selbstbilds
- Chronisches Gefühl von Leere
- Zustände von extremer Anspannung, die nicht einer bestimmten Emotion zugeordnet werden können
- Intensive, aber unbeständige Beziehungen
- Häufiges selbstdestruktives Verhalten (Selbstverletzungen, gefährliche Sportarten, Drogen- und Alkoholabusus, häufig wechselnde Sexualpartner)
- Häufig Suizidversuche
- Muster von instabilen und intensiven zwischenmenschlichen Beziehungen
- Überdurchschnittlich oft betroffen von: Gewalterfahrungen, finanziellen Problemen, Obdachlosigkeit, Kontakt mit Jugendamt, langen stationären Behandlungen, schlechter sozialer Integration, weiteren psychischen Störungen
- Störung der Affektregulation
  - Bereits kleine Auslöser führen zu sehr schnellen, sehr starken emotionalen Reaktionen, die dann lang anhaltend sind
  - Die Patienten können in diesen Zuständen oft nicht unterscheiden, welche Emotion sie empfinden, sondern nehmen nur einen extremen und qualvollen Spannungszustand wahr
  - Diesen quälenden Spannungszustand beenden sie durch Selbstschädigungen (sich schneiden, brennen, schlagen) oder aggressive Durchbrüche.

Pflege
- Die Behandlung der Borderline-Persönlichkeitsstörung (BPS) ist komplex und sollte störungsspezifisch sein (z. B. DBT nach Linehan, ▶ 10.5)
- Dabei sollten alle Mitglieder des Behandlungsteams eng kooperieren. Unstimmigkeiten werden von den zwischenmenschlich oft sehr sensiblen Patienten schnell entdeckt, gelangen in den Fokus und verhindern die Fokussierung auf die Probleme des Patienten → regelmäßige Teamabsprachen und Supervision
- Klare Regeln, Vereinbarungen, Therapieverträge: Umgang mit Suizidalität, Krisen, Störungen der Therapie wenn möglich schriftlich vereinbaren und unbedingt daran halten
- Dazu gehört die Fokussierung der Behandlung auf die aktuelle Hierarchieebene
- Dem Patienten helfen, persönliche Skills zu sammeln
  - In Hochspannungsphasen statt Selbstverletzungen anbieten: starke Sinnesreize (▶ 10.4)
  - In anderen Phasen: angenehme Aktivitäten, Freunde anrufen etc.
  - Achtsamkeit, TEK, soziale Kompetenz
  - Psychoedukation über die BPS (z. B. nach Bohus und Reicherzer)
  - Mit dem Patienten gemeinsam einen Koffer/Ordner/Karton erstellen, in dem er alle Skills und Informationen sammelt, sodass diese unter Stress schnell gefunden werden

10

- Bei Selbstverletzungen: ruhig und besonnen bleiben, die meisten Patienten haben schon viele Selbstverletzungen hinter sich, an das vorab vereinbarte Vorgehen halten, Arzt rufen (▶ Kap. 5).

10.5.5 Histrionische Persönlichkeitsstörung (F60.4)

- Oberflächliche und labile Affektivität
- Dramatisierung, theatralischer Ausdruck von Gefühlen
- Suggestibilität, Egozentrik, Genusssucht, Kränkbarkeit
- Dauerndes Verlangen nach Anerkennung, Aufmerksamkeit („ich bin der Wichtigste") und äußeren Reizen
- Dabei die Überzeugung, dass die erhöhte Aufmerksamkeit berechtigt ist
- Das Verhalten war für den Patienten meist in der Kindheit notwendig und wurde in der Zeit gelernt, heute wird das Verhalten in ganz anderen Situationen stereotyp wiederholt.

Pflege
- Vorab festgelegte Regeln einhalten: Zeiten einhalten, nicht überziehen, keine privaten Telefonnummern weitergeben, keine Sondertermine
- Innerhalb dieser Regeln aber komplementär verhalten: Patienten wollen im Mittelpunkt stehen und uneingeschränkte Aufmerksamkeit haben → sich den Patienten zu festgelegten Zeiten uneingeschränkt widmen, aufmerksam zuhören
- Leiden, Probleme und Anliegen des Patienten ernst nehmen
- Nicht bagatellisieren oder den Patienten abwerten
- Regeln nicht diskutieren, höchstens kurz begründen
- Komplementäres Verhalten wird oft „getestet" → stets an die Regeln halten, nicht die vielfach wiederholten und pathologischen Muster des Patienten mitmachen
- Bei ausreichend guter Therapiebeziehung und in Absprache mit dem Psychologen oder Arzt Konfrontation mit den Schemata des Patienten
  - Verständnis für das Bedürfnis nach Aufmerksamkeit zeigen, aber auch über die Konsequenzen (Kosten) informieren: Andere fühlen sich eingeengt, gehen noch mehr auf Abstand, Beziehungen scheitern, Patient wird nie zufrieden, ihm muss es weiter schlecht gehen, damit er weiter Aufmerksamkeit bekommt
  - Behutsam sollte der Patient lernen, dass er sich intransparent und strategisch verhält und welche Strategien er verwendet; diese Strategien waren in der Kindheit meist notwendig
  - Dabei stets die Ressourcen im Blick behalten und benennen: Angestrebte Aufmerksamkeit ist grundsätzlich verständlich, aber in geringerem Ausmaß wünschenswert; Strategien waren in anderen Situationen erfolgreich und notwendig, jede kleine Änderung loben und mit Aufmerksamkeit verfolgen.

10.5.6 Anankastische (zwanghafte) Persönlichkeitsstörung (F60.5)

- Übertriebener Perfektionismus, Gewissenhaftigkeit, ständige Kontrollen, Vorsicht, starre Verhaltensmuster
- Wichtiges kann oft nicht mehr von Unwichtigem unterschieden werden, Patienten verzetteln sich in Kleinigkeiten

- Im Gegensatz zu Menschen mit Zwangsstörungen (▶10.2) leiden die Patienten mit anankastischer Persönlichkeitsstörung nicht unter ihrem Verhalten, sondern unter den Folgen
- Mögliche Folgen: erhöhtes Stresserleben, psychosomatische Erkrankungen, Depressionen, Ausgrenzung durch andere.

Pflege
- Wie bei allen anderen Persönlichkeitsstörungen klare Behandlungsziele definieren, die Patienten bei zu großer Detailverliebtheit wiederholt an übergeordnete Ziele erinnern
- Ggf. nachfragen, was ihnen wirklich wichtiger ist
- Nicht die eigenen Maßstäbe anlegen
- Fürs Erreichen der Ziele ist das Verlassen der bisherigen Strategien erforderlich → zu kleineren Abweichungen und neuen Erfahrungen ermutigen
- Kurze Ausnahmen absprechen: eine Stunde Pause vom Perfektionismus machen
- „Zeitkuchen" mit dem Patienten erstellen: Wie viel Zeit verbringt er pro Woche mit Pflichten (Kontrolle, Aufräumen etc.) und mit angenehmen Aktivitäten (Genuss, Freunde treffen, Selbstfürsorge, Sport), wie viel soll es in Zukunft sein?
- Genusstraining, Entspannungsverfahren (▶4.3.7), Achtsamkeit
- Liste angenehmer Aktivitäten anbieten (Internet oder Depressions-Fachliteratur)
- Falls möglich: kognitive Verfahren zur Modifikation der rigiden Regeln
- Hilfe bei der Suche nach einem Arbeitsplatz, an dem Gründlichkeit gewünscht ist (Buchhaltung, Qualitätssicherung, Programmierung etc.), ggf. Sozialberatung initiieren.

10.5.7 Ängstlich-vermeidende Persönlichkeitsstörung (F60.6)

- Ständige Anspannung, Unsicherheit, Besorgtheit
- Gefühl von Minderwertigkeit
- Potenzielle Gefahren und alltägliche Risiken werden deutlich überschätzt, viele Situationen und Aktivitäten werden daher vermieden
- Angst vor Versagen.

Pflege
- Den Patienten an für ihn bisher unbekannte Orte (Geschäfte, Cafés) begleiten, andere Aktivitäten ausprobieren (Sport, Spaziergänge, Kino)
- Zu kleinen Änderungen im Alltag ermutigen, z. B. im Tagesablauf
- Loben auch kleinerer Fortschritte
- Daran erinnern, dass die wahrgenommene Unsicherheit oder Angst ein Gefühl ist, das im Patienten entsteht und nicht aus der Situation resultiert
- Orientierung an der gewünschten Zukunft: Wie würden Sie sich jetzt verhalten, wenn Sie schon mutiger wären?
- Entspannungsverfahren (▶4.3.7), Expositionsübungen.

10.5.8 Abhängige (asthenische) Persönlichkeitsstörung (F60.7)

- Kleinere und größere Entscheidungen werden anderen überlassen
- Gleichzeitig Erleben von Hilflosigkeit, Trennungsangst
- Selbstwahrnehmung als inkompetent und schwach
- Tendenz, sich anderen unterzuordnen, eigene Bedürfnisse zu negieren
- Verantwortung wird anderen zugeschrieben
- Untersuchungen zeigen, dass die abhängige Persönlichkeitsstörung die häufigste Diagnose bei den Bewohnerinnen von Frauenhäusern ist
- Bei der Behandlung organischer Erkrankungen oft besonders compliant.

Pflege
- Auf die abhängige Persönlichkeitsstörung reagieren viele Interaktionspartner entweder mit Überheblichkeit und übernehmen die Führung oder sie reagieren mit Ärger und Rückzug → professionell bleiben, zu Beginn weniger, später mehr Entscheidungen an den Patienten zurückgeben
- Auf die eigenen Grenzen achten, sich selbst nicht von den Patienten überfordern lassen
- Betonen, dass vor allem das Üben kleinerer Entscheidungen zu einer insgesamt größeren Selbstständigkeit und höheren Lebensqualität führt
- Wiederholt auf eigene Leistungen, Entscheidungen des Patienten hinweisen, ggf. aufschreiben lassen
- Zu Änderungen im sprachlichen Ausdruck ermuntern: statt „Ich kann nicht" eher „Ich kann *noch* nicht"
- Bei appellativem Verhalten: unausgesprochene Wünsche und Bedürfnisse erfragen, direkte Kommunikation statt indirekter fördern
- Training sozialer Kompetenzen, Entspannungstechniken (▶ 4.3.7).

10.5.9 Narzisstische Persönlichkeitsstörung

- Umstrittene, aber häufig vergebene Diagnose
- Selbstbild und Bewertung im Vordergrund: übertrieben positive Selbsteinschätzung bei gleichzeitiger Abwertung anderer, bei negativem Selbstbild extrem negative Selbsteinschätzung
- Patient betont, kein Problem und alles im Griff zu haben, oder er hat als Einziger ein echtes Problem
- Erwartung einer Sonderstellung
- Mangelhafte Empathie, anderen gegenüber wenig Aufmerksamkeit
- Sehr kritikempfindlich, kann keine Schwächen zeigen
- Vermeidung von negativen Aspekten des Selbstbilds.

Pflege
- Komplementär verhalten
  - Selbstbild „füttern", oft betonen, dass man den Patienten für kompetent, klug, erfolgreich hält, ausführlich loben
  - Ressourcen, Wissen, Kenntnisse des Patienten erkennen und anerkennen
- Nicht in einen Kompetenzwettbewerb mit dem Patienten treten, nicht streiten, wer was besser kann
- Stattdessen mit eigener fachlicher Kompetenz überzeugen
- Oft werden hierarchisch Höhergestellte (Chefarzt, Oberarzt, leitender Psychologe) eher als „ebenbürtig" anerkannt und ernst genommen

- **Cave:** bei negativen Erfahrungen kann das Selbstbild schnell kippen in eine extreme Selbstabwertung → erhöhte Suizidgefahr
- Blamieren oder Bloßstellen vermeiden
- Erst bei ausreichend guter Therapiebeziehung behutsam die Kosten des Verhaltens thematisieren: Wirkung auf andere, Distanzierung durch andere, eigene Zufriedenheit ausschließlich abhängig vom Selbstwert, Depression, Substanzabusus etc.

10

11 Pflege von Menschen mit Abhängigkeitserkrankungen

Frank Vilsmeier

11.1 Übersicht

11.1.1 Einteilung, Symptome

Definitionen

Abhängigkeit (ugs. „Sucht"): übermächtiges und unwiderstehliches Verlangen, eine bestimmte Substanz wiederholt einzunehmen (psychische Abhängigkeit). Weitere Merkmale sind Dosissteigerungen und das Auftreten von Entzugserscheinungen bei Weglassen der Substanz (physische Abhängigkeit). Der Begriff „Sucht" ist obsolet, er wurde von der WHO durch den Begriff „Abhängigkeit" ersetzt (▶ Tab. 11.1).

Toleranz (ugs. „Gewöhnung"): Die Wirkung einer Substanz lässt bei gleichbleibender Dosierung nach. Um den gewünschten Effekt aufrechtzuerhalten, muss eine höhere Dosis als die ursprünglich wirksame eingenommen werden (Dosissteigerung).

Gewohnheitsbildung: Wunsch, die Einnahme einer Substanz fortzusetzen, jedoch ohne Tendenz zur Dosissteigerung. Auftreten psychischer Abhängigkeit ohne physische Folgeschäden.

Schädlicher Gebrauch (ugs. „Missbrauch"): der über das normale Maß oder eine medizinische Indikation hinausgehende schädliche Konsum von Substanzen mit physischen, psychischen und sozialen Konsequenzen. Die Schädigungen müssen kontinuierlich über einen Zeitraum von mindestens einem Monat oder mehrfach im Verlauf von 12 Monaten aufgetreten sein. Eine Abhängigkeit ist auszuschließen.

Polytoxikomanie: Mehrfachabhängigkeit oder multipler Substanzgebrauch. Wiederholte – häufig wahllose – Einnahme von mindestens drei psychotropen Subs-

Tab. 11.1 Abhängigkeitstypen		
Typ	**Beispiele für Substanzen**	**Abhängigkeit**
Alkohol-, Benzodiazepin-, Barbiturattyp	Meist hochprozentige Alkoholika, Diazepam (Valium®), Lorazepam (Tavor®), Flunitrazepam (Rohypnol®), Bromazepam (Lexotanil®), Oxazepam (Adumbran®), Phenobarbital (Luminal®), Thiopenthal (Pentothal®)	Körperlich und psychisch
Morphintyp	Opium, Morphium (MSR-/MST-Mundipharm®), Hydromorphon (Dilaudid®), Diamorphin (Heroin), Codein (codeinhaltige Antitussiva), Methadon, Levomethadon (L-Polamidon®)	
Kokaintyp	Kokain, Crack (Kokain und Natron)	Stark psychisch
Amphetamine	Captagon®, Designer-Drogen: „Speed", „Gülle", Ecstasy (XTC), Crystal Meth, MDMA	Psychisch
Cannabis	Wirkstoff: THC (Tetrahydrocannabinol) als gepresstes Harz (Hasch) oder getrocknete Blätter (Marihuana)	
Halluzinogene	Lysergsäurediethylamid (LSD), Meskalin (mexikanischer Kaktus), Psylocybin (kleiner Wiesenpilz), Phencyclidin (PCP oder „Angel Dust")	

tanzen über einen Zeitraum von mindestens 6 Monaten, wobei keine Substanz für sich alleine den Konsum dominiert.

Entzug: körperliche Entgiftung von Substanzen mit spezifischen körperlichen und/oder psychischen Entzugssymptomen. Dauer 1–6 Wochen, i. d. R. stationäre Krankenhausbehandlung.

Entwöhnung: eine langfristig (mehrere Monate) angelegte stationäre Behandlung der psychischen Abhängigkeit, meist in Fachkliniken. Teilstationäre und ambulante Entwöhnung ist bei stabiler Primärpersönlichkeit möglich. Ziel ist der Erhalt, die Verbesserung oder Wiederherstellung der Funktions- und Leistungsfähigkeit des Erkrankten.

Komorbidität: ein Begriff, der nur das Vorhandensein von Begleiterkrankungen bei Vorliegen einer Grunderkrankung meint. In der Behandlung von Abhängigen wird er genutzt, um das Vorliegen einer psychiatrisch relevanten Diagnose bei gleichzeitigem Substanzgebrauch zu definieren (▶ 11.4.5).

11

Zeichen einer Abhängigkeitsdiagnose

- Häufige oder lange Einnahme von großen Mengen des Mittels entgegen der ursprünglichen Absicht des Konsumenten
- Einschränkungen oder Kontrolle des Konsums sind erfolglos geblieben
- Hoher Zeitaufwand für die Beschaffung und den Konsum oder zur Erholung von den Wirkungen des Mittels
- Rauscherleben oder Entzugserscheinungen während der Alltagsbeschäftigungen, z. B. in Beruf, Schule, Haushalt, Verkehr
- Berufliche, soziale oder Freizeitaktivitäten werden wegen des Mittelgebrauchs reduziert oder aufgegeben
- Fortsetzung des Mittelgebrauchs trotz besseren Wissens um die sozialen, psychischen und körperlichen Folgeerscheinungen
- Toleranzsteigerung: Verbrauchssteigerung um mindestens 50 %, um die gewünschte Wirkung zu erzielen
- Psychische und/oder körperliche Entzugserscheinungen
- Einnahme des Mittels, um Entzugserscheinungen zu bekämpfen.

Die Diagnose „Abhängigkeit" kann gestellt werden, wenn mindestens 3 der Symptome vorhanden sind und diese sich häufiger wiederholen oder mindestens einen Monat bestehen.

Co-Abhängigkeit

Das Verhalten des Abhängigen wirkt sich immer auf das Befinden oder die gesellschaftliche Stellung der Angehörigen oder der Helfer aus. Typisch für eine Co-Abhängigkeit ist, dass Angehörige versuchen, negative Konsequenzen für den Abhängigen zu vermeiden.

Das Umfeld der Abhängigen muss unterstützt, beraten und durch Hilfsangebote aufgeklärt werden, um von eigenen Schuldvorwürfen entlastet zu werden und ausreichend Distanz zu entwickeln.

! Die Angehörigen sind immer Mitbetroffene; sie sollen als solche auch in die Therapie mit einbezogen werden, z. B. Angehörigengruppen, Familientherapie, Paartherapie, Selbsthilfegruppen.

Abhängigkeitsrisiko

Ist in allen Bevölkerungsschichten vorhanden, auch gehäuft in helfenden Berufen. Zu den Suchtgefahren zählen:

- Psychische Belastungen, verminderte Leistungs- bzw. Kompensationsfähigkeit (Resilienz)

- Neugier, Interesse, Wunsch nach Veränderung des subjektiven Erlebens
- Wunsch nach Steigerung von Lustempfinden oder Verminderung von Unlustgefühlen
- Mangelnde Konfliktbewältigungsstrategien
- Peer Groups (Bezugsgruppen) mit schädlichem Suchtmittelkonsum
- Verfügbarkeit von befindlichkeitsverändernden Stoffen.

> **❗ Tipps, Tricks und Fallen**
> Suchtgefahren offen ansprechen. Verfügbarkeit von Suchtstoffen einschränken. Geregelte und schriftlich dokumentierte Übergabe des Schlüssels vom Medikamentenschrank auf Station (▶ 1.3).

11.1.2 Umgang mit Abhängigen

! Vertrauen ist gut, Kontrolle ist sinnvoller. Alcotest (▶ 11.1.3), Drogenscreening (▶ 11.1.3), Kontrolle des Patienten/seines Eigentums (▶ 11.1.3).

Ziel ist, dem Patienten deutlich zu machen, dass der Verlust der Abhängigkeit die Möglichkeit bietet, andere Wege der Lebensgestaltung zu entdecken oder wieder zu erlangen. Die helfende Beziehung dient dem Aufzeigen und Einüben von Denk- und Verhaltensweisen, die an die Stelle des süchtigen Verhaltens treten können.

- Abhängigkeit ist eine chronisch rezidivierende Erkrankung
- Das Suchtmittel hat für die Patienten einen Zweck erfüllt: die körperliche und/oder psychische Befindlichkeitssteuerung; ohne Suchtmittel benötigen sie Alternativstrategien
- Veränderungen sind nur mit einem Veränderungswunsch des Abhängigen möglich.

Grundhaltungen
- Keinen Kampf um das Suchtmittel und das Verhalten des Abhängigen führen
- Keine Moralpredigt halten und keine Schuldvorwürfe machen: Abhängige erleben sich wie fremdgesteuert und sind nicht grundsätzlich als Schuldige für ihr Suchtverhalten zu sehen; mögliche Folgen negativ bewertender Vorwürfe
  - Sozialer Rückzug und Rückfall in den Suchtmittelkonsum
  - Abwehr der Vorwürfe verringert die Bereitschaft zur Beschäftigung mit persönlichen Lösungsstrategien und das Erkennen von Problemzusammenhängen
- Die Bereitschaft oder Notwendigkeit, alles für den Erhalt des Suchtmittels zu tun, führt insbesondere bei illegalem Drogenkonsum zu Verhaltensweisen wie Beschaffungskriminalität und Ausnutzen des sozialen Umfelds
- Entzugsakzeptanz herstellen, respektvoller und wertschätzender Umgang mit den Patienten
- Klare, offene und eindeutige Kommunikation. Konsequenzen nur ankündigen, wenn sie durchgehalten werden können.

Rückfall
- Ist lebenslang möglich
- Wertfrei und nicht prophezeiend mit dem Patienten umgehen, keine Vorhaltungen machen
- Rückfall als ein Krankheitssymptom verstehen, das in die Behandlung einzubeziehen ist.

Störungsspezifischer Umgang mit Abhängigen
Verantwortungsfähigkeit vermitteln
Damit die Patienten wieder Verantwortungen übernehmen können, werden sie vom therapeutischen Team und den Angehörigen nur unterstützend begleitet. Die Verantwortung für die Regelung der persönlichen Angelegenheiten wird gezielt an den Abhängigen zurückgegeben. Das Verhältnis von Unterstützung und Selbstverantwortung verändert sich im Behandlungsverlauf. Keine Übernahme von Telefonaten, Erledigungen oder anderen Tätigkeiten, die von dem Abhängigen selbst durchgeführt werden können, auch wenn sie unangenehm für ihn sind.
Patient: trägt die Verantwortung für die Akzeptanz der Behandlung und der jeweiligen Rahmenbedingungen.
Pflegekräfte: tragen die Mitverantwortung für eine wertschätzende, respektvolle Beziehungsgestaltung und für eine zeitgemäße, an den neuesten Erkenntnissen orientierte Pflege und Behandlung.

Frustrationstoleranz entwickeln
Das momentane Befinden und Empfinden des Patienten steht im Vordergrund des Erlebens. Je länger die Abhängigkeit besteht, desto stärker ist das Gegenwartsdenken (hier/heute/jetzt) ausgeprägt.
- Rückfall und Behandlungsabbruch ist in den ersten Tagen am häufigsten
- **Zunächst** dem Patienten im Hier und Heute begegnen: Wünsche und Bedürfnisse nach Möglichkeit rasch befriedigen („Zuwendung forte"), z. B. Gesprächswünschen unmittelbar folgen, Hilfestellungen zur Bewältigung der Beschwerden, unverzügliche Gabe der Bedarfsmedikation
- Erst **im Verlauf** der Behandlung mit Konflikten konfrontieren, z. B. warten lassen, nicht-medikamentöse Bewältigungsstrategien vermitteln, Pflichtteilnahme am Stations- und Therapieprogramm, den eigenen und allgemeinen Bereich aufräumen und reinigen

Sozialisationsdefizite tolerieren
Je früher der Patient mit dem schädlichen Gebrauch begonnen hat, desto mehr entwicklungspsychologische Defizite sind zu vermuten. Ein mangelhaftes Durchlaufen der Adoleszenz kann dazu führen, dass sich 30-Jährige in manchen Bereichen pubertär verhalten.
- Das Alter des Patienten nicht als Maßstab für zu erwartendes Verhalten nehmen
- Dem Verhalten des Patienten innerhalb seiner Biografie und seinem sozialen Umfeld den angemessenen Stellenwert einräumen

Konflikte aushalten
Mit dem Suchtmittel gab es meist einen Ausweg aus Situationen, die als unangenehm empfunden wurden. Konfliktbewältigungsstrategien müssen erst wieder antrainiert werden.
- Konflikte und Frustrationen gezielt einsetzen, z. B. Hilfe langsam zurücknehmen; dem Patienten aufzeigen, dass Krisen und Konflikte bearbeitet und überstanden werden können
- Auseinandersetzungen sachlich, ruhig und sinnvoll erklärend führen.

Beziehung gestalten
Menschen im unmittelbaren Umfeld dienen häufig der Aufrechterhaltung des Suchtmittelkonsums oder des persönlichen Wohlbefindens. Ein Abhängiger ist krankheitsbedingt häufig darauf angewiesen, sein Umfeld für seine Zwecke zu nutzen. Unehrlichkeit sich selbst und anderen gegenüber können eine Beziehungsaufnahme behindern oder zerstören.

- In der Beziehungspflege auf ein ausgewogenes Nähe-Distanz-Verhältnis achten und gleichermaßen Anforderungen an den Patienten stellen
- Grundsätzlich eine respektvolle Beziehungsgestaltung anstreben, notfalls wiederholt.

Selbstwertgefühl stärken

Erfahrungen aus der Unfähigkeit, sich selbst zu steuern, und erfahrene Stigmatisierungen beeinträchtigen das Selbstwertgefühl und führen bei Abhängigen zu Scham- und Schuldgefühle. Die Bereitschaft, einer Vereinbarung zuzustimmen, ist zunächst hoch, sie wird später aber wieder von der Abhängigkeit bestimmt und ggf. nicht umgesetzt.

- Vereinbarungen mit Wahlmöglichkeiten haben größere Aussicht auf Annahme und Aufrechterhaltung seitens des Patienten: ihm das Gefühl geben, selbstbestimmt zu handeln
- Patienten als Mitmenschen achten, seine Würde wahren und ihn in kleinen Schritten („step by step") seine Selbstachtung gewinnen lassen.

11.1.3 Entzugsbehandlung

Ziele der Behandlung

▶ Tab. 11.2
Harm Reduction: schadensmindernde Maßnahmen, die Leid und Folgeschäden durch Drogenkonsum verhindern oder mildern sollen (hierarchisch geordnet):
1. Überleben sichern
2. Möglichst gesundes Überleben sichern
3. Suchtmittelkonsum und Kontrollverluste reduzieren
4. Suchtmittelfreie Perioden verlängern
5. Dauerhafte Abstinenz
6. Zufriedenstellende Lebensgestaltung und -bewältigung.

Rahmenbedingungen

Suchtmittelfreier Raum

- Eingangskontrolle auf mitgebrachte Substanzen
- Patienten auf Suchtmittelgebrauch kontrollieren
- Beschützte Station während des Entzugs; Ausgangsregelungen erst nach der akuten Entzugsphase

Tab. 11.2 Entzugsformen	
Form	**Beschreibung**
„Kalt"	Es werden keine Medikamente verabreicht (Cold Turkey)
Symptomatisch	Gegen die Entzugsbeschwerden werden symptomorientiert Medikamente eingesetzt
Selektiv	Nur der Beikonsum wird entgiftet; bei Patienten, die mit Levomethadon (L-Polamidon®), Methadon oder Buprenorphin (Subutex®) substituiert werden
Fraktioniert	Das Suchtmittel wird in absteigender Dosierung ausgeschlichen
Substituiert	Ersatzstoffe oder kreuztolerante Medikamente werden zur Linderung der Entzugssymptome eingesetzt

! Konsequenzen bei Einnahme von Suchtstoffen während der Behandlung müssen geklärt sein.

Regeln
Voraussetzung ist eine beiderseitig verbindliche Darstellung der Rahmenbedingungen für die Behandlung (Therapieplan, Hausordnung).

Ausreichende Personalbemessung
Benutzer illegaler Suchtmittel sind ausschließlich in die S2 der PsychPV einzugruppieren (▶ 1.4).

Qualifizierte Entzugsbehandlung
Ziel der qualifizierten Entzugsbehandlung ist die medizinische und psychiatrische Diagnostik, die Förderung des Krankheitsverständnisses und die Veränderungsmotivation. Hierzu dienen:
- Therapiezielorientierte Behandlung durch ein multidisziplinär zusammengesetztes Behandlungsteam
- Differenzierte somatische und psychiatrische Befunderhebung mit Diagnostik und Behandlung von Folge- und Begleiterkrankungen
- Information und Aufklärung über Abhängigkeitserkrankungen, Förderung von Veränderungsbereitschaft, soziale Stabilisierung, Motivierung zur problemspezifischen Weiterbehandlung
- Leitlinienbasiertes, standardisiertes suchtmedizinisches und soziales Assessment
- Ressourcen- und lösungsorientiertes Therapiemanagement unter Einsatz differenzierter Therapieelemente, patientenbezogen in Kombination von Gruppen- und Einzeltherapie: z. B. psychoedukative Informationsgruppen, medizinische Informationsgruppen, themenzentrierte Einzel- und Gruppentherapie, Ergotherapie, Krankengymnastik/Bewegungstherapie, Entspannungsverfahren
- Ggf. Angehörigeninformation und -beratung
- Information über externe Selbsthilfegruppen, ggf. Informationsveranstaltungen von Einrichtungen des Suchthilfesystems
- Ggf. Eingliederung des Patienten in das bestehende regionale Suchthilfesystem.

Aufnahme
▶ 1.1
Der erste Eindruck prägt die Einstellung des Patienten zur Behandlung:
- Wertschätzende und respektvolle Ansprache
- Freundlich und ruhig auftreten, geduldig sein
- Ruhe, Sicherheit und Kompetenz vermitteln
- Nähe und Distanz beachten
- Relevante Fremdinformationen einholen: Angehörige, Sanitäter, Begleitung
- Notwendige Maßnahmen aufgrund des Intoxikationsgrades abschätzen und veranlassen
- Patienten über die Station, Bezugspersonen, Regeln, Tages- und Wochenstrukturen aufklären.

Patient wünscht Sonderbehandlungen
- Keine Zusagen machen, die vom Team nicht mitgetragen werden können
- Patienten darauf hinweisen, dass er zunächst den Rahmenbedingungen zustimmen muss und individuelle Entscheidungen im Team besprochen werden.

Atemalkoholkonzentration prüfen (Alcotest)

Selbst nach Alkoholkonsum ist evtl. keine Alkoholfahne zu bemerken, z. B. wenn:

- Starker, hochprozentiger Alkohol getrunken wurde
- Der Alkohol wenig oder keine Aromastoffe enthielt, z. B. Wodka
- Der Patient oberflächlich atmet oder
- Das Riechvermögen der Pflegekraft beeinträchtigt ist, z. B. bei Erkältung.

Messgeräte zur Feststellung der Atemalkoholkonzentration bieten mehr Sicherheit. Alkohol-Testgeräte arbeiten nach einem elektrochemischen Messprinzip (Abweichung +/− 5 %) und entsprechen einer vom Gerät durchgeführten Umrechnung der gemessenen Atemalkoholkonzentration. Diese Werte sind individuell und zeitabhängig. Sie sind strafrechtlich nicht zugelassen, sodass nur eine Blutentnahme gesicherte Ergebnisse liefert. Verwertbare Ergebnisse sind erst 30 Min. nach Trinkende zu erhalten. Dabei ist zu beachten:

- Patient darf nicht rauchen
- Kurze, hechelnde Atemzüge unterbinden
- Keine Nahrungs- und Flüssigkeitszufuhr seit mind. 10 Min., um falsch positive Ergebnisse zu vermeiden
- Gleichmäßiges Ausatmen ist wichtiger als ein besonders druckvolles Pusten.

Patient gibt zu hohe Dosierungen an

Gründe, warum Patienten höhere Dosierungen angeben, als tatsächlich eingenommen wurden:

- Patient war bei Aufnahme intoxikiert; nach der Detoxikation Befragung wiederholen
- Abhängige neigen gelegentlich zu Übertreibungen: nicht überbewerten
- Versuch, höhere Dosierungen einer Entzugsmedikation zu erhalten.

Im Team über die in Einzelgesprächen erfragten Mengenangaben austauschen.

Drogenscreening

Die Messung einer Einnahme von Substanzen wie Amphetamine, Benzodiazepine, Barbiturate, Cannabinoide, Opiate, Kokain und Methadon erfolgt i. d. R. über eine Urinprobe.

Durchführung

Es bedarf keiner besonderen Vorbereitung des Patienten, der Urin kann jederzeit in Empfang genommen werden.

- Urinabgabe erfolgt nur unter Aufsicht und Ausschluss jeglicher Manipulationsmöglichkeiten
  - Urinprobe könnte z. B. mit Tee, Wasser, Apfelsaft verdünnt werden
  - Es wird Fremdurin (verborgen in Latexhandschuhen/Kondomen etc.) abgegeben
  - Urin enthält Zusätze, die zu einem falsch negativen Ergebnis führen können, abhängig von der Messmethode z. B. flüssiger Süßstoff, Augentropfen
- Bei Unsicherheiten Temperatur des Urins messen
  - Temperatur muss 32–36,5 °C betragen
  - Rasche Abkühlung kann nach kurzer Zeit Werte um 31 °C ergeben: sofort nach Abgabe messen
  - Urinproben < 30 °C nicht akzeptieren; bei > 37,0 °C Körpertemperatur messen
- Aufbewahrung der Urinprobe bei ca. 4 °C im Kühlschrank
- Auf Hygiene achten; Handschuhe bei Entgegennahme und Verarbeiten des Urins.

Bewerten
Schwankungsmöglichkeiten berücksichtigen, z. B. durch:
- Metabolisierung und Abbau der Substanz bei Cannabis, Benzodiazepinen, Amphetaminen
- Konzentrationsschwankungen der Urinproben: je höher die Konzentration, desto höher das Messergebnis
- pH-Wert.

Sowohl falsch positive als auch falsch negative Ergebnisse sind möglich: bei Unsicherheiten immer eine Zweitprobe analysieren lassen.

> **! Tipps, Tricks und Fallen**
> - Opiatwerte für Heroin, Codein, Morphin müssen immer absteigend sein
> - Nach dem Verzehr von Mohnkuchen ist ein Anstieg der Opiatwerte nachweisbar.

11

Kontrolle des Patienten/seines Gepäcks
Die genaue Durchsuchung des Patienten und der für den Behandlungszeitraum notwendigen Sachen erhält vor allem im Drogenentzug einen besonderen Stellenwert: Versuchung des Patienten ist groß, auftretende Entzugsbeschwerden selbst behandeln zu können. Es muss im Team vereinbart und vor Aufnahme den Patienten bekannt sein, welche Sachen zum Entzug mitgebracht werden dürfen.
- Substanzen haben ein geringes Volumen, sie können praktisch überall versteckt werden. Sie können als Pulver (weiß bis bräunlich), gepresst (Plättchen, Tabletten, Dragees) oder als Flüssigkeit eingeschmuggelt werden
- Werkzeuge, Waffen, Messer, Suchtstoffe oder andere zu missbrauchende Substanzen (z. B. Rasierwasser, Klebstoff) einbehalten
- ! Umsichtig vorgehen: Verletzungsgefahr durch offene Kanülen.

Gepäck
- Sämtliche Kleidungsstücke kontrollieren, besonders Säume, Nähte, offene und versteckte Taschen
- Alle mitgebrachten Papiere auseinanderfalten, Bücher durchblättern
- Hygieneartikel auf Unversehrtheit prüfen, z. B. Tubenfalz bei der Zahnpasta oder den Inhalt durchsuchen, z. B. mit einem Spatel umrühren
- Hohlräume in Verschlussdeckeln beachten
- Bodenabdeckungen von Koffern und Sporttaschen anheben, auf Hohlräume prüfen
- Schuhe genau kontrollieren, z. B. lose Einlagen, kleine Taschen in Sportschuhen
- Mitgebrachte Getränke und Nahrungsmittel auf Originalverschlüsse untersuchen
- Offene Waren, einschließlich Zigaretten und Tabak, einziehen und bis zur Entlassung aufbewahren
- Schreibgeräte öffnen.

Patient
- Patienten bitten, sich zu entkleiden; Strümpfe umdrehen lassen, Kleidung kontrollieren, Körper äußerlich betrachten
- Große Fingerringe auf Hohlräume untersuchen
- Haarzöpfe öffnen lassen
- Kontrolle der Körperöffnungen, z. B. Analuntersuchung, abwägen (ärztliche Aufgabe).

Ablenkungsmanöver
Der Abhängige weist auf die Unsinnigkeit der Kontrolle hin und zeigt Unverständnis oder erlebt es als persönlich abwertend: Dem Patienten mitteilen, dass die Mitpatienten, besonders die labilen, vor dem Angebot von Drogen auf Station geschützt werden müssen. Es gehe nicht darum, ihn davor zu bewahren, dafür trägt er selbst Verantwortung.
Bei der Kontrolle läuft Patient im Raum umher und versucht bei der Taschenkontrolle zu helfen: ihn zum Sitzenbleiben auffordern, dabei mit ihm ins Gespräch kommen.

Illegale Substanzen vernichten
Illegale Substanzen können über das WC vernichtet werden. Verkehrsfähige Stoffe wie Alkohol oder Medikamente dürfen nur mit Zustimmung des Patienten vernichtet werden. Sollte er damit nicht einverstanden sein, ist die Entzugsmotivation anzusprechen. Die Vernichtung sollte im Beisein des Patienten stattfinden. Sie ist mit einer weiteren Person durchzuführen und gemeinsam zu dokumentieren.

11.2 Alkoholabhängigkeit

Der gewohnheitsmäßige Gebrauch von Alkohol führt zu deutlichen körperlichen, seelischen oder sozialen Schäden. In Deutschland sind 1,3 Mio. Menschen alkoholabhängig. 9,5 Mio. konsumieren Alkohol in riskanter Weise. 42 000 Menschen sterben jedes Jahr in Folge des schädlichen Alkoholkonsums. Nur etwa 10 % der Alkoholabhängigen suchen die Therapie ihres Leidens. Der relative Frauenanteil hat in den letzten Jahren deutlich zugenommen. Die mittlere schädliche Menge gleichen Alkohols beträgt 40 g/Tag bei Männern und 20 g/Tag bei Frauen.
Die Alkoholtoleranz kann erniedrigt sein, abhängig von:
- Gesundheitlichen Faktoren, z. B. hirnorganische Erkrankungen (▶ Kap. 8), Hepatopathie, individuelle Enzymausstattung der Leber
- Situativen Faktoren, z. B. Übermüdung, Stress
- Medikamenten, besonders Neuroleptika (▶ 17.2), Antidepressiva (▶ 17.1), Tranquilizer (▶ 17.3).

Tab. 11.3 Alkoholwirkungen		
Promille im Blut	**Trunkenheit**	**Symptome**
0–0,5	Keine	Lediglich bei Intoleranz Auffälligkeiten
0,5–1,5	Leicht	Subeuphorisch, kritikgemindert, Konzentration und Aufmerksamkeit geschwächt, Antrieb gesteigert, Rededrang, leichte Gleichgewichtsstörungen
1,5–2,5	Mittel	Sehstörungen, Gangstörungen, Distanzlosigkeit, verminderte Einsichtsfähigkeit
2,5–3,5	Schwer	Starke Gang- und Sprachstörungen, psychische Störungen wie Verwirrung, Orientierungs-, Erinnerungsstörung
> 3,5	Sehr schwer	Lebensbedrohlicher Zustand, Bewusstseinstrübung bis zum Koma, Aspirations- und Erstickungsgefahr, Unterkühlung, Atemlähmung

Alkoholwirkungen
Die Alkoholwirkungen (▶ Tab. 11.3) sind immer abhängig von der körperlichen Konstitution und den Trinkgewohnheiten und können daher erheblich schwanken.

Langfristige Therapie
Ziel: Frustrationstoleranz erhöhen und Autonomiebestrebungen fördern.
- Gruppenpsychotherapie, Entwöhnung: verhaltenstherapeutisch, analytisch
- Einzel- oder Paartherapie bei zugrunde liegenden psychischen Erkrankungen oder Beziehungsproblemen
- Dauer: 3–6 Monate
- Abstinenzförderung durch Teilnahme an Selbsthilfegruppen, z. B. Anonyme Alkoholiker, Guttempler, Blaukreuz
- Angehörige als Mitbetroffene und Mitreagierende einbeziehen
- Psychopharmakologische Behandlung von Grundkrankheiten
- Medikamentöse Rückfallprophylaxe mit Acamprosat (z. B. Campral®, ▶ 17.6.3) oder Disulfiram (z. B. Antabus®, ▶ 17.6.2).

11.2.1 Abhängigkeitsentwicklung

Die Entstehung des Alkoholismus ist multikausal, u. a. genetische Disposition, Persönlichkeitsstruktur, soziales Umfeld. Die soziale Bewertung des Trinkverhaltens ist abhängig von der Gesellschaft und der Gesellschaftsschicht.

Abhängigkeitsphasen nach Jellinek
- Präalkoholische Phase: Alkohol gelegentlich, zielgerichtet, z. B. zum Einschlafen oder zur Beruhigung, „Gewohnheit"
- Prodromalphase: Zunahme der Alkoholtoleranz, heimliches Trinken, Erinnerungslücken, gedankliche Einengung auf Alkohol, Alkohol als Thema wird vermieden
- Kritische Phase: Kontrollverluste, soziale Konflikte durch Trinken, Verlust z. B. von Familie, Arbeit oder Wohnung, beginnende Wesensveränderung
- Chronische Phase: Abnahme der Alkoholtoleranz, morgendliches Zittern, verlängerter Rausch, allgemeiner psychischer und körperlicher Abbau.

Abhängigkeitstypen nach Jellinek
- α = Problem- und Konflikttrinker: Missbrauch, keine ständige Abhängigkeit
- β = Gelegenheitstrinker ohne Kontrollverlust: nur Missbrauch
- γ = psychische und physische Abhängigkeit, Kontrollverluste, Abstinenzphasen
- δ = Dauerpegeltrinker: physische Abhängigkeit, keine Kontrollverluste, keine Abstinenzphasen
- ε = Quartalstrinker mit mehrtägigen Alkoholexzessen: episodischer Trinker mit psychischer Abhängigkeit, Kontrollverlusten und Abstinenzphasen

Nicht jeder Patient lässt sich eindeutig einem Typ zuordnen. Es gibt immer individuelle Besonderheiten und auch im Verlauf der Abhängigkeitskarriere Veränderungen. Die Typeneinteilung ist daher nicht mehr überall in Gebrauch, war aber die erste verbreitete pragmatische beschreibende Einteilung.

11.2.2 Alkoholentzugssyndrom

Bereits einen halben Tag nach Unterbrechung der Alkoholzufuhr beginnend. Eine Entzugssymptomatik ist die versuchte Gegenregulation des Organismus auf das

11

Absetzen einer gewohnten, sedierenden Noxe. Bei Alkoholismus Entwicklung in 2–3 Tagen.
Differenzialdiagnostisch muss bei psychophysischen Veränderungen auch an andere zerebrale Störungen gedacht werden (EEG: Herd, arteriovenöse Störungen: z. B Aneurysma, CCT: subdurales Hämatom).

Symptome
Leicht bis mittelschwer
- Schwäche
- Psychomotorische Unruhe, Ängstlichkeit, Dysphorie/Euphorie, Albträume
- Gastrointestinale Beschwerden: Übelkeit, Erbrechen, Diarrhö
- Erhöhung der Herz- und Atemfrequenz, Temperatur und des Blutdrucks
- Tremor: leicht bei gestrecktem Arm, deutlich an Gliedmaßen; massiv am gesamten Körper Schweißigkeit, Kopfschmerzen, Schlaflosigkeit.

Schwer
- Entzugsdelir, Delirium tremens; gehört zu den akuten organischen psychischen Störungen (▶ 8.2). Unbehandelt kann es in 10–15 % der Fälle tödlich enden
- Starke vegetative Entgleisung
- Psychomotorische Unruhe: Nesteln, Wälzen, innere Unruhe, Schlafstörungen, Bewegungsdrang
- Orientierung zeitlich, örtlich, situativ, zur Person gestört (▶ 3.4)
- Angst: leicht bis deutlich
- Ablenkbar, sprunghaft, verworren, suggestibel (durch Suggestion beeinflussbar, ▶ 3.6)
- Halluzinationen: akustisch, taktil, vorwiegend optisch-szenisch mit Handlungen, in die der Patient integriert ist
- ! Nicht bei jedem Patienten treten alle Entzugssymptome auf. Entzugsdelirien können auch ohne vegetative Symptomatik vorkommen
- ! Das Delirium tremens beginnt oft in der Nacht: Info bei der Übergabe, stündliche Schlafkontrollen
- ! Engmaschige Beobachtung, ggf. Sitzwache
- ! Ratlosigkeit und zielloses Handeln ist ein Hinweis auf eine beginnende prädelirante Phase.

Entzug
Akuter Entzug mit Clomethiazol (Distraneurin®), Carbamazepin oder Tranquilizern („Off Label").
Elektrolytverschiebungen sollten ausgeglichen werden. Kaliummangel kann die Entwicklung deliranter Syndrome begünstigen.
Distraneurin (▶ 17.6.1): Initialdosis 2 Kps./10 ml, dann 1–2-stdl. 1–2 Kps./5–10 ml, Tageshöchstdosis 24 Kps./120 ml der Symptomatik entsprechend. Ausschleichen erforderlich, auf Pneumonieprophylaxe achten.
Carbamazepin (▶ 17.5.2): 1. Tag 600 mg, 2. Tag 1 200 mg, dann konstant über 2 Wochen fortführen. Allmähliches Ausschleichen erforderlich.
Tranquilizer (▶ 17.3): z. B. Diazepam. Initialdosis 20 mg, dann 1–2-stdl. 10–20 mg, Tageshöchstdosis 120 mg der Symptomatik entsprechend.

Intensive pflegerische Überwachung
Ziele
- Frühzeitig Entzugssymptome erkennen
- Entzugsbedingte gesundheitliche Risiken vermeiden
- Sicherheit vermitteln.

Maßnahmen

- Patienten, die nüchtern zum Entzug kommen, besonders genau beobachten: Höhepunkt des Entzugs zwischen 3. und 5. Tag nach der letzten Einnahme von Alkohol
- Mindestens alle 2 Std. Vitalzeichen und Befindlichkeit kontrollieren
- Vor jeder sedierenden Medikamentengabe Kreislauffunktionen prüfen; kein Clomethiazol (Distraneurin®, ▶ 17.6.1) bei hypotonen Werten
- Engmaschige Kontrollen bei deliranter Entwicklung, ggf. Intensivüberwachung bis zum Eintritt einer ausreichenden Sedierung
- Fixieren nur, wenn psychomotorische Unruhe nicht anders behandelt werden kann; medikamentöse Sedierung ausreizen
- So lange wie möglich vor Reizen abschirmen: Einzelzimmer, Verdunkeln, keine Leuchtstofflampen, besser Glühbirnen (Nachttischlampe), Mitpatienten evtl. wegschicken
- Flüssigkeitszufuhr von mindestens 2 500 ml sicherstellen, Einfuhr bilanzieren
- Keine anregenden Getränke wie Kaffee, schwarzer Tee
- Orientierung prüfen (▶ 3.4)
- Kontaktverhalten beobachten: Konstanz, Ablenkbarkeit
- Hautzustand, -farbe, Farbe der Skleren (Ikterus?)
- Nahrungsaufnahme den Erfordernissen anpassen, ggf. Karenz, Diät (▶ 2.5)
- Freundliche und ruhige Zuwendung, die auch bestimmend sein kann; im Delir Suggestibilität nutzen
- Erst nach abklingender Entzugssymptomatik die Patientenüberwachung schrittweise reduzieren.

> **❗ Tipps, Tricks und Fallen**
> Frühzeitig Rechtssicherheit schaffen: Wann und wie muss auch gegen den Willen des Patienten gehandelt werden (▶ 1.11.10)?

11.2.3 Komplikationen

Halluzinose ▶ 8.5, Delir, Korsakow-Psychose ▶ 8.5, Wernicke-Enzephalopathie ▶ 8.5

Einfacher Rausch

- Enthemmung, Affektstörung: Euphorie oder Depressivität
- Kritikminderung, Störung von Auffassung, Konzentration und Erinnerungsfähigkeit
- Kleinhirnsymptomatik: Ataxie, Koordinationsstörung, Nystagmus
- Vegetative Entgleisung: weite Augen, weite Gefäße, hoher Puls.

Keine spezifische Therapie nötig.

Komplizierter Rausch

Gesteigerter einfacher Rausch mit Bewusstseinsstörung und Erregung, gelegentlich Amnesie. Begünstigt durch vorliegende hirnorganische Veränderung (▶ Kap. 8). Therapie: neuroleptische Sedierung (▶ 17.2).

Pathologischer Rausch

Bewusstseinsstörung (▶ 3.1) mit Desorientiertheit (▶ 3.3), Situationsverkennung, psychomotorischer Erregung, Terminalschlaf und Amnesie (▶ 3.2). Kann bei sehr geringen Alkoholmengen auftreten, z. B. bei verminderter Alkoholtoleranz. Therapie: neuroleptische Sedierung (▶ 17.2).

Eifersuchtswahn
Spezifische Wahnentwicklung, durch Kritikminderung, beginnende Impotenz und Ablehnung durch den Ehepartner begünstigt. Therapie: Einzel- oder Paartherapie.

Prädelir
Setzt 10 Std. bis 7 Tage nach dem letzten Alkoholkonsum ein.
* Angst
* Tremor (Händezittern): 6–8/Sek.
* Mydriasis (erweiterte Pupillen), vegetative Überaktivität, gesteigerte Reflexe
* Kurze, ungeformte halluzinatorische Phasen.

Pflege
* Information „Prädelir" an alle weitergeben
* Eine Pflegefachperson muss den Patienten laufend beobachten
* Kein Ausgang, keine Entlassung
* Großzügig Bedarfsmedikation geben, solange der Patient sie noch freiwillig nimmt.

Zerebrale Krampfanfälle
Meist symptomatische Grand-mal-Anfälle mit tonisch-klonischen Krämpfen, Bewusstseinsverlust und Terminalschlaf. Können sowohl durch direkte Alkoholeinwirkung als auch im relativen Entzug auftreten. Therapie ▶ 8.5

Polyneuropathie
Schädigung der Nervenzellen, vor allem der langen, dünnen Nerven an Extremitäten: Sensibilitätsstörungen, Paresen. Auch vegetative Nerven betroffen: feuchte Haut, trophische Störungen, starre Herzfrequenz. Therapie: α-Liponsäure 600 mg i. v. über 3 Wochen, dann oral; Vitamin-B-Komplex.

Rückenmarks- und Kleinhirnschädigung
Atrophie und Degeneration der Bahnsysteme. Vorwiegend Tiefensensibilität und Gleichgewicht betroffen. Bei Kleinhirnschädigung auch Koordination gestört. Therapie: Vitamin-B-Komplex 3-mal 1 Tbl. über Monate bis Jahre.

Weitere körperliche Komplikationen
* Herzmuskelschwäche, Gastritis
* Pankreatitis, Leberzirrhose; durch Pfortaderhochdruck Ösophagusvarizen und -blutungen
* Anämie, Gerinnungsstörungen, Schädigung der Immunabwehr.

11.3 Medikamentenabhängigkeit

Medikamentenmissbrauch ist in vielen Fällen unauffälliger als Alkoholmissbrauch: Das Suchtmittel ist klein und gut zu verbergen, Nebenwirkungen stehen nicht „im Gesicht geschrieben". Die Einnahme erfolgt nicht in der Öffentlichkeit, sondern heimlich, sodass selbst die engsten Familienangehörigen oft nichts davon bemerken.
Die chronische Medikamenteneinnahme dient in erster Linie der Besserung der allgemeinen Befindlichkeit, störende Wahrnehmungen, Ängste, Depressionen

oder Schwunglosigkeit sollen bekämpft werden; reibungsloses Funktionieren in der Gesellschaft, ständiges „Gut-drauf-sein". Durch diese Problemmaskierung gerät der Konsument in zunehmende körperliche und psychische Abhängigkeit.

11.3.1 Stimulanzien

▶ 17.8

Substanzen
Amphetamine und Amphetaminderivate: (Nor-)Ephedrin, Methylphenidat (Ritalin®), Sibutramin (Reductil®). Enthalten u. a. in Asthma-, Belebungs-, Stärkungs-, Schnupfen-, Entfettungs-, Schlankheits- und Abführmitteln, Appetitzüglern. Amphetamine sind Grundstoff für illegale Aufputschmittel (z. B. Speed, Ecstasy), können halluzinogene Wirkungen entfalten (MDA: Methylendioxyamphetamin); bei Verdacht auf Missbrauch Nachweis im Urin.
Xanthine: Koffein, Theophyllin, Theobromin.
Weitere Stimulanzien: Nikotin, Modafinil, Adrafinil, Kokain (▶ 11.4.4), Methylamphetamin (Crystal Meth).

11

Wirkung
Rein psychische Abhängigkeit, schnelle Gewöhnung.
- Steigert Konzentration, Leistungsfähigkeit, allgemeines Wohlgefühl bis zur Euphorie; unterdrückt Müdigkeit und Abgeschlagenheit
- Häufig Missbrauch als Appetitzügler
- Kritikminderung und Toleranzentwicklung führen zu rascher Dosissteigerung
- Hauptnebenwirkungen: Tachykardie, Tremor und Schlaflosigkeit.

Komplikationen bei hohen Dosierungen
- Angstzustände (▶ 3.6), psychomotorische Unruhe (▶ 3.7), Schlaflosigkeit → Therapie mit niederpotenten Neuroleptika (▶ 16.2)
- Optische und akustische Halluzinationen mit Wahnideen, vorwiegend Verfolgungswahn → Therapie mit hochpotenten Neuroleptika (▶ 16.2)
- Hirnblutung (▶ 8.4), Kollaps, Herzversagen → Intensivüberwachung.

Komplikationen nach Absetzen
Vermehrte Müdigkeit, depressive Verstimmungen, Energielosigkeit bis Apathie, Kreislaufstörungen. Entzugssymptomatik i. d. R. gering, z. B. eingeengte Aufmerksamkeit.

Pflege
- Wachheit und Bewusstsein kontrollieren
- Senkung des Sympathotonus mit Bradykardie und Hypotonie: RR und Puls kontrollieren
- Bei Intoxikation Reize abschirmen
- Gesteigerter Appetit führt schnell zu Übergewicht: auf ausgewogene Ernährung achten.

11.3.2 Barbiturate

▶ 17.4.2
Gehören zum Barbiturat-Alkohol-Typ der Abhängigkeit nach WHO (▶ 11.2.1).

Substanzen
Cyclobarbital, Pentobarbital, Phenobarbital, u. a. Nachweis in Serum und Urin.

Wirkung
- Schlafinduzierender Effekt mit schneller Toleranzentwicklung
- Euphorisierend, beruhigend
- Nebenwirkungen: Müdigkeit, Antriebs- und Interesseverlust, Gleichgewichtsstörungen, allergische Hautreaktionen; morgendlicher Hang-over nach Einnahme lang wirksamer Barbiturate.

Komplikationen bei hohen Dosierungen
- Akute Überdosierung: Bewusstseinsstörung, später auch Atem- und Herzstillstand → Intensivüberwachung mit Monitoring (Atmung, RR, Puls), Magenspülung nach Intubation, Alkalisierung des Harns fördert die Ausscheidung, in schweren Fällen Hämodialyse
- Chronische Intoxikation: kognitive und mnestische Defizite, Verlangsamung, Affektstörung, Wesensänderung, Tremor, Ataxie und Nystagmus.

Komplikationen nach Absetzen
- Entzugserscheinungen: Übererregbarkeit, Tremor, Schwäche und Angst
- Bei Entzug nach langem hochdosierten Missbrauch: zerebrale Krampfanfälle und akute organische psychische Störungen (▶ 8.2); Entzugssymptomatik gleicht der von Alkohol und Benzodiazepinen; Kreuztoleranz (parallele Toleranzentwicklung auch für Substanzen aus anderen Stoffgruppen)
Therapie: erneut Barbiturat ansetzen und langsam ausschleichen. Symptomatisch Antikonvulsiva oder Clomethiazol (Distraneurin®).

Pflege
- Auf psychische Entzugssymptomatik achten (▶ 11.2.2)
- Mindestens 14 Tage 3-mal/Tag RR und Puls kontrollieren
- ! Auftreten der Entzugserscheinungen oft erst nach einigen Tagen.

11.3.3 Analgetika

▶ 17.13
Als Suchtmittel werden vor allem stärkere und peripher wirksame Analgetika eingesetzt, zumeist aber Substanzen, die rezeptfrei erworben werden können.

Wirkung
Psychische und physische Abhängigkeit.
- Neben der analgetischen Wirkung (oft nur indirekt) treten zentral stimulierende, euphorisierende und z. T. sedierende Effekte ein; oft Kombination mit Barbiturat oder Koffein
- Dosissteigerung wegen Wirkungslosigkeit oder Wirkungsverlust (Toleranzbildung) sowie zusätzlich zentraler Effekte
- Bei chronischer Einnahme kann es zu einer Schmerzverstärkung kommen
- Nebenwirkungen sind substanzabhängig:
  - Acetylsalicylsäure: Gastritis, Spasmen, Allergien, hämorrhagische Diathese
  - Pyrazolone: Agranulozytose, epileptische Anfälle und Schlaflosigkeit
  - Phenazetine und Paracetamol: Nephritis, Urämie, Agranulozytose.

Komplikationen nach Absetzen
Entzugssymptomatik: Kopfschmerz, Unruhe, Angstzustände. Therapie: Einsatz zentral wirksamer Substanzen wie Carbamazepin (▶17.5.2), Antidepressiva (▶17.1), Neuroleptika (▶17.2), Psychotherapie (▶4.3).

11.3.4 Benzodiazepine

▶17.4.1
Gehören zum Barbiturat-Alkohol-Typ der Abhängigkeit nach WHO. Häufig gleichzeitige Alkohol- und Benzodiazepinabhängigkeit. Benzodiazepinmetaboliten sind im Urin nachweisbar.

Wirkung
Psychische Abhängigkeit sehr schnell, körperliche Abhängigkeit bei regelmäßiger längerer Einnahme.
- Beruhigend, angstlösend, entspannend
- Hauptnebenwirkungen: Müdigkeit, Konzentrations-, Aufmerksamkeitsstörungen (Vigilanzstörungen)
- Zeichen der akuten Vergiftung u. a.: Schläfrigkeit, Atemdepression, Schwäche und Amnesie.

Komplikationen nach Absetzen
Das Absetzen muss schrittweise über mehrere Wochen erfolgen.
- Entzugssymptomatik gleicht der bei Alkohol (Kreuztoleranz): Angst, Unruhe, Schlaflosigkeit, Tremor, akute organische psychische Störungen, Anfälle, Verstimmungszustände, exogene Psychosen, Wahrnehmungsstörungen
- Symptomatische Therapie mit Neuroleptika (▶17.2) oder Betablockern.

Pflege
- Mindestens 14 Tage auf vegetative und psychische Symptome achten
- 3-mal tgl. RR und Puls kontrollieren
- ! Delir ohne besondere vegetative Begleitsymptomatik möglich („trockenes Delir")
- ! Entzug beginnt oft erst nach 5–7 Tagen und kann noch später eintreten.

11.4 Drogen

Stimulanzien (Amphetamine, Speed) ▶11.3.1, ▶17.8

11.4.1 Opiate

Ca. 175 000 Menschen betreiben problematischen Drogenkonsum. Häufigste Todesursache im Drogenmilieu ist die Atemlähmung bei Überdosierung mit Opiaten (907 von 1 394 im Jahr 2007). Zur Beschaffung der täglich notwendigen Menge von 1–5 g müssen erhebliche Summen ausgegeben werden (10 Euro pro 0,1 g, je nach Reinheitsgrad und Marktlage). Starke soziale und körperliche Verelendung. Opium wird aus dem Milchsaft der Kapseln des asiatischen Schlafmohns gewonnen. Unter Fermentierung und weiteren chemischen Verfahren werden Derivate wie Heroin und Morphium hergestellt. Einnahme: i. v. („drücken, ballern, fixen"), nasal („sniefen"), inhaliert („Blech" rauchen).

Substanzen:
- Morphin (Morphin Merck®), Diacetylmorphin (Heroin), Methadon, Levomethadon (L-Polamidon®), Hydromorphon (Dilaudid®), Tramadol (Tramal®), Fentanyl (Durogesic®)
- Codein (z. B. Codicaps®), Dihydrocodein (DHC®, Remedacen® = „Remis")

Synonyme: Schore, Brown Sugar, Blech, Dope, O, M, H (engl.: sprich „äidsch"), Hard Stuff, Horse.

Wirkung
- Analgetisch
- Angstlösend, euphorisierend
- Atemdepressiv (führt bei Überdosierung zum Tod)
- Übelkeit, Erbrechen (in höherer Dosierung rückläufig)
- Reduziert Magen-Darm-Peristaltik (Obstipation), äußere Sekretion und Herz-Kreislauf-Funktionen
- Miosis: stecknadelkopfgroße Pupillenverengung („Steckies").

Entzugssyndrom bei Opiatabhängigen
- Entzugsbeschwerden summieren sich, die vorhergehenden bleiben bis zum gemeinsamen Abklingen bestehen
- Nicht jedes Entzugssymptom (▶ Tab. 11.4) muss zu beobachten sein

Tab. 11.4 Verlauf des Entzugssyndroms nach der letzten Einnahme bei Opiatabhängigen

Beginn [Std.]	Symptome	Einteilung	Symptomatische Therapie und Pflege
6–8	Verlangen nach Drogen, motorische Unruhe, Angst, Nervosität, Ratlosigkeit	Leicht	• Niederpotente Neuroleptika (Atosil®, Truxal®, Neurocil®, ▶ 16.2) als Bedarfsmedikation • „Zuwendung forte", ablenken
12–16	Gähnen, Rinorrhö, Tränenfluss, Schweißigkeit	Mäßig	• Individuelle Wünsche berücksichtigen
~ 24	Gänsehaut, Muskelschmerzen, Schüttelfrost, Hitzewallungen, Appetitmangel, Mydriasis (Pupillenerweiterung)	Deutlich	• Magnesium Verla® 3-mal 2 Drg. • Obst anbieten • Rückzugsmöglichkeiten schaffen • Symptomatische Pflege und Behandlung • Vollbad mit Zusatz, z. B. Pinimenthol® • Paracetamol 500–1 500 mg/Tag
30–48	Hypertonie, Tachykardie, Tachypnoe, Temperaturanstieg, Übelkeit, Schlafstörungen	Schwer	• Catapressan® • Metoclopramid (Paspertin®) 20–25 Tr. • Niederpotente Neuroleptika zur Nacht (Truxal®, Neurocil®, ▶ 16.2) • Doxepin (Aponal®, ▶ 16.1) zur Nacht 25–75 mg
48–60	Gesichtsrötung, Erbrechen, Diarrhö, Gewichtsverlust	Sehr schwer	• Metoclopramid (Paspertin®) 1 Supp. oder 1 Amp. i. m. • Immodium® 2 Kps. bis zur ausreichenden Stuhlformung • Flüssigkeitszufuhr sicherstellen

- Entzugsschwere ist von der Substanz, Dosis und Empfindlichkeit des Patienten abhängig
- Maximum des Syndroms nach 60–72 Std.
- Rückgang der Symptome ab dem 3.–10. Tag nach der letzten Einnahme
- Symptomatische Medikamente bei Bedarf verabreichen, auf klinikübliche Schemata achten.

Pflege
- Patienten verallgemeinern gerne Entzugsbeschwerden, genaue Aussagen zur Befindlichkeit fordern
- Entzugsmotivation thematisieren, besonders wenn Patient Probleme verlagert
- Auf Medikamenteneinnahme achten: Medikamente werden gerne gesammelt
- Für Ablenkung sorgen: Spaziergänge, Gesellschaftsspiele, Therapieprogramm
- Patienten vor Reizüberflutungen abschirmen, z. B. keine laute Musik oder große Gruppen
- Rückzugsmöglichkeiten bieten
- Ruhig, wohlwollend, aber bestimmt und mit offener, sachlicher Argumentation dem Patienten begegnen
- Die ersten 5 Tage 3-mal tägl. Vitalzeichen kontrollieren
! An der Weite der Pupillen lässt sich die Intoxikation (Miosis) und der Entzug (Mydriasis) feststellen
! Heroin enthält üblicherweise Streckmittel (Reinheitsgrad 10–30 %), z. B. Glukose, Milchzucker, Ascorbinsäure, Koffein, Benzodiazepin (mit Benzodiazepin gestrecktes Heroin führt zu einem positiven Befund im Drogenscreen, auch wenn Patienten behaupten, keine Benzodiazepine konsumiert zu haben)
! Entzogene Patienten dürfen sich bei einem Rückfall nicht die zuletzt konsumierte Dosierung verabreichen. Die Toleranzschwelle befindet sich auf einem niedrigeren Niveau. Sie müssen auf die Gefahr der Überdosierung mit den tödlichen Folgen der Atemlähmung hingewiesen werden.

11

Komplikationen
Heroin wird überwiegend injiziert. In Abhängigkeit von der Reinheit des Stoffes und besonders der Beimengungen sowie der Sauberkeit des Spritzbestecks ergeben sich körperliche Begleiterkrankungen.

Abszess
Abgekapselte, eitrig gefüllte Gewebshöhle an Armen, Beinen oder der Leiste. Spontanrückbildung möglich. Bei Überwärmung, Rötung und Schmerzen mit Rivanol®-Umschlägen kühlen oder chirurgisch spalten, Wunde versorgen. Thrombophlebitis: Salbenverbände, ggf. Antiphlogistika.

Hepatitis
Hepatitis A, B und C möglich, weit verbreitet.
- Hepatitis-Serologie bei jeder Neuaufnahme, Leberwerte allein sind nicht ausreichend; nur ein aktueller Status ist aussagekräftig
- Hautfarbe und Skleren beachten
- Hygienische Maßnahmen einhalten
- Patienten aufklären und unterrichten.

Opiat-Überdosierung
Gefahr der Atemlähmung mit Herz-Kreislauf-Versagen. Antidot: Naltrexon (Naloxon®) langsam i. v. injizieren. Sofortiger Beginn des akuten Entzugssyndroms möglich.

HIV
Die Anzahl der HIV-Infizierten und AIDS-Erkrankten schwankt regional erheblich. Aufklärung („Safer Use"), Spritzentausch („Neu gegen alt"), Substitutionsprogramme und intensivere psychosoziale Begleitung (Streetworker, akzeptierende Drogenarbeit, Anlaufstellen) haben allgemein zu einem Rückgang der Neuerkrankungen geführt. Bei HIV-Test: Einverständnis des Patienten muss vorher immer schriftlich vorliegen.

11.4.2 Cannabinoide

Cannabis wird aus der blühenden weiblichen Hanfpflanze gewonnen, der wirksamste Inhaltsstoff ist das Tetrahydrocannabinol (THC). Einnahme: gegessen, inhaliert, getrunken.

Substanzen
Marihuana (getrocknete Blüten und Blätter). Synonyme: Gras, Pot, Tea, Shit, Ganscha, Dope.
Haschisch (getrocknetes und gemahlenes Harz), meist in Platten gepresst (Sortenbezeichnungen wie Schwarzer Afghane, Roter Libanese, Grüner Türke).

Wirkung
* Euphorische Stimmung: sich belustigt fühlen, kichern
* Räumliche und zeitliche Desorientierung (▶ 3.3)
* Angstgefühle, Angst-, Panikattacken (▶ 10.1.4)
* Sedierend, fokussiert Aufmerksamkeit und Wahrnehmung
* Bedeutungserleben mit Halluzinationen (▶ 3.4) möglich: Wahnvorstellungen (▶ 3.4)
* Konzentrationsstörungen (▶ 3.2), Koordinationsstörungen
* Dauergebrauch führt zu Persönlichkeitsveränderungen
! Bei entsprechender Disposition kann Cannabis, wie andere Drogen auch, eine schizophrene Psychose auslösen.

Entzug
Cannabinoide lagern sich im Fettgewebe ab und verbleiben einen langen Zeitraum im Körper (Kumulation). Meist ist keine spezifische körperliche Entzugssymptomatik zu erwarten. Nach Konsum hoher Dosen über längere Zeit können körperliche Entzugsbeschwerden mit typischer vegetativer Symptomatik auftreten. Reizbarkeit, Dysphorie, Schlafstörung und Angst.

11.4.3 Halluzinogene

Natürlich gewonnene oder chemisch produzierte Substanzen, die in unterschiedlichem Ausmaß psychotische Erlebnisse auslösen. Einnahme: oral.

Substanzen
* LSD (Lysergsäurediäthylamid): farb-, geruchs- und geschmacklos und in geringsten Dosierungen (0,06–0,2 mg) wirksam
* Psilocybin („Magic Mushrooms"): Inhaltsstoff einer halluzinogenen Pilzart
* Meskalin (mexikanische Kaktuspflanze).
Synonyme: Trips, Acid, DOM, Speed, Psilos, Adam & Eve, Ecstasy, XTC, Angel Dust.

Wirkung

- Veränderungen im Bereich des Wahrnehmens (▶ 3.4), Denkens und der Stimmungslage
- Visuelle, auditive, taktile Halluzinationen (▶ 3.4)
- Veränderungen von Farben, Formen und Tönen
- Zeitwahrnehmungsstörungen: gesteigert oder verlangsamt
- Stimmungslabilität von ruhig und entspannt bis hin zu Angst- und Panikattacken
- Dissoziationen: sich von außen erlebend
- Unerwünschte Wirkungen
  - Mydriasis, ansteigende Kreislaufwerte, Übelkeit, Euphorie
  - Starke paranoide Wahnvorstellungen mit Todesangst („Horrortrips")
- Entzug: keine spezifischen Entzugserscheinungen.

11

Therapie

Bei Intoxikation mit ausgeprägten Halluzinationen werden vorwiegend Benzodiazepine gegeben, Neuroleptika (▶ 17.2) sind häufig unwirksam.

Pflege

- Bei Aufnahme auf Löschpapier, Zuckerwürfel und meist bebilderte Papierschnipsel achten, werden oft als Trägermittel benutzt
- Auf psychotische Symptome achten, u. a. Realitätsverlust, Sprunghaftigkeit, Versonnenheit
- Intoxikierte Patienten sind beeinflussbar und können von ihren Erlebnisweisen Abstand gewinnen, wenn sie in ein Gespräch verwickelt werden („talk down").

11.4.4 Kokain

Beliebter Zusatz oder Ergänzung zu anderen Substanzen, meist gesnieft (über die Nase eingeatmet), selten geraucht oder injiziert. Crack wird in speziellen Glaskolben-Pfeifen geraucht.

Substanzen

- Kokain, Crack (mit Wasser, Natron und Kokain gebackene Klümpchen)
- Mischungen mit Heroin, LSD.

Synonyme: Koks, Schnee, Charley, Base, Free Base, Rock, Speed Ball, Frisco Speed Ball.

Wirkung

- Unmittelbarer Wirkungseintritt mit Glücksgefühlen (Flash)
- Stimmungsaufhellend, Zunahme der geistigen und körperlichen Leistungsfähigkeit
- Sensibilisierung der Wahrnehmungen aller Sinnesbereiche
- Aktivitätssteigernd: Bewegungsdrang, sexuelles Verlangen und Ausdauer
- Verringert Schlafbedürfnis und Appetit
- Unerwünschte Wirkungen
  - Muskel-, Magenschmerzen, Krämpfe, Herz-Kreislauf-Symptome, degenerierte Nasenscheidewand („Koksnase") mit Dauerschnupfen
  - Angstgefühle, Wahnideen
  - Selten paranoid-psychotische Zustandsbilder.

Entzug
- Keine spezifische körperliche Entzugssymptomatik
- Starkes psychisches Entzugssyndrom mit Angstgefühlen, Antriebsstörungen, Stimmungsabfall bis hin zur Depression, Müdigkeit, allgemeinen Dysphorie
- Verfolgungswahn mit Halluzinationen möglich
- Ausgeprägtes Craving-Syndrom (Verlangen, die Substanz wieder einzunehmen).

Behandlung
Antidepressive Medikation (▶ 17.1), Sedierung bei Dysphorie, Neuroleptika (▶ 17.2) bei psychotischen Entgleisungen.

Pflege
Der Umgang gestaltet sich aufgrund der allgemeinen Dysphorie oft problematisch. Der Patient empfindet bezogen auf das frühere Rauscherleben starke Defizite.
- Flexibel unterstützende (supportive) Begleitung des Patienten durch den Entzug
- Rückzugsmöglichkeiten bieten
- Für Ablenkung sorgen
- In der Kommunikation mit dem Patienten immer wieder auf sein körperliches und psychisches Befinden vor dem Beginn der Sucht eingehen: Vergleich mit dem früheren, normalen Zustand.

11.4.5 Komorbidität

Abhängigkeit in Verbindung mit einer psychiatrischen Erkrankung (Doppeldiagnose). Es sind Elemente der psychiatrischen Pflege mit gewährenden Anteilen und die Pflege Abhängiger mit Kontrolle und festem Rahmen in Einklang zu bringen. Die „suchtpsychiatrische" Pflege erfordert Ausnahmeentscheidungen und Einzelfalllösungen. Sie sind dem Belastungsniveau der Patienten anzupassen:
- Spezielle räumliche und therapeutische Settings schaffen
- Hoher Anteil von Einzelgesprächen
- Sporadische Kontrollen von Suchtmittelgebrauch
- Wenig konfrontierende Settings, langzeitiges Tolerieren von Rückfällen
- Vor Überforderung schützen
- Unterstützende Begleitung mit verantwortlicher Übernahme von Hilfen
! Das Suchtmittel ermöglichte häufig die Selbstkontrolle von psychotischem Erleben, paranoider Symptomatik, sozialen Ängsten, emotionalen Störungen und psychomotorischer Aktivität.

11.4.6 Therapie

Drogenabhängige glauben, selbst steuerungsfähig zu sein. Häufig ergibt sich daraus ein langwieriger Entscheidungsprozess, der nach Rückfällen früher oder später zur Therapie führt.

Pflege
Die Pflegekraft muss diese Entscheidungsprozesse bei der Motivationsarbeit berücksichtigen: Patienten über Therapie informieren, z. B. Therapiekonzepte bereitstellen, Videos zeigen, Informationsgruppen durch Therapieeinrichtungen veranstalten, Besichtigungsfahrten organisieren.

Behandlung

Die Therapie des Drogenabhängigen erfolgt auf verschiedenen Ebenen (ambulant, stationär, Nachsorgeeinrichtungen) und mit einem unterschiedlich langen Zeitaufwand (3–24 Monate). Ziele der Therapie sind Nachreifen der Persönlichkeit, die Fähigkeiten im Umgang mit sich selbst und anderen zu erweitern sowie die soziale Integration (Wohnung, Ausbildung, Arbeit, Freizeitgestaltung) vorzubereiten. Nicht jede Therapie ist für den Süchtigen geeignet oder wird von ihm angenommen. Bis zu 30 % Abbrüche sind üblich.

11

12 Pflege von Menschen in der forensischen Psychiatrie

Wolfgang Weidmann

12.1 Epidemiologie

Forensische (gerichtliche) Psychiatrie ist ein Grenzgebiet von Psychiatrie und Rechtswissenschaften, das sich mit den gerichtlichen Aspekten psychischer Krankheiten befasst. Einrichtungen der forensischen Psychiatrie behandeln psychisch kranke sowie abhängigkeitserkrankte Rechtsbrecher (▶ Tab. 12.1).

12

Tab. 12.1 Häufige Straftaten bei verschiedenen Krankheitsbildern		
Häufige Straftaten bei verschiedenen Krankheitsbildern		
Krankheitsbild	Häufigkeit in der forensischen Psychiatrie	Typische Straftaten
Psychosen aus dem schizophrenen Formenkreis (▶ Kap. 7)	~ 35 %	Gewalttat in wahnhafter Verkennung der Realität, Tötungsdelikte, Körperverletzungen
Intelligenzminderung (▶ Kap. 9)	~ 30 %	Sexuelle Handlungen an Kindern, Diebstähle, Brandstiftung
Persönlichkeitsstörungen (▶ 10.5)	~ 20 %	Sexualstraftaten, Gewalttaten, Brandstiftungen, Eigentumsdelikte, Beleidigungen
Abhängigkeitserkrankungen (▶ Kap. 11)	~ 5 %	Beschaffungskriminalität
Manische Psychosen	~ 1 %	Betrugshandlungen, Beleidigungen, Zechprellerei, seltener: Sexualdelikte, Gewalttaten, Gefährdung des Straßenverkehrs
Depression (▶ 6.1)	Äußerst selten	Erweiterte Suizidversuche

Häufigkeit von Straftaten

Psychisch Kranke haben einen Anteil von ~ 3 % an allen Straftaten. Die Repräsentanz psychischer Erkrankungen in der Gesamtbevölkerung beträgt ebenfalls ~ 3 %. Daraus kann gefolgert werden, dass psychisch Kranke statistisch nicht häufiger Straftaten begehen als „seelisch Gesunde". Allerdings begehen psychisch kranke Menschen häufiger – auch schwere – Gewalttaten als der Durchschnitt der Bevölkerung.

Opfer von Gewalttaten

- 60 % Kernfamilie
- 23 % Freunde und Verwandte
- 9 % Fremde und zufällige Opfer
- 7 % Autoritätspersonen.

❗ Tipps, Tricks und Fallen

Es gibt ausgeprägte Schwankungen in den Belegungszahlen in einer forensischen Klinik. Die Anzahl der Unterbringungen, die von Gerichten angeordnet werden, hängt oft von gesellschaftlichen Tendenzen (Sicherheitsbedürfnis), Rechtsprechung und politischen Entscheidungen ab. In den letzten Jahren zeigt sich allerdings eine stetige Zunahme der Anzahl an untergebrachten Patienten (1980: 3 237, 2013: 10 471).

12.2 Schuldunfähigkeit beurteilen

Vom Gesetzgeber werden im § 20 und § 21 StGB (Strafgesetzbuch) für den Zeitpunkt der Tat folgende zwei Bedingungen für Schuldunfähigkeit oder verminderte Schuldfähigkeit gefordert:

- Es muss eine in den §§ 20 oder 21 StGB genannte Krankheit oder Störung zur Tatzeit vorgelegen haben (▶ Tab. 12.2)
- Beim Täter muss während der Tat die Einsichtsfähigkeit oder die Steuerungsfähigkeit aufgehoben oder erheblich gemindert gewesen sein.

Tipps, Tricks und Fallen
Auch psychisch Kranke können vollkommen schuldfähig handeln, wenn sie zum Tatzeitpunkt die Fähigkeit haben, das Unrecht ihrer Tat einzusehen und nach dieser Einsicht zu handeln.

12.3 Forensische Unterbringung

12

§ 126a StPO
Besteht der dringende Verdacht, dass ein Täter die Tat im Zustand der Schuldunfähigkeit oder der verminderten Schuldfähigkeit begangen hat, so kann er vom Gericht in ein psychiatrisches Krankenhaus oder eine Entziehungsanstalt eingewiesen werden, wenn die öffentliche Sicherheit dies erfordert. Diese Unterbringung ist im § 126a StPO (Strafprozessordnung) geregelt.

Tab. 12.2 Erkrankungen, die die Schuldfähigkeit belasten

Erkrankungen, die die Schuldfähigkeit beeinflussen		
Wortlaut im Gesetz	Psychiatrisches Korrelat	Beispiele
Krankhafte seelische Störung	• Exogene und endogene Psychosen • Pathologische Rauschzustände	Hirnorganisches Psychosyndrom (▶ 8.2), Psychosen aus dem schizophrenen Formenkreis (▶ Kap. 7), Alkoholintoxikationen (▶ Kap. 11)
Tiefgreifende Bewusstseinsstörungen	• Trübung bzw. Ausschaltung des Selbst- oder Außenbewusstseins • Beeinträchtigung des intellektuellen und emotionalen Erlebens • Handeln im Affekt	Ehefrau wird vom Ehemann über Jahre schwerstens misshandelt → Einengen der seelischen Wahrnehmung vergleichbar mit der präsuizidalen Entwicklung → Töten des Ehemanns
Schwachsinn	• Entspricht der Intelligenzminderung, Oligophrenie (▶ Kap. 9)	Minderbegabter begeht sexuellen Missbrauch von Kindern, Brandstiftung, Diebstahl
Schwere andere seelische Abartigkeiten	• Neurosen (▶ 10.2) • Persönlichkeitsstörungen (▶ 10.5) • Sexuelle Deviationen	Sexualstraftäter, Körperverletzung, Brandstiftung

§ 126a Einstweilige Unterbringung
(1) Sind dringende Gründe für die Annahme vorhanden, dass jemand eine rechtswidrige Tat im Zustand der Schuldunfähigkeit oder verminderten Schuldfähigkeit (§§ 20, 21 des Strafgesetzbuches) begangen hat und dass seine Unterbringung in einem psychiatrischen Krankenhaus oder einer Entziehungsanstalt angeordnet werden wird, so kann das Gericht durch Unterbringungsbefehl die einstweilige Unterbringung in einer dieser Anstalten anordnen, wenn die öffentliche Sicherheit es erfordert.
(3) Der Unterbringungsbefehl ist aufzuheben, wenn die Voraussetzungen der einstweiligen Unterbringung nicht mehr vorliegen oder wenn das Gericht im Urteil die Unterbringung in einem psychiatrischen Krankenhaus oder einer Entziehungsanstalt nicht anordnet. […]

Pflege
Patienten, die nach § 126a StPO untergebracht sind, sind vom Sicherheitsaspekt her quasi wie Untersuchungsgefangene zu behandeln. Es dürfen keine Informationen an Dritte weitergeleitet werden, die der Verschleierung der Tat dienen könnten. Dies bedeutet:
- Besuche mit Ausnahme bestimmter Funktionsträger (z. B. Anwälte, Staatsanwalt, Polizeibeamte) dürfen nur nach schriftlicher Genehmigung des Ermittlungsrichters erfolgen
- Der Patient darf nicht frei telefonieren
- Bei Gesprächen muss immer ein Pflegedienstmitarbeiter dabei sein. Es darf nicht über die Tat gesprochen werden
- Jede eingehende oder ausgehende Post wird von der zuständigen Staatsanwaltschaft geprüft
- Es gibt für die Einrichtung keinen Behandlungsauftrag, d. h. der Patient muss entweder allen Behandlungsmaßnahmen zustimmen oder der Richter hat diese verfügt.

§ 81 StPO
Soll ein Patient im Strafverfahren begutachtet werden, so kann das Gericht ihn nach § 81 StPO kurzzeitig in der forensischen Psychiatrie unterbringen. In der Praxis wird in den meisten Fällen jedoch auf die Anwendung des § 81 StPO verzichtet.

§ 81 Einweisung zur Beobachtung des Beschuldigten
(1) Zur Vorbereitung eines Gutachtens über den psychischen Zustand des Beschuldigten kann das Gericht nach Anhörung eines Sachverständigen und des Verteidigers anordnen, dass der Beschuldigte in ein öffentliches psychiatrisches Krankenhaus gebracht und dort beobachtet wird.
(2) Das Gericht trifft die Anordnung nach Absatz 1 nur, wenn der Beschuldigte der Tat dringend verdächtig ist. Das Gericht darf diese Anordnung nicht treffen, wenn sie zu der Bedeutung der Sache und der zu erwartenden Strafe oder Maßregel der Besserung und Sicherung außer Verhältnis steht.
(5) Die Unterbringung in einem psychiatrischen Krankenhaus nach Absatz 1 darf die Dauer von insgesamt sechs Wochen nicht überschreiten.

§ 63 StGB
Wird ein Patient wegen einer Tat verurteilt, die er im Zustand der Schuldunfähigkeit begangen hat, so darf das Gericht keine Haftstrafe verhängen (**Prinzip: keine Strafe ohne Schuld**). Sind von dem Täter jedoch infolge seines Zustands erhebliche rechtswidrige Taten zu erwarten und ist er deshalb für die Allgemeinheit ge-

fährlich, so ordnet das Gericht die Unterbringung in einem psychiatrischen Krankenhaus an.

Ist der Beschuldigte zum Zeitpunkt der Tat im Zustand der erheblich geminderten Schuldfähigkeit gewesen, so kann eine Haftstrafe wegen des „schuldhaften Anteils" und zusätzlich die Unterbringung in einem psychiatrischen Krankenhaus angeordnet werden. Wird neben der Unterbringung in einem psychiatrischen Krankenhaus eine Haftstrafe ausgesprochen, so wird der Maßregelvollzug i. d. R. vor der Haftstrafe vollstreckt: „Besserung vor Strafe". § 63 StGB regelt einen Teil der „Maßregeln der Besserung und Sicherung".

§ 63 Unterbringung in einem psychiatrischen Krankenhaus

Hat jemand eine rechtswidrige Tat im Zustand der Schuldunfähigkeit (§ 20) oder der verminderten Schuldfähigkeit (§ 21) begangen, so ordnet das Gericht die Unterbringung in einem psychiatrischen Krankenhaus an, wenn die Gesamtwürdigung des Täters und seiner Tat ergibt, dass von ihm infolge seines Zustands erhebliche rechtswidrige Taten zu erwarten sind und er deshalb für die Allgemeinheit gefährlich ist. Die Unterbringung nach § 63 StGB ist in der Bundesrepublik neben der Sicherungsverwahrung (§ 66 StGB) die einzige freiheitsentziehende Maßnahme, die zeitlich unbefristet ist.

§ 136 StVollzG

§ 136 StVollzG (Strafvollzugsgesetz) regelt die Unterbringung in einem psychiatrischen Krankenhaus. Die Behandlung richtet sich nach ärztlichen Gesichtspunkten. Der Patient soll entweder geheilt oder so weit gebessert werden, dass er nicht mehr gefährlich ist. Dem Patienten wird die nötige Aufsicht, Betreuung und **Pflege** zuteil.

§ 64 StGB

Straftäter, die ihre Taten unter Drogen- oder Alkoholeinfluss („Rausch") oder wegen der Abhängigkeit („Hang") von entsprechenden Mitteln im Zustand der Schuldunfähigkeit, der verminderten Schuldfähigkeit, aber auch im Zustand der Schuldfähigkeit begangen haben, werden nach § 64 StGB in Entziehungsanstalten oder speziellen Abteilungen von psychiatrischen Krankenhäusern untergebracht. Beispiel: Ein Drogenabhängiger begeht Straftaten wie Einbrüche oder Diebstähle, um seine Sucht zu finanzieren.

§ 64 Unterbringung in einer Entziehungsanstalt

(1) Hat jemand den Hang, alkoholische Getränke oder andere berauschende Mittel im Übermaß zu sich zu nehmen, und wird er wegen einer rechtswidrigen Tat, die er im Rausch begangen hat oder die auf seinen Hang zurückgeht, verurteilt oder nur deshalb nicht verurteilt, weil seine Schuldunfähigkeit erwiesen oder nicht auszuschließen ist, so ordnet das Gericht die Unterbringung in einer Entziehungsanstalt an, wenn die Gefahr besteht, dass er infolge seines Hanges erhebliche rechtswidrige Taten begehen wird.

§ 137 StVollzG

§ 137 StVollzG regelt die Unterbringung in einer Entziehungsanstalt. Das Ziel der Behandlung des Untergebrachten ist es, ihn von seinem Hang zu heilen und die zugrunde liegende Fehlhaltung zu beheben.

Dauer der Unterbringung

Die Dauer der Unterbringung im psychiatrischen Krankenhaus hängt bei Patienten, die nach § 63 StGB untergebracht sind, hauptsächlich von 2 Faktoren ab:

- Psychiatrische Prognose, wie wahrscheinlich weitere erhebliche gleiche Straftaten durch den Patienten sind
- Verhältnismäßigkeit der Unterbringungsdauer in Bezug zum vorliegenden Delikt, z. B. keine 20 Jahre Unterbringung für einen Diebstahl.

Die Überprüfung, ob der Patient entlassen werden kann, findet bei Patienten, die nach § 63 StGB untergebracht sind, mindestens einmal im Jahr statt (§ 67e StGB). Die Entscheidung über eine Entlassung wird von der Strafvollstreckungskammer, also dem zuständigen Landgericht oder bei Jugendlichen dem zuständigen Amtsrichter, unter Berücksichtigung eines psychiatrischen Gutachtens gefällt.

Im Gegensatz zur Unterbringung in einem psychiatrischen Krankenhaus (§ 63 StGB), die primär unbegrenzt ist, befristet § 67d StGB die Dauer der Unterbringung in einer Entziehungsanstalt (§ 64 StGB) auf eine Höchstdauer von 2 Jahren. Bei Unterbringung in einer Entziehungsanstalt muss mindestens alle 6 Monate geprüft werden, ob die Unterbringung zur Bewährung auszusetzen ist (§ 67e).

12.4 Therapiemöglichkeiten

12

Die forensische Psychiatrie ist gemäß der Strafgesetzgebung keine bestrafende, sondern eine behandelnde Instanz. Der gesetzliche Auftrag der Besserung und Sicherung und der Wiedereingliederung in die Gesellschaft wird durch das Landesrecht (Maßregelvollzugsgesetz oder PsychKG) der Bundesländer näher definiert. In den Einrichtungen werden i. d. R. die folgenden Behandlungsangebote unterbreitet.

Psychiatrische Betreuung

Die Patienten werden psychiatrisch, psychotherapeutisch und ggf. medikamentös behandelt. Ferner werden regelmäßig Gutachten über den Krankheitsverlauf und die Prognose des Patienten gestellt. Es geht besonders um die „Aufarbeitung der Tat" durch die Bearbeitung der delinquenten Problematik des individuellen Patienten.

Pflegerische Betreuung

Die Aufgabe der Pflege ist in erster Linie die Schaffung eines Klimas, in dem die Therapieangebote wirken können. Das Pflegepersonal bemüht sich um ein Milieu, in dem Patienten Verhaltensweisen erlernen können, die sozial anerkannt sind und deshalb die Wiedereingliederung in die Gesellschaft erleichtern. Die größte Sicherheit für die Patienten, die Mitarbeiter und die Bevölkerung wird durch professionelle Beziehungsarbeit geschaffen. Je besser wir den Patienten kennen und einschätzen können, umso besser können wir seine Verhaltensweisen antizipieren.

Beispiel: Ein Patient, in dessen bisheriger familiärer Umgebung Fehlverhalten immer zu Aggressionen geführt hat, „adoptiert" den Stationsleiter quasi als neue Vaterfigur. Bei ihm kann er vielleicht zum ersten Mal erleben, dass das eigene Verhalten viel differenzierter betrachtet und nicht immer mit Aggressionen beantwortet wird (▶ 12.5).

Psychologen

Sie nehmen psychotherapeutische Aufgaben sowohl in Einzelbetreuungen als auch in Form von Gruppenarbeit wahr. Mit Tests liefern Psychologen häufig wertvolle Hinweise in der Diagnostik und Prognose.

Sozialarbeiter
Ihnen kommt neben der Mitarbeit im Team die Aufgabe zu, bei der Resozialisierung und Reintegration der Patienten Hilfestellung zu leisten. Sie sind z. B. im Rahmen der Entlassungsorganisation bei der Wohnungs- und Arbeitsplatzsuche behilflich. Schuldenregulierung und Unterstützung der Patienten in Fragen des Umgangs mit Behörden gehört zu den weiteren Aufgaben der Sozialarbeiter.

Lehrer
In vielen forensischen Psychiatrien besteht die Möglichkeit, schulische Angebote wahrzunehmen. Diese reichen vom Alphabetisierungskurs über Sprach- und Computerkurse bis hin zu möglichen Schulabschlüssen (Haupt- oder Realschulabschluss). Viele der forensischen Patienten haben keinen Schulabschluss, einige sind Analphabeten.

Arbeitstherapeuten
▶ 4.4.1
Manchmal besteht die Möglichkeit, neben der industriellen Arbeitstherapie auch an einer Berufsausbildung, z. B. als Werkzeugmacher oder Schreiner, teilzunehmen. Die Arbeitstherapie hat in der Forensik einen tagesstrukturierenden Auftrag und soll zusätzlich die Leistungsbereitschaft und -fähigkeit fördern sowie dem Einüben von Sozialverhalten dienen.

Sporttherapeuten
▶ 4.4.4
Mit Gruppentherapie und Einzelangeboten.

Ergotherapeuten
In der Ergotherapie wird mit unterschiedlichen Materialien (z. B. Ton, Holz, Seide) gearbeitet. Dabei sollen die Patienten in ihrer Kreativität angeregt werden und eine sinnvolle Freizeitgestaltung erlernen.

12.5 Pflege

Ziele
• Vermittlung von sozial anerkannten Normen und Werten
• Schaffung eines Klimas, in dem Therapie wirksam wird
• Gestaltung einer professionellen Beziehung zu den häufig auch beziehungsgestörten Patienten.

Aufgaben
• Erstellung der Pflegeanamnese
• Erstellung einer individuellen Pflegeplanung für jeden Patienten
• Stationsleben strukturieren
• Lebenspraktische Hilfen für die Patienten anbieten, z. B. Koch-, Freizeit- und Gesprächsgruppen
• Vorbereitung, Assistenz und Nachbereitung bei Maßnahmen der Diagnostik und Therapie
• Beobachtung des Patienten und seiner Verhaltensweisen
• Unterstützung psychotherapeutischer Gruppen aus pflegerischer Sicht
• Sicherheitskontrollen, um das Einbringen von Drogen, Waffen oder verbotenen Gegenständen zu verhindern, Patientenzimmer durchsuchen (▶ 12.5)

- Sicherheitssysteme kontrollieren
- Zu Untersuchungen begleiten
- Außerklinische Aktivitäten organisieren, begleiten
- Dokumentation.

Sicherheit im psychiatrischen Krankenhaus

- Der größte Sicherheitsfaktor besteht in einer tragfähigen Arbeitsbeziehung zu dem Patienten. Sie gewährleistet eine gute Einschätzung des psychischen Zustands und hilft, Vorwarnzeichen zu erkennen
- Teamwork und der Informationsaustausch zwischen allen Behandelnden verhindert die häufig vorkommenden Spaltungsversuche der Patienten. Vom Team isolierte Mitarbeiter stellen für alle Beteiligten ein Risiko dar. Ferner können im Team unter dem multiprofessionellen Gesichtspunkt ausgewogenere Ergebnisse produziert werden
- Alle Auffälligkeiten im Verhalten der Patienten und sicherheitsrelevante Beobachtungen registrieren, dokumentieren und ggf. kommunizieren (▶ 1.3)
- Die vorgesehenen Sicherheitskontrollen genau durchführen und dokumentieren
- Sicherung bei Aktivitäten außerhalb der Klinik, z. B. bei Arztbesuchen, begleiteten Ausgängen
- Patienten bei der Wahrnahme von begleiteten Ausgängen immer im Auge behalten. Ist dies z. B. beim Toilettengang nicht möglich, so muss sich die Pflegeperson z. B. vorher davon überzeugen, dass keine Fluchtmöglichkeiten bestehen, wie offene Fenster, Feuerleitern, Notausgänge
- Fesselungen und Fixierungen sind nur auf Anordnung des Arztes zulässig. Sollte diese Anordnung (z. B. in akuten Krisensituationen) nicht vorliegen, muss sie unverzüglich nach der sicherheitsrelevanten Maßnahme eingeholt werden. Das Abnehmen von Fesselungen und Fixierungen ist ebenfalls nur nach Absprache mit dem behandelnden Arzt möglich
- Bei besonders fluchtgefährdeten Patienten werden auf Anordnung besondere Sicherungsmaßnahmen, z. B. Fesselung mit Handschellen, durchgeführt
- Bei begleitenden Ausgängen immer ein Diensthandy mit ausreichend geladenem Akku mitführen. So können bei einer Entweichung des Patienten sofort die Einrichtung und die Polizei informiert werden. Von dort werden weitere Fahndungsmaßnahmen eingeleitet
- Wird ein begleiteter Ausgang mit zwei Patienten durchgeführt und flieht dabei ein Patient: den zurückgebliebenen Patienten weiter betreuen
- Strafanzeige gegen Pflegekräfte kann bei einer groben Verletzung der Aufsichtspflicht gestellt werden
- Ausführliche Dokumentation erleichtert spätere Ermittlungen
- Offener Umgang mit den Vorgesetzten und dem Behandlungsteam.

Bedrohung des Pflegepersonals

Eine Bedrohung ist eine Straftat. Die Stations-/Abteilungsleitung über die Drohung informieren. Gemeinsam beraten, wie ernst die Drohung zu nehmen ist und wie man weiter vorgehen wird. In Rücksprache mit der Leitung möglicherweise Strafanzeige stellen (▶ 1.8.2).

Beispiel: Ein Patient droht, einen Mitarbeiter wegen Kleinigkeiten anzuzeigen oder er macht versteckte Angaben, die als Drohung gewertet werden können. In seltenen Fällen wird die Person des Mitarbeiters oder dessen Familie bedroht.

Bestechungsversuche
Dem Patienten gegenüber eindeutig zurückweisen. Sowohl den Bestechungsversuch als auch die eigene Reaktion genau dokumentieren und Vorgesetzte informieren (▶ 1.8.2).
- Schon bei kleinen Angeboten „Nein" sagen (Zigarette, Bonbon)
- Seiner Rolle bewusst sein, man ist nicht der „Kumpel" des Patienten.

Zimmerbelegung
Immer bedenken, dass es um eine meist sehr lange gemeinsame Wohnsituation geht.
- Patienten in die Entscheidung mit einbeziehen, wenn nicht dringende therapeutische Gründe dagegen sprechen
- Den Patienten erklären, warum man zu welcher Entscheidung gekommen ist.

Hierarchie im Vollzug
Im Maßregelvollzug kann es besonders zu Beginn der Behandlung wie im Gefängnis unter den Patienten eine Hierarchie geben. Diese kann sich sowohl nach der Persönlichkeit einzelner Patienten und deren Störung sowie u. a. nach der begangenen Straftat eines anderen Patienten richtet. An unterster Stelle dieser „Rangliste" stehen mitunter diejenigen, bei denen Kinder das Opfer sexuell motivierter Straftaten waren („Kinderficker"). Aufgabe des Pflegedienstes ist es, dieser Hierarchie entgegenzuwirken. Maßnahmen sind z. B.:
- Für ein offenes Gesprächsverhalten auf der Station Sorge tragen
- Übergriffe auf schwache Patienten nicht dulden
- Sich auch bei Patienten um Verständnis für die „Außenseiter" bemühen, z. B. Patienten auf „Fehlverhalten" ansprechen.

Straftaten im Maßregelvollzug
Beispiel: sexuelle Ausbeutung von Patienten, Schutzgelderpressung, Drogenhandel oder -konsum. Auf Verdachtsmomente achten, z. B.:
- Patient hat trotz geringer Einkünfte immer Geld zur Verfügung
- Patienten sind bestimmten anderen Patienten gegenüber auffallend ängstlich
- Sexueller Umgang von Patienten miteinander wird registriert.
Bereits den Verdacht auf Straftaten im Team ansprechen, vielleicht haben andere aus dem Team ergänzende Beobachtungen gemacht.

Anwendung unmittelbaren Zwanges
Beispiel: festhalten, fixieren, absondern (▶ 1.9, ▶ 2.10).
- Frage der Verhältnismäßigkeit klären. Die zu ergreifenden Maßnahmen müssen in ihrem Ausmaß und in ihrer Härte der drohenden Gefahr entsprechen
- Bedenken, dass es sich immer um Eingriffe in die Grundrechte eines Menschen handelt
- Patienten darauf hinweisen, mit welcher Maßnahme er unter welchen Umständen zu rechnen hat
- Konsequent sein, ohne zu vergessen, dass sich der Patient in einer Krise befindet
- Bei sehr aggressiven Patienten: in Absprache mit der Leitung prüfen, ob Amtshilfe bei der Polizei angefordert werden soll
- Zwangsmaßnahmen (▶ 1.9, ▶ 2.10)
- Abgesonderte Patienten (zum eigenen Schutz oder zum Schutz anderer) besonders intensiv beobachten. Der Patient braucht klare Regeln für die Absonderung, auf die er sich aber auch verlassen kann. Bei Suizidalität oder bei akutem psychotischen Schub beruhigende Zuwendung geben, z. B. beim Gang

12

zur Toilette, beim Essen austeilen. Beim Beobachten des abgesonderten Patienten immer die Frage prüfen, ob der Grund der Absonderung noch vorliegt (Dokumentation).

Aufenthalte in nichtpsychiatrischen Krankenhäusern

Muss ein Patient aus der forensischen Einrichtung in ein Allgemeinkrankenhaus aufgenommen werden, so ist das Pflegepersonal des psychiatrischen Krankenhauses für dessen Betreuung zuständig. Auf Anordnung des Klinikleiters der forensischen Klinik und evtl. der Vollstreckungsbehörde kann auf eine Sicherung verzichtet werden.

Nähe-Distanz-Problematik

Pflegepersonal und Patienten arbeiten oft über Jahre auf engstem Raum zusammen, sodass zu den Patienten eine besondere Vertrautheit oder Nähe entstehen kann. Beispiel für Versuche der Patienten, die Grenzen gegenüber einzelnen Pflegekräften zu überschreiten: Ein Patient fordert einen Pfleger auf, ihm etwas mitzubringen. Problem dabei: Es geht um Geld und es geht um Ware gegen Geld. Ein Geschäft zwischen Pfleger und Patient ist nicht angezeigt (Rollenklarheit).

- Sexuelle Belästigung gegenüber Mitarbeitern müssen unbedingt im Team angesprochen werden: keine falsche Scham. Nur so können entsprechende Maßnahmen (z. B. Gespräch mit dem Patient, aber ggf. auch disziplinierender Art) ergriffen werden
- Patienten fordern vermeintlich ihr Recht, wollen z. B. zu einem bestimmten Zeitpunkt telefonieren: nicht auf dem eigenen, unsicheren Standpunkt beharren oder dem Patienten gegenüber Härte demonstrieren, sondern sich bei erfahrenen Kollegen, in der Hausordnung oder im Maßregelvollzugsgesetz über den Sachverhalt informieren
- Vorsicht vor Versuchen, das Team zu spalten. Diese werden besonders effektiv von Patienten mit dissozialer Persönlichkeitsstörung oder Borderlinestörung betrieben, besonders wenn sie Hafterfahrung haben. Hilfe: umgehende Informationen des Teams.

Duzen vs. Siezen

Grundsätzliche Anrede per Sie, da dieses der gesellschaftlichen Norm entspricht, wenn man nicht miteinander verwandt, befreundet oder eng bekannt ist.

12.6 Suchtkranke Patienten (§ 64 StGB)

▶ Kap. 11

12.6.1 Allgemeines

Therapiemotivation

Oft unklar. Patienten glauben z. B.:

- Ihre Haftstrafe durch eine Therapie verkürzen zu können
- Mit ihrem Therapieeinverständnis ein gutes Bild vor Gericht abgeben zu können
- Treten eine Therapie auf Druck ihres sozialen Umfeldes an (Eltern, Ehefrau).

Bei ersten Schwierigkeiten neigen die Patienten zum Therapieausstieg. Daher steht die Motivationsarbeit während der ersten Monate der Behandlung an vorderster Stelle.

Therapieverlauf

Der Therapieverlauf ist als Phasen- oder Stufenmodell angelegt, in dem der Patient schrittweise mehr Eigenverantwortung für seine Therapie und seine Lebensgestaltung erhält. Der Patient schließt eine Phase mit einer schriftlichen und mündlichen Bilanzierung und Reflexion ab und wird bei ausreichendem Therapieerfolg in die nächste Therapiestufe eingesetzt. Begleitend sind damit auch Lockerungen verbunden, d. h. der Patient erlangt zusätzliche Freiheiten (Ausführungen, Ausgänge, Verlegung auf die Folgestation).

Je weiter ein Patient in der Therapie fortgeschritten ist, desto weniger Kontrolle wird vom Behandlungsteam ausgeübt. Der Patient selbst und insbesondere die Patientengruppe übernehmen diese Aufgaben.

Da die Anforderungen an die Patienten und an das Behandlungsteam während einer kompletten Therapie unterschiedlich sind, gibt es verschiedene Behandlungseinheiten. Diese unterscheiden sich im Grad der Sicherungsmaßnahmen und in den Schwerpunkten der Therapie. Eine mögliche Aufteilung könnte z. B. sein:

- Aufnahmestation: hohe Sicherungsmaßnahmen, Einstieg in die Therapie, Motivationsarbeit, Aufbau und Einhaltung von Tagesstruktur
- Innenwohngruppen: mittlere Sicherungsmaßnahmen, Vertiefung und Stabilisierung in den therapeutischen Zielen, Ausführungen mit Personal, Mitpatientenausgänge, Alleinausgänge, Besuche bei Selbsthilfegruppen
- Außenwohngruppen: geringe Sicherungsmaßnahmen (hauptsächlich durch die Patientengruppe selbst), Stabilisierung des Abstinenzverhaltens, Resozialisierung, weitgehende Bewegungsfreiheit, Finden eines Arbeitsplatzes, eigenverantwortliche Übernahme aller Aufgaben des täglichen Lebens, Aufbau eines tragfähigen sozialen Netzwerkes.

12.6.2 Spezielle Aufgaben der Pflege

▶ 4.2

Schaffung eines drogen- und alkoholfreien Raums

- Gründliche Kontrolle der Patientenhabe bei der Aufnahme (▶ 12.5) und Leibesvisitation
- Regelmäßige Alkoholkontrollen und Drogenscreenings (▶ 12.5)
- Überwachung von Besuchern. Es kommt vor, dass Angehörige oder Freunde dem Patienten Suchtstoff in die Klinik bringen (▶ 12.5)
- Durchführen von Trennscheibenbesuchen. Zwischen dem Patienten und dem Besucher befindet sich eine Glasscheibe. Das Gespräch findet über Mikrofon und Lautsprecher statt. Dies verhindert ein Austauschen von Drogen
- Durchführen von Zimmer- und Spindkontrollen
- Förderung der Selbstkontrolle und der gegenseitigen Kontrolle durch die Patientengruppe
- Verbot aller alkoholhaltigen Lebensmittel und Hygieneartikel (auch z. B. Rasierwasser ist trinkbar).

Tipps, Tricks und Fallen
- Bei den genannten Kontrollen freundlich und respektvoll vorgehen, da sie einen großen Eingriff in die Intimsphäre darstellen

- Alkohol kann auch selbst hergestellt werden. Der „Aufgesetzte" entsteht durch Vergärung eines Fruchtsaftes mithilfe von Hefe oder Weißbrotresten → auffällige Behälter kontrollieren und auf Gärgerüche achten
- Drogenscreenings können verfälscht werden. Der Verzehr von einigen Lebensmitteln ist deshalb auf einer Suchtstation verboten, z. B. schwarzer Tee, Getränkepulver oder Konzentrate mit Zitronensäure, Süßstoff, Nahrungsergänzungsmittel
- Kontrolle auf verbotene Gegenstände, besonders auf elektronische Kommunikationsmittel. Hierüber könnten Drogenlieferungen in die Einrichtung organisiert werden!

Schaffung eines therapieförderlichen Stationsklimas
- Informationsvermittlung (Symptomatik der Störung, Ursachen, Behandlungskonzepte etc.)
- Emotionale Entlastung (Verständnis fördern, Erfahrungsaustausch mit anderen Betroffenen, Kontakte etc.)
- Unterstützung einer medikamentösen oder psychotherapeutischen Behandlung, indem die Kooperation zwischen Behandler und Patient (Compliance, Adherence) gefördert wird
- Trainieren, wie Rückfallprozesse frühzeitig erkannt und welche Schritte dann unternommen werden können.

12.6.3 Pflegeplanung

Problemfelder
- Aggressionen
- Stark ausgeprägtes Misstrauen gegenüber Mitmenschen
- Mangelnde Konfliktfähigkeit
- Mangelnde Selbstreflexion
- Planloser Umgang mit Geld, Fixierung auf materielle Werte
- Mangelndes Selbstwertgefühl
- Suchtverlagerung über Nahrung (Gewichtszunahme), TV- und Spielekonsum, (Kraft-)Sport.

Pflegeziele
- Einhaltung der Stationsstrukturen (Regelübertretungen)
- Pünktlichkeit und Verlässlichkeit bezüglich Therapieteilnahme und Erledigung von Aufgaben
- Umgang mit Aggressionen
- Gestaltung von Sozialkontakten auf Station
- Sauberkeit und Ordentlichkeit im persönlichen Umfeld
- Verantwortung für sich und sein Tun übernehmen
- Umgang mit Suchtdruck.

Pflegemaßnahmen
- Teilnahme an den Pflegegruppen
- Führen eines Therapietagebuchs und Reflexion in wöchentlichen Pflegegesprächen
- Erstellen von Trainingsprogrammen (z. B. Geldverwaltung, Hygiene, Pünktlichkeit)
- Planvoller Beziehungsaufbau zum Patienten.

12.7 Patienten ohne oder mit erheblich verminderter Schuldfähigkeit (§§ 20, 21, 63 StGB)

12.7.1 Behandlungsgrundlagen

Vorkommende Erkrankungen und Störungen

Nach § 63 StGB werden verschiedene Erkrankungen und Störungen im Maßregelvollzug behandelt. Diese erfordern z. T. unterschiedliche Vorgehensweisen in der Behandlung und Pflege. Im Allgemeinen kann man folgende Krankheitsbilder unterscheiden:

- **Psychosen und psychoaffektive Störungen.** Patienten haben ihre Straftat meist aus ihrer Erkrankung heraus im Zustand der Schuldunfähigkeit (§ 20 StGB) begangen
- **Persönlichkeitsstörungen.** Patienten konnten meist das Unrecht ihres Handelns erkennen, aber nicht nach dieser Einsicht handeln. Deswegen geht das Gericht meist von einer erheblich verminderten Schuldfähigkeit (§ 21 StGB) aus
- **Patienten mit einer Intelligenzminderung.** Frage der Schuldunfähigkeit hängt vorwiegend vom Grad der Intelligenzminderung sowie den Tatumständen ab
- **Vereinzelt Epilepsieerkrankung.** Da diese Patienten oft auch noch andere Störungsbilder aufweisen, werden diese den drei oberen Patientengruppen zugeordnet.

12

Behandlung

Wenn möglich sollten die Behandlungsangebote auf die jeweiligen Krankheitsbilder zugeschnitten sein. Es werden aber auch gezielt Deliktgruppen behandelt, z. B. Sexualstraftäter.

Im Rahmen der Behandlung können sich die Ansprüche an die Sicherheit verändern. Die Aufnahme kann in einem Hochsicherheitsbereich erfolgen, in dem erst die Gefahr abgeschätzt wird, die von dem Patient ausgeht. Im Laufe der Behandlung können Lockerungen gewährt werden.

Resozialisierung

Nach der Behandlungsphase werden die Patienten gezielt auf ein angemessenes Leben außerhalb des Maßregelvollzugs vorbereitet. Im Rahmen der Entwicklung des Patienten können dem Patienten Unterbringungserleichterungen (Ausgang im Gelände der Einrichtung oder durch Mitarbeiter begleitete Ausführungen) und Lockerungen (Ausgänge mit Angehörigen, Mitpatienten, Einzelausgänge, Außenarbeit und Beurlaubung) gewährt werden. Berücksichtigt wird:

- Der therapeutische Fortschritt des Patienten
- Die Schwere der Tat
- Die vom Patienten aktuell ausgehende Gefahr
- ! Bei Lockerungen muss die Aufsichtsbehörde entweder informiert werden oder dieser sogar zustimmen (Unterschiede in den einzelnen Landesgesetzen).

Nachsorge

Ist die Therapie des Patienten soweit fortgeschritten, dass sowohl die behandelnde Einrichtung als auch die Vollstreckungsbehörde davon ausgehen können, dass von dem Patienten keine Gefahr für die Allgemeinheit ausgeht, ist dieser in die Gesellschaft zu integrieren oder zu entlassen.

! Es besteht weiterhin eine Führungsaufsicht, die bestimmte Aspekte wie Aufenthaltsort, medizinische und psychiatrische Behandlung (Einnahme von Medikamenten) sowie Betreuung durch die Einrichtung festlegen kann.

12.7.2 Patienten mit Psychose

▶ Kap. 7

Behandlung der Erkrankung
- Medikamentöse Therapie
- Förderung von Krankheitseinsicht und Behandlungsakzeptanz
- Adherence-Therapie

Behandlung der Straftat
Intensive Deliktbearbeitung kann bei Patienten mit Psychosen in vielen Fällen kontraproduktiv sein, da diese psychotisch oder depressiv verarbeitet werden können, z. B. bei einem Tötungsdelikt im Familienkreis.
- Dem Patienten zuhören, wenn er über sein Delikt reden will
- Die Ursachen der Tat auf das Krankheitsbild zurückführen und somit die Gründe der Schuldunfähigkeit darlegen
- Patient auf seine zukünftige Verantwortung aufmerksam machen, besonders im Hinblick auf die Notwendigkeit der medikamentösen Behandlung
- Bewusstsein für Überforderungssituationen schaffen
- Dem Patienten helfen, die freiheitsentziehende Behandlung im Maßregelvollzug nicht als Sanktion, sondern als Chance für die Zukunft zu sehen
- Gemeinsam mit dem Patienten Strategien erarbeiten, wie er frühzeitig neue psychotische Episoden erkennt, und wie er sich Hilfe holen kann.

Resozialisierung
Dem Patient wird mehr an Eigenverantwortung und Selbstständigkeit zugestanden:
- Erweiterung der persönlichen Habe
- Stärkere Einbindung in die begleitenden Therapien, z. B. AT, BT, Sport, Schule, Gruppenprojekte
- Begleitende Ausführungen mit dem Patienten im und außerhalb des Geländes durchführen
- Belastungsgrenzen austesten
- Ggf. Anbindung an Selbsthilfegruppen
- Gemeinsame Entwicklung von realistischen Zukunftsplänen, dabei die mögliche Lebenssituation nach der Unterbringung planen, z. B. betreutes Wohnen in einer Wohngemeinschaft, Rückkehr in die Familie, neue Lebenssituation in einer eigenen Wohnung.

Nachsorge
- Schaffung einer soliden sozialen Situation
- Sicherstellung der medizinischen Behandlung und der Einnahme der Medikamente (vorzugsweise Depotpräparate)
- Ambulante Betreuung durch die Einrichtung.

12.7.3 Persönlichkeitsgestörte Patienten

▶ 10.5

Deliktbearbeitung

Diese findet im Rahmen der Psychotherapie statt und richtet sich sowohl auf die Persönlichkeitsstörung als auch auf die Deliktbearbeitung aus. Dies kann in der Gruppe sowie in Einzelgesprächen mit dem Psychotherapeuten stattfinden. Mitunter ist es ratsam, auch die Bezugspflegenden mit hinzuzuziehen, die mit dem Patienten gemeinsam Teile der Psychotherapie in die Pflegeplanung integrieren.

- Erarbeitung des Lebenslaufs
- Testpsychologische Verfahren
- Deliktanalyse
- Deliktbearbeitung
- Standardisierte modulare Therapieangebote
  - z. B. Behandlungsprogramm für Sexualstraftäter (nach Wischka et al.),
  - Systemisches Antigewalttraining (nach Heilemann et al.),
  - Gewaltfreie Kommunikation (nach Rosenberg)
- Rückfallprophylaxe durch Offenlegung von Verhaltensweisen, die den Patienten in der Vergangenheit im Vorfeld seiner Straftat bewusst und unbewusst in diese Situation geführt haben (Risikofaktoren). Beispiel: ein Sexualstraftäter, der bei Stress immer abgelegene Orte aufsucht
- Bereitschaft beim Patienten fördern, Verantwortung für sein Handeln zu übernehmen
- Förderung der Empathiebereitschaft.

Resozialisierung

Bereits im Rahmen der Psychotherapie kann es ratsam sein, dem Patienten Vollzugserleichterungen und Lockerungen zu gewähren. Diese sind mit dem Patienten zu planen und werden durch das Pflegepersonal besprochen, durchgeführt, kontrolliert und dokumentiert.

Hat ein Patient seine Psychotherapie erfolgreich abgeschlossen, geht es darum, zu prüfen, ob er das Erlernte in den Alltag umsetzen kann.

- Erweiterung der Lockerungen bis zu Übernachtungen bei verlässlichen Angehörigen
- Gestaltung des eigenen Lebensraums (Schaffung von sozialen Netzwerken)
- Anschluss an Selbsthilfegruppen wie z. B. Anonyme Alkoholiker
- Arbeitssuche und Arbeit außerhalb der Einrichtung
- Konkrete Zukunftsplanung mit der Bezugsperson und dem Sozialarbeiter.

Gerade in diesem Zeitraum muss der Patient eng begleitet und kontrolliert werden, da für eine Beurlaubung oder Entlassung die Zuverlässigkeit des Patienten eine wesentliche Rolle spielt.

Nachsorge

Schaffung einer stabilen sozialen Situation:

- Die Finanzen des Patienten müssen geklärt und ausreichend sein
- Das soziale Umfeld muss so gewählt sein, dass der Patient sich nicht leicht in deliktnahe Situationen begeben kann, z. B. darf ein pädophiler Patient keine Arbeit in einem Umfeld finden, in dem sich viele Kinder aufhalten (z. B. Reitstall).

Der Patient sollte einen geregelten Tagesablauf haben, damit er sich nicht aus Langeweile oder Einsamkeit in deliktnahe Situationen begibt → engmaschige ambulante Betreuung und Begleitung durch die Einrichtung und forensische Ambulanzen.

12.7.4 Intelligenzgeminderte Patienten

▶ Kap. 9

Behandlung der Störung
Unerwünschtes Verhalten muss dem Patienten verdeutlicht werden. Soziale Kompetenz des Patienten stärken durch:
- Schaffung eines freundlichen Stationsklimas
- Feste Anbindung an eine Bezugsperson
- Vermittlung und Training von Regeln und Normen
- Einbinden in lebenspraktische Gruppen
- Zuordnung von für den Patienten erfüllbaren Aufgaben für die Gemeinschaft
- Förderung von erwünschten Fähigkeiten des Patienten
- Schaffung von Freizeitbeschäftigung und Vermittlung von Hobbys
- Schaffung eines geregelten Tages- und Wochenablaufs
- Strukturgebende Maßnahmen, z. B. AT, BT, Sport (▶ 4.4.4), Gruppenangebote (▶ 4.2)
- Patienten nach Möglichkeit in die Planung von lebenspraktischen Abläufen mit einbeziehen
- Patienten in die Behandlungsplanung mit einbeziehen.

Resozialisierung
Bei einer positiven Entwicklung orientiert sich die Resozialisierung weitgehend an den Punkten für persönlichkeitsgestörte Patienten (▶ 12.7.3), wobei meist eine Beurlaubung oder Entlassung des Patienten in ein betreuendes Wohnheim oder in eine betreute Wohngemeinschaft angestrebt wird.

13 Pflege von Menschen in der Psychosomatik

Frithjof Niegot

13.1 Somatoforme Störungen (F45)

Somatoforme Störungen sind psychische Störungen, bei denen somatische Symptome berichtet werden, ohne dass eine hinreichende körperliche Ursache für diese Symptome vorliegt. Sofern eine körperliche Störung vorhanden ist, erklärt sie nicht das Ausmaß der berichteten Symptome oder die Belastung dadurch. Meist werden zahlreiche medizinische Untersuchungen ohne erkennbaren organischen Befund durchgeführt, bei einigen Patienten ging eine jahrelange Ärzte-Odyssee voraus.

Die Symptome werden nicht absichtlich erzeugt oder vorgetäuscht, sondern tatsächlich von den Patienten erlebt. Insofern wünschen viele Patienten weitere somatische Abklärungen oder Behandlungen, einige lehnen zunächst eine psychosomatische Behandlung ab. Somatoforme Störungen treten oft gemeinsam mit anderen psychischen Störungen auf, z.B. Depressionen, posttraumatischen Belastungsstörungen und Ängsten, meist als Nebendiagnose.

13.1.1 Somatisierungsstörungen (F45.0, F45.1)

Symptome
- Verschiedene, häufig wechselnde körperliche Symptome
- Die Symptome können in jeder Körperregion auftreten und sehr unterschiedlich sein (z. B. Durchfall, Schmerzen, Übelkeit, leichte Erschöpfbarkeit, Müdigkeit, Kälte- oder Hitzewallungen, Taubheitsgefühle)
- Die Störung besteht seit mindestens 2 Jahren (F45.0), gelegentlich wird sie bereits vor dem Ablauf von 2 Jahren festgestellt oder ist etwas schwächer ausgeprägt (F45.1)
- Viele Patienten sind seit Jahren bei verschiedenen Haus- und Fachärzten (auch in Kliniken) zu diversen explorativen Untersuchungen und Operationen, jeweils ohne organischen Befund
- In der Folge können verschiedene Lebensbereiche beeinträchtigt sein (Familie, Beruf, Freizeit). Oft wird durch Somatisierungsstörungen ein Vielfaches der üblichen Krankheitskosten verursacht
- Eine vorausgehende systematische Abklärung der Beschwerden zum Ausschluss organischer Ursachen ist zwingend erforderlich.

Pflege
▶ 13.1.3

13.1.2 Hypochondrische Störungen (F45.2)

Anhaltende Beschäftigung mit der Möglichkeit, eine oder mehrere schwere körperliche Erkrankungen zu haben, auch normale körperliche Symptome werden von den Patienten als Hinweis für das Vorliegen einer körperlichen Erkrankung gesehen. Meist werden nur ein oder zwei Organe oder Organsysteme als betroffen angesehen.

Symptome
- Wiederholte Schilderung der körperlichen Symptome trotz zuvor ausgeschlossener organischer Ursachen
- Interpretation der Symptome als Hinweis auf eine schwere Erkrankung
- Subjektive Beeinträchtigung durch die Symptome

- Übermäßige Beobachtung und Prüfung der körperlichen Symptome („Checking")
- Angst vor schweren Erkrankungen
- Häufiges Bitten um weitere Untersuchungen
- Übermäßige Beschäftigung mit dem Thema „Gesundheit"
- In der Folge Beeinträchtigung in anderen Bereichen (Partnerschaft, Freizeit, Arbeit etc.).

Pflege
Die Möglichkeiten der Pflege hängen insbesondere von der zur Verfügung stehenden Zeit ab. Insbesondere Menschen mit Hypochondrie benötigen krankheitsbedingt viel Aufmerksamkeit und Geduld.

- Patienten trotz wiederholter Schilderung seiner Beschwerden nach Möglichkeit zunächst aufmerksam zuhören
- Dabei insbesondere das subjektiv empfundene Leid ernst nehmen, indem der Patient als krank und therapiebedürftig bestätigt wird
- Den Hinweis „Sie haben nichts" haben die Patienten meist schon oft gehört, er widerspricht aber ihrer eigenen Wahrnehmung und hilft somit meist nicht
- Stattdessen sollte der Patient über alternative, psychosomatische Erklärungen seiner Beschwerden informiert werden, ggf. unterstützt durch Broschüren, Bücher oder Symptomtagebücher
- Im Gespräch können vorausgehende belastende Ereignisse (Konflikte, Belastungen etc.), Gefühle (Angst, Ärger, Einsamkeit, Trauer etc.) oder Verhaltensweisen (Checking-Verhalten: Suche nach Symptomen) exploriert werden
- Einsatz von Redewendungen bei der Exploration (▶ 13.1.3)
- Cave: Auch Menschen mit Hypochondrie können eine ernsthafte körperliche Erkrankung entwickeln, daher bei Veränderungen der Symptomatik den behandelnden Arzt oder Psychologen einschalten.

13

13.1.3 Somatoforme autonome Funktionsstörungen (F45.3)

Die Beschwerden werden vom Patienten so geschildert, als ob sie durch eine Erkrankung eines Organs oder Organsystems hervorgerufen werden, das vegetativ innerviert wird.

Tab. 13.1 Psychosomatische Symptome

Organsystem	ICD-Nr.	Beispielsymptome
Herz-Kreislauf-System	F45.30	Herzklopfen, Herzrasen, Beklemmungen, Stechen in der Brust, Erröten
Oberes Verdauungssystem	F45.31	Mundtrockenheit, Schluckstörungen, Kloßgefühl, Aerophagie (Luftschlucken), Pylorospasmen, Völlegefühl, Aufstoßen, Übelkeit, Erbrechen
Unteres Verdauungssystem	F45.32	Verstopfung, Durchfall, Blähungen, Schmerzen, Stuhldrang
Atmungssystem	F45.33	Schwindel, Luftnot, Husten, Engegefühl, Schluckauf
Urogenitalsystem	F45.34	Harnverhalt, Pollakisurie (häufiges Wasserlassen), Zyklus-, Sexualstörungen

Viele Patienten haben eine niedrigere Wahrnehmungsschwelle für körperliche Symptome, sodass sie bereits kleinere Veränderungen der körperlichen Funktionen als bedrohlich wahrnehmen. Gleichzeitig geht mit der Erkrankung oft eine erhöhte Stressbelastung einher, sodass normale Stresssymptome häufiger auftreten.

Symptome
- Subjektive Symptome (flüchtige Schmerzen, Brennen, Schwere- oder Engegefühle), die der Patient auf eine körperliche Erkrankung zurückführt
- Sichtbare oder messbare Symptome (Herzklopfen, Schwitzen, Erröten, Zittern), die infolge der Angst vor der Beeinträchtigung durch die Symptome auftreten
- Viele Patienten nehmen eine Schonhaltung ein und vermeiden Situationen, in denen die Symptome auftreten können, z. B. Sport oder soziale Kontakte.

Einige Beispielsymptome sind in ▶ Tab. 13.1 aufgeführt.

Pflege
Die Patienten sind zunächst überzeugt, dass ihre Symptome eine organische Ursache haben, eine psychosomatische Erklärung ist ihnen meist unbekannt. Daher benötigen sie anfangs oft Zeit zur Schilderung der körperlichen Symptome.

Störungsmodell
- Organische Ursachen systematisch abklären und ausschließen, damit die Diagnose gestellt werden kann
- Körperliche Symptome und die daraus resultierende subjektive Belastung ernst nehmen. Viele Betroffene fürchten, als Simulanten oder „eingebildete Kranke" stigmatisiert zu werden, was sie beides nicht sind
- Diese Furcht vor Stigmatisierung kann reduziert werden, indem der Patient als krank und behandlungsbedürftig bestätigt wird. Tatsächlich hat er eine behandlungsbedürftige, oft quälende Erkrankung, wenn auch in anderer Form als er bisher erwartet hatte
- Die meisten Patienten lehnen anfangs eine psychische Ursache ab, zum Verständnis der komplexen psychosomatischen Zusammenhänge brauchen sie Zeit. Einige Patienten brechen eine psychosomatische Behandlung zunächst ab.

Ursachensuche
- Nicht mit den Patienten über mögliche Ursachen diskutieren, sondern wiederholt auf mögliche alternative Erklärungen für die Symptome hinweisen. Gleichzeitig kann an die bereits erfolgten Untersuchungen erinnert werden, bei denen keine organische Erkrankung gefunden wurde
- Im Gespräch stattdessen vorausgehende belastende Ereignisse (Konflikte, Belastungen etc.), Gefühle (Angst, Ärger, Einsamkeit, Trauer etc.) oder Verhaltensweisen (Checking-Verhalten: Suche nach Symptomen) explorieren
- Die vom Patienten erlebten körperlichen Beschwerden lösen ihrerseits wieder Angst, Ärger, Hilflosigkeit oder andere Emotionen aus, die erneut zu einer Verschlechterung der Symptomatik führen („Teufelskreis")
- Gelegentlich helfen Redewendungen bei der Exploration: Was schlägt Ihnen denn auf den Magen? Was geht Ihnen unter die Haut? Worüber zerbrechen Sie sich den Kopf?
- Ursachensuche und Behandlung sollten eher einladend und aufmunternd erfolgen, also als Chance und Angebot, auf das sich der Patient einlassen kann, aber nicht muss
- Symptomprotokolltechniken.

Körperliche Untersuchungen und Medikamente

- Oft werden weitere organmedizinische Untersuchungen und Behandlungen vom Patienten gewünscht oder eingefordert → erzeugen dann eine kurzfristige Erleichterung, wenn wieder keine organische Ursache gefunden wird. Die Untersuchungen tragen langfristig jedoch zur weiteren Chronifizierung bei
- In Absprache mit Arzt und Psychologen sollten ärztliche Untersuchungen nicht mehr nach der Schilderung der Symptome erfolgen (oder wenn der Patient eine Untersuchung wünscht), sondern in einer vorab gemeinsam mit dem Arzt festgelegten und dem Patienten mitgeteilten Regelmäßigkeit
- Auch Blutdruck- und Pulsmessungen nur bei klarer Indikation zusätzlich zu den routinemäßigen Messungen vornehmen
- Einnahme von Bedarfsmedikation ist ebenso meist kontraindiziert; vielfach werden Medikamente eingesetzt oder auch eingefordert, die für ähnlich erscheinende Erkrankungen vorgesehen sind (z. B. Antiarrhythmika, Nitro-Spray), hier aber nicht oder kaum helfen oder sogar einen gegenteiligen Effekt haben können (Sympathikomimetika). Es sollte geprüft werden, ob eine Dauermedikation indiziert ist
- Auch bei somatoformen autonomen Funktionsstörungen gilt die Patientenautonomie, d. h., der Patient kann und darf sich gegen eine angemessene Behandlung entscheiden
- Andererseits müssen die Behandler nicht jeden Behandlungs- und Untersuchungswunsch erfüllen, sofern er nicht aus fachlicher Sicht indiziert ist.

Behandlung

- Behandlung wird teilweise vom Patienten vorerst nur probehalber wahrgenommen, Compliance ist also nicht Voraussetzung, sondern Ziel der Behandlung
- Genannte Verfahren sollten also als Einladung formuliert werden, etwas anderes auszuprobieren, oder auch, um die aus den körperlichen Beschwerden resultierenden Belastungen zu verringern
- Zur Senkung des allgemeinen Stressniveaus → Entspannungstechniken, vor allem Progressive Muskelrelaxation (PMR ▶ 4.3.7)
- Zur Aufmerksamkeitslenkung und Distanzierung von Fehlinterpretationen der Symptome → Achtsamkeitstechniken
- Unterstützung bei der Behebung der psychischen Ursachen der körperlichen Symptome → Training emotionaler Kompetenzen (TEK) bei emotionalen Ursachen und Training sozialer Kompetenzen bei interpersonellen Ursachen
- Reduktion belastender Umstände oder übermäßiger Verantwortungsübernahme
- Reduktion der Schonhaltung, behutsamer Aufbau von Kondition, sozialen Kontakten und Aktionsradius
- Förderung ausgleichender, entspannender Aktivitäten
- Behandlung zugrunde liegender anderer psychischer Störungen
- Cave: Auch Menschen mit somatoformen autonomen Funktionsstörungen können eine ernsthafte körperliche Erkrankung entwickeln, daher bei deutlichen Veränderungen der Symptomatik den behandelnden Arzt oder Psychologen einschalten.

13

> **! Tipps, Tricks und Fallen**
> Sinnvoll ist nach Absprache mit dem Arzt ein regelmäßiger Besuch der Sprechstunde bzw. Visite zu vorab festgelegten Zeitpunkten. Dadurch wird eine iatrogene Verstärkung und Chronifizierung verringert. Dieses festgelegte Zeitschema sollte gut dokumentiert und mit dem Patienten besprochen werden. Mit dem Arzt muss dann geklärt werden, in welchen Fällen abweichend von der Regel ein früherer Arztbesuch erfolgen sollte.

13.1.4 Anhaltende Schmerzstörung (F45.4)

Die anhaltende Schmerzstörung wird in zwei Formen unterschieden:
- Anhaltende somatoforme Schmerzstörung (F45.40) und
- Chronische Schmerzstörung mit somatischen und psychischen Faktoren (F45.41).

Symptome
- Anhaltender, ausgeprägter und quälender körperlicher Schmerz, der durch körperliche Ursachen nicht hinreichend erklärt werden kann
- Hauptursache zu Beginn der Schmerzstörung
  - Emotionale oder psychosoziale Belastung bei der anhaltenden somatoformen Schmerzstörung (F45.40)
  - Körperliche Erkrankung bei der chronischen Schmerzstörung mit somatischen und psychischen Faktoren (F45.41)
- Emotionale oder psychosoziale Belastungen gehen mit beiden Störungsformen einher und sind wichtig in Bezug auf Schweregrad, Exazerbation oder Aufrechterhaltung der Schmerzen
- In der Folge sind verschiedene Lebensbereiche beeinträchtigt und es werden viele medizinische oder soziale Hilfen in Anspruch genommen
- Schmerz ist nicht absichtlich erzeugt oder vorgetäuscht.

Wissenswertes
- Die anhaltende Schmerzstörung ist zu unterscheiden von akutem Schmerz, der durch Fehlbelastungen, Verletzungen oder Infektionen hervorgerufen wird und einen Hinweis auf diese körperlichen Ursachen liefert. Chronischer Schmerz hingegen kommt oft ohne nachweisbare körperliche Ursache aus
- Schmerzwahrnehmung ist ein komplexer Prozess, bei dem Signale zunächst in der Peripherie mittels Nozizeptoren registriert, dann über Nervenbahnen in das ZNS übermittelt, dort mit Nervenbahnen aus anderen Regionen verschaltet und schließlich bewusst wahrgenommen werden
- Auf Schmerzwahrnehmung folgt eine Reaktion auf verschiedenen Ebenen, z. B. im Verhalten (Haltungsänderungen, Druck auf die schmerzende Stelle, Äußerung des Schmerzes, Vermeidung schmerzassoziierter Situationen, Rückzug) oder bei der Emotion (Hilflosigkeit, Ärger)
- An vielen Stellen dieses komplexen Prozesses kann es zu Störungen kommen, meist treten Mischbilder auf
- Somit treten auch Schmerzen auf, ohne dass es eine Gewebe- oder Nervenschädigung gibt. Auch diese Schmerzen sind keine Einbildung, z. B. werden bei herabgesetzter Schmerzschwelle eigentlich harmlose Empfindungen bereits als schmerzhaft wahrgenommen

- Chronischer Schmerz ist häufig assoziiert mit Angst, Depression und posttraumatischen Belastungsstörungen
- Anhaltender Schmerz stellt immer eine erhebliche psychische Belastung dar, durch anhaltenden und als qualvoll erlebten Schmerz kann es zu Persönlichkeitsveränderungen kommen (F62.80)
- Ziel bei der Behandlung von chronischen Schmerzen: vor allem die Besserung der Lebensqualität, eine vollständige Beseitigung der Schmerzen ist meist nicht zu erwarten.

Pflege

- Mit dem Patient sollte ein realistisches Ziel besprochen werden: Reduktion der Schmerzen (statt Schmerzfreiheit), Verbesserung der Lebensqualität, andere „Lebensthemen" als Schmerz. Trotz Schmerzen kann die Lebensqualität dennoch gut sein
- Viele Patienten sind von dem andauernden Schmerz im Laufe der Zeit zermürbt, hoffnungslos und dysphorisch
    - Zunächst Verständnis äußern, die Schmerzen nicht als „Einbildung" abwerten, auch wenn keine Gewebe- oder Nervenschädigung vorliegt
    - Wiederholt ermutigen und langfristig den Fokus von der (meist aussichtslosen) Schmerzbekämpfung lenken auf die (erfolgversprechende) Verbesserung der Lebensqualität
    - Übellaunigkeit nicht persönlich nehmen, aber auch freundlich und bestimmt darauf hinweisen, wenn eigene Grenzen überschritten werden
- Medikation
    - Bei funktionellen Schmerzen können Antidepressiva erfolgreich eingesetzt werden, Opioide sind i. d. R. kontraindiziert
    - Medikamente nur nach ärztlich vorgegebenem Schema, Medikamentenübergebrauch und -missbrauch vermeiden
    - Analgetika können bei Über- oder Dauermedikation zu erheblichen Schäden führen, z. B. an Nieren oder Magen, aber auch zu schmerzmittelinduziertem Kopfschmerz
- Neben der Medikation, Physiotherapie und physikalischen Maßnahmen (Wärme oder Kälte) sind psychosoziale und psychotherapeutische Ansätze bedeutsam für die erfolgreiche Schmerzbewältigung
    - Förderung der Therapiecompliance: Patienten ermutigen, die Medikamente wie verordnet einzunehmen, Physiotherapie wahrzunehmen und die selbstständigen Übungen durchzuführen
    - Entspannungstechniken (insbesondere PMR, ▶ 4.3.7)
    - Techniken der Aufmerksamkeitslenkung, z. B. spezielle Traumreisen
    - Achtsamkeitstechniken
    - Aufrechterhaltende Faktoren reduzieren: z. B. Schonhaltung, die selbst wieder Schmerzen verursacht, häufiges Checken des Schmerzstatus („Was macht mein Schmerz im Moment?")
    - Aktivierung, schrittweiser (Wieder-)Aufbau körperlicher Kondition, schrittweise Rückkehr ins gesellschaftliche Leben, z. B. mit Aktivierungsplänen
    - Bei der Aktivierung nur in kleinen Schritten vorgehen, viele Patienten neigen dazu, sich selbst zu überfordern und sind dann anschließend tagelang mehr eingeschränkt als zuvor
    - Patienten anleiten, in sozialen Kontakten den Schmerz nur in Ausnahmefällen anzusprechen
    - Stressbewältigung (▶ 4.3.7)

13

– Planung angenehmer Aktivitäten, Genusstraining
– Behandlung der Komorbiditäten (z. B. Angst, Depression, posttraumatische Belastungsstörung).

13.1.5 Sonstige somatoforme Störungen (F45.8)

Störungen von Wahrnehmung, Körperfunktionen oder des Krankheitsverhaltens, die nicht über das vegetative Nervensystem vermittelt werden. Beispiele sind Regelschmerzen (Dysmenorrhoe), Schluckbeschwerden (Dysphagie), psychogener Juckreiz (Pruritus), Zähneknirschen.

Pflege
▶ 13.1.3

13.2 Essstörungen

Oft führen die verschiedenen Essstörungen zu erheblichen psychischen, sozialen oder gesundheitlichen Schäden. Dennoch suchen die Betroffenen meist nicht oder erst sehr spät eine Behandlung auf. Stattdessen werden viele Essstörungen erst entdeckt, wenn sich die Patienten wegen einer anderen Erkrankung in Behandlung befinden. Daher ist die Beobachtung insbesondere durch das Pflegepersonal enorm wichtig bei der Entdeckung von komorbiden Essstörungen.

Zur Früherkennung sollte bei folgenden Personen an eine Essstörung gedacht werden (nach S3-Leitlinie „Diagnostik und Therapie der Essstörungen"):

- Junge Frauen mit niedrigem Körpergewicht
- Patienten, die mit Gewichtssorgen kommen, aber nicht übergewichtig sind
- Frauen mit Zyklusstörungen oder Amenorrhö
- Patienten, die mangelernährt erscheinen
- Patienten mit Zahnschäden
- Patienten mit gastrointestinalen Symptomen
- Patienten mit wiederholtem Erbrechen
- Kinder mit Wachstumsverzögerung
- Personen mit einem Beruf, bei dem das Gewicht bedeutsam ist (Tänzerinnen, Leistungssportlerinnen, Schauspielerinnen, Models)
- Patienten, die lieber allein als in Gemeinschaft essen

Für Männer gilt Entsprechendes, nur sind sie deutlich seltener betroffen. Bei allen genannten Hinweisen sollte an eine Essstörung gedacht werden, dennoch können alle Hinweise auch auf andere Ursachen zurückgeführt werden.

Ein wichtiger Hinweis auf eine Essstörung ist eine ungewöhnlich ausgeprägte Beschäftigung mit Essen, Nahrungsmittelzusammensetzung und Gewicht. Die Symptome werden im Folgenden ausführlicher bei den einzelnen Essstörungen beschrieben.

13.2.1 Anorexia nervosa (F50.0)

Menschen mit Anorexia nervosa (AN) wollen ein deutlich reduziertes Gewicht herbeiführen oder beibehalten und nehmen dafür Folgeschäden in Kauf. Viele Menschen glauben, zu dick zu sein, aber die essgestörten Menschen verbringen weit mehr Zeit mit dieser Vorstellung und können diese auch nicht gelassen oder kritisch betrachten.

Symptome

- Selbst herbeigeführtes oder beibehaltenes Untergewicht (BMI bei Erwachsenen unter 17,5)
- Sekundär endokrine und metabolische Veränderungen und andere körperliche Störungen, z. B.
  - Amenorrhö (Ausbleiben der Menstruation)
  - Wachstumsverzögerung bei Kindern
  - Zahnschäden insbesondere an den Schneidezähnen, bei vielen Patienten wurden diese schon ersetzt
  - Trockene Haut, Haarausfall, Juckreiz, Akne, Gelbfärbung und häufige Infektionen der Haut
- Weit übertriebene Angst, zu dick zu sein
- Übermäßige Beschäftigung mit Ernährung, Nahrungsmittelzusammensetzung und Kaloriengehalt
- Eingeschränkte Nahrungsmittelauswahl und/oder übertriebener Sport
- In einigen Fällen verringerte Trinkmenge
- Häufiges Wiegen
- Absichtliches Erbrechen und Abführen
- Appetitzügler-, Laxanzien-, Diuretika- oder Schilddrüsenhormon-Abusus.

Wissenswertes

- AN ist bisher nur schwer behandelbar, häufig kommt es zu einer Chronifizierung
- Überwiegend sind Jugendliche und junge Erwachsene betroffen, jedoch können auch Kinder und ältere Erwachsene erkranken
- Nach 12 Jahren sind ca. 10 % der Erkrankten verstorben, somit ist diese Essstörung potenziell letal. Dies ist die höchste Mortalitätsrate unter den psychischen Störungen bei jungen Menschen, noch vor Depression und Schizophrenie. Ursachen sind medizinische Komplikationen und Suizide
- Infolge der AN kommt es meist zu erheblichen Problemen in Schule, Beruf und Privatleben sowie zu weiteren gesundheitlichen Schäden
- Risikofaktoren sind: weibliches Geschlecht, Überangepasstheit, geringes Selbstwert- und Körpergefühl, Perfektionismus, beruflich bedingter Fokus auf ein niedriges Gewicht (Fitnesstrainerinnen, Balletttänzerinnen, Models, Jockeys, bestimmte Sportarten wie Ski- und Hochsprung), wiederholte Reduktionsdiäten
- Eine besondere Schwierigkeit bei Diagnostik und Behandlung ist, dass die AN ich-synton ist (die Krankheit wird von den Patienten nicht als fremd und nicht als Krankheit, sondern zur Person zugehörig und als gesund erlebt) und die Patienten daher nicht den Wunsch verspüren, die Erkrankung behandeln zu lassen. Viele begeben sich nur auf Druck von Angehörigen oder durch andere Erkrankungen in Behandlung.

Pflege

Medizinische Überwachung

Eine regelmäßige Kontrolle ist erforderlich, zudem regelmäßige Arztbesuche. Je nach BMI und Gesundheitsstatus ist eine ambulante, ggf. aber auch eine teilstationäre, stationäre oder sogar intensivmedizinische Überwachung erforderlich. Die Häufigkeit der Kontrollen muss individuell vom Arzt festgelegt werden.

13

Regelmäßig kontrollieren
- Körpergewicht
  - Regelmäßiges Wiegen in leichter Bekleidung ohne Schuhe; der Wert muss von der Pflegekraft abgelesen werden, weil einige Betroffene versuchen, das tatsächliche Gewicht zu verschleiern
  - Wiegen in festgelegten Abständen, in teil-/stationären Einrichtungen meist wöchentlich zum gleichen Zeitpunkt, bei deutlicher Kachexie häufiger. Zusätzliches Wiegen auf Wunsch der Patientinnen sollte vermieden werden
  - Darauf achten, dass die Patientinnen nicht kurz zuvor große Mengen Flüssigkeit zu sich nehmen. Auch Ödeme können zu Fehleinschätzungen führen.
  - Insbesondere ein schneller Gewichtsverlust erhöht das Risiko schwerer kardiovaskulärer Erkrankungen, bedeutsam ist also nicht nur das Gewicht selbst, sondern auch der Gewichtsverlauf
  - Das Gewicht wird zusammen mit der Körpergröße verrechnet zum Body-Mass-Index (BMI: Gewicht in kg/Körpergröße in m^2)
  - Bei einem Erwachsenen mit BMI unter 15 sollte (falls nicht schon erfolgt) eine Krankenhausbehandlung erwogen und der Arzt verständigt werden
  - Bei einem BMI unter 13 besteht eine deutlich erhöhte Mortalitätsgefahr, die Überwachung muss engmaschig, ggf. auf einer geeigneten Intensivstation erfolgen, ggf. Sondenernährung
  - Bei Kindern und Jugendlichen gelten BMI-Perzentiltabellen (im Internet), mindestens das 10. Altersperzentil sollte erreicht werden, unterhalb des 3. Perzentils ist eine stationäre Behandlung indiziert
- Vitalfunktionen
  - Brady- und Tachykardie, niedriger Blutdruck sowie Hypothermie sind häufig. Eine stationäre Behandlung sollte erwogen werden bei folgenden Werten: Bradykardie unter 40 oder Tachykardie in Ruhe über 110, Blutdruck unter 90/60 mmHg
  - Zentral gemessene Temperatur von 36 °C oder weniger
- Glukose: hohe Gefahr einer Hypoglykämie, vor allem bei gleichzeitiger Infektion
- Laborwerte (vor allem Elektrolyte, Leberwerte), auch bei jungen Menschen können schwere Herz-, Nieren-, Leber- und Gehirnschäden auftreten
- EKG.

Patientenautonomie
Nach aktueller Rechtslage dürfen Untersuchungen und Behandlungen nur mit Einverständnis des Patienten (bzw. der Sorgeberechtigten) erfolgen.
- Auch mündliches Einverständnis wiederholt dokumentieren
- Bei Ablehnung von Untersuchung oder Behandlung den Arzt verständigen, dokumentieren
- Im ambulanten Bereich bei akuter Selbstgefährdung auch den ärztlichen Notdienst oder Notarzt, ggf. den Betreuer oder gemeinsam mit dem Arzt das Amtsgericht einschalten
- Eine Zwangsbehandlung darf nur durch einen Richter genehmigt werden! Nur bei akuter Gefahr darf ein Arzt Zwangsbehandlungen durchführen (lassen), dann muss anschließend das zuständige Gericht eingeschaltet werden (▶ 1.11.10).

Therapie

Beziehung

- Besonders wichtig ist eine gute therapeutische Beziehung zur Patientin
- Bei Kindern und Jugendlichen sollte auch die Beziehung zu den Eltern oder anderen wichtigen Bezugspersonen positiv sein. Ein einseitiges Bündnis mit den Eltern gegen das Kind oder mit dem Kind gegen die Eltern sollte vermieden werden
- Eine Änderung von Gewohnheiten fällt jedem schwer, nicht nur, aber auch Patientinnen mit Essstörungen. Es ist normal, dass während der Therapie Frust, Ärger und Rückfälle auftreten. Hier kann die Pflegekraft sehr unterstützen, indem sie dies als normal betrachtet, Verständnis äußert und anschließend zum Weitermachen ermuntert
- Empathisch, wertschätzend und freundlich bleiben
- Auf Vorwürfe verzichten
- Stattdessen Verständnis äußern, dass es schwerfällt, über das Essen und die damit zusammenhängenden Themen zu sprechen
- Geduldig bleiben, eine erfolgreiche Behandlung dauert sehr lang, oft sind Intervallbehandlungen über Jahre nötig
- Gelassen bleiben auch bei Auftreten der Symptomatik, es sei denn, es besteht eine akute Gefährdung
- Auch schon bei kleinen Fortschritten die Patientin loben
- Versuche der Patientin, die Tatsachen zu verschleiern, insbesondere das tatsächliche Untergewicht, nicht persönlich nehmen, ggf. Verständnis äußern
- Grenzüberschreitungen auf der anderen Seite deutlich ansprechen, z. B. dass die Pflegeperson sich Sorgen macht, wenn die Patientin sich mit Hungern gefährdet oder nicht zu vereinbarten Terminen erscheint
- Letztendlich trifft die Patientin die Entscheidung, ob und welche Therapie sie in Anspruch nehmen möchte. Eine wiederholte ermunternde Erinnerung an diese Autonomie und Selbstverantwortung kann die Beziehung und die Compliance verbessern. Das therapeutische Team einschließlich des Pflegepersonals kann die Patientin auf ihrem Weg nur begleiten
- Eine Zwangsbehandlung sollte wann immer möglich vermieden werden. Wenn akute Gefahr besteht und die Patientin dennoch eine Gewichtszunahme ablehnt, sollte der behandelnde Arzt das Amtsgericht einschalten. Sofern sich eine Zwangsbehandlung nicht mehr abwenden lässt, sollte die Patientin zumindest im Rahmen der dann noch vorhandenen Möglichkeiten entscheiden. Eine Zwangsmaßnahme ist für die betroffene Patientin stets eine extreme Belastungssituation, daher mit sehr viel Verständnis, Freundlichkeit, Respekt und Würde behandeln. Auch für das betroffene Pflegepersonal stellt eine Zwangsbehandlung eine besondere Belastung dar, sie sollte daher in enger Abstimmung im Behandlungsteam erfolgen und währenddessen, mindestens aber im Nachhinein, in einer Supervision besprochen werden.

Ziel

- Als Gesamtbehandlungsziel steht nicht primär eine Gewichtszunahme, sondern mehr Lebensqualität, Lebensfreude, Teilhabe an der Gesellschaft etc.
- Bei kurzer Erkrankungsdauer Vermeidung von Chronifizierung anstreben
- Über das Ziel muss zwischen Patientin und Behandlern Konsens bestehen, später kann die Patientin immer wieder an ihr eigenes Ziel erinnert werden

13

- Vor- und Nachteile einer Normalisierung des Essverhaltens besprechen. Zu Beginn überwiegen aus Sicht der Patientin meist die Nachteile, daher auch diese ausführlich besprechen, ernst nehmen und würdigen
- Behandlungsziel und -plan möglichst schriftlich festhalten, möglichst auch von der Patientin unterschreiben lassen
- Bei Kindern und Jugendlichen muss Konsens zwischen Patientin, Behandlern und Eltern bestehen
- Auch bei Erwachsenen ist es oft sinnvoll, Angehörige mit einzubeziehen, allerdings nur mit ausdrücklicher Zustimmung der Patientin
- Die Compliance zur Gewichtszunahme ist also nicht Voraussetzung, sondern Ziel der Behandlung
- Dennoch ist bei ausgeprägter Kachexie ein erstes Teilziel das Erreichen eines ausreichenden Gewichts, damit die Patientin kognitiv in der Lage ist, den weiteren Therapiebausteinen zu folgen. Ein permanenter Hungerzustand verhindert die Beschäftigung mit anderen Themen.

Vorgehen
- I. d. R. ist eine langfristige Therapie, auch als Intervalltherapie, erforderlich. In den Zeiten zwischen den Intervallen sollte zumindest das Gewicht stabil bleiben und das ebenso wie die o. g. Parameter möglichst überwacht werden
- Alle beteiligten Berufsgruppen – Pflegepersonal, Therapeuten, Ärzte, Ernährungsberater – stimmen sich regelmäßig genau über das Vorgehen ab
- Die Patientin wird vor jedem Behandlungsschritt darüber informiert, im besten Fall kann sie selbst unter verschiedenen Alternativen auswählen

13

Das genaue Vorgehen hängt vom Stadium der Erkrankung ab. Die Übergänge zwischen diesen Stadien sind fließend, im Einzelfall ist ein Abweichen von der genannten Reihenfolge notwendig.
- Bei starkem Untergewicht
  - Keine Konfrontations- oder aufdeckenden Therapien in diesem Stadium
  - Nur Gewichtsaufbau (im ambulanten Bereich 200–500 g/Woche, stationär 500–1 000 g/Woche)
  - Aufbau einer positiven therapeutischen Beziehung
  - Ess- und Trinkmenge kontrollieren, im Einzelfall kann Sondenernährung nötig sein
  - Medikamenten-Abusus nach Möglichkeit verhindern, ggf. von der Patientin Medikamentenverstecke zeigen und Medikamente aushändigen lassen
  - Bei Verdacht auf Suizidalität sofort Arzt oder Psychologen verständigen
- Bei ausreichendem Gewicht
  - Vermittlung von Informationen über die Erkrankung, z. B. unterstützt mit Broschüren (z. B. www.bzga-essstoerungen.de) oder durch Ernährungsberatung (mit Erfahrung bei Essstörungen)
  - Information, dass das Gehirn bei ausgeprägter Unterernährung nicht leistungs- und therapiefähig ist
  - Nachteile von selbst induziertem Erbrechen (u. a. auf die Zähne) oder von Medikamentenmissbrauch können wiederholt benannt werden.
  - Weiter regelmäßig die positive therapeutische Beziehung pflegen
  - Änderungen des Verhaltens können als Experimente auf Zeit dargestellt werden, so fällt es der Patientin leichter, etwas Neues auszuprobieren
  - Anfangs bereits für kleine Fortschritte und die dafür notwendige Überwindung loben

– „Normales" Essverhalten trainieren: gemeinsam kochen, essen, später auch mit den Angehörigen, gelegentlich Restaurantbesuche; Ziel ist eine angemessene Häufigkeit, Auswahl und Menge des Essens. Dies ist besonders anfangs für die Patientin sehr schwer und ähnlich einer Konfrontationsübung bei Ängsten (▶ 10.1). Ein gestuftes Vorgehen mit anfangs geringeren, später größeren Herausforderungen ist sinnvoll
– Ausweitung des Speiseplans, indem jede Woche eine bisher „verbotene" Speise gegessen wird
• Am Ende der Behandlung
– Rückfälle sind normal, die Patientin darauf hinweisen und mit ihr erarbeiten, wie sie die erlernten Techniken oder Verhaltensweisen anwenden kann
– Im ambulanten Bereich Behandlung am Ende mit abnehmender Frequenz, um einen langsamen Übergang zu ermöglichen.

13.2.2 Bulimia nervosa (F50.2)

Bei der Bulimia nervosa (BN) ist ein ähnliches Vorgehen indiziert wie bei der Anorexia nervosa (AN). Auch hier ist die Behandlungsmotivation oft ambivalent und der Aufbau einer tragfähigen therapeutischen Beziehung ist wichtig in der Anfangsphase, sollte aber auch in späteren Behandlungsphasen immer wieder berücksichtigt werden.

Symptome
• Wiederholter Heißhunger und übermäßige Beschäftigung mit dem Körpergewicht
• Häufige Essanfälle, bei denen in kurzer Zeit große Mengen an Nahrungsmitteln aufgenommen werden und anschließend mit verschiedenen Methoden versucht wird, wieder abzunehmen
• Meist selbstinduziertes Erbrechen, manchmal auch Laxanzien-Abusus.

Wissenswertes
Bei der BN ist oft der Selbstwert abhängig von Gewicht und Figur. Die selbst gesteckten Ziele für Gewicht und Essverhalten können nicht eingehalten werden, sodass es immer wieder zu Selbstabwertungen kommt.
Zu Essanfällen kommt es, wenn längere Zeit nichts gegessen wurde und die Patientin durch übermäßigen Hunger die Kontrolle über die Nahrungsmenge verliert. Andere Auslöser sind häufig unangenehme Gefühle wie z. B. Einsamkeit, Traurigkeit oder Scham. Auch Stresserleben kann durch übermäßige Nahrungsaufnahme reduziert werden.

Pflege
Neben den unter AN genannten Aspekten sollten folgende bei der BN berücksichtigt werden:

Therapie
• Information der Patientin über ihre Erkrankung und über gesunde Ernährung, auch um falsche Vorstellungen von angemessenen Nahrungsmitteln und -mengen zu revidieren
• Regelmäßige Mahlzeiten statt Hungerphasen mit anschließenden Essattacken. Die Patientin wiederholt darauf hinweisen, dass Essattacken eine natürliche Reaktion des Organismus sind, wenn er längere Zeit hungern musste (entpathologisieren)

13

- Statt wiederholter Diäten ist ein ausgewogener, gesunder und individuell angepasster Speiseplan sinnvoll. Diäten gelten als wichtige Mitauslöser einer Essstörung
- Dazu ist ein Essprotokoll hilfreich, bei dem jede Mahlzeit, die Speisen und die ungefähre Menge von der Patientin dokumentiert wird
- Ergänzend kann im Essprotokoll aufgeführt werden, in oder nach welcher Situation gegessen wird, um Hinweise auf die Auslöser zu bekommen. Wenn die Auslöser erarbeitet wurden oder bereits bekannt sind, können Alternativen erarbeitet werden
  - Bei Gefühlen als Auslöser: TEK (▶ 4.3.13)
  - Bei interpersonellen Problemen: Training sozialer Kompetenzen
  - Bei Stress: Entspannungstechniken (▶ 4.3.7), Stressbewältigungstechniken wie z. B. Aufgabenplanung, Achtsamkeit, Abgeben von unnötigen Aufgaben
  - Bei anhaltenden sozialen Problemen wie z. B. Arbeitslosigkeit oder Armut wenn möglich eine Sozialberatung initiieren
  - Zugrunde liegende andere psychische Störungen behandeln, z. B. posttraumatische Belastungsstörung (▶ 10.3.2) oder Borderline-Persönlichkeitsstörung (▶ 10.5.7)
- Essen in Gemeinschaft, auch zusammen mit dem Pflegepersonal, hilft bei der Normalisierung des Essverhaltens
- Das Genießen von Speisen kann trainiert werden, u. a. durch langsames, achtsames Essen
- Zudem kann durch Genusstraining der Fokus vom Essen auf andere Sinne erweitert werden: Riechen, Fühlen, Sehen, Hören.

13.2.3 Binge-Eating-Störung (F50.8)

Eine Binge-Eating-Störung (BES) ist gekennzeichnet durch häufige Essanfälle, bei denen in begrenzter Zeit große Mengen gegessen werden und die von den Betroffenen als unkontrolliert erlebt werden. Zur Diagnostik wird häufig zusätzlich angegeben, dass nur solche Essanfälle zählen, die unter denselben Umständen bei den meisten anderen Menschen nicht zu Essanfällen führen. Somit soll nicht jedem eine BES attestiert werden, der nur zu Festtagen große Mengen isst. Im Unterschied zur Bulimia nervosa (BN) werden von den Patienten keine Gegenmaßnahmen ergriffen, die das Gewicht anschließend wieder reduzieren sollen.

Pflege
▶ 13.2.2, ▶ 13.2.4
Ziel ist eine Normalisierung des Essverhaltens, regelmäßige Mahlzeiten und Erarbeiten von Alternativen zu den Essattacken, z. B. Entspannungs- und Stressbewältigungstechniken (TEK ▶ 4.3.13) oder Training sozialer Kompetenzen.

13.2.4 Adipositas

Übergewicht und Adipositas sind weit verbreitet. In Deutschland sind 58 % der Männer und 42 % der Frauen übergewichtig, 14 % der Männer und 13 % der Frauen sind adipös, in den USA liegen die Zahlen noch deutlich höher.
Zugrunde gelegt wird der Body-Mass-Index (BMI: Gewicht in kg/Körpergröße in m², nach Leitlinie „Ess-Störungen, Diagnostik und Therapie"):
- Normalbereich: BMI 18,50–24,99
- Übergewicht: BMI 25–29,99
- Adipositas Grad I: BMI 30–34,99

- Adipositas Grad II: BMI 35–39,99
- Adipositas Grad III: BMI ≥ 40.

Bei Sportlern kann es manchmal zu Fehleinschätzungen kommen, da diese bei gleichem Fettanteil einen höheren BMI aufweisen, sie somit eher als übergewichtig eingeschätzt werden.

Die Ursachen einer Adipositas sind vielfältig, nur selten lässt sich eine einzelne Ursache identifizieren (z. B. Prader-Willi-Syndrom).

- Manche Menschen benötigen weniger Energie als andere, die überflüssige Energie wird dann „eingelagert". Über Jahrtausende war es ein entwicklungsbiologischer Vorteil, überschüssige Nahrung einzulagern und in Notzeiten davon zu zehren. Da heute in der westlichen Welt stets ausreichend Nahrung zur Verfügung steht, ist die natürliche Einlagerung überflüssig und sie wird aufgrund fehlender Hungerzeiten nicht mehr abgebaut
- Zusätzlich ist die natürliche Bewegung und damit der Kalorienverbrauch in Zeiten von Büroarbeitsplätzen, Fernsehern und Fahrstühlen deutlich gegenüber früheren Zeiten reduziert
- Genetische Faktoren spielen ebenso eine Rolle wie im Elternhaus gelernte Essgewohnheiten
- Einige Medikamente, auch verschiedene Antidepressiva und Neuroleptika, führen zu Appetit- und Gewichtszunahme
- Verschiedene psychische Störungen (z. B. Depression, Binge-Eating-Störung) oder körperliche Erkrankungen (z. B. der Schilddrüse) können eine Adipositas auslösen oder begünstigen.

Pflege

Menschen mit Adipositas werden oft ausgegrenzt oder abgewertet, meist wird ihnen mangelnde Disziplin unterstellt. In der Pflege dieser Patienten sollte diese Stigmatisierung vermieden werden, den Patienten sollte ebenso mit Würde, Respekt und Verständnis begegnet werden wie anderen Patienten auch.

Ziel der Therapie ist eine langfristige Gewichtsreduktion und später eine Stabilisierung auf dem erreichten Niveau. Ein kurzfristiges radikales Fasten ist nicht indiziert und führt zum befürchteten „Jo-Jo-Effekt" mit oftmals anschließend höherem Gewicht. Die langfristige Normalisierung des Gewichts ist nur mittels einer „Lebensstilumstellung" möglich. Eine längere Therapiedauer hat sich als günstig erwiesen. Dennoch gelingt nur etwa einem Viertel der Behandelten, langfristig ein reduziertes Gewicht zu halten.

Die Behandlung sollte folgende Bausteine umfassen (nach Herpertz und Zipfel):

- Psychoedukation und Motivationsaufbau
  - Informieren über Ursachen, Bedingungen und Folgen der Erkrankung. Dazu Ratgeber, Bücher und Ernährungsberatungen heranziehen
  - Argumente für und gegen eine (schwierige, anstrengende und langwierige) Gewichtsreduktion erarbeiten und notieren
- Vereinbarung von Zielen
  - Realistische Gewichtsziele
  - Gewichtsunabhängige Ziele, z. B. Lebensqualität, Teilnahme am gesellschaftlichen Leben, körperliche Aktivitäten
- Selbstbeobachtung
  - Zeit, Menge und Art des Essens und der Bewegung protokollieren (Symptomprotokolle)
  - Zusätzlich können die vorausgehenden Situationen und Gefühle notiert werden
  - Regelmäßiges Wiegen und Anlegen einer Gewichtskurve

13

- Umstellung von Einkaufen und Essen
  - Strukturierte Einkaufs- und Esspläne, Einkaufen in sattem Zustand, Essen immer am gleichen Ort, wenig Speisevorräte
  - Aufmerksamkeit auf das Essen lenken, achtsames Essen, Ablenkungen durch Fernsehen, Zeitung, Smartphone etc. beenden
- Kognitive Umstrukturierung: Ursachen des Essverhaltens benennen, Rechtfertigungen für das Essverhalten herausfinden, Verbesserung von Selbst- und Körperbild
- Erlernen von Alternativen zum Essen: Umgang mit Stress → Training sozialer Kompetenzen, Emotionen anders regulieren als über das Essen (TEK, Genusstraining)
- Rückfallprophylaxe (was kann zu Rückfällen führen? Werkzeug für solche Situationen, Umgang mit Rückfällen).

Angesichts der mühsamen Umstellung des alltäglichen Verhaltens kommt der Pflege eine besondere Bedeutung zu. Meist ist – wenn überhaupt – nur das Pflegepersonal häufig genug bei den alltäglichen Aktivitäten zugegen. Somit können die Patienten bei Einkäufen, der Essenszubereitung und den Mahlzeiten begleitet werden. Ebenso ist eine behutsame Steigerung der körperlichen Aktivität ratsam, je nach Kondition und körperlichen Möglichkeiten zunächst kleine Spaziergänge, später nach ärztlicher Beratung auch Sport. Je nach körperlichem Status und ärztlicher Verordnung ist Physiotherapie notwendig.

Mit zunehmender Häufigkeit werden auch chirurgische Maßnahmen der Adipositas-Behandlung durchgeführt. Mit verschiedenen Ansätzen werden i. d. R. Verkleinerungen des Magens vorgenommen, sodass eine frühere Sättigung eintritt. Zur Vermeidung einer Mangelernährung müssen oft verschiedene Nährstoffe, z. B. Vitamine, lebenslang zusätzlich substituiert werden.

13.3 Schlafstörungen

Verschiedene Schlafstörungen zählen zu den wichtigsten Begleiterscheinungen von psychischen, oft aber auch körperlichen Erkrankungen. Einerseits können Schlafstörungen psychische Symptome erzeugen (z. B. depressive Symptome durch Schlafapnoe), andererseits können psychische Erkrankungen Schlafstörungen zur Folge haben (z. B. Insomnien bei Depressionen).

Die Schlafstörungen werden von den Betroffenen oft als sehr belastend erlebt und führen auch tagsüber zu erheblichen Einschränkungen in Lebensqualität und Leistungsfähigkeit. In der Folge können neben Tagesschläfrigkeit auch Konzentrationsstörungen, Reizbarkeit, Angst und Ruhelosigkeit auftreten, vielfach ist die Teilhabe am beruflichen und privaten Leben eingeschränkt. Einige der Schlafstörungen können bereits durch kleinere Maßnahmen behoben oder verbessert werden, einige bedürfen spezifischer Diagnostik und Therapie.

Nichtorganische und organische Schlafstörungen (Auswahl):
- Insomnien (Ein- und Durchschlafstörungen, nicht erholsamer Schlaf)
- Hypersomnien (z. B. Narkolepsie)
- Störungen des Schlaf-Wach-Rhythmus
- Parasomnien
  - Arousal-Störungen (Somnambulismus, Pavor nocturnus, Schlaftrunkenheit)
  - REM-Schlaf-assoziierte Parasomnien (Albträume, REM-Schlaf-Verhaltensstörung, rezidivierende isolierte Schlafparalyse)

– Andere Parasomnien (schlafbezogene dissoziative Störungen, Enuresis nocturna, schlafbezogenes Stöhnen, Exploding-Head-Syndrom, schlafbezogene Halluzinationen, schlafbezogene Essstörung, primäres Schnarchen)
● Schlafbezogene Atmungsstörungen (z. B. Schlafapnoe)
● Schlafbezogene Bewegungsstörungen (Restless-Legs-Syndrom, Periodic-Limb-Movement-Disorder, schlafbezogene Beinmuskelkrämpfe, Bruxismus).

Die durchschnittliche Schlafdauer beträgt 7 Std., wobei es deutliche Unterschiede gibt. Im Laufe des Lebens nimmt die Schlafdauer ab: Säuglinge benötigen am meisten Schlaf, Jugendliche liegen auch noch weit über der durchschnittlichen Dauer von 7 Std., während gesunde Senioren mit wesentlich weniger Schlaf auskommen.

Viele psychische und körperliche Funktionen folgen regelmäßigen Schwankungen, die ungefähr einen Tag dauern. Damit der Körper immer wieder an die geophysikalische Dauer eines Tages angepasst werden kann, sind externe Taktgeber, insbesondere Licht, erforderlich. Dieser natürliche Rhythmus kann aber auch gestört werden durch fehlendes Tageslicht oder einen veränderten Rhythmus, z. B. bei Schichtarbeitern (auch Pflegepersonal). Eine wichtige Maßnahme bei Schlafstörungen ist daher die Einhaltung des Tag-Nacht-Rhythmus.

Pflege
Die Schlafstörungen sollten zunächst vom Arzt oder Psychologen genauer diagnostiziert werden. In den meisten Fällen reicht es, dazu den Patienten genau zu befragen und im besten Fall Beobachtungen anderer einzuholen, z. B. der Ehepartner, im stationären Bereich auch Beobachtungen des Nachtdienstes. Im folgenden Text wird primär auf die nichtorganische Insomnie eingegangen, die einen hohen Stellenwert in der psychiatrischen Pflege hat.
● Auf Schlafhygiene achten (▶ Tab. 13.2). Insbesondere im stationären Bereich können nicht alle Regeln zur Schlafhygiene eingehalten werden, aber es sollte zumindest eine weitgehende Annäherung versucht werden
● Häufigeres Aufwachen ist normal, Schlafgesunde schlafen aber sofort wieder ein, sodass sich an das Aufwachen anschließend nicht mehr erinnert wird. Bei Schlafstörungen hält oft der Ärger über das Aufwachen oder die Angst vor dem Nicht-Einschlafen von dem Wiedereinschlafen ab

13

Tab. 13.2 Regeln zur Schlafhygiene (vgl. z. B. www.dgsm.de)	
Tagsüber	● Ab Nachmittag keine koffeinhaltigen Getränke mehr (Kaffee, schwarzer Tee, Cola, Energydrinks) ● Wenig, besser kein Alkohol ● Keine Appetitzügler ● Regelmäßige körperliche Aktivität ● Keinesfalls tagsüber schlafen
Abends	● Keine schweren Mahlzeiten ● Einschlafritual einführen (vor dem Einschlafen ein Gebet, eine Entspannungsübung oder lesen, langsam zur Ruhe kommen) ● Am späteren Abend keine geistigen oder körperlichen Anstrengungen, nicht mehr fernsehen ● Nur bei Müdigkeit ins Bett gehen
Nachts	● Angenehme Atmosphäre im Schlafzimmer ● Kühl, aber nicht zu kalt, dunkel, ruhig ● Nachts auch beim Aufwachen nicht auf die Uhr schauen ● Bei Schlafunterbrechungen nichts Anregendes tun (essen, rauchen, fernsehen, Gespräche über Probleme etc.)

Tab. 13.2 Regeln zur Schlafhygiene *(Forts.)*	
Nachts	• Im Bett nichts tun außer schlafen (nicht fernsehen, lesen, strei-ten, grübeln etc.). Ausnahme: sexuelle Aktivität • 10-Min.-Regel: nach 10 Min. im Bett ohne einzuschlafen (ge-schätzt, nicht auf die Uhr sehen!) aufstehen, in ein anderes Zimmer gehen und etwas Ruhiges machen (lesen, Handarbeit, Entspannungsübung, Puzzle), erst bei ausreichender Müdigkeit wieder ins Bett. Bei Bedarf wiederholen • Regelmäßige Bettzeiten, um den zirkadianen Rhythmus wieder herzustellen, bei ausgeprägten Schlafstörungen ohne Ausnahme
Morgens	• Licht, möglichst Tageslicht • Wenn möglich zumindest leichte körperliche Tätigkeit (Früh-gymnastik) zum Wachwerden
Weitere Maß-nahmen gegen Schlafstörungen	• Entspannungs- und Achtsamkeitsübungen • Schlafrestriktion: Meist verbringen Menschen mit Schlafstörun-gen weit mehr Zeit im Bett als die reine Schlafzeit, somit ver-bleibt viel Zeit zum Grübeln, Sich-Ärgern etc. Bei der Schlafres-triktion soll der Patient schätzen, wie viel Zeit er insgesamt tat-sächlich schläft und dann in der nächsten Zeit nur noch genau so lange im Bett verbringen (Beispiel: geschätzte 5 Std. Schlaf → nur noch 5 Std. jede Nacht im Bett verbringen). Der so verloren gegangene Schlaf darf tagsüber nicht nachgeholt werden. Die ersten Tage ist das sehr schwierig, nach einigen Tagen jedoch ist der Schlafdruck in den meisten Fällen so hoch, dass die Pati-enten sehr müde ins Bett gehen und dann auch durchschlafen • Bei nächtlichem Grübeln: Grübelinstruktionen (Patienten sollen sich tagsüber Zeit nehmen zum Grübeln, eine Methode der Symptomverschreibung)

- Im Nachtdienst
  - Oropax bei Geräuschen anbieten
  - Keine aufdeckenden, tiefgreifenden Therapiegespräche, allenfalls beruhi-gende Gespräche, im Hier-und-Jetzt bleiben (was kann der Patient jetzt für sich tun?), einen Tee anbieten, für alles Weitere auf den nächsten Tag verweisen
  - CD mit beruhigenden Affirmationen zum Einschlafen bereithalten
- Bei persistierenden Schlafstörungen (▶ Tab. 13.3)
  - Informieren über Schlafstörungen (Broschüren z. B. unter www.dgsm.de)
  - Schlafprotokoll (ebenfalls unter www.dgsm.de).

Tab. 13.3 Häufigste Medikation bei Schlafstörungen und deren Nebenwirkungen (nach Spiegelhalder et al.) [R326]

Kurzzeitbehandlung (Tage bis 2 Wochen)	• Zolpidem, Zopiclon (Toleranz, Abhängigkeit, Sturzgefahr, Rebound-Insomnie, gelegentlich Amnesie)
Schlaffördernde Substanzen	• Trazodon (selten: Priapismus) • Trimipramin (Tagessedierung, gastrointestinale, kardiovaskuläre und urogenitale Nebenwirkungen) • Doxepin (Tagessedierung, gastrointestinale, kardiovaskuläre und urogenitale Nebenwirkungen, Gewichtszunahme) • Mirtazapin (Tagessedierung, Gewichtszunahme, Restless-Legs-Syndrom) • Melperon, Pipamperon, Prothipendyl (Blutdruckabfall) • Quetiapin (Blutdruckabfall, Tagessedierung, Leberwerterhöhung)

13

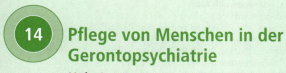

14 Pflege von Menschen in der Gerontopsychiatrie

Markus Jensen

Gerontopsychiatrie: Teilgebiet der Gesamtpsychiatrie, das sich mit Problemen des Alterns und seelischen Krankheiten älterer Menschen beschäftigt.

Psychogene Veränderungen im Alter
Psychogen: aus den „normalen" seelischen Abläufen erklärbar.
- Persönlichkeitszuspitzung: bereits vorhandene Persönlichkeitszüge werden im Alter oft überzeichnet, z. B. sparsam → geizig
- Mangel an Stimulierbarkeit durch die Umwelt, Toleranzminderung
- Vermehrte Erschöpfbarkeit
- Diffuses Nachlassen der Merk- und Konzentrationsfähigkeit
- Änderung des Schlafverhaltens.

Häufige psychiatrische Erkrankungen im Alter
Im Alter treten einige psychiatrische Erkrankungen und Störungen häufiger oder in besonderer Ausprägung auf:
- Demenzen (▶ 14.1)
- Delirien, akute organische Psychosyndrome (▶ 8.2)
- Depressive Zustände (▶ 6.1, ▶ 14.2)
- Suizidalität (▶ 5.1.2)
- Pathologische Trauerreaktionen (▶ 10.1.3)
- Abhängigkeiten (▶ 11.1)
- Schmerzsyndrome (▶ 13.1.4)
- Schlafstörungen (▶ 14.4)
- Paranoide Entwicklungen bei Blindheit und Schwerhörigkeit (▶ 7.2)
- Wahnhafte Störungen (▶ 7.1).

14.1 Demenzielle Syndrome

14

Definition: chronisches, erworbenes Intelligenzdefizit, geistiger Verfall. Verlust von vorher vorhandenen geistigen Fähigkeiten. Keine Bewusstseinsstörung. Veränderungen sind über mind. 6 Monate zu beobachten. Sehr häufiges psychiatrisches Krankheitsbild, etwa 6 % aller Menschen > 65 Jahre betroffen (▶ Tab. 14.1).

Demenz vom Alzheimer-Typ
60 % der Demenzen, Frauen > Männer, ab 45. Lj., Ätiologie unbekannt. Im cCT gleichmäßige Atrophie der Hirnrinde.

Symptome
- Schleichender Beginn über 40. Lj., Dauer bis zum Tode durchschnittlich nur 8 Jahre
- Frühsymptome: Vergesslichkeit, kognitive Funktionen
- Schwierigkeiten beim Schreiben, Rechnen, Lesen
- Verminderung von Affektkontrolle, Antrieb, Sozialverhalten
- „Fassade" bleibt lange erhalten
- Endstadium: schwere Demenz mit automatisierten unsinnigen Handlungen wie Zupfen, Wischen, Reiben.

Demenz vom vaskulären Typ
15 %, Männer > Frauen, ab 70. Lj.

Entstehung
Ursache meist langjährig bestehende arterielle Hypertonie und/oder Diabetes mellitus. Durchblutungsstörung des Hirnmarks mit Entmarkung und mehreren

Tab. 14.1 Ursachen der Demenz

Ursache	Beispiele
Degenerative Demenzen mit Rückbildung von Hirnsubstanz	• Alzheimersche Krankheit, ca. 60 % • Pick-Krankheit
Multisystemdegenerationen mit Rückbildung von Funktionssystemen des ZNS	• Parkinsonsyndrom • Demenz mit Lewy-Körperchen • Spino-zerebellare Degenerationen (Rückenmark-Kleinhirn betreffend)
Vaskuläre Demenzen durch Erkrankungen des Hirnkreislaufsystems	• Subkortikale arteriosklerotische Enzephalopathie (SAE), ca. 15 % • Arteriosklerose, kardiale Embolien • Durchblutungsstörungen durch Herzschwäche • Entzündete Hirngefäße • Zähflüssiges Blut bei Exsikkose oder krankhafte Vermehrung der Blutzellen • CADASIL (Cerebrale autosomal-dominante Arteriopathie) mit subkortikalen Infarkten und Leukenzephalopathie
Gestörter Liquorabfluss	• Hydrozephalus malresorptivus
Stoffwechselstörung	• Leberschaden • Vitaminmangel bei Alkoholikern (▶ 8.5)
Infektiöse und entzündliche Krankheiten (▶ 8.4.8)	• AIDS-Demenz-Komplex • Creutzfeldt-Jakob-Krankheit • Multiple Sklerose

kleinen Hirninfarkten. Häufigste vaskuläre Demenz, bei der die Demenz auf der Entmarkung, also auf der Unterbrechung von Leitungsbahnen mit Störung der Informationsverarbeitung, beruht.

14

Symptome
- Beginn variabel, langer schubweiser Verlauf, plötzliche sichtbare Verschlechterungen, aber auch vorübergehende Besserung
- Frühsymptome: Merkfähigkeitsstörung, Zuspitzen von Persönlichkeitsmerkmalen
- Verflachen des gefühlsmäßigen Erlebens, negative Affektdurchbrüche (Aggression, mürrische Verstimmung), nächtliche Unruhe, Delirien
- Endstadium: schwere Demenz, neurologische Ausfälle als Folge kleiner Hirninfarkte.

Demenz (allgemein): Symptome und Pflege
Eingeschränkt sind:
- Kurz- und Langzeitgedächtnis, Merkfähigkeit, Orientierung
- Abstraktes Denken, Urteilsvermögen
- Persönlichkeit
- Erkennen
- Ausführen einfacher Handlungen
- Sachverstand: beruflich und im sozialen Leben

! Vor Diagnosestellung „Demenz" immer Depressionen abklären → oft ähnliche Symptomatik, aber mit Antidepressiva gut behandelbar (depressive Pseudodemenz).

Sprachstörungen
Häufig frühes Symptom. Verarmung der Sprache, des Wortschatzes, Störungen des Sprach- oder Begriffsverständnisses.

Pflege:
- Bei Wortfindungsstörungen dem Patienten Hilfestellung geben: mehrere Wortmöglichkeiten anbieten, wenn er auf den gesuchten Begriff nicht kommt
- Langsam und laut genug sprechen
- Kommunikative Leistungen verstärken, indem verbale Aufforderungen durch Berührungen unterstützt werden. Leitsatz: „Touching is talking" („Berühren bedeutet Sprechen")
- Auch andere nonverbale Interaktionsformen werden von dem Patienten situationsgerecht wahrgenommen und beantwortet, z. B. Händereichen, Winken und Lachen.

Mnestische Störungen
▶ 3.2
Vor allem Störungen im Kurz-, aber auch im Langzeitgedächtnis. Patienten sind vergesslich, können sich nicht an Namen, Begebenheiten oder Lebensumstände erinnern.

Pflege:
- Feste Pflegeperson zuordnen
- Auch bei kognitiven Einschränkungen Respekt und Verständnis signalisieren
- Anweisungen häufig wiederholen, sodass der Patient sich damit vertraut machen kann
- Zu möglichst großer Selbstständigkeit, Selbstverantwortlichkeit und Unabhängigkeit anhalten.

Mangelnde Flüssigkeits- und Nahrungsaufnahme
▶ 2.5
Gründe für geminderte Flüssigkeits- und Nahrungsaufnahme:
- Schwächeres Durstgefühl im Alter (gehäuft stationäre Aufnahmen zu Beginn der warmen Jahreszeit)
- Antriebsmangel (▶ 3.7), z. B. aufgrund einer Depression (▶ 6.1)
- Schwere mnestische Defizite (▶ 3.2): Patienten vergessen zu trinken
- Apraktische Störungen bei schweren Demenzen: Patienten wissen nicht mehr, wie man trinkt oder isst
- Patient leidet unter Vergiftungswahn (▶ 7.2, ▶ 14.3)
- Zahnersatz passt nicht oder schmerzt beim Essen
- Patient ist körperlich behindert; es macht ihm Mühe, sich etwas zu trinken zu holen

Pflege:
- Patienten nach den Gründen für das Nicht-Essen und Nicht-Trinken fragen
- Ein- und Ausfuhr kontrollieren (▶ 2.5)
- Flüssigkeitsaufnahme forcieren (▶ 2.5), Vorsicht bei Herzinsuffizienz
- Patienten regelmäßig wiegen
- Patienten fragen, was er gerne isst und trinkt; Angehörige einbinden, Lieblingsgetränke oder -essen mitbringen lassen; nach Rücksprache mit dem Arzt kann z. B. auch alkoholfreies oder -armes Bier erlaubt sein

- Bei Vergiftungsideen oder -wahn dem Patienten Sicherheit vermitteln, z. B. die hochkalorische Nahrung oder den Joghurt vor seinen Augen öffnen, Patient kann Wasser direkt aus dem Wasserhahn trinken (▶ 7.2, ▶ 14.3)
- Patienten auch zwischen den Mahlzeiten immer wieder zum Trinken anhalten
- Angehörige über den Umgang mit dem Problem informieren
- Ggf. für Haftcreme sorgen, beim Zahnarzt vorstellen.

Orientierungsstörung
▶ 3.3

- Patienten finden sich nicht mehr zurecht, sobald sie nicht mehr in ihrer gewohnten Umgebung sind; oft Symptom für beginnende Demenz
- Patienten wissen ihren Namen, ihr Geburtsdatum und Alter nicht mehr
- Patienten finden sich auf Station nicht zurecht
- Patienten leben in ihrer Vergangenheit.

Pflege:
- Patienten einfache Symbole an die Tür machen, z. B. Rose, Apfel
- Auf der Station vermehrt Schilder anbringen, z. B. an verschiedenen Stellen den Weg zur Toilette, zum Essraum, zum Stationszimmer ausschildern
- Bei der Beschilderung für jeden Raum immer ein gleichfarbiges Schild benutzen
- Schränke eindeutig beschildern, z. B. mit Symbolen oder Bildern aus Illustrierten.

Antriebsstörung
▶ 3.7

Verlust von Initiative, Interessen und Spontaneität; phasenweise aber auch starke Unruhe, Umtriebigkeit.

Pflege:
- Bei Interessenverlust den Patienten z. B. bei der körperlichen Pflege zu Gesprächen oder Erzählungen anregen; bei Pflegetätigkeiten zu zweit den Patienten in ein Dreiergespräch mit einbinden, nicht über den Patienten hinweg reden
- Gemeinschaftliche Aktivitäten fördern, z. B. Singen, Gesellschaftsspiele oder Gymnastik
- Patienten, die neu auf Station kommen, mit anderen Patienten namentlich bekannt machen
- ! Bei liegendem Blasenkatheter oder zentralem Venenkatheter darauf achten, dass diese nicht herausgezogen werden.

Forderndes/gereiztes/aggressives Verhalten
▶ 5.1.5

Mangelnde Krankheitseinsicht, häufig in Verbindung mit einer Persönlichkeitszuspitzung, führen nicht selten zu forderndem oder aggressivem Verhalten. Im Alter kommt es wie bei vielen hirnorganischen Prozessen neben der erhöhten Reizbarkeit zu einer stärkeren Affektlabilität und -inkontinenz. Die Patienten haben das Ausmaß ihres Affektes nicht mehr so gut unter Kontrolle → Möglichkeit eines stärkeren Impulsdurchbruchs. Patienten mit dysphorischen oder aggressiven Impulsdurchbrüchen tut ihr Verhalten im Nachhinein oft sehr leid.

Pflege:
- Wenn möglich Validation®
- Nicht provozieren lassen
- Patienten freundlich, aber bestimmt auf seine Aggressivität hinweisen

14

- Fragen, ob es einen Grund für die Unfreundlichkeit gibt; Besserung herbei-führen
- ! Die Gabe von sedierenden Medikamenten soll mit dem Patienten und Ange-hörigen (Betreuern) unter Wahrung der gebotenen Schweigepflicht bespro-chen werden.

Formale Denkstörungen
▶ 3.5

Umständliches Denken und Handeln. Es fällt den Patienten schwer, die Dinge „auf den Punkt" zu bringen. Gedankenabreißen: Patienten verlieren den Faden, sie wissen im Gespräch oft nicht mehr, was sie eigentlich sagen wollten.

Apraktische Störungen
Die Patienten können bestimmte Dinge des täglichen Lebens aufgrund der De-menz nicht mehr oder nur noch verlangsamt oder unvollständig ausführen, z. B. sich ankleiden, sich waschen.

Pflege:
- Geduld bewahren, Patienten nicht drängen, auch wenn man es selbst schnel-ler machen würde
- So viel Hilfestellungen wie nötig, so wenig wie möglich
- Praktische Fähigkeiten des Patienten bei Aufnahme und immer wieder wäh-rend der Behandlung ausloten, ihn „machen lassen"
- Besucher des Patienten zu Hilfestellungen anleiten
- Durch Speicherung im Langzeitgedächtnis sind bestimmte Tätigkeiten stär-ker präsent und vertraut, z. B. bei älteren Frauen Haushaltstätigkeiten wie Ab-waschen, Kartoffel- und Gemüseschälen. Nach Möglichkeit solche Tätigkei-ten auf Station anbieten.

Validation®
Grundsätzliche Haltung im Umgang mit dementen Menschen:
- Emotionaler Gehalt einer Aussage wird aufgegriffen und validiert, d. h. für gültig erklärt, ohne zu analysieren, zu bewerten oder zu korrigieren
- Innere Realität Verwirrter wird als persönliche Sicht- und Erlebnisebene ak-zeptiert
- Symbole als Ausdruck für Gefühle aus der Vergangenheit verwenden
- Auch „sinnlos" erscheinendes Verhalten hat einen Grund → ggf. nur erklär-bar mit umfangreichen Kenntnissen über Vergangenheit des Patienten, z. B. Familienstand, Kinderzahl, Beruf, Hobbys.

In der Validation® werden verschiedene Arten der Demenz und der Ursachen unterschieden:
- Mangelhaft oder unglücklich orientierte Menschen
- Zeitverwirrte Menschen
- Menschen im Stadium der sich wiederholenden Bewegung
- Menschen im Stadium des Vegetierens/Vor-sich-hin-Dämmerns.

Mangelhaft/unglücklich orientierte Menschen
Zeichen: weitgehend orientiert, aber unglücklich, da sie die im hohen Alter zwangsläufigen Verluste nicht akzeptieren und wichtige Lebensaufgaben nicht vollendet worden sind.

Validationstechniken:
- Auf eigene Atmung konzentrieren, um sich von den eigenen Gefühlen zu dis-tanzieren und für die Gefühle des Gegenübers zu öffnen → erste Schritt jeder Validation®

- Fragen nach Tatsachen (**wer** oder **was?**); Sprachstil: sachlich; keine Fragen nach dem **Warum**
- Mit eigenen Worten wiederholen, was der Betroffene gesagt hat
- Ansprechen des bevorzugten Sinnesorgans
- Fragen nach dem Extrem
- Sich das Gegenteil vorstellen → ob und wann die schlimmen Ereignisse einmal nicht eintreten
- Erinnern: kann durch Fragen mit „nie" und „immer" provoziert werden
- Keine Gefühle und Berührungen außerhalb des üblichen Maßes, z. B. nur Händeschütteln zum Abschied.

Erfolgszeichen: niedrigerer Muskeltonus, ruhigere Augen, abnehmende Beschuldigungen.

Stadium der Zeitverwirrtheit
Zeichen: leben in der Vergangenheit, verwechseln Personen der Gegenwart mit solchen aus der Vergangenheit, Kommunikationsfähigkeit ↓, soziale Konventionen ↓, möchten sofortige Befriedigung ihrer Bedürfnisse, Muskeltonus ↓, inkontinent, Gefühlen spielen große Rolle.

Validationstechniken:
- Fürwörter (er, sie, es, jemand) anstelle von nicht verstandenen Wörtern benutzen
- Berührungen, Augenkontakt, liebevolle Stimme
- Bedürfnisse äußern sich oft in zunächst sinnlosem Verhalten, erschließen sich aber bei Kenntnis der Biografie
- Altbekannte Lieder singen
- Möglicherweise gemeinsam beten.

Erfolgszeichen: Patient wird ruhiger, Sprache verbessert sich, fühlt sich wohler.

Stadium der sich wiederholenden Bewegungen
Zeichen: weiteres Stück in Vergangenheit zurückgezogen, keine sinnvollen Sätze, nur noch (teils unverständliche) Worte, mehr Klänge, Laute, Bewegungen (aus der Vergangenheit).

Validationstechniken:
- Verbale Techniken, solange Betroffener noch spricht
- Berührungen: Familienangehörige fragen, was Patient früher mochte, was im Familienkreis üblich war
- Stupide Bewegungen des Patienten akzeptieren, Gegenstände aus früherem Leben zur Verfügung stellen
- Bewegungen des Patienten spiegeln, nachmachen, z. B. seine Mimik und Atmung, um sich hineinzuversetzen und Kontakt aufzunehmen; Achtung: Nachahmen absolut ehrlich und ohne jedes „Nachäffen".

Erfolgszeichen: Patient wird insgesamt ruhiger, sich wiederholende Bewegungen lassen nach.

Stadium des Vegetierens
Zeichen: fast regungslos mit geschlossenen Augen im Bett, meist künstliche Ernährung, von außen nicht erkennbar, was wahrgenommen und empfunden wird.

Validationstechniken:
- Berührungen
- Von früher bekannte Musik.

Erfolgszeichen: Augen öffnen, muskuläre Entspannung

! Möglicherweise zeigen Patienten über Wochen keine Rückmeldung → trotzdem Validation® bis zum Lebensende fortsetzen.

14

Bei früh einsetzender Alzheimer-Demenz
- Desorientiertheit nicht durch altersbedingte Verluste und biografische Faktoren bedingt, sondern durch Gehirnschädigung
- Validation® bringt weniger Erfolge, Fortschreiten der Erkrankung kann nicht verhindert werden, nur für eine gewisse Zeit Symptome lindern und Wohlbefinden steigern.

Gruppenvalidation
- Patientengruppe: für Zeitverwirrte und Stadium der sich wiederholenden Bewegungen geeignet
- Bei regelmäßigen Treffen, z. B. in Tagespflege
- Angebote, z. B. Singen, Gespräch oder Bewegung, in immer gleicher Reihenfolge
- Eingebettet in Begrüßungs- und Abschiedsritual
- Schafft Gemeinschaftsgefühl, regt Patienten zur Kommunikation an.

Therapie
Liegt der Demenz eine behandelbare Ursache zugrunde und hat diese das Gehirn noch nicht irreversibel geschädigt, so sollte unbedingt zunächst die vermutliche Ursache der Demenz beseitigt werden, z. B. eine schwere Herzinsuffizienz. Dies ist jedoch nur selten machbar.
Je nach Schweregrad und Ursache kommen folgende Therapien zum Einsatz:
- Psychotherapeutische Verfahren (▶ 4.3): Das Therapiekonzept zielt auf eine Aktivierung und auf den Erwerb von Kompetenz ab → alten Menschen motivieren und in seinen intellektuellen und sozialen Fähigkeiten stimulieren und fördern
- In alltagspraktischen Fähigkeiten fördern (▶ Kap. 2)
- Kognitives Training („Gehirnjogging", ▶ 4.3.3)
- Ergotherapie ▶ (4.4.1), Musiktherapie (▶ 4.4.5), Tanztherapie (▶ 4.3.9)
- Bewegungstherapie (▶ 4.4.4).

Medikamentöse Therapie
Vorsichtig mit der Bedarfsarznei. Dosierungsrichtlinie: Der psychisch Alterskranke kommt etwa mit zwei Dritteln oder sogar nur der Hälfte der Vergleichsdosis des jüngeren Erwachsenen aus.
- Antidementiva (▶ 17.10)
- Nootropika (▶ 17.9)
- Niederpotente Antipsychotika: meist zur Sedierung, besonders Melperon (Eunerpan®), Pipamperon (Dipiperon®) und Tiaprid (Tiapridex®, ▶ 17.2)
- Benzodiazepine: zur Angstlösung und als Schlafmittel (▶ 17.4.1)
- Antidepressiva (▶ 17.1).

14.2 Depressive Zustände

Im Alter können alle Depressionsformen (▶ 6.1) vorkommen. Als besondere Form gilt die Altersdepression: Erstmanifestation nach dem 60. Lj., Verlauf monopolar und häufig langwierig, meist > 1 Jahr. Frauen sind mehr als doppelt so häufig betroffen wie Männer.

Ätiologie
Wie bei der endogenen Depression scheint eine erbliche Belastung vorzuliegen. Darüber hinaus spielen psychosoziale und körperliche Auslöser eine Rolle:
- Isolierung, Vereinsamung, Verlust/Tod von Ehepartnern und Freunden

- Berentung mit materiellen Einbußen, Verlust von Aufgaben, Tagesstruktur, Status und Position
- Umzug mit Verlust des gewohnten Umfeldes
- Verlust der körperlichen Leistungsfähigkeit durch körperliche Erkrankungen wie Krebsleiden, Stürze, Infektionen.

Symptome
Grundsätzlich alle Symptome einer Depression (▶ 6.1.2). Typisch langwieriger Verlauf, quälende Agitiertheit und wahnhafte Schuld- und Versündigungsideen. Oft atypisches Erscheinungsbild, bei dem körperliche Beschwerden im Vordergrund stehen, z. B. Darmbeschwerden, Rückenschmerzen, Tinnitus.
Oft werden Konzentrationsstörungen beklagt und damit verbunden die Angst, unter einer Demenz zu leiden. Patienten sollten darüber aufgeklärt werden, dass das Kernproblem die auf die Zeit der Depression beschränkte Konzentrationsstörung ist, bei der sich neue Inhalte schlecht gemerkt und alte schwerer reproduziert werden können, also keine Demenz besteht (depressive Pseudodemenz) → Arzt informieren.

! Bei depressiven Syndromen im Alter besteht eine deutlich erhöhte Suizidalität.

Therapie
Neben der **Pharmakotherapie** mit Antidepressiva (▶ 17.1), Antipsychotika (▶ 17.2), Tranquilizern (▶ 17.3) und ggf. Schlafmitteln (▶ 17.4) kommen folgende Therapieangebote in Frage:
- Psychotherapie: Einzelgespräche, aber auch Gruppen-, Beschäftigungs- und Arbeitstherapie
- Elektrokrampfbehandlung (▶ 4.5.3)
- Schlafentzug (▶ 4.5.1)
- Lichttherapie (▶ 4.5.2).

> **!** **Tipps, Tricks und Fallen**
> Antriebssteigernde Antidepressiva können das Suizidrisiko erhöhen.

14

14.3 Paranoide Entwicklung

Zwei typische Problemkonstellationen führen gehäuft zu paranoiden Verarbeitungsmustern: Einerseits körperlich bedingte Kommunikationsprobleme, wie sie bei Blindheit oder Schwerhörigkeit häufig auftreten. Andererseits Fehleinschätzung der Realität bei fortgeschrittenen Erinnerungslücken.

Ätiologie
Der Verlust des Hörvermögens kann zu einer Fehlinterpretation der Realität führen. Gespräche werden nicht oder nur teilweise verstanden. Dadurch entsteht das Gefühl, das über einen gelacht oder abwertend gesprochen wird. Dies kann sich zu einem unbeeinflussbaren Wahn steigern. Der Wahn tritt dabei als isoliertes Symptom auf (ohne Veränderung der Persönlichkeit).

Umgang mit Schwerhörigen
Der paranoide Wahn lässt sich als Verlust des Vertrauens in die Umwelt interpretieren. Dieses Vertrauen wiederherzustellen ist u. a. Aufgabe des Pflegepersonals. Hören hat vielfältige Bedeutungen: Hintergrundgeräusche begleiten das Leben

und ermöglichen eine unbewusste Orientierung. Schallreize warnen vor Gefahren und nehmen plötzlichen Veränderungen ihren Schrecken. Das Gespräch ist das wichtigste Kommunikationsmittel; wichtig sind hierbei nicht nur die Worte, sondern auch der Tonfall.

Darauf ausgerichtet sollte das Verhalten des Personals dem Patienten die Möglichkeit geben, diese Mängel zu kompensieren:

- Von vorne auf den Patienten zugehen, um Erschrecken zu vermeiden; den Patienten nicht plötzlich von hinten anfassen
- Patienten gegenübersitzen; darauf achten, dass das Gesicht des Sprechers beleuchtet ist. Das Fenster sollte nicht im Rücken der Pflegekraft sein, dies erleichtert das Ablesen vom Mund
- Langsam und deutlich sprechen; nur laut, wenn nötig; kurze, klare Sätze mit eindeutigen Formulierungen benutzen
- Genügend Zeit für das Gespräch einplanen, damit alle Informationen ausgetauscht werden können
- Über alle Maßnahmen informieren, im Zweifel wiederholen
- Testfragen stellen, die erkennen lassen, ob alles verstanden wurde
- Soziale Kontakte fördern, Angehörige ermuntern, den Patient zu gemeinsamen Aktivitäten mitzunehmen
- Bei wahnhaften Äußerungen deutlich machen, dass man die Ansicht akzeptiert, selbst aber anderer Meinung ist: „Konsens in Dissens"
- Angehörigen im Umgang mit der Behinderung des Patienten anleiten, indem z. B. die hier genannten Tipps vermittelt werden
- Anbindung an Selbsthilfegruppen anregen
! Nicht jeder alte Mensch ist schwerhörig: Nicht mit jedem alten Menschen muss man laut sprechen.

Therapie
- Therapie der Grunderkrankung, mit Hörgerät und anderen Hilfsmitteln versorgen
- Pharmakotherapie mit Antipsychotika (▶ 17.2), ggf. mit Antidepressiva (▶ 17.1)
- Beschäftigungs- und Arbeitstherapie zur Förderung der sozialen Fähigkeiten
- Psychotherapie (▶ 4.3) bei sensitiver Persönlichkeit.

14.4 Schlafstörungen

15–25 % der Bevölkerung klagen über Einschlaf- und Durchschlafstörungen und zu wenig Schlaf. Bei den akuten Schlafstörungen überwiegt die Einschlafstörung, bei den chronischen Schlafstörungen oft die Durchschlafstörung.

Altersphysiologische Veränderungen
- Schlafunterbrechungen nehmen zu, der Schlaf wird insgesamt störbarer
- Nachtschlaf oft reduziert auf 5,5–6,5 Std. pro Nacht
- Verschobene kurze Schlafphasen treten auf, z. B. das tägliche Nickerchen
- Erhöhte Anzahl und Veränderung von Wachzeiten nach dem Schlafbeginn
- Tiefschlafphasen werden kürzer und sind in die frühen Morgenstunden verschoben.

Ursachen

- Situativ: Lärm, schnarchender Bettnachbar, ungünstiges Bett, Schichtarbeit
- Psychogen: durch chronische Belastungsreaktionen, Angstzustände, konditionierte (gelernte) Schlaflosigkeit
- Psychiatrische Störungen: Delir (▶ 5.1.6), Depressionen (▶ 6.1), Demenzen (▶ 14.1)
- Internistisch: chronische Schmerzzustände, Herzinsuffizienz, nächtliches Wasserlassen, Schlaf-Apnoe-Syndrom
- Neurologisch: Parkinsonsyndrom, Restless-legs-Syndrom, Tinnitus
- Pharmakogen: viele Psychopharmaka, Parkinsonmedikamente, Abhängigkeit von Verträglichkeit und verabreichter Dosis ebenso wie bei Kaffee, schwarzem Tee, Alkohol- und Schlafmittelentzug.

Pflege

Patienten, die klagen, sehr oft wach zu sein und das Gefühl haben, „eigentlich gar nicht geschlafen zu haben", können ein Schlafprotokoll anlegen, in dem sie die Schlaf- und Wachzeiten genau notieren.

Ältere Menschen profitieren manchmal nicht vom Fernsehen am Abend, weil sie möglicherweise schlecht sehen und hören, sich nicht mehr so gut konzentrieren können. Aus Gewohnheit bleiben sie jedoch sitzen, sie werden nervös und können später nicht mehr einschlafen.

Beobachtung

- Einschlafmyoklonien: plötzliche kurze Bewegungen der Beine, manchmal auch der Arme und des Kopfes während des Einschlafens (ohne Krankheitswert)
- Schlaf-Apnoe-Syndrom: Atempausen > 10 Sek. → Kohlendioxidpartialdruck steigt an → partielles oder vollständiges Aufwachen und tiefes Durchatmen während mehrerer Atemzüge
- Restless-legs-Syndrom: Patient klagt über unruhige Beine beim Wachliegen, ähnlich der Bewegungsunruhe → ggf. neurologische Vorstellung
- Bei Angaben von Schlafstörungen öfter nach dem Patient sehen: Ist er häufig wach, schläft er nicht erholsam?

14

Schlaf fördern

- Nicht zu früh zu Bett gehen lassen: ~ 22:00 Uhr
- Nach 24:00 Uhr keine Bedarfsarznei (▶ 17.3, ▶ 17.4) geben → Medikamentenüberhang (Patient ist am nächsten Morgen noch müde) → genaue Absprache mit dem Arzt
- Schnarchende Patienten zu Mitpatienten legen, die nicht so empfindlich sind
- Laute Mitpatienten um Rücksicht bitten; Patient, der nicht schlafen kann, ggf. aus dem Zimmer bitten, damit er die anderen nicht auch noch weckt
- Patient sollte nicht zu lange im Bett wach liegen; aufstehen, sobald er merkt, dass er unruhig wird; entspannende Tätigkeit machen; erst wenn er dann die Müdigkeit wieder verspürt und entspannt ist, wieder hinlegen
- Darauf achten, dass der Patient nicht während des Tages schläft
- Schlafhygiene: Einschlafrituale fördern, z. B. nach dem Bridge-Spiel zu Bett gehen; Tagesschlafperioden vermeiden; möglichst nachts nicht (zu häufig) auf die Uhr schauen
- Patient sollte sich nur zum Schlafen in das Bett legen, nicht zum Lesen oder Radio hören
- In Absprache mit dem Arzt kann auch völliger Schlafentzug für eine oder 2 Nächte durchgeführt werden, um den Schlafdruck zu erhöhen

- Bei manchen Patienten sinkt der Blutdruck in der Nacht zu stark, sodass sie eine Unruhe bis zu einer deliranten Symptomatik entwickeln (besonders bei bereits bestehenden Durchblutungsstörungen des Gehirns). Blutdruck messen. Versuchsweise am Abend einen anregenden Kaffee anbieten, um dem Blutdruckabfall entgegenzuwirken
- ! Möglicherweise haben Patienten Entzugserscheinungen, wenn Schlafmittel, die zu Hause genommen wurden, in der Klinik abgesetzt werden.

Therapie
! Immer auch an potenziell schlafstörende Medikamente denken. Manchmal reicht es, ein Medikament nur umzusetzen, anstatt ein neues Schlafmittel anzusetzen.

Medikamentös
- Beruhigende Tees, z. B. Kamillentee, Fencheltee (▶ 17.12)
- Niederpotente Antipsychotika (▶ 17.2), z. B. Melperon (Eunerpan®), Pipamperon (Dipiperon®)
- Antidepressiva (▶ 17.1)
- Benzodiazepine (▶ 17.4.1).

Entspannungstechniken
- Jacobson-Training (▶ 4.3.7)
- Autogenes Training (▶ 4.3.7)
- Audiokassetten
- Möglichst viel Bewegung tagsüber.

14

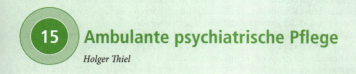

15 Ambulante psychiatrische Pflege

Holger Thiel

Die ambulante psychiatrische Pflege (APP) dient der gemeindeorientierten Versorgung und zählt zu den Leistungen nach SGB V. Als aufsuchendes Angebot hat sie das Ziel, psychisch kranke Menschen in ihrem häuslichen Umfeld zu behandeln und dabei Krankenhausaufenthalte zu verkürzen oder zu vermeiden. Dabei soll das Umfeld des Patienten mit eingebunden werden.

Es fällt auf, dass dabei jeder Pflegedienst mit den Krankenkassen einen anderen Vertrag zugrunde liegen hat. Das betrifft nicht nur die Vergütung, sondern auch Genehmigungszeiten und Tätigkeitsmerkmale. Die Handhabung der Genehmigungsverfahren unterscheidet sich ebenfalls von Bundesland zu Bundesland, von Krankenkasse zu Krankenkasse und von MDK zu MDK.

Einheitlich sind die genehmigungsfähigen medizinischen Diagnosen (Deutsches Ärzteblatt; Jg. 102; Heft 26; 1. Juli 2005), nicht jedoch die Handhabung. Einheitlich ist das Formular „Muster 12" für die ärztliche Verordnung, das Erfassen der Fähigkeitsstörungen aber nicht.

Die meisten ambulanten psychiatrischen Pflegedienste sind an eine Klinik angebunden. Es sind ausschließlich Pflegende mit einer psychiatrischen Fachweiterbildung zugelassen.

! Eine wichtige Adresse ist die „Bundesinitiative Ambulante Psychiatrische Pflege" (www.bapp.info).

15.1 Organisation

Besonderheiten
Die Tätigkeit der Pflegekräfte in der APP unterscheidet sich von denen, die stationär oder teilstationär arbeiten, ganz erheblich. Dies betrifft vor allem:

- Die Arbeitsleistung ist absolut transparent (▶ 15.3), sie ist Gegenstand der Abrechnung mit der Krankenkasse
- Direkter Kontakt zur Krankenkasse und dem Medizinischen Dienst der Kassen (MDK)
- Keine klassische Teamarbeit, sondern Fallbesprechungen, Supervision, Intervision
- Hohe Eigenverantwortung und Eigenmotivation
- Eigenständige Überwachung von Fristen (z. B. Zeitpunkt für eine Folgeverordnung).

Verordner
Verordnungen für längstens 4 Monate, für die APP können ausschließlich die nachfolgend genannten Ärzte ausstellen:

- Niedergelassene Fachärzte für Psychiatrie
  - Allgemein ist diese Verordnung die sicherste
  - Anerkannt werden meist die Erstverordnung bis 4 Wochen und die Folgeverordnung für 3 Monate
- Fachärzte für Psychiatrie, tätig in einer psychiatrischen Klinik
  - Mit der Entlassung wird eine Verordnung für 5 Werktage genehmigt
- Niedergelassene Allgemeinmediziner oder Fachärzte aller anderer med. Fachrichtungen (auch bei bestehender Qualifizierung zur Psychotherapie)
  - Anerkannt werden meist die Erstverordnung bis 14 Tage und zwei Folgeverordnung für je 8 Wochen
! Die Regelung kann in einigen Bundesländern auch abweichen
! Wichtig ist eine gesicherte verordnungsrelevante Facharztdiagnose.

Verordnungsrelevante ICD-10-Diagnosen

- F00.1 Demenz bei Alzheimer-Krankheit, mit spätem Beginn (Typ 1)
- F01.0 Vaskuläre Demenz mit akutem Beginn
- F01.1 Multiinfarkt-Demenz
- F01.2 Subkortikale vaskuläre Demenz
- F02.0 Demenz bei Pick-Krankheit
- F02.1 Demenz bei Creutzfeld-Jakob-Krankheit
- F02.2 Demenz bei Chorea Huntington
- F02.3 Demenz bei primärem Parkinson-Syndrom
- F02.4 Demenz bei HIV-Krankheit
- F02.8 Demenz bei andernorts klassifizierten Krankheitsbildern
- F04.– Organisches amnestisches Syndrom, nicht durch Alkohol o. a. psychotrope Substanzen bedingt
- F06.0 Organische Halluzinose
- F06.1 Organische katatone Störung
- F06.2 Organische wahnhafte Störung
- F06.3 Organisch affektive Störung
- F06.4 Organische Angststörung
- F06.5 Organische dissoziative Störung
- F06.6 Organische emotional labile Störung
- F07.1 Postenzephalitisches Syndrom
- F07.2 Organisches Psychosyndrom nach Schädel-Hirn-Trauma
- F20.– Schizophrenie
- F21.– Schizotype Störung
- F22.– Anhaltende wahnhafte Störung
- F24.– Induzierte wahnhafte Störung
- F25.– Schizoaffektive Störung
- F30.– Manische Episode
- F31.– Bipolare affektive Störung (ohne F31.7–F31.9)
- F32.– Depressive Episode (ohne F32.0, F32.1, F32.9)
- F33.– Rezidivierende depressive Störung (ohne F33.0, F.33.1, F33.4, F33.8, F33.9)
- F41.0 Panikstörung, auch wenn sie auf sozialen Phobien beruht
- F41.1 Generalisierte Angststörung

! Im Fokus der verordnungsrelevanten Diagnosen stehen bei den Pflegediensten vor allem die F32, F33, F41.0, F41.1, F30, F31und F2. F0- bis F7-Diagnosen werden von einigen Kassen/MDK mit der Begründung abgelehnt, dass in 4 Monaten keine wesentlichen Veränderungen zu erwarten sind.

Kontakt zur Krankenkasse

So viele Kassen es gibt, so viele unterschiedliche Vorgehensweisen gibt es.

- Als Kommunikationsweg nutzen einige Kassen bevorzugt das Telefon. Hierdurch besteht nur wenig Verbindlichkeit vonseiten der Kasse. Auf die Einhaltung der Schweigepflicht muss unbedingt geachtet werden
- Manche Kassen nutzen ausschließlich den Postweg. Der ist oft sehr träge und kann zu Problemen mit den geforderten Fristen führen
- Das Fax (in puncto Datenschutz unsicherstes Kommunikationsmittel) ist in den meisten Verträgen als „Vorabinformation" gefordert
- Die Kasse erhält, in der Regel nach dem zweiten Kontakt zum Patient, die Originalverordnung und die erfassen Fähigkeitsstörungen per Post. Der Behandlungsplan/Pflegeprozess des Pflegedienstes wird diesem Schreiben im verschlossenen Umschlag (zur Weiterleitung an den MDK) beigefügt

15

- Bei jeder weiteren Folgeverordnung wird im verschlossenen Umschlag eine Verlaufsdokumentation und/oder eine Prozessevaluation mitgeschickt

! Sind die Organisationsabläufe mit den verschiedenen Kassen einmal etabliert, kann man dennoch nicht davon ausgehen, dass diese auch beibehalten werden. Bei jedem Wechsel eines Sachbearbeiters (durch Urlaub, Krankheit oder Rente) sind häufig neue Absprachen notwendig. Die Genehmigungsverfahren werden ebenfalls durch personelle Veränderungen beim MDK beeinflusst.

Tipps, Tricks und Fallen
- Wird eine Verordnung über die 4 üblichen Monate hinaus angestrebt, muss die Notwendigkeit aus der Dokumentation/Evaluation hervorgehen
- Wird die Behandlung durch einen Krankenhausaufenthalt unterbrochen, lassen sich viele Kassen darauf ein, diese Zeit anzuhängen
- Abbruch durch den Patienten oder den Pflegedienst der Kasse melden
- Erneute Verordnung innerhalb weniger Monate bedarf sicherheitshalber einer Begründung durch den Verordner
- Wenn die Kassenzugehörigkeit nicht eindeutig ist, melden sich die Kassen und teilen dies mit. In aller Regel wird nach der Klärung rückwirkend genehmigt.

15.2 „Face to Face"

Besuchsfrequenz
Die Dauer und die Häufigkeit der geplanten Maßnahmen sind bis zu 4 Monate und bis zu 14 Einheiten pro Woche möglich. Vielerorts arbeiten Pflegedienste mit Behandlungsmanualen, die ihre Wirksamkeit bewiesen haben (▶ Kap. 4). Diese stehen meist in kognitiv-verhaltenstherapeutischer Tradition und sind für Patienten oft anstrengend. Daher werden i. d. R. nur 2–5 Besuchstermine pro Woche realisiert.
Zu den häufigsten Pflegediagnosen im Behandlungsplan gehören:
- Soziale Isolation
- Stressüberlastung
- Wissensdefizit zur Erkrankung
- Ein überlastetes familiäres Coping
- Fehlende Tagesstruktur
- Fehlendes/unwirksames Krisenmanagement.

Gespräch am Laufen halten
Anders als im stationären oder teilstationären Setting haben Mitarbeiter in der APP viel Zeit für ihre Patienten. Möglich sind bis zu 14 Kontakte à 60 Min. in der Woche. In der APP ist „Zeit haben für den Patienten" Alltag und gleichzeitig eine Herausforderung, diese Zeit mit Problemanalysen und Therapieangeboten zu füllen.
- Soziales Kompetenztraining
  - Es sind bis zu 20 Std. möglich
  - Ein Schwerpunkt liegt im gemeinsamen Üben und der umfangreichen Vor- und Nachbesprechung
- Training emotionaler Kompetenzen (TEK) (▶ 4.3.13)
  - Es sind mehr als 20 Std. möglich

- – Nach dem Durcharbeiten der allgemeinen Theorie und der einzelnen Basiskompetenzen kann die Analyse und Regulation (Basiskompetenz 6 + 7) immer wieder Gegenstand einzelner Sitzungen werden
- Einüben von Entspannungsverfahren (▶ 4.3.7)
  - – Gerade in der vertrauten Umgebung der Patienten kann die Anwendung von Entspannungsverfahren besonders wirksam sein. Es können auch Familienmitglieder eingebunden werden
- Psychoedukative Verfahren (▶ 4.3.8)
  - – Bei Psychosen sind ca. 16 Std., bei der Depressionen ca. 12 Std. und bei der Angststörungen/Phobien/Panikstörungen ca. 10 Std. (plus 8 Std. Expositionsübungen) möglich
  - – Ein Nachteil ist oft, dass die interaktionellen Wirkungen einer Gruppe hier nicht möglich sind
  - – Der größte Vorteil ist die Zeit, die für die Erstellung eines individuellen Krisenplans zur Verfügung steht und die bifokale Umsetzung. Hierbei wird nicht nur das häusliche Umfeld mit einbezogen, sondern auch der niedergelassene Arzt
- Tages-/Wochenplan: Auswertung, Interpretation und Planung begleiten praktisch die gesamte Zeit der Versorgung
- ! Die mögliche Stundenzahl dient als Annäherungswert zur Angabe auf der Verordnung (Seite 2, Muster 12a.2/E, Angaben des Pflegedienstes zur vorläufig geplanten Leistung)
- ! Beispiele weiterer nützlicher Instrumente, um „das Gespräch am Laufen zu halten", sind Biografiearbeit, Besprechung von Hausaufgaben oder der Wechsel von Umgebungsvariablen wie Wohnumfeld oder gemeinsamer Spaziergang.

Tätigkeitsmerkmale
Neben den Aufgaben wie Erstellung des Assessments, Beziehungsgestaltung, prozesshafte Darstellung der geplanten Maßnahmen oder Wahrnehmung von Krankheitszustand und Entwicklung, die im stationären und teilstationären Setting in ähnlicher Form laufen, kommen in der APP einige spezifische Tätigkeiten hinzu.
- **Abstimmen therapeutischer Maßnahmen**
  - – Für eine Übereinstimmung geplanter Ziele mit anderen Diensten abstimmen. Die Dienste (z. B. persönliches Budget, Tagesstätte, WfbM) sind nie zur gleichen Zeit beim Patient
  - – Abstimmen mit dem niedergelassen Arzt/Facharzt
- **Medikamentenmanagement**
  - – Motivieren zur regelmäßigen Einnahme
  - – Anleitung zum eigenverantwortlichen Umgang mit Medikamenten
  - – Anleitung zur Selbstbeobachtung von Wirkung und Nebenwirkung
  - – Ergänzende Beratung bei der Integration im Alltag, z. B. Verschieben der Einnahmezeit
  - – Beratung bei der Medikamentenbevorratung
  - – Medikamentenumstellung unter ambulanten Bedingungen
- **Eigen- oder Fremdgefährdung**
  - – Erarbeiten eines Vertrags für einen offenen Umgang mit der Problematik (wer darf/muss informiert werden?)
  - – Kontakt zu Vertrauenspersonen
  - – Gemeinsame Sprache für konkrete Gefährdungssituation entwickeln
  - – Maßnahmen/Strategien der Gefahrenabwendung unter ambulanten Bedingungen festlegen

15

- **Krisenintervention**
  - Erkennen kritischer Situation im häuslichen Umfeld (Frühwarnzeichen)
  - Erarbeiten von Krisenplan und Copingstrategien unter Einbeziehen von Angehörigen und des niedergelassen Arztes
  - Begleitung notwendiger Kriseninterventionen
- **Aktivierung und Training von Alltagsfähigkeiten**
  - Aufdecken dysfunktionaler Strategien wie z. B. Rückzug von Freunden. Ziel: Wiederbeleben früherer Freundschaften
  - Anbahnen neuer Freundschaften, Besuch von Freizeitaktivitäten
  - Motivieren/Begleiten krankheitsspezifischer Angebote wie Tagesstätten und Kontaktstellen
  - Inanspruchnahme und Erfüllung sozialer Rechte und Pflichten
  - Begleitung/Training bzgl. angstbesetzter Alltagsanforderungen
- **Kognitives Training**
- **Tages- und Wochenstrukturierung**
  - Erkennen und Modifizieren mangelnder Tages- und Wochenstrukturierung
  - Unterstützung bei der Selbstreflexion
  - Erarbeiten alternativer Handlungsstrategien
  - Hilfen beim Herstellen eines Realitätsbezugs im Lebensumfeld
  - Problemhierarchie im häuslichen Umfeld erarbeiten
- **Zusammenarbeit mit Angehörigen/Partner**
  - Bifokale Edukation (Einbeziehen von Familie und bestenfalls des Arztes)
  - Erkennen belastender Lebenszusammenhänge
  - Entlastende Maßnahmen im häuslichen Umfeld
  - Aktivierung familiärer Hilfspotenziale
  - Aufklärung der Angehörigen zum Thema „Krankheit und Auswirkungen im System einer Familie"
  - Aufklären über Behandlungsmodelle

! All diese Aufgaben werden im stationären Setting durch an der Behandlung beteiligte Berufsgruppen angeboten. In der APP ist dies alles jedoch alleinige Aufgabe der behandelnden Pflegeperson.

Kontakte/Maßnahmen außerhalb der Wohnung des Patienten

Es ist notwendig, mit dem eigenen Arbeitgeber/der Klinikleitung die versicherungsrechtlichen Dinge (z. B. einen möglichen Haftungsausschluss) zu klären, wenn der Patient z. B. im Dienstwagen oder Privatwagen mitgenommen wird.

- Ausflüge können therapeutisch genutzt werden. In einem Café sitzen und einfach nur plaudern oder ein eher schweigsamer Spaziergang im Wald können gelegentlich auch einer notwendigen Therapiepause dienen. Diese kann sinnvoll sein, wenn der Patient seine „Hausaufgaben" nicht mehr erledigen kann, z. B. Wochenplan, Stimmungstagebuch oder Expositionsübungen

! Sich mit einem Patienten zu einer bestimmten Uhrzeit an einem abgesprochenen Ort zu treffen, kann für Patienten, z. B. mit Depressionen oder Ängsten, eine Herausforderung sein.

Behandlungsplanung/Behandlungsziele

Die Krankenkassen fordern zu der Verordnung und den erfassten Fähigkeitsstörungen auch einen vorläufigen Behandlungsplan bzw. vorläufige Behandlungsziele:

- Erreichen von Behandlungs- und Pflegeakzeptanz
  - Bearbeitung des Krankheitsmodells mit dem Patienten und dessen Umfeld
  - Identifizieren dysfunktionaler Kognitionen und Konfliktfelder

- Bewältigung von Krisensituationen
  - Begleitende Hilfe bei den Aktivitäten des täglichen Lebens
  - Berücksichtigung der Ressourcen des Patienten
- Entwicklung adäquater Bewältigungsstrategien wie:
  - Training von Alltagskompetenzen
  - Training emotionaler Kompetenzen
  - Euthymie
  - Selbstsicherheitstraining
  - Psychoedukation
  - Expositionsübungen
- Erreichen und Sichern einer größtmöglichen Selbstständigkeit, Verbleib in der häuslichen Umgebung
- Erhalt/Verbesserung der Orientierung
- Erhalt/Verbesserung von Autonomie und eigenverantwortlicher Lebensführung.

Familienkonferenz/Netzwerkkonferenz/„Offener Dialog"

Bei dieser Form des gemeinsamen Dialogs besteht die Möglichkeit, als Ort der Begegnung die häusliche Umgebung oder, falls dies der Patient wünscht, auch die Klinik zu wählen.

Mit dem Patienten abstimmen:

- Welcher Ort, welches Datum und welche Uhrzeit sind sinnvoll?
- Wer soll teilnehmen?
- Form der Einladung: Lädt der Patient oder die APP ein, soll die Einladung persönlich, am Telefon oder schriftlich, z. B. auf offiziellem Briefpapier der Einrichtung, erfolgen.

Beispieltextvorlage für eine schriftliche Einladung:

> Sehr geehrte …
> im Namen von … möchten wir Sie ganz herzlich zu einem „Offenen Dialog" einladen.
> Wir betrachten den „Offenen Dialog" als Baustein der Behandlung. Ziel ist es hierbei, dieser Art der Netzwerkorientierung als neuen Lösungsweg zukünftiger möglicher Krisen von … zu begegnen.
> Sie erhalten dabei allgemeine Informationen zum Störungsbild und den aktuellen Therapiemöglichkeiten. Vorgestellt wird der gemeinsam erarbeitete Krisenplan von … und der darin enthaltene Maßnahmenkatalog. Im Anschluss haben Sie die Möglichkeit, mit … und dem Behandlungsteam in einen „Offenen Dialog" einzutreten.
> Wir würden uns sehr freuen, Sie
> am: ……
> im: ……
> um: ……
> begrüßen zu dürfen
> …

15

Bifokale Aufklärung/Edukation

Kliniken mit einem Flächenversorgungsgebiet werden bifokale Psychoedukationsangebote kaum möglich machen. In der aufsuchenden Tätigkeit einer APP trägt man das Angebot in die Familie.

Wichtigste Vorteile sind:

- Gleicher Wissensstand in der Familie/Wohngemeinschaft
- Differenzierung von Frühwarnzeichen in bis zu 4 Stufen unter Einbeziehung der Familie/Wohngemeinschaft
- Gegenseitiges Absichern, dass gewünschte Hilfen ebenso angenommen werden wie die Angebote zur Verfügung gestellt werden
! Im stationären Setting wird z. B. mit ca. 5 Patienten in einer Gruppensitzung ein Krisenplan geschrieben. In der APP können das 2–3 Std. werden und noch einmal 2–3 Std. für den Abgleich mit der Familie/Wohngemeinschaft und dem behandelnden Arzt.

Ambulanter Hospitalismus
Hospitalismus ist nicht nur im stationären Setting möglich. Durch die ungestörte Zusammenarbeit mit durchschnittlich 70–100 Sitzungen in 4 Monaten entsteht eine intensive therapeutische Beziehung. Anzeichen für einen ambulanten Hospitalismus können sein:
- Abhängigkeit von der Bezugspflegekraft. Bei Urlaub oder Krankheit wird kein Ersatz gewünscht
- Patienten wollen immer wieder von derselben Bezugspflegekraft aufgesucht werden
- Nach Beendigung der APP, die vom Betroffenen als zu plötzlich erlebt wird, kommt es zur drastischen Verschlechterung und Einweisung in eine psychiatrische Klinik.

Vernetzung
Die APP wird i. d. R. für 4 Monate verordnet. Für viele Patienter ist es wichtig, einen guten Übergang in die eigenständige Lebensführung vorzubereiten. In vielen Verträgen mit den Krankenkassen wird daher eine abnehmende Besuchsfrequenz gefordert. Zudem ist oft eine Anbindung, die zwischenmenschliches Erleben fördert, sinnvoll.
Beispiele:
- Familienanbindung fördern
- Wiederbeleben alter Freundschaften
- Aktivierung von Hobbys oder Finden neuer Hobbys, die man nicht alleine betreibt (z. B. Lauftreff)
- Kontaktaufnahme mit Laienhelfer
- VHS-Kurse, wenn diese finanzierbar sind
- Kontakt- und Informationsstellen oder Kaffeetreff, finden sich häufig in Tagesstätten
! Problem evtl. Kosten für Hobbys: beispielsweise lassen Vereine wegen Mitgliederbeiträgen meist mit sich reden.

15.3 Dokumentation

Spannungsfeld „Behandler – Betroffener – MDK"
- Die Behandler (APP) versuchen, eine objektive Darstellung der Behandlung abzubilden. Dazu gehört die Schaffung von Erfolgen oder Ressourcen ebenso wie Rückschritte durch therapieschädigende oder dysfunktionale Strategien
- Der Betroffene hat oft nicht den Wunsch, seine Rückschritte in der Dokumentation zu finden. Manchem Betroffenen ist z. B. die Darstellung familiärer Streitigkeiten oder persönlicher Schwächen (z. B. Drogenkonsum) peinlich

- Der MDK achtet immer häufiger auf eine defizitär orientierte Dokumentation, um eine Genehmigung/Fortführung der ambulanten Versorgung zu empfehlen.

Dokumentation in der Leistungserfassung

Im klinischen Setting werden in der Dokumentation das Verhalten und die Entwicklung, alleine und in der Gruppe, erfasst. Bei der Leistungserfassung in der APP wird sachlich und neutral die Tätigkeit dargelegt, die zur Honorarforderung gegenüber der Krankenkasse notwendig ist. Ergebnisse, Bewertungen und Ablaufbeschreibungen sind aus datenschutzrechtlichen Gründen nicht zulässig.

! Die Beispiele unten sind als Mustervorlagen zu verstehen und sollten durch die Pflege-/Behandlungsplanung erklärbar sein

- **Beispiele einer allgemeinen Dokumentation**
  – Wissensüberprüfung zur Krankheit
  – Entwicklung eines gemeinsamen Ätiologiemodells
  – Durchsicht/Modifizierung/Interpretation vereinbarter Hausaufgaben
  – Besprechung der aktuellen Krisensituation, gemeinsame Ursachensuche
  – Aufdecken dysfunktionaler Kognitionen
  – Aufdecken dysfunktionaler Strategien
  – Erkennen von Resilienzbildung
  – Vorbesprechung von „Kontakt zu Behörden"
  – Vorbereitung einer „Familienkonferenz"
  – Ressourcensuche
  – Möglichkeiten, Ressourcen in den Tagesablauf zu integrieren
  – Rolle der Angehörigen erfasst
  – Mit den Angehörigen deren Rolle definiert
  – Bedeutung von Selbsthilfegruppen für Betroffene und Angehörige
  – Medikamentenmanagement
  – Bekanntgabe des Krisenplans (Angehörige/Freund/Arzt)
  – Einbinden der Angehörigen in den Krisenplan
  – Einbinden des behandelnden Arztes in den Krisenplan
  – Aufzeigen von Rechtsfragen
  – Thema „Arbeitsverhältnis und psychische Erkrankung"
  – Verständnisüberprüfung vermittelter Aufklärung
  – Besprechung, gemeinsames Durcharbeiten oder Übergabe schriftlicher Information
  – Besprechung, gemeinsames Durcharbeiten oder Übergabe von Informationen auf Datenträger. Es ist darauf zu achten, dass keine Urheberrechte verletzt werden. Gut eignen sich z. B. seriöse Sendungen aus Mediatheken der öffentlich-rechtlichen Sendeanstalten oder anderen frei zugänglichen Informationsportalen.
- **Dokumentationsbeispiele in der Versorgung von Menschen mit einer Psychose**
  – Überprüfung bestehenden Wissens zur Krankheit
  – Vulnerabilitäts-Stress-Coping-Modell erarbeitet
  – Ableitung von Behandlungsstrategien aus dem erarbeiteten Ätiologiemodell
  – Rolle der Medikamente
  – Rolle der Angehörigen
  – Dopaminhypothese
  – Einteilung der Plus- und Negativsymptome
  – Aufspüren von Komorbiditäten
  – Frühwarnzeichen in Stufen einteilen

15

- – Ergänzung der Liste an Frühwarnzeichen durch Angehörige/Arzt
- – Krisenplan entwickeln.
- **Dokumentationsbeispiele in der Versorgung von Menschen mit einer Depression**
  - – Überprüfung bestehenden Wissens zur Krankheit
  - – Vermittlung des Verhaltensmodells
  - – Zusammenhang zwischen Aktivität und Stimmung
  - – Motivationsdreieck: Denken – Fühlen – Handeln
  - – Selbstverstärkung
  - – Außenaktivität planen/begleiten
  - – Vertiefung des Aktivitätsaufbaus
  - – Schaffung von Veränderungsmotivation
  - – Kognitionsmodell
  - – Einfluss der Gedanken auf Stimmung und Handlung
  - – Erlernen neuer Sichtweisen: ABC-Technik
  - – Kognitive Neubewertung
  - – Vertiefung der 5-Spalten-Technik
  - – Gemeinsames Auswerten des BDI.
- **Dokumentationsbeispiele in der Versorgung von Menschen mit einer Angsterkrankung**
  - – Allgemeine Informationen zu Angst und Angststörung
  - – Ursachen für die Entwicklung einer Angststörung
  - – Teufelskreis der Angst
  - – Die vier Anteile der Angst (Körper, Denken, Fühlen, Verhalten; können Themen je einer Sitzung sein)
  - – Erstellen einer Angsthierarchie
  - – Übungsschritte zur Angstbewältigung planen
  - – Entspannungsmethoden
  - – Aufklärung/Beratung zur medikamentösen Behandlung
  - – Verhaltensanalyse
  - – Vorbereitung der Expositionstherapie
  - – Umgang mit dem Übungsprotokoll
  - – Nutzen und Umsetzen eines Belohnungssystems
  - – Die „Goldenen Regeln" der Angstbehandlung
  - – Die gelernten Regeln im Selbstgespräch
  - – Umgang mit Rückschlägen.
- **Dokumentationsbeispiele in der Versorgung von Menschen mit einer manischen Episode oder bipolarer affektiver Störung bei gegenwärtiger manischer Episode**
  - – Stabilisierung der Familie
  - – Absprachen und Regeln zum Umgang/Kommunikation
  - – Stimmungstagebuch
  - – Schlafarchitektur erfassen
  - – Indikatoren wie Sprache, Gedanken, Beschäftigung erfasst
  - – Frühwarnsymptome gemeinsam erfassen
  - – Wochenplan
  - – Schädigendes Verhalten und mögliche psychische Co-Erkrankungen besprechen (z. B. Alkoholmissbrauch).
- **Dokumentationsbeispiele in der Versorgung von Menschen, die keinen guten Umgang mit Stress und negativen Emotionen gelernt haben**
  - – Erfassen der Fähigkeiten im Umgang mit Stress/negativen Emotionen

- Erfassen von typischen Situation, die belastende Emotionen auslösen
- „Berner Emotionsmodell" oder äquivalente Modelle
- Wie entstehen Emotionen?
- Rolle der Amygdala
- Langfristige Gefahren/Folgen anhaltender negativer Emotionen
- Adrenalin, Noradrenalin, Kortisol
- Körperseite von Stresshormonen
- Bewertung und primäre Reaktion
- Evolutionsmodell emotionaler Reaktionen
- Vermittlung von Basiskompetenz 1–7 (▶ 4.3.13).
- **Dokumentationsbeispiele in der Versorgung von Menschen mit sozialen Rückzugstendenzen**
  - Prozessmodell von Verhalten in sozialen Situationen
  - Rolle der kognitiven Verarbeitung
  - Rolle der emotionalen Verarbeitung
  - Dreieck: Verhaltensweise – Gewohnheit – Persönlichkeit
  - Diskriminationstraining
  - Selbstsicheres Verhalten
  - Selbstlobübung
  - Recht durchsetzen
  - Gefühle entdecken und benennen
  - Durchsicht/Übergabe von Übungsmaterialien.

15

16 Einrichtungen und Hilfen für psychisch kranke Menschen

Andrea Gasper

16.1 Gemeindepsychiatrische Versorgung

Ziele
- **Inklusion und Integration** von insbesondere chronisch psychisch kranken Menschen in die Gemeinde, dort ein **selbstständiges Leben** ermöglichen, Hilfen vor Ort
- **Personenzentrierter Ansatz,** individuelle Bedürfnisse berücksichtigen
- Größtmaß an Normalität und Autonomie gewährleisten bei individueller Wunsch- und Wahlfreiheit
- **Flexibles,** menschennahes, gut erreichbares **Versorgungssystem** anbieten
- Bausteinartig zusammengesetztes, abgestuftes **Verbundsystem** von Hilfen schaffen mit den berechtigten Ansprüchen und Rechten der betroffenen Menschen im Mittelpunkt.

Leitgedanken
Allgemeiner Paradigmenwechsel zur Inklusion
- Allgemeiner Paradigmenwechsel in der Politik zu mehr Gleichbehandlung, Förderung von Chancengleichheit als Voraussetzung für Selbstbestimmung, Selbstbewusstsein und umfassende Teilhabe behinderter und von Behinderung bedrohter Menschen in allen Lebensbereichen wie Wohnen, Arbeiten, Bildung, Freizeit und Kultur, sprich: Inklusion
- Inklusion als zentrale Idee der **UN-Behindertenrechtskonvention** bedeutet wörtlich übersetzt: Zugehörigkeit, Einbeziehung, Einschließen. Inklusion bedeutet selbstverständliches Miteinander, Gemeinsamkeit von Anfang an. Im Idealfall nehmen alle Menschen an allen gesellschaftlichen Prozessen teil
- Inklusion geht daher über die bisherige Integration (Wiederhereinholen) hinaus. Sie fordert die Schaffung von gesellschaftlichen Bedingungen, die Exklusion von vorneherein ausschließen, d. h. praktisch die Minimierung von Spezialeinrichtungen, das Einbeziehen von behinderten Menschen in die normale Welt (Beispiel: behinderte Kinder an Regelschulen)
- Rechtliche Grundlagen hierfür finden sich im Art. 3 GG, im SGB IX von 2001, dem Behindertengleichstellungsgesetz (BGG 2002), dem allgemeinen Gleichbehandlungsgesetz (AGG 2006). Seit 2009 ist für Deutschland das Übereinkommen der Vereinten Nationen über die Rechte behinderter und von Behinderung bedrohter Menschen verbindlich.

Gemeindepsychiatrischer Verbund (GPV)
- Uneingeschränkte Gleichstellung psychisch kranker mit somatisch kranken Menschen sowie Chancengleichheit, vor allem auch für die Zielgruppe der Menschen mit schweren akuten und lang dauernden psychischen Erkrankungen mit komplexem Hilfebedarf
- Vorrang nichtpsychiatrischer Hilfen
- Ambulant vor stationär, d. h. so wenig Hilfe wie möglich, so viel Hilfe wie nötig, d. h. auch Vermeidung bzw. Verkürzung von stationären Aufenthalten und Hospitalisierung
- Stärkung und Förderung von vorhandenen Fähigkeiten und Ressourcen
- Bedarfsgerechte individuelle, zeitnahe und umfassende Hilfeplanung gemeinsam mit dem Klienten mit möglichst flexibel abgestimmtem, differenziertem Teilhabeleistungsangebot mit barrierefreien Zugangs-/Übergangsmöglichkeiten. Hilfeplanung wird wirtschaftlich erbracht

- Qualitative Weiterentwicklung des vielfältigen und differenzierten Leistungsspektrums
- Einrichtungs- und leistungsbereichsübergreifende Hilfeplanung
- Entwicklung gemeinsamer Standards und kontinuierliche Qualitätsverbesserung bzw. -sicherung
- Größtmögliche personale Betreuungskontinuität
- Vernetzung und Kooperations- und Koordinationsmodelle auf allen Ebenen, innerhalb des GPV und auch gegenüber anderer gesellschaftlicher Systeme. Zu den entsprechenden Gremien innerhalb des GPV gehören Teilhabeplankonferenzen, Psychiatriekoordinatoren, PSAG und die regelhafte, institutionalisierte Zusammenarbeit mit anderen Systemen, z. B. Aktionstage, Arbeitskreise mit Arbeitgebern, Schulen, Wohnungsanbietern/-projekten, Gemeinden
- Enge Zusammenarbeit mit Angehörigen, Selbsthilfegruppen, Beteiligung von Psychiatrieerfahrenen.

Einrichtungen und Hilfen

Träger von Maßnahmen und Hilfeangebote zur Versorgung psychisch Kranker innerhalb eines Einzugsgebietes sollen im **gemeindepsychiatrischen Verbund** (GPV) planerisch wie organisatorisch zusammenarbeiten, und zwar in Bezug auf:
- Die Bestimmung des Hilfebedarfs
- Ein quantitativ wie qualitativ differenziertes und gut zugängliches Hilfesystem.

Der GPV ist ein verbindlich kooperierendes Netzwerk von Einrichtungen und Diensten mit vertraglicher Verpflichtung zur Versorgung aller psychisch Kranken in einem geografisch definierten Gebiet. Einige GPV haben sich zur „Bundesarbeitsgemeinschaft Gemeindepsychiatrischer Verbünde e. V." (BAG) zusammengeschlossen (www.bag-gpv.de).

Die BAG sieht für das psychiatrische Hilfesystem u. a. folgende Zukunftsaufgaben:
- Veränderungen in Erscheinungsformen von psychischen Erkrankungen (z. B. gleichzeitige Abhängigkeits- und andere psychiatrische Erkrankung)
- Zu bewältigende Veränderungen in der demografischen Entwicklung
- Mehr Möglichkeiten der eigenen Lebensgestaltung bei gleichzeitig gestiegenen Anforderungen an die persönlichen Fähigkeiten
- Menschen, die Hilfe nicht aktiv selbst nachfragen können, Hilfen zugänglich machen
- Verbesserter Zugang zu Hilfen, Vereinfachung des „Zuständigkeitsdschungels"
- Ausbau eines barrierefreien Netzes von Hilfen, das die Versorgung für alle psychisch kranken Menschen im GPV umfassend gewährleistet (Versorgungsverpflichtung).

Verfahren der Hilfeplanung

In beinahe allen Bundesländern gibt es strukturierte Vorgehensweisen zur **Beschreibung und Bewertung des Hilfebedarfes.** Hierzu werden standardisierte Instrumente eingesetzt. Die wichtigsten sind derzeit: **Fragebogen nach Metzler** (z. B. Berlin, Brandenburg, Sachsen-Anhalt), **IBRP** (Integrierter Behandlungs- und Rehabilitationsplan in Baden-Württemberg, Bayern) und **IHP/THP** (Nordrhein-Westfalen: Integrierter Hilfeplan; Rheinland-Pfalz: Teilhabeplan).
- Erhebungsbögen: beschreiben individuellen Hilfebedarf, unterteilen Klienten in Gruppen gleichen Hilfebedarfs (bald Grundlage für Entgelt einer Einrichtung). Ausgangspunkt sind die **Aktivitäten des täglichen Lebens,** bei Metzler werden diese nach Punkten bewertet, beim IBRP und IHP wird der Zeitbedarf erfasst. Die Differenzierung der Gruppen gleichen Hilfebedarfs erfolgt in Punkt- bzw. in Zeitintervallen

- Metzler: beschreibt Hilfebedarf in 5 Stufen (selbstständig → vollständige Übernahme), Maßnahmen werden nicht beschrieben (IBRP/IHP erfassen auch Zielstellungen des Klienten, Maßnahmen zur Zielerreichung, Erbringer der Hilfeleistungen, auch z. B. Familie, allgemeiner Dienstleister)
- IBRP/IHP: Erstellung mit dem Klienten (Metzler-Bogen ggf. ohne dessen Mitwirkung)
- Rheinland-Pfalz:
  - Gesamtprozess der Hilfeplanung gemäß § 54 SGB XII (Eingliederungshilfe) und § 67 SGB XII (Hilfe bei sozialen Schwierigkeiten) in gleicher Weise strukturiert; Ausnahme: Werkstatt für behinderte Menschen (WfbM). Das Verfahren ist verpflichtend
  - Beginn des Verfahrens: Beim Bekanntwerden des Hilfeersuchens beim Sozialhilfeträger/Leistungsanbieter durch Erstellung eines Teilhabeplans (THP). THP und (Sozial-)Hilfeantrag werden an die **regional zuständige Teilhabeplan-/Hilfeplankonferenz** weitergeleitet
  - Hilfeplankonferenzen: in allen Kommunen und Landkreisen. Mitglieder: Vertreter der regional zuständigen Leistungsanbieter, der örtliche und der überörtliche Sozialhilfeträger → oft regionaler gemeindepsychiatrischer Verbund oder Wohn- bzw. Hilfeverbund vertraglich zusammengeschlossen
  - Hilfebedarf des Klienten: anhand des IHP und den persönlichen Vorstellungen des Klienten (bzw. gesetzlichen Vertreters) besprochen, bewertet und entschieden. Wenn nicht bereits geklärt, wird eine Empfehlung für mögliche Leistungsanbieter ausgesprochen
  - IHP und Kostenanerkenntnis werden befristet ausgesprochen, nach Ablauf der Frist erneut bewerten lassen
  - Verantwortung für das Gesamtverfahren liegt beim kommunalen Sozialhilfeträger
  - Durchführung erfolgt bis auf wenige Ausnahmen in der zuständigen Gemeinde.

Im Folgenden werden einige der wichtigsten Behandlungs- und Betreuungseinrichtungen für psychisch kranke Erwachsene skizziert. Sondereinrichtungen für spezifische Personenkreise (z. B. für ältere psychisch kranke Menschen, Suchterkrankte, psychisch kranke Rechtsbrecher, für Kinder und Jugendliche) wurden nicht berücksichtigt. Die Übergänge der Angebotspaletten der einzelnen Schwerpunkteinrichtungen sind i. d. R. fließend. Die Inklusion wird eine weitere Differenzierung der Hilfeangebote erfordern und Überschneidungen und Kooperationen zwischen Diensten und Einrichtungen, auch aus anderen Hilfesystemen, begünstigen.

16.2 Medizinische Behandlung und Pflege

Behandlung in der Psychiatrie bedeutet (mehr als in anderen medizinischen Bereichen), dem psychisch Kranken dazu zu verhelfen, trotz Krankheit oder Störung im gewohnten Lebensraum zu verbleiben oder dahin zurückzukehren. Psychiatrische Behandlung ist immer auch Rehabilitation. Sie muss sich mit den somatischen, psychiatrischen und sozialen Faktoren des Krankheitsgeschehens auseinandersetzen.

16.2.1 Stationäre Versorgung

Versorgungsgrundsätze
Psychiatrische Krankenhäuser und Fachabteilungen sollen grundsätzlich eine wohnortnahe psychiatrische Versorgung sicherstellen und die Pflichtversorgung der psychisch Kranken der Region übernehmen. Dies bedeutet Aufnahmepflicht für alle Patienten aus einem festgelegten Einzugsbereich, die:
- Nach den Unterbringungsgesetzen der Länder (▶ 1.11.10) oder nach dem Betreuungsgesetz (▶ 1.11.9) eingewiesen werden
- Stationär behandlungsbedürftig sind (freiwillige Aufnahmen).

Nutzer
Psychisch Kranke in akuten Phasen, die nicht ambulant oder teilstationär behandelt werden können.

Aufgaben
Diagnostik, Behandlung, medizinische Grundversorgung, Gestaltung eines therapeutischen Milieus und Ausrichtung auf Wiedereingliederung, Entlassungsmanagement.

> ❗**Tipps, Tricks und Fallen**
> Sehr informativ sind die Regelaufgaben der PsychPV in Hinblick auf Aufgaben des Pflegepersonals, aber auch der anderen therapeutischen Berufsgruppen.

16.2.2 Tagesklinik

Versorgungsgrundsätze
Teilstationäres Angebot mit diagnostischen und therapeutischen Möglichkeiten wie ein psychiatrisches Krankenhaus; Patient wird nur teilweise aus seinen gewohnten Lebensumständen herausgenommen, am Abend und am Wochenende ist er zu Hause.

Ziele
- Wiedereingliederung, Erleichterung des Übergangs in häusliches und berufliches Umfeld
- Vollstationäre Behandlung verhindern oder verkürzen, soziale Bezüge erhalten.

Nutzer
Verschiedene Störungsbilder von schizophrenen Psychosen, Neurosen bis Persönlichkeitsstörungen; bei denen keine vollstationäre Behandlung nötig ist, andererseits eine ambulante Behandlung nicht ausreicht. Meist ausgeschlossen sind schwer hirnorganisch veränderte Patienten und Suchtpatienten ohne Abstinenz.

Angebot
- Klinische Diagnostik, medikamentöse Behandlung, Beratung
- Tages- und Wochenpläne gestalten
- Beziehungsgestaltung
- Lebenspraktische Fähigkeiten stärken, z. B. Kochen trainieren
- Bei sozialer Eingliederung unterstützen, z. B. bei beruflichen Angelegenheiten, Rentenfragen; ggf. mit dem Arbeitgeber vermitteln
- Einzel- und Gruppengespräche, auch psychotherapeutische

16

- Strukturierte Freizeitgestaltung, z. B. Theaterbesuch, Ausflüge
- Psychoedukatives Training
- Ergotherapie, kognitives Training
- Ggf. Sport-, Musik-, Kunsttherapie, Entspannungstraining.

Kooperation

Niedergelassene Ärzte, niedergelassene Therapeuten, stationäre Einrichtungen, komplementäre Einrichtungen.

16.2.3 Krisen- und Notfallhilfe

Sofortige Hilfe in dramatischen Situationen; uneinheitliche, ausbaubedürftige, nicht flächendeckende Angebotspalette von ambulanten, teilstationären und stationären Diensten und Einrichtungen in den unterschiedlichsten Kombinationen:

- **Ambulante psychosoziale oder psychiatrische Fachdienste** zur individuellen Unterstützung in akuten Krisen
  - Telefonische und aufsuchende professionelle Hilfe bei psychiatrischen Erkrankungen, Ängsten, Panikzuständen, Selbstmordgedanken, Gewalterfahrungen und familiären Konflikten
  - Krisen vor Ort auffangen, stationäre Aufenthalte vermeiden oder stationäre Einweisungen einleiten
  - 24 Std. telefonisch erreichbar (im Optimalfall)
  - Multiprofessionell besetzt
  - I. d. R. auch Hausbesuche
  - Arzt im Team bzw. ärztlicher Bereitschaftsdienst im Hintergrund
  - Vermitteln von „Krisenbetten"
- **„Krisenbetten":** kurzzeitige Übernachtungsmöglichkeiten in akuten Krisen, auch zur Vermeidung stationärer Aufenthalte
  - Für eine bis mehrere Nächte bis hin zu stationärer Kurzzeitbehandlung
  - An unterschiedlichen Einrichtungen angesiedelt
  - Bieten eine gezielte inhaltliche Fokussierung auf die krisenrelevante Problematik
  - Beziehen bei der Zwischenbehandlung optimalerweise das soziale Umfeld mit ein
  - Vermitteln ambulante Nachbehandlung und -betreuung
- **„Krisenzentrum":** an eine psychiatrische Klinik oder Fachabteilung angegliedert, bietet verzahntes Hilfesystem zur Krisenintervention an, also „Krisenbetten", evtl. auch Krisenstation, Krisenambulanz sowie einen aufsuchenden mobilen Krisendienst.

16.2.4 Institutsambulanz

Mitarbeiterstab: Fachpflegekräfte, Ärzte, Psychologen, Sozialarbeiter.

Nutzer

Psychisch Kranke mit schweren Störungen, Rückfallgefährdete und Klienten mit geringer Behandlungsmotivation wegen fehlender Krankheitseinsicht (Compliance), Antriebslosigkeit.

Aufgaben

- Notwendige Behandlungskontinuität nach Entlassung aus der stationären Therapie wahren, neben psychiatrischer Grundversorgung auch psychiatrische Pflege, sozialpädagogische und psychologische Leistungen
- Unnötige Krankenhausaufenthalte verhindern
- Aufsuchende Behandlung und Betreuung im Einzelfall
- Soziale Situation stützen und stabilisieren, z. B. zu Behörden begleiten, Angehörigengespräche
- Nachsorge nach stationärem Aufenthalt
- Depotmedikamente verabreichen
- Hausbesuche, soziale Kontakte fördern
- Krisenintervention.

Kooperation

Stationen und Abteilungen des Krankenhauses, komplementäre Einrichtungen der Region, niedergelassene Nervenärzte, zuständige sozialpsychiatrische Dienste.

16.2.5 Ambulante psychiatrische Akutbehandlung zu Hause

Zur Verhinderung von sonst notwendiger vollstationärer Krankenhausbehandlung wird die Behandlung psychisch kranker Menschen in vertrautem Umfeld angeboten. Das Behandlungsteam aus Fachärzten, Fachpflegepersonal und Sozialarbeitern behandelt die Patienten zu Hause.

Nutzer

- Menschen mit psychiatrischen Erkrankungen
- Patienten, die sich nicht auf eine stationäre Behandlung einlassen können oder Patienten, die innerhalb ihrer gewohnten Umgebung bleiben möchten.

Aufgaben

- Diagnostik, Behandlung, medizinische Grundversorgung
- Engmaschige, qualifizierte Behandlung in der vertrauten Umgebung des Patienten
- Einbeziehung des gewohnten Umfeldes in die Behandlung
- Bedarfsgesteuerte Besuche, wenn notwendig, auch mehrmals täglich.

Versorgungsgrundsätze
▶ 1.12

Finanzierung

Verordnung von häuslicher Krankenpflege gemäß § 37 SGB V, häusliche Pflege nach SGB XI, hauswirtschaftliche Hilfen nach SGB V, SGB XI, SGB XII.

16.2.6 Soziotherapie

Versorgungsgrundsätze

Krankenhausbehandlung vermeiden oder verkürzen bei schweren psychischen Erkrankungen, wenn ärztliche oder ärztlich verordnete Leistungen nicht selbstständig in Anspruch genommen werden können (§ 37a SGB V). Der Leistungsanspruch ist auf 120 Std. je Krankheitsfall innerhalb von 3 Jahren begrenzt.

16

Ziele
- Rezidivprophylaxe; psychisch kranke Menschen befähigen, vorhandene Behandlungs- und Betreuungsangebote für sich zu nutzen
- Aufsuchend-begleitende und koordinierende Unterstützung, Anleitung und Vermittlung in Bezug auf konkret definierte Therapieziele.

Nutzer
Menschen mit schweren psychischen Erkrankungen (schizophrene, depressive, psychische und Verhaltensstörungen) mit Störungen in Antrieb, Ausdauer, Belastbarkeit und des Realitätsbezuges; Störungen im Verhalten mit Einschränkung der Kontaktfähigkeit und fehlender Konfliktlösungsfähigkeit; kognitive Einbußen, z. B. in Konzentration und Merkfähigkeit; mangelnde Compliance. Weitere Voraussetzung für die Verordnung von Soziotherapie ist, dass die Fähigkeit zur selbstständigen Inanspruchnahme ärztlicher und ärztlich verordneter Leistungen erheblich eingeschränkt ist

Leistungen
- Soziotherapeutischen Betreuungsplan mit Anamnese, Diagnose, Prognose erstellen
- Behandlungsmaßnahmen und sonstige Hilfen und Leistungen koordinieren, bündeln
- Soziales Umfeld mit einbeziehen, beraten, stabilisieren
- Motivations- und Antriebstraining, Erarbeiten von Tages- und Wochenplänen in lebenspraktischen Bereichen
- Begleitung und Unterstützung bei rechtlichen und finanziellen Angelegenheiten
- Unterstützende Hilfen im Wohnumfeld, Hilfe bei Arbeits- und Beschäftigungssuche
- Abbau psychosozialer Defizite und Belastungsfaktoren
- Krankheitswahrnehmung fördern, verbessern; Akzeptanz erforderlicher Leistungen und Maßnahmen fördern, was im Idealfall zur selbstständigen Inanspruchnahme führt
- Soziale Kompetenz und Kontaktfähigkeit fördern, ggf. Vermittlung in komplementäre Dienste und Einrichtungen, z. B. Tagesstätte
- Beratung in Konflikt- und Krisensituationen
- Soziotherapeutische Dokumentation (Art und Umfang der Maßnahmen, Behandlungsverlauf, Stand des Erreichens von Therapiezielen).

Leistungserbringer
Anbindung an Arztpraxis, Pflegedienste oder Institutsambulanzen, sozialpsychiatrische Dienste, selbstständige Soziotherapeuten. Berufsgruppen: Dipl.-Sozialarbeiter/-pädagogen und Fachkrankenpflegekräfte für Psychiatrie mit mindestens 3-jähriger psychiatrischer Berufspraxis.

16.3 Wohnen

Betreuter und/oder beschützter Wohnraum, in dem psychische Kranke ihren Lebensalltag so weit wie möglich frei und eigenständig gestalten, aber bei Bedarf auf kontinuierliche Betreuung und konkrete Hilfen zurückgreifen können. Es gibt mannigfaltige Formen der Unterstützungen im Wohnbereich, zunehmend bieten auch stationäre Wohnheime ambulante Leistungen an (Trend: Ambulantisierung der Wohnheime).

Ziele
- Größtmögliche Eigenständigkeit, Individualität und Normalität erhalten oder wiedererlangen
- Berufliche und soziale Inklusion und Erhalt größtmöglicher Lebensqualität
- Stationäre Aufenthalte vermeiden oder verkürzen
- Nachsorge und Prävention
- Ambulant vor stationär.

Wohnformen
- Dezentralisierte Langzeitwohnheime, z. T. mit dem Angebot von Außenwohngruppen
- Übergangswohnheime: zeitlich befristetes Wohnen
- Ambulant betreute Wohnangebote: Wohngemeinschaften, Wohngruppen, betreutes Einzelwohnen
- An psychiatrische Krankenhäuser angebundene Wohngemeinschaften, -stationen
- Psychiatrische Pflegeheime für ältere psychisch Kranke.

Nutzer
Psychisch erkrankte und behinderte Menschen, z. B. bei folgenden Lebensumständen:
- Brüchiges soziales Beziehungsgefüge, lang andauernde Hospitalisierung
- Eingeschränkte Fähigkeit zur planvollen Haushaltsführung
- Drohende Verwahrlosung
- Schon- und Rückzugsräume werden zeitweise benötigt
- Wohnen in der Gemeinschaft eröffnet ein soziales Lern- und Übungsfeld
- Für einen Wiedereingliederungsprozess inklusiver Teilhabe sind stützende Hilfen erforderlich
- Schwierige familiäre Verhältnisse, z. B. wenn überprotektive Angehörige einer gesunden Verselbstständigung des Patienten entgegenstehen.

16.3.1 Wohnheime

Aufgabe
Bieten chronisch psychisch Kranken und Behinderten eine auf Dauer oder nicht absehbare Zeit angelegte umfassende Betreuung rund um die Uhr; durch Aktivierung und Förderung soll eine weitgehend selbstständige Lebensführung erhalten oder wiedererlangt werden. Ziele sind Inklusion, Normalisierung, Teilhabe in allen Lebensbereichen bei Wahrung höchstmöglicher Autonomie, nach Möglichkeit die Befähigung, wieder selbstständig(er) leben zu können.

Nutzer
Chronisch erkrankte und behinderte Menschen, die keiner stationären Behandlung mehr bedürfen, aber auf längere Sicht zu einer eigenständigen Lebensführung nicht in der Lage sind. Viele Wohnheime sehen Altersober- und -untergrenzen für die Aufnahme vor. Zunehmend werden die Grenzen zwischen dem klassischen Wohnheim und anderen Betreuungsformen durchlässig. Wohnheime bieten gezielte Enthospitalisierungsprojekte und Trainingsbereiche zur weitmöglichsten Verselbstständigung der Bewohner an.

16

Angebot
- Tagesstrukturierende Maßnahmen
- Sozialtraining, lebenspraktische Hilfen, z. B. Koch-, Einkaufstraining, Gesprächsgruppen
- Stationäre Vollversorgung im Ernährungsbereich bis zu sich selbst versorgenden Wohneinheiten, z. B. Außenwohngruppen in der Gemeinde, Trainingsappartments
- Fahrdienste
- Interne Arbeits- und Beschäftigungstherapie (▶ 4.4.1)
- Externe Beschäftigungs- und Arbeitsmöglichkeiten (WfbM, Praktika, externe Arbeitsplätze)
- Sport- und Bewegungsangebote
- Kognitives Training, Psychoedukation
- Freizeitaktivitäten, ggf. Ferienreisen, Ausflüge
- Hilfen zur Teilhabe an sozialen Beziehungen, z. B. Gruppenangebote, Freizeitaktivitäten in Zusammenarbeit mit der Gemeinde oder Ehrenamtlichen
- Rechtliche und finanzielle Beratung
- Beratung von Angehörigen
- Intensiv betreute Wohngruppen mit hohem Personalschlüssel für spezifische Klienten.

Personelle Ausstattung
Personalschlüssel: flexibel abgestuft je nach individuellem Betreuungsbedarf. Berufsgruppen: Pflegepersonal, Sozialarbeiter, -pädagogen, Ergotherapeuten, Psychologen, Heilerzieher, hauswirtschaftliches Personal. Ärztliche Betreuung erfolgt meist konsiliarisch.

Finanzierung
I. d. R. durch den Sozialhilfeträger.

16.3.2 Übergangswohnheime

Hauptunterschiede zum Langzeitwohnheim:
- Stärkere **rehabilitative** Ausrichtung
- Ziel: medizinisch-berufliche und soziale Wiedereingliederung
- Im Vordergrund stehen die Entwicklung von Handlungskompetenzen für die eigene, möglichst selbstständige Lebensführung und die Vorbereitung auf eine berufliche Qualifikation; Integration in den allgemeinen oder besonderen Arbeitsmarkt
- Aufenthaltsdauer zeitlich befristet (i. d. R. bis zu 2 Jahre)
- Nutzer sind meist jüngere Erwachsene bis z. B. 45–55 Jahre
- Kleinere Wohngruppen, meist Einzelzimmer oder kleinere Außenwohngruppen
- Manche Übergangseinrichtungen bieten mittlerweile auch spezielle Reha-Maßnahmen für **Personen mit Doppeldiagnosen** an (psychiatrische Krankheit/Suchterkrankung)
- Ebenfalls angeboten werden Möglichkeiten der *ambulanten* medizinisch-beruflichen Rehabilitation
- Kostenträger: Sozialhilfeträger sowie Rentenversicherungsträger und Jugendhilfe
- Zusammenarbeit mit anderen Einrichtungen und Diensten (z. B. Tageskliniken, WfbM, Selbsthilfefirmen, Praktika und Trainingsmaßnahmen auf dem allgemeinen Arbeitsmarkt)

16

- Nach einer Eingewöhnungsphase wird ein individueller Behandlungsplan mit einer auch zeitlich abgestuften Angebotspalette zu mehr Selbstständigkeit entwickelt.

16.3.3 Ambulant betreute Wohnangebote

Ziele
- Im eigenen Zuhause weitgehend selbstständig alleine oder mit anderen leben
- Unterstützende Beziehung zu kontinuierlichen Betreuungspersonen
- Gesundheitszustand stabilisieren
- Persönliche Identität erhalten oder aufbauen
- Soziale und berufliche Integration und Inklusion.

Nutzer
Psychisch kranke und behinderte Menschen. Wichtiger als die Diagnose sind die Einschätzung der sozialen Fähigkeiten sowie die Probleme der Interessenten. Die Bewohner sind häufig alleinstehend, ohne feste Beschäftigung.

Formen
- Betreutes Einzelwohnen: Wohnen im Ein-Personen- oder Zwei-Personen-Haushalt, erfordert hohes Maß an Selbstständigkeit
- Betreute Wohngemeinschaft: mehrere Personen in einer Wohngemeinschaft mit überwiegend gemeinsamer Haushaltsführung; hoher Verbindlichkeitsgrad, hohe Anforderung an Team- und Konfliktfähigkeit
- Betreute Wohngruppen: mehrere Personen in einem Haus, aber weitgehend getrennte Lebens- und Haushaltsführung; vermindert zwischenmenschliche Spannungspotenziale, dafür weniger soziale Lernmöglichkeiten.

Angebot
In erster Linie Hilfen zur Alltagsbewältigung:
- Hilfen und Unterstützung bei der Strukturierung des Alltags
- Wohnung vermitteln und erhalten
- Materielle Existenz sichern helfen, bei der Durchsetzung von Ansprüchen unterstützen, z. B. Sozialhilfe, Rente, Krankengeld
- Beratung und kontinuierliche Unterstützung bei lebenspraktischen Aufgaben, z. B. Beratung und Planung zur Haushaltsführung, Freizeitgestaltung
- Regelmäßige Einzel- oder Gruppengespräche
- Hilfen bei der Tagesstrukturierung
- Beratung bei Problemen am Arbeitsplatz, z. B. berufliche Eingliederung
- Beratung von Angehörigen
- Soziale Kontakte erhalten und aufbauen, z. B. gemeinsame Freizeitaktivitäten, Gruppenangebote
- Krisenintervention
- Zur Fortsetzung ärztlicher und ggf. medikamentöser Behandlung anhalten.
Vielfältige Überschneidungen zu anderen Diensten und Einrichtungen.

Personelle Ausstattung
Je nach Bundesland und regionalen Einzelvereinbarungen. Im Schnitt eine Fachkraft (i. d. R. Sozialarbeiter oder Sozialpädagogen) auf 10–12 Bewohner.

16

Finanzierung
- Bewohner bestreiten ihren Lebensunterhalt (Miete, Verpflegung, Kleidung) selbst, z. B. durch Erwerbsarbeit, Rente, Arbeitslosenunterstützung, Arbeitslosengeld II, Grundsicherung
- Sozialhilfeträger bezuschussen Personal- und Sachkosten der Träger
- Für das betreute Wohnen findet ebenfalls das Verfahren der Hilfeplanung Anwendung
- Zunehmend werden betreute Wohnformen auch über das persönliche Budget (▶ 16.3.4) finanziert
- Häufig koppeln die Kostenträger an die Förderung die Bedingung, dass der Bewohner aus dem Kreis- oder Stadtgebiet kommt (GPV).

Stationäre Aufnahme
- Bei stationärem Aufenthalt sind die Mitarbeiter betreuter Wohneinrichtungen häufig auch weiterhin Ansprechpartner für alltägliche und soziale Belange der Bewohner wie Wäsche, Finanzen, Kontakte zu Arbeitgebern; klären, welche Hilfeleistungen weiterhin vom Träger der Wohneinrichtung erbracht werden und welche der Klinik obliegen
- Bei Aufnahme in die Klinik klären, ob der Patient in seine Wohneinrichtung zurück kann oder ob andere Alternativen erarbeitet werden müssen, ggf. Sozialdienst einschalten
- Kenntnisse der Mitarbeiter des Wohnangebots in die Therapie mit einbeziehen, Austausch mit den Mitarbeitern vor, während und bei Beendigung des stationären Aufenthalts anbieten und suchen, telefonisch oder im gemeinsamen Gespräch in der Klinik; ggf. gemeinsam zukünftige Perspektiven mit dem Patienten erarbeiten; Informationen an das therapeutische Team weitergeben, z. B. Arzt, Psychologe, Sozialarbeiter
- Mit den Einrichtungen gemeinsam standardisierte Übergabeblätter für die Wohneinrichtung wie für die Klinik erarbeiten; wichtigste Informationen stichpunktartig festhalten: persönliche Daten, Medikation, Krankheitssymptome, Auffälligkeiten, Verlauf der Behandlung und Entwicklungslinien im betreuten Wohnangebot.

16.3.4 Persönliches Budget

Versorgungsgrundsätze
- Der Paradigmenwechsel hin zur Inklusion, Normalisierung und Selbstbestimmung manifestiert sich auch im „persönlichen Budget"
- Gemäß § 17 SGB IX haben geistig, körperlich oder seelisch wesentlich behinderte Menschen sowie von Behinderung bedrohte Menschen einen Anspruch auf **ambulante Eingliederungshilfe in Form eines persönlichen Budgets (PB),** wodurch der Bedarf an Teilhabeleistung in eigener individueller Verantwortung und Gestaltung ermöglicht wird
- Wunsch- und Wahlrechte von Budgetnehmern werden umfassend berücksichtigt
- Beim PB handelt es sich um eine neue Form der Eingliederungshilfe, welche das bisherige „Dreiecksverhältnis" zwischen Leistungsempfänger, Sozialleistungsträger und Leistungserbringer ablöst
- Das PB wird in Form von Geldleistungen und teilweise von Gutscheinen **direkt an die Nutzer ausgezahlt,** wodurch diese sich Dienstleistungen und unterstützende Personen selbst einkaufen können („der Nutzer als Kunde

und Arbeitgeber"); der Nutzer muss dem Leistungserbringer Nachweise über die Verwendung des Geldes vorlegen
- Der Budgetbezieher muss sein Budget selbst verwalten und organisieren, Hilfe hierbei kann er ebenfalls vom Budget einkaufen; häufig ist auch der gesetzliche Betreuer Budgetverwalter
- Seit 2008 Rechtsanspruch auf die Leistung; das PB wird häufig auch zu Finanzierung von betreutem Wohnen (▶ 16.3.3) verwendet
- Grundsätzlich sind alle Leistungen zur Teilhabe nach § 17 SGB IX budgetfähig: Leistungen zur medizinischen Rehabilitation, zur Teilhabe am Arbeitsleben, zur Teilhabe am Leben in der Gemeinschaft
- Die Anzahl der Budgetbezieher ist von 4 500 (2007) auf über 20 000 (2013) gestiegen
- Die Geldleistungen sind individuell am Bedarf ausgerichtet und reichen von geringen Beträgen im zweistelligen Bereich (z. B. für einzelne gezielte Maßnahmen wie Musikunterricht) bis hin zu mehreren Tausend Euro (z. B. für Mehrfachbetreuung bei Schwerstbehinderten durch mehrere Anbieter)
- Anträge auf PB nehmen alle Leistungsträger oder die gemeinsamen Servicestellen an (▶ 16.4.7).

Ziele
- Inklusion, Erweiterung der Wahl- und Wunschmöglichkeiten
- Rechtsposition des einzelnen Nutzers stärken
- Hilfe nach Maß geben, Flexibilisierung der Hilfen, personenzentriert und individuell; der Einzelne soll die Wahlmöglichkeit haben, die Hilfeleistungen eigenverantwortlich an die persönlichen Bedürfnisse bestmöglich anzupassen
- Möglichkeiten zu eigenständigem und selbstbestimmtem Leben in der Gemeinschaft verbessern, hierdurch Lebenszufriedenheit Selbstbewusstsein steigern
- Eigene Fähigkeiten und Ressourcen stärken
- Alternative zum Wohnheim oder zum betreuen Wohnen darstellen, Wohnform und Betreuungsaufwand sollen entkoppelt werden
- Kostenkonstanz und/oder -dämpfung.

Angebot
Die konkreten Hilfeleistungen, die „eingekauft werden können", sind in der Praxis entsprechend der Zielsetzung äußerst vielfältig und individuell unterschiedlich. Beispiele:
- Unterstützung bei der Wohnungssuche, Hilfe beim Umzug, Auszug aus dem Heim
- Anleitung zum Management des Haushalts, Haushaltshilfen
- Assistenz bei Behördengängen, Arztbesuchen
- Soziales Kompetenztraining, Unterstützung und Begleitung bei Außenkontakten im Freizeitbereich, Förderung der sozialen Kontaktaufnahme
- Unterstützung bei Schriftverkehr, finanziellen Angelegenheiten
- Leistungen zur Teilhabe am Arbeitsleben im Rahmen des § 17 SGB IX, Beschaffung von Beschäftigungs- und Arbeitsmöglichkeiten, Möglichkeiten von Zuverdienst, Verbesserung der Arbeitsplatzanpassung, Arbeits-, Schulassistenz.

16

Leistungserbringer/Unterstützer
Alle ambulanten und komplementären Dienste und Einrichtungen je nach Hilfeangebot, Integrationsfirmen, Privatpersonen (Angehörige, Freunde, Bekannte, bezahlte Einzelpersonen, z. B. Reinigungshilfe), nichtpsychiatrische Hilfen aus dem Lebensumfeld (Subsidiarität).

Finanzierung

Über das PB als Eingliederungshilfe des SGB XII wird im Rahmen des Hilfeplan-verfahrens der Kommunen auf den Hilfeplankonferenzen entschieden. Für das PB im Rahmen des SGB IX (Teilhabe an Arbeit) kommen mehrere Leistungsträger in Betracht, u.a. Rehabilitationsträger, Integrationsfachdienste, Unfallkassen. Das PB kann auch trägerübergreifend durchgeführt werden (Aufteilung zwischen mehreren Kostenträgern).

16.4 Teilhabe an Arbeit

Bedeutung sinnvoller Beschäftigung
- Am gesellschaftlichen Leben teilhaben
- Tag strukturieren
- Sinn geben, Selbstwert- und Identitätsgefühl stärken
- Soziale Kontakte
- Krankheitssymptome durch Aktivierung reduzieren.

Beschäftigung außerhalb von Kliniken

Angebote der beruflichen Teilhabe und Rehabilitation stehen selbstverständlich auch psychisch Kranken offen, z.B. Umschulung über das Agentur für Arbeit, Be-rufsförderungswerke, -bildungswerke. Vereinzelt wurden mittlerweile auch spezi-fisch auf die Bedürfnisse psychisch Kranker ausgerichtete berufliche Rehabilitati-onseinrichtungen installiert. Maßnahmen der Rehabilitation werden nur geför-dert, wenn Aussicht auf Rehabilitationserfolg besteht und diese Hilfen sinnvoll und erforderlich sind.

16.4.1 Integrationsfachdienste und berufsbegleitende Dienste

Spezielle Dienste für psychisch Kranke und Schwerbehinderte zur psychosozialen Betreuung und Begleitung im Arbeitsleben und zur Vermittlung ins Arbeitsleben:
- Integrationsfachdienste (IFD) sollen schwerbehinderte Arbeitslose integrie-ren und ins Arbeitsleben vermitteln (§ 109 ff. SGB IX)
- Berufsbegleitende Dienste (BBD) unterstützen die Betroffenen, ihre Arbeits-plätze zu erhalten und zu sichern (§ 102 Abs. 2 SGB IX).

Nutzer
- Schwerbehinderte mit einer Minderung der Erwerbsfähigkeit (MdE) von mindestens 50 % oder den Schwerbehinderten Gleichgestellte: 30–50 % MdE (IFD, BBD)
- Personen, die von Kündigung bedroht sind (BBD)
- Personen, die nach längerer Erkrankung wieder die Arbeit aufnehmen wollen (BBD)
- Arbeitslose Schwerbehinderte, die wieder an eine Beschäftigung herangeführt werden sollen (IFD)
- Menschen mit gesundheitlichen Einschränkungen, die deshalb mit Vermitt-lungserschwernissen zu rechnen haben (IFD).

16

Häufige Probleme am Arbeitsplatz
- Veränderungen, Schwankungen im Leistungsniveau: längerfristige Minderleistung, Beeinträchtigung von Ausdauer, Belastbarkeit, Konzentration, Motivation
- Schwierigkeiten im Kontakt mit den Kollegen, z. B. Unsicherheit, innere Abwesenheit, Einbeziehen der Kollegen z. B. in Wahninhalte, Überschätzung der eigenen Fähigkeiten z. B. bei Menschen mit einer Manie
- Unregelmäßigkeiten: unpünktlich, unzuverlässig, Absprachen werden nicht eingehalten, Krankschreibungen nicht rechtzeitig eingereicht.

Aufgaben
- Persönliche Beratung und Betreuung der Betroffenen in Einzel- und Gruppenarbeit, Einbeziehung der psychosozialen Situation und anderer Rahmenbedingungen wie Wohnung, medizinische Behandlung
- Rechtliche und finanzielle Beratung, z. B. bei Kündigungsschutzklage, Rentenbeantragung, Hilfen und Maßnahmen der Agentur für Arbeit
- Erhalt des Arbeitsplatzes unterstützen
- Kontinuierliche Beziehungspflege zu den Arbeitgebern; Ansprechpartner für den Betrieb, Vorgesetzte und Kollegen des Betroffenen sein
- Mithilfe bei der Anpassung der Arbeitsbedingungen an die Fähigkeiten der Betroffenen, z. B. Umsetzung innerhalb des Betriebes bei Über- oder Unterforderung, gesonderte Vereinbarungen über Arbeitszeiten, Verminderung der Komplexität und klare Strukturierung von Arbeitsabläufen, Initiierung von innerbetrieblichen Unterstützungs- oder Patensystemen
- Stufenweise Wiedereingliederung nach langer Krankheit, z. B. zunächst nur wenige Std. täglich arbeiten
- Finanzielle und rechtliche Hilfen mobilisieren
  – Zuschüsse an den Arbeitgeber nach dem Arbeitsförderungsgesetz: Einarbeitungs-, Lohnkostenzuschüsse bei Einstellung älterer schwerbehinderter Arbeitsloser, Ausbildungszuschüsse
  – Zuwendungen an den Arbeitgeber nach dem Schwerbehindertenrecht: technische Hilfen, Beteiligung an den Lohnkosten bei der zusätzlichen Einstellung Schwerbehinderter, Zuschüsse bei befristeter Einstellung auf Probe
  – Vermittlung in Arbeit im Auftrag des Agentur für Arbeits, Vermittlung in Maßnahmen zur beruflichen Qualifizierung, Orientierung (IFD).

Trägerschaft
Je nach Bundesland und Standort unterschiedlich: Anbindung an freie Träger, sozialpsychiatrische Dienste, WfbM, Integrationsämter.

Kooperation
Arbeitgeber, Personalleitung, Betriebsrat, Schwerbehinderten-Vertrauensleute, Kollegen, Unternehmen, Integrationsamt, Agentur für Arbeit, Kliniken, betreute Wohneinrichtungen, niedergelassene Ärzte, soziales Umfeld, DRV Bund, DRV Land.

16

16.4.2 Integrationsprojekte

Integrationsfirmen für psychisch Kranke gehören formal dem allgemeinen Arbeitsmarkt an, stehen jedoch von ihrer Funktion her zwischen dem allgemeinen und dem Ersatzarbeitsmarkt. Sie bieten psychisch behinderten Menschen in teilgeschütztem Rahmen tarifvertraglich geregelte sozialversicherungspflichtige Beschäftigungsverhältnisse. Integrationsunternehmen müssen mindestens 25 % Schwerbehinderte beschäftigen, die Quote soll jedoch 50 % nicht überschreiten. Zusätzlich bieten einige Projekte Zuverdienstmöglichkeiten für psychisch Langzeitkranke (für die eine volle berufliche Eingliederung nicht möglich erscheint) sowie externe Arbeitstherapie und -erprobungsplätze an. In den meisten Firmen arbeiten auch Nichtbehinderte mit: Integration, Kompensation von Fehlzeiten, Qualitätsgarantie, psychosoziale Betreuung.

Nutzer
- Reguläre Beschäftigungsverhältnisse: leistungsfähigere psychisch Kranke, die dem allgemeinen Arbeitsmarkt zur Verfügung stehen, aber mit einem „normalen" Arbeitsverhältnis überfordert wären
- Zuverdienst: Personen, die teilberentet sind oder ihren Lebensunterhalt durch öffentliche Sozialleistungen bestreiten, z. B. Arbeitslosengeld II, Grundsicherung, Rente, Arbeitslosenunterstützung
- Externe Arbeitstherapie, -erprobung: i. d. R. befristete Übergangsplätze für Patienten in stationärer Behandlung oder kurz nach der Entlassung.

Aufgaben
- Arbeitssituation an aktuellen Gesundheitszustand und Leistungsfähigkeit flexibel anpassen: richtiges Maß zwischen Förderung und Überforderung
- Psychosoziale Betreuung gewährleisten bei gleichzeitig regulärem Beschäftigungsverhältnis; Normalität nach außen hin
- Ggf. Maßnahmen der beruflichen Weiterbildung, Maßnahmen zur Vorbereitung einer Beschäftigung im Integrationsprojekt
- Zwischen den verschiedenen Arbeitsformen fließende Übergänge schaffen, z. B. ein Arbeitserprobungs- wird zum Dauerarbeitsplatz oder ein regulärer Arbeitsplatz wird bei dauerhafter größerer Leistungsminderung zur Zuverdienstmöglichkeit
- Arten der Firmen: z. B. industrielle Fertigung, Dienstleistungsunternehmen (Renovierung, Transporte, Entrümpelung), Tischlerei, Cafeteria, Bäckerei, Druckerei, Gartenbau, Blumengeschäft.

Finanzierung
Die Firmen arbeiten selten auf Gewinnmaximierung, sondern auf Kostendeckung. Häufig sind öffentliche Zuschüsse und Investitionshilfen erforderlich.

16.4.3 Werkstatt für behinderte Menschen (WfbM)

Werkstätten für behinderte Menschen (WfbM) sind berufliche Rehabilitationseinrichtungen zur Teilhabe behinderter Menschen am und zur Eingliederung in das Arbeitsleben (§ 136 SGB IX). Sie bieten behinderten Menschen, die auf dem allgemeinen Arbeitsmarkt nicht, noch nicht oder noch nicht wieder tätig sein können, geschützte Arbeitsplätze oder Gelegenheit zur Ausübung einer geeigneten Tätigkeit. Beschäftigte der WfbM haben keinen Arbeitnehmerstatus und keinen Arbeitsvertrag, sie sind jedoch sozialversichert und erwerben Rentenansprüche. Sie erhalten eine geringe Arbeitsprämie zusätzlich zu ihren regulären Einkünften, z. B. Grundsicherung.

Nutzer

Die WfbM steht allen erwerbsgeminderten behinderten Menschen offen, unabhängig von Art und Schwere der Behinderung, sofern ein Mindestmaß an wirtschaftlich verwertbarer Arbeitsleistung erbracht werden kann. Der überwiegende Anteil der WfbM-Besucher sind geistig behinderte, nur ca. 5–10 % sind psychisch behinderte Menschen. Einige WfbM haben Zweigwerkstätten oder auch unabhängige Werkstätten nur für psychisch behinderte Menschen eingerichtet.

Aufgaben

* Inklusive Teilhabe am Arbeitsleben und angemessene Bildung ermöglichen
* Leistungs- und Erwerbsfähigkeit erhalten, entwickeln, erhöhen oder wiederzugewinnen
* Wirtschaftliche Arbeitsergebnisse anstreben, einen möglichst großen Teil der Kosten durch Arbeitserträge selbst aufbringen
* Angebote zum Übergang in den normalen Arbeitsmarkt schaffen (Qualifizierungskurse, Praktika, ausgelagerte Arbeits- und Ausbildungsplätze bei normalen Arbeitgebern)
* Arbeitsanleitung
* Persönlichkeitsentwicklung und -entfaltung fördern
* Psychosoziale Begleitung
* Aufgliederung in Arbeitsbereich, Berufsbildungsbereich und Förderbereich
* Differenzierte Arbeitsbereiche mit teilweisen Auftragsarbeiten für die Wirtschaft, z. B. industrielle Fertigung, Verpackungen, Holz-, Metallarbeiten, Montage, Mikroverfilmung, Kopieren, Schreibdienst, Gärtnerei, Renovierungen
* Spezifische Projekte: Umwandlung von ausgelagerten Arbeitsplätzen in ein reguläres Arbeitsverhältnis, z. B. über ein Budget zur Arbeit in Form von Lohnzuschüssen an Arbeitgeber und persönliche Arbeitsassistenten (▶ 16.3.4).

Finanzierung

Je nach Bereich der WfbM überörtlicher Träger der Sozialhilfe oder Agentur für Arbeit.

16.4.4 Rehabilitation psychisch Kranker (RPK)

Rehabilitationseinrichtungen für psychisch Kranke (RPK) bestehen seit 1987 und bieten Komplexleistungen, medizinische und berufliche Rehabilitation unter einem Dach. Der Aufenthalt ist zeitlich befristet (1–2 Jahre). Ziel: Erhalt und umfassende Verbesserung der Gesundheit, Handlungs- und Teilhabefähigkeit im privaten, sozialen und beruflichen Bereich fördern und wiederherstellen, Eingliederung in das reguläre Arbeitsleben. RPK stehen unter fachärztlicher Leitung.

16

Medizinische und psychosoziale Angebote

* Individuelle Rehabilitationsplanung, Bezugstherapeut
* Gruppenangebote: psychotherapeutische/themenzentrierte Gruppen, Rollenspielgruppen
* Kognitives Training: zur Verbesserung von Konzentration, Auffassungsgabe, Durchhaltevermögen, Kommunikationsfähigkeit
* Entspannungstraining, z. B. Autogenes Training
* Tagesstrukturierende Maßnahmen, Freizeit planen und gestalten

- Angehörigengruppe: Erfahrungsaustausch, sich emotional entlasten, sich gegenseitig stützen
- Bewegungs- und Sporttherapie
- Gesundheitserziehung: haushaltspraktische Techniken erlernen, Wissen über gesunde Ernährung vermitteln
- Angebote werden einrichtungsintern und extern im Lebensumfeld durchgeführt.

Berufsfördernde Maßnahmen
- Schulunterricht
- Arbeitserprobungsmaßnahme bei feststehenden Berufszielen
- Berufsfindungsmaßnahme
- Anpassungsmaßnahme: Kenntnisse und Fertigkeiten vermitteln, um berufliches Wissen wiederzuerlangen und Lücken zu schließen
- Berufsvorbereitende Maßnahmen: Belastungsfähigkeit, Ausdauer, Konzentration erproben, steigern
- Arbeitstrainingsmaßnahmen, z. B. in WfbM: Leistungsfähigkeit erhöhen, wiedergewinnen; auf Dauertätigkeit in WfbM vorbereiten
- Praktikum, Arbeits- und Ausbildungsverhältnisse in umliegenden Betrieben
- Arbeitsbereiche intern wie extern sind z. B. bürotechnisch, kaufmännisch, handwerklich (z. B. Malerei, Tischlerei, Gärtnerei), hauswirtschaftlich (z. B. Bäckerei, Küche, Wäscherei).

Finanzierung
Häufig Mischfinanzierung durch Agentur für Arbeit, Rentenversicherung, Sozialamt.

16.4.5 Berufliche Trainingszentren (BTZ)

Berufliche Trainingszentren (BTZ) sind regionale, spezialisierte Einrichtungen zur Teilhabe am Arbeitsleben für junge und erwachsene Menschen mit seelischer Behinderung. Sie bieten zeitlich befristete (i. d. R. 3–15 Monate) spezielle Trainingsmaßnahmen mit dem Ziel des Wiedereinstiegs in den allgemeinen Arbeitsmarkt und/oder der Stabilisierung im Vorfeld einer beruflichen Ausbildung/Qualifikation.
- Die Nutzer wohnen i. d. R. selbstständig im regionalen Umfeld des BTZ oder in kleinen vom BTZ bereitgestellten selbstständigen Wohngruppen/Einzelwohnen (wie betreutes Wohnen)
- BTZ wollen möglichst nah die betriebliche Realität darstellen → betriebliche Praktika
- Das berufliche Training gliedert sich zumeist in verschiedene Abschnitte: Orientierung, Qualifizierung, Wiedereingliederung/Praktikum
- Möglichkeit der multiprofessionellen Teambegleitung, i. d. R. Berufsfachkräfte, Ergotherapeuten, psychosoziale Mitarbeiter.

Finanzierung
Agentur für Arbeit, Rentenversicherungs- oder Sozialhilfeträger.

16.4.6 Unterstützte Beschäftigung

Seit 2009 gibt es die Möglichkeit der unterstützten Beschäftigung in Betrieben des allgemeinen Arbeitsmarkts. Sie beinhaltet die individuelle betriebliche Qualifizierung, Einarbeitung und/oder Berufsbegleitung behinderter Menschen mit besonderem Unterstützungsbedarf. Der behinderte Mensch wird von einem Jobcoach begleitet und unterstützt. Ziel ist der Abschluss eines Arbeitsvertrags, die Qualifikation erfolgt direkt am Arbeitsplatz. Diese Form der Beschäftigung bietet Schulabgängern und auch Berufs(wieder)einsteigern eine Perspektive zur Integration in den allgemeinen Arbeitsmarkt. Beratung erfolgt durch die Bundesagentur für Arbeit, die Integrationsämter und die Hauptfürsorgestellen.

16.4.7 Gemeinsame Servicestellen für Rehabilitation

Für jeden Landkreis/jede kreisfreie Stadt besteht mind. eine Servicestelle für Rehabilitation. Sie erfüllt nach §§ 22, 84 SGB IX umfassende individuelle Unterstützungs- und Beratungsaufgaben im Bereich der Rehabilitation und der Teilhabe.

Aufgaben
- Information über Leistungsangebote und -voraussetzungen, Zuständigkeiten
- Klärung des Teilhabe- und Rehabilitationsbedarf
- Beratung über besondere Hilfen im Arbeitsleben
- Beratung und Unterstützung beim persönlichen Budget
- Hilfen bei betrieblichen Eingliederungsmaßnahmen
- Unterstützung bei Kontakt mit sowie Vermittlung zu zuständigen Leistungsträgern
- Verzeichnis der gemeinsamen Servicestellen im Internet: www.reha-servicestellen.de

16.5 Freizeit- und Tagesstrukturierung

Einrichtungen und Dienste im Bereich Alltagsbegleitung bieten eine gemeindenahe, ambulante Betreuung für chronisch psychisch kranke Menschen in deren Alltag als lebensbegleitende Dienste an.

Ziele
- Teilhabe am gesellschaftlichen Leben ermöglichen
- Hospitalisierung durch ambulante Betreuung und tagesstrukturierende Angebote im eigenen Lebensfeld vermeiden
- Betroffene stabilisieren und sie bei selbstständiger Lebensführung unterstützen
- Institutionellen Rückhalt und Schutz geben
- Motivationshilfen geben und vorhandene Fähigkeiten fördern
- Kontakte stiften, vermitteln, erhalten.

16

16.5.1 Kontakt- und Beratungsstellen

Synonyme: sozialpsychiatrische bzw. gemeindepsychiatrische Zentren, Kontakt- und Beratungsstellen, Begegnungsstätten; häufig räumlich und organisatorisch mit einer Tagesstätte verbunden.
- Stehen bei niedriger Zugangsschwelle allen psychisch erkrankten und behinderten Menschen offen
- Möglichst täglich, auch an Wochenenden und abends geöffnet
- Breites Angebotsspektrum.

Nutzer

Grundsätzlich für jeden Besucher mit psychischen Problemen offen.
- Chronisch psychisch Kranke mit häufig längerer Krankheits- und Hospitalisierungskarriere bilden i. d. R. einen Besucherstamm von 40–80 Personen
- Grad der Einbindung in die Einrichtung ist unterschiedlich: von einmaliger Beratung über unregelmäßige Besuche bis hin zu täglichen Besuchen, freiwillige Teilnahme.

Angebote
- Offener Treffbereich
- Einzelberatung für die Betroffenen und deren Angehörige
- Tagesstrukturierende Maßnahmen, lebenspraktisches Training, z. B. einkaufen, kochen, Umgang mit Geld
- Gruppenaktivitäten, z. B. Gesprächs-, Koch-, Musik-, Werk-, Hobby-, Angehörigen-, Selbsthilfegruppen
- Arbeits- und Beschäftigungstherapie
- Psychiatrische Pflege
- Sporttherapie
- Beratung und Hilfe in rechtlichen und finanziellen Angelegenheiten
- Freizeitaktivitäten, z. B. gemeinsame Ausflüge, Besuch und Organisation kultureller Veranstaltungen
- Evtl. Beteiligung der Mitarbeiter am aufsuchend ambulanten Dienst und an der Betreuung beschützter Wohnangebote.

Kooperation

Niedergelassene Ärzte, psychiatrische Kliniken, beschützte Wohnangebote, andere ambulante Dienste, Selbsthilfegruppen.

16.5.2 Tagesstätten

Einrichtungen, die bei wochentäglicher Öffnungszeit einer jeweils fest zusammengesetzten Gruppe von schwer psychisch Kranken längerfristige verbindliche therapeutische Programme anbieten; teilstationäre Einrichtungen im Sinne des BSHG; kein offener Zugang; formalisiertes Aufnahmeverfahren im Rahmen der kommunalen Hilfeplanung mit ärztlicher Notwendigkeitsbescheinigung, Kostenantrag.

Ziele

Teilhabe am gesellschaftlichen Leben, Aktivierung und Außenanregung für chronisch Kranke, die der Gefahr einer zunehmenden Isolierung (alleine oder im sozialen Umfeld) unterliegen – mit der Folge von gesundheitlicher Verschlechterung und Hospitalisierung.

16

Nutzer

Häufig chronisch Kranke, die nicht stationär versorgt werden müssen, aber einen festen Rahmen tagsüber benötigen.

Angebotsspektrum
- Tagesstrukturierende Maßnahmen einschließlich Arbeits- und Beschäftigungstherapie
- Gruppenangebote, z. B. Kochtraining, Hobby-, Gesprächsgruppe
- Gemeinsame Freizeitaktivitäten, Auf- und Ausbau von sozialen Kontakten
- Ggf. Fahrdienst: abholen, nach Hause bringen

- Mittagstisch
- Beratung in persönlichen, rechtlichen und finanziellen Angelegenheiten.

Kooperation
Niedergelassene Heime, psychiatrische Kliniken, Einrichtungen mit Kontaktstellenfunktion, betreute Wohnangebote. Eine Tagesstätte sollte nicht völlig isoliert eingerichtet werden, sondern nach Möglichkeit mit anderen Diensten verknüpft sein.

Finanzierung
Der Nutzer muss sich je nach Einkommens- und Vermögenssituation an den Kosten beteiligen, i. d. R. Finanzierung über den Sozialhilfeträger.

16.5.3 Sozialpsychiatrische Dienste

Sozialpsychiatrische Dienste bieten Hilfen für psychisch kranke Menschen und nehmen koordinierende Funktionen im psychiatrischen Hilfesystem wahr (häufig auch an Unterbringungsverfahren nach PsychKG beteiligt).

Nutzer
- Chronisch psychisch erkrankte und behinderte Menschen
- Sozial nicht Integrierte, die aus Hilflosigkeit oder anderen Gründen andere Behandlungs- und Betreuungsangebote nicht annehmen können oder wollen, z. B. beschränkte Einsichtsfähigkeit, ungünstige und chronische Verläufe.

Aufgaben
- Psychosoziale Beratung
- Vorsorgende und nachgehende Hilfen
- Sprechstunde
- Aufsuchend ambulante Tätigkeiten, Hausbesuche
- Eingliederung oder Wiedereingliederung in das Arbeitsleben
- Notfallpsychiatrische Maßnahmen, Krisenintervention: Krise durch Gespräche abfangen, Medikation ändern, Hilfen im Umfeld mobilisieren, notfalls stationären Aufenthalt veranlassen
- Koordination der Einzelhilfen, Case-Management.

Organisatorische Anbindung
Nach Bundesland und regional gewachsener Struktur unterschiedlich. Häufig an Gesundheitsämter, kommunale Verwaltungen oder Träger der freien Wohlfahrtspflege angebunden.

Mitarbeiterteam
Setzt sich i. d. R. zusammen aus Facharzt, Sozialarbeiter, Psychologe, Fachpflegepersonal.

Kooperation
Niedergelassene Ärzte, psychiatrische Krankenhäuser, komplementäre Einrichtungen und Dienste.

16.5.4 Bürgerhilfe/Laienhilfe

Bürgerhelfer arbeiten freiwillig, sind nicht fachlich aus- oder vorgebildet und erhalten keine Bezahlung.

16

Aufgaben
- Menschliche Anteilnahme
- Praktische Hilfen bei der Alltagsbewältigung, z. B. zu Behörden begleiten
- Gemeinsame Freizeitaktivitäten, z. B. Ausflüge, Hobbygruppen, Spiele.

16.5.5 Angehörigengruppen

Angehörige von psychisch Kranken befinden sich in einer schwierigen Situation. Sie können sich neben der Unterstützung und Betreuung durch Fachkräfte auch gegenseitig helfen und zusammenschließen (Selbsthilfe). Es gibt heute sehr viele Angehörigengruppen, -initiativen und -vereine. Neben reinen Selbsthilfegruppen bieten auch Einrichtungen professionell begleitete Angehörigengruppen an.

Angebote
- Einzelberatung für Angehörige psychisch Kranker
- Familienberatung, Familientherapie (▶ 4.3.10), Angehörigengruppen.

Ziele
- Über die Erkrankung und den Verlauf informieren
- Lernen, die Erkrankung des Angehörigen zu akzeptieren und damit umzugehen
- Überforderung auffangen, Vereinsamung überwinden
- Schuldgefühle abbauen
- Orientierungshilfen: Erfahrungsaustausch, emotionale Entlastung, Verhalten anderer Betroffener sehen, Möglichkeiten des Umgangs
- Verständnis, Mitgefühl und Entlastung durch andere Gruppenteilnehmer
- Solidarität erleben
- Auf Defizite in der Versorgung psychisch Kranker hinweisen.

16

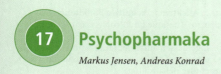

17 Psychopharmaka

Markus Jensen, Andreas Konrad

Allgemeines

- Psychopharmaka sind psychoaktive Substanzen und haben einen Effekt auf neuronale Abläufe im Nervensystem
- Sie können somit Wahrnehmung, Affektivität, kognitive Funktionen und Verhalten verändern und werden zur Therapie und Prophylaxe psychischer Erkrankungen eingesetzt
- Patienten und evtl. Angehörige angemessen aufklären: Indikation und mögliche Nebenwirkungen; stärkt Akzeptanz und Mitarbeit und ist unabdingbare Voraussetzung für die medikamentöse Behandlung
- Sowohl bei oraler als auch bei parenteraler Medikation üblicherweise einschleichende Gabe, sofern Krankheitsbild das zulässt; Gleiches gilt für Ausschleichen und Substanzwechsel
- Nebenwirkungsprofile berücksichtigen, z. B. zirkadiane Rhythmik: sedierende Substanzen eher abends, aktivierende eher morgens geben
- Substanzen mit Missbrauchspotenzial beachten.

Off Label Use – zulassungsüberschreitende Anwendung

- Wird ein Arzneimittel, das auf dem Markt zugelassen ist, in einem Anwendungsgebiet eingesetzt, auf das sich die Zulassung nicht erstreckt, spricht man von „Off Label Use"
- Erhebliche haftungs- und kostentechnische Risiken liegen beim Arzt oder der Klinik. Die Behandlung sollte in diesen Fällen besonders gut begründet werden, anhand einschlägiger Literatur oder Leitlinien entsprechender Fachgesellschaften (z. B. DGPPN) und Empfehlungen von Expertengruppen
- Beispiele für Off-Label-Use
  - Antipsychotika bei wahnhaften Depressionen
  - Antidepressiva bei Schizophrenie
  - Die meisten Psychopharmaka im Bereich der Kinder- und Jugendpsychiatrie.

❗ Tipps, Tricks und Fallen
Besonders im Gesundheitswesen Tätige sind der Versuchung zur Selbstmedikation ausgesetzt und entwickeln oft Suchtverhalten.

Umgang mit Psychopharmaka

Die Bereitschaft, verordnete Medikamente regelmäßig und in der verordneten Dosierung zu nehmen (Adhärenz), ist manchmal gering. Dies liegt zum einen an der Grunderkrankung, lässt sich aber auch durch mögliche Nebenwirkungen erklären. Insbesondere Antipsychotika sind zudem immer noch stigmatisiert, was vor allem an den Nebenwirkungen der älteren Präparate liegt, die in der Vergangenheit häufig hochdosiert gegeben wurden und dann oft zu Spätdyskinesien führten. Transparenz gegenüber dem Patienten und der korrekte Umgang mit den Medikamenten ist daher unabdingbar. Bei Zweifeln, Fragen und Misstrauen des Patienten sollte die ausgebende Pflegeperson kompetent und sicher reagieren können und bei Bedarf an den Arzt verweisen.

❗ Medikamente dürfen niemals ohne Wissen des Patienten verabreicht werden! Jede Medikamentengabe ohne Zustimmung des Patienten gilt juristisch als Körperverletzung. Die Medikamentengabe bedarf einer rechtlichen Grundlage (▶ 1.11).

Darreichungsformen

- Die Applikationsformen sind insbesondere hinsichtlich der Praktikabilität und der Adhärenz wichtig. Manche Substanzen sind in verschiedenen Darreichungsformen verfügbar
- Tabletten und Dragees sind die häufigsten Darreichungsformen
- Schmelztabletten lösen sich im Mund schneller auf und werden dann im Magen-Darm-Trakt resorbiert. Dies ist vorteilhaft bei Patienten mit Schluckbeschwerden. Es kann auch bei Patienten mit fraglicher Adhärenz hilfreich sein, um ein Speichern der Tablette in der Wangentasche und späteres Ausspucken zu vermeiden
- Tropfen können ebenfalls bei Patienten mit Schluckbeschwerden oder mangelnder Compliance hilfreich sein. Zudem ist eine genauere Dosierung möglich
- Intramuskuläre Applikationsformen: Hierzu zählen insbesondere Depotmedikation und i.m.-Akutmedikation. Depotmedikation hat den Vorteil stabilerer Serumkonzentrationsspiegel und somit weniger Nebenwirkungen. Aufgrund der Spritzengabe und einer gewissen Stigmatisierung lehnen viele Patienten dies jedoch ab. Intramuskuläre Akutmedikation wird in Einzelfällen zur Zwangsmedikation bei akuter Eigen- oder Fremdgefährdung eingesetzt, hier sind jedoch strenge juristische Vorgaben zu beachten
- Subkutane Applikation wird gelegentlich in der Palliativmedizin durchgeführt
- Intravenöse Applikation zur Akutmedikation wird heutzutage aufgrund möglicher Komplikationen kaum noch eingesetzt.

Beschaffung

- Benötigte Medikamente (Arztanordnung) in der Apotheke bestellen
- Vom Arzt unterschriebene Anforderung zur Apotheke schicken
- Anforderung so ausstellen, dass keine nachträgliche Änderung vorgenommen werden kann: Entwertungsstrich durch leere Felder
- Keine unnötig großen Mengen bestellen
- Lieferung auf Vollständigkeit und Richtigkeit kontrollieren
- Nicht mehr benötigte Medikamente frühzeitig, i.d.R. ein halbes Jahr vor Ablauf des Verfalldatums, zur Apotheke zurückschicken.

Lagerung

- Medikamente für Patienten unzugänglich aufbewahren
- Arzneimittelschrank übersichtlich, z.B. alphabetisch, nach Zubereitungsart oder Arzneimittelgruppen, ordnen
- Neu gelieferte Medikamente immer nach hinten sortieren („first in, first out")
- Betäubungsmittel verschlossen aufbewahren, den Schlüssel hat die Schichtleitung, Zugänge und Abgänge zeitnah im Betäubungsmittelbuch dokumentieren
- Medikamente in der Originalpackung lassen; Chargen nicht zusammenräumen: Chargennummer ist wichtig bei Beanstandungen und Rückrufen
- Besondere Lagerungshinweise beachten, z.B. Kühllagerung, lichtgeschützt
- Bestände regelmäßig auf Verfalldaten, Veränderungen der Farbe und Zusammensetzung beobachten; Medikamente, deren Verfalldatum sich nähert, farblich markieren
- Im Medikamentenkühlschrank Minimum-Maximum-Thermometer zur Überprüfung der Lagertemperatur anbringen
- Bei Zweifeln in der Apotheke rückfragen; anhand der Chargennummer kann die Apotheke das Verfalldatum ermitteln; Medikament ggf. zurückschicken
- Tropfenflaschen und Salben mit Anbruchdatum versehen; dies gilt besonders für Augentropfen, -salben, Insulin und alle flüssigen Arzneien; neues Verfall-

17

datum nach Anbruch dem Beipackzettel entnehmen oder in der Apotheke erfragen.

> **❗ Tipps, Tricks und Fallen**
> - Lasche mit Chargennummer und Verfalldatum nicht von der Medikamentenbox entfernen
> - Zettel mit folgenden Informationen an der Innenseite des Apothekenschranks befestigen: Umrechnungstabelle (mg/Tr., mg/ml), Vergleichstabelle Generika-Markenname, letzte Kontrolle des Medikamentenschranks (wann und durch wen).

Medikamente stellen
- Medikamente nur nach schriftlicher Arztanordnung stellen: Medikament, Menge, Applikationsform, Applikationszeitpunkt
- Vor dem Stellen: Hände waschen und desinfizieren
- Handschuhe tragen, um Wirkstoffaufnahme durch die Haut zu verhindern
- Medikamentendispenser mit aktueller Beschriftung versehen
- ❗ Medikamente wenn möglich nicht mischen, da keine Kontrollmöglichkeit der einzelnen Substanzen gewährleistet ist, z. B. bei allergischer Reaktion
- Falls unumgänglich: in der Apotheke nachfragen, welche Tropfen gemischt werden können
- Medikament kontrollieren
  - Beim Griff nach dem Medikament
  - Beim Herausnehmen
  - Beim Zurückstellen
- Zum Stellen der Medikamente einen ruhigen Raum benutzen, den Dienst so organisieren, dass Störungen vermieden werden
- ❗ Flaschen und Packungen nicht nach Aussehen (Größe, Farbe, Schriftbild) nehmen, sondern immer die Beschriftung lesen. Auf eine einheitliche Schreibweise in der Dokumentation achten: immer mg oder immer Tropfen.

Verteilung
Bei der Gabe die fünf „**R**" beachten:
- **R**ichtiger Patient
- **R**ichtiges Medikament
- **R**ichtige Dosierung
- **R**ichtige Applikation
- **R**ichtiger Zeitpunkt
- ❗ Bei Unstimmigkeiten oder Zweifeln erneute Kontrolle anhand der Dokumentation. Medikamente niemals durch Augenschein identifizieren, im Zweifelsfall neu stellen.

Beobachtung
Einnahme
Den Patienten beobachten, ob er die Medikamente vollständig genommen hat. Bei unzuverlässiger Einnahme der Medikamente:
- Im Gespräch mit dem Patienten um Vertrauen werben, die Notwendigkeit der medikamentösen Therapie erläutern
- Den Arzt bitten, festzulegen, welche Medikamente der Patient evtl. ablehnen kann und welche er unbedingt einnehmen muss
- Mit dem Patienten einen neuen Behandlungsvertrag festlegen

- Offene Weigerung des Patienten, Medikamente zu nehmen, darf keine negativen Sanktionen nach sich ziehen
- Immer dokumentieren, welche Medikamente der Patient wann abgelehnt hat.

Falls eine Einnahme der Medikamente zwingend notwendig ist und der Patient weiterhin Medikamente ausspuckt oder sammelt, können folgende Verfahren die Einnahme sichern:

- Tropfen oder Schmelztabletten lassen sich besser kontrollieren
- Tabletten ggf. auflösen oder zerkleinern; dies ist nicht mit allen Medikamenten möglich, z. B. einige mikroverkapselte oder retardierte Präparate; im Zweifelsfall in der Apotheke nachfragen
- Patienten nach der Gabe ca. 10 Min. beobachten, um „Ausspucken" zu vermeiden
- Patienten den Mund öffnen lassen
- Nötigenfalls auf parenterale Gabe umstellen (Arztanordnung)

! Diese Maßnahmen müssen mit dem Patienten besprochen werden. Die Gründe müssen transparent sein.

Nebenwirkungen

Auf Nebenwirkungen und Wirkungen der Medikamente achten. Häufige Nebenwirkungen von Psychopharmaka sind z. B.:

- Kreislaufregulationsstörungen
- Gangunsicherheit mit erhöhter Fallneigung besonders bei älteren Patienten
- Müdigkeit
- Motorische Unruhe, insbesondere in den Beinen (Akathisie)
- Vermehrter Appetit mit der Folge von Gewichtszunahme
- Obstipation
- Medikamentöses Parkinsonoid
- Tremor
- Sehstörungen

! Dyskinesien (▶ 5.1.9), die der Patient das erste Mal erlebt, haben für den unaufgeklärten Patient einen bedrohlichen Charakter. Das selten auftretende maligne neuroleptische Syndrom (▶ 5.1.10) ist für den Patienten eine bedrohliche Nebenwirkung, sofort dem Arzt mitteilen. Bei unerwünschten Wirkungen Arzt informieren. Genau dokumentieren.

> **❗ Tipps, Tricks und Fallen**
> - Gefährdete Patienten nicht mit den Medikamenten alleine lassen; Sammeln von Medikamenten durch Einnahmekontrolle verhindern
> - Alkoholhaltige Tropfenlösungen wie Ciatyl-Z® 14,2 % Vol., Valiquid® 37,9 % Vol., Neurocil® 21,5 % Vol. bei Suchtpatienten nicht verwenden
> - Bei fehlerhafter Gabe sofort den Arzt informieren, nur schnelle Hilfe kann Schaden für den Patienten verhindern.

17.1 Antidepressiva

Synonym: Thymoleptika.

Wirkung

- Erhöhte Konzentration von Neurotransmittern im präsynaptischen Spalt, z. B. Noradrenalin und Serotonin

17

- Stimmungsaufhellend, dämpfend, antriebssteigernd
- Anticholinerge, antihistaminerge, antiadrenerge Effekte
- Einige mit positiver Wirkung auf Schmerzsyndrome, z. B. Trimipramin, Amitriptylin.

Indikationen

- Schwere und mittelschwere depressive Syndrome (▶ 6.1), in der Akutbehandlung und zur Prophylaxe, meist in Kombination mit Psychotherapie
- Phobien, Ängste (▶ 10.1), Panikattacken (▶ 5.1.4)
- Zwangssyndrome (▶ 10.2)
- Chronische Schmerzsyndrome
- ! Erhöhte Suizidgefahr (▶ 5.1.2), wenn der antriebssteigernde Effekt schneller auftritt als die stimmungsaufhellende Wirkung. Daher Vorsicht beim Einsatz von antriebssteigernden Antidepressiva bei Suizidalität und dann ggf. Kombination mit sedierenden Substanzen.

Einteilung

Nach ihrer biochemischen Struktur und ihrer Wirkart werden die Antidepressiva u. a. in trizyklische und nicht trizyklische Antidepressiva, Serotonin-Wiederaufnahme-Hemmer, Noradrenalin-Wiederaufnahme-Hemmer, MAO-Hemmer oder Aminpräkursoren unterteilt. Im klinischen Einsatz erfolgt die Einteilung nach Wirkungsschwerpunkten (▶ Tab. 17.1).

Tab. 17.1 Antidepressiva

Substanz	Mittlere Dosis*	Besonderheiten
Dämpfende, ausgleichende Antidepressiva		
Amitriptylin, z. B. Saroten®	150/300	Vorsicht bei älteren Patienten wegen Kardiotoxizität und anderen Komplikationen wie Delir
Mirtazapin, z. B. Remergil®	15/60	Alpha-2-Antagonist, Einsatz auch bei älteren Patienten, in niedriger Dosierung schlaffördernd
Doxepin, z. B. Aponal®	150/300	Auch bei Drogenentgiftungsbehandlung häufig eingesetzt
Trimipramin, z. B. Stangyl®	150/300	Wird auch zur Insomniebehandlung eingesetzt
Stimmungsaufhellende Antidepressiva		
Imipramin, z. B. Tofranil®	150/300	Auch zugelassen für Behandlung von Panikattacken
Clomipramin, z. B. Anafranil®	150/300	Auch zur Behandlung von Zwangserkrankungen
Maprotilin, z. B. Ludiomil®	150/250	Schwindel möglich
Antriebssteigernde Antidepressiva		
Desipramin, z. B. Pertofran®	150/300	Starker, relativ spezifischer Noradrenalin-Wiederaufnahme-Hemmer
Venlafaxin, z. B. Trevilor®	75/375	Serotonin- und Noradrenalin-Wiederaufnahme-Hemmer (SNRI), auch zugelassen bei generalisierter Angststörung

17

Tab. 17.1 Antidepressiva (Forts.)

Substanz	Mittlere Dosis*	Besonderheiten
Antriebssteigernde Antidepressiva		
Citalopram, z. B. Cipramil®	20/40	SSRI-Zulassung auch bei Panikstörung
Escitalopram, z. B. Cipralex®	10/20	Enantiomer von Citalopram, schnellerer Wirkungseintritt
Fluvoxamin, z. B. Fevarin®	150/300	SSRI, heute kaum noch gebräuchlich
Paroxetin z. B. Seroxat®	20/60	SSRI, zugelassen auch bei Zwangsstörung, Panikstörung, sozialer Phobie, posttraumatischer Belastungsstörung
Fluoxetin, z. B. Fluctin®	20/60	SSRI
Sertralin, z. B. Zoloft®	50–100/200	SSRI
Tranylcypromin, z. B. Jatrosom®	20/50	Irreversibler MAO-Hemmer, tyraminarme Diät vorgeschrieben
Moclobemid, z. B. Aurorix®	150/600	Reversibler MAO-Hemmer
Reboxetin, z. B. Edronax ®	4–8/10	SNRI
Viloxazin, z. B. Vivalan®	200/400	Keine Senkung der Krampfschwelle
Duloxetin Cymbalta®	60/120	SNRI, zur Behandlung der Belastungsinkontinenz und für schmerzhafte diabetische Polyneuropathie zugelassen
Bupropion Elontril®	150/300	Dopamin-Noradrenalin-Wiederaufnahme-Hemmer (NDRI), wird auch in der Raucherentwöhnung eingesetzt
Atomoxetin Straterra®	1,2 mg/kg/KG 1,8 mg/kg/KG	Hochselektiver Noradrenalin-Wiederaufnahme-Hemmer (NARI), Einsatz auch bei ADHS
Andere Antidepressiva		
Agomelatin, Valdoxan®	25–50 mg pro Tag	Melatoninagonist und 5-HT-2c-Antagonist, normalisiert zirkadiane Rhythmik
Tianeptin, Tianeurax®	37,5	Modulierender Einfluss auf das glutamaterge System

* Tagesdosis/-höchstdosis (oral, in mg)

17

Medikamentengabe
- Initial einschleichend dosieren
- Auf Erhaltungsdosis bei ausreichender Verträglichkeit innerhalb von einigen Tagen steigern

- Nach längerer Remission kann ambulant ggf. die Dosis vorsichtig reduziert werden
- Tageszeit ist wichtig: Antriebssteigernde Antidepressiva werden morgens, sedierende vorwiegend abends gegeben
- Bei i. v.-Anwendung der tri- und tetrazyklischen Antidepressiva langsam infundieren, da sonst die Nebenwirkungsrate und das Risiko von Delirien und Krampfanfällen ansteigen
- ! Hauptdosis bei sedierenden Antidepressiva abends geben, Nutzen der schlafanstoßenden Wirkung.

Nebenwirkungen

Nebenwirkungen bei trizyklischen Antidepressiva
Treten meist zu Beginn der Behandlung auf.
- Anticholinerg: Mundtrockenheit, Miktionsstörungen, Obstipation, Akkomodationsstörungen; ggf. symptomatische Behandlung
- Vegetativ: Übelkeit, Erbrechen, Schwitzen, Frösteln, Hautrötung, -blässe, Miosis, Mydriasis
- Kardiovaskulär: orthostatische Dysregulation, Arrhythmien, RR- und Frequenzschwankungen, Störung der Überleitung
- Endokrin: Gynäkomastie, Galaktorrhö, Libido- und Potenzverlust
- Tremor, Rigor, Schwindel, Kopfschmerz
- Müdigkeit, Konzentrationsstörungen; Verkehrstüchtigkeit eingeschränkt
- Ein „Switch" (Wechsel in die Hypomanie oder Manie) kann provoziert werden.

Schwere Nebenwirkungen bei tri- und tetrazyklischen Antidepressiva
Führen zum Absetzen.
- Delir (▶ 3.1.2, ▶ 8.2), Krampfanfälle (▶ 8.4.8)
- Schwere Kollapszustände: RR und Puls kontrollieren
- Harnverhalt → Miktion protokollieren
- Agranulozytose → Blutbild kontrollieren
- Paralytischer Ileus → Stuhlgang protokollieren
- Arrhythmie → EKG kontrollieren.

Nebenwirkungen bei Serotonin-Wiederaufnahme-Hemmern
- Übelkeit, Appetitlosigkeit, (aber ggf. auch) -zunahme, Erbrechen, Obstipation, vermehrtes Schwitzen
- Reversible Leberenzymerhöhung
- Agitiertheit, Schlaflosigkeit
- Schwindel, Kopfschmerz
- Sexuelle Funktionsstörungen
- Serotonerges Syndrom: zentrale Erregung, erhöhte Muskelspannung, Muskelzuckungen, Zittern (sehr selten, vor allem in Kombination mit MAO-Hemmern).

Kontraindikationen der trizyklischen Antidepressiva
- Absolut: Harnverhalt, Prostatahypertrophie, Pylorusstenose
- Relativ: Engwinkelglaukom, Alkohol- und Schlafmittelvergiftung, Schwangerschaft im 1. Trimenon.

Wechselwirkungen
- Wirkungsverstärkung durch Antipsychotika, Sedativa, MAO-Hemmer
- Wirkungsveränderungen durch Alkohol, Nikotin, Phenobarbital, Kontrazeptiva

17

- Erregungszustände, Delir bei gleichzeitiger Einnahme anderer Anticholinergika
- Überleitungsstörungen am Herzen bei gleichzeitiger Einnahme von Antiarrhythmika
- Potenzierung von Nebenwirkungen durch Blutdrucksenker, Sympathomimetika.

Besonderheiten der Serotonin-Re-Uptake-Hemmer
- Weniger Nebenwirkungen als bei trizyklischen Antidepressiva
- I. d. R. keine Sedierung, leichte Antriebssteigerung möglich
- Anfänglich u. U. Nervosität und Angst verstärkt, Übelkeit, Kopfschmerzen
- Keine Kombination mit MAO-Hemmern (Nebenwirkungen); Sicherheitsabstand von 2 Wochen einhalten.

Besonderheiten der MAO-Hemmer
- Weniger Nebenwirkungen als bei trizyklischen Antidepressiva
- Orthostatische Hypotonie, Schwindel, Kopfschmerz
- Besondere Achtsamkeit walten lassen bei Antriebssteigerung oder Suizidalität (▶ 5.1.2); evtl. Kombination mit Benzodiazepinen oder niederpotenten Antipsychotika
- Strenge Indikationsstellung in Schwangerschaft und Stillzeit.

> **⬛ Tipps, Tricks und Fallen**
> Die erwünschte Wirkung tritt bei den meisten Antidepressiva spätestens nach 2–3 Wochen ein, was oft hohe Anforderungen an die Geduld der Patienten und Behandler stellt.

17.2 Antipsychotika

Synonyme: Neuroleptika, Psycholeptika, Major tranquilizer.

Wirkung
- Antipsychotisch, sedierend, stimmungsstabilisierend, erregungshemmend
- Teils auch antidepressive, antimanische, antiemetische, analgetische oder schlafanstoßende Wirkung (▶ Tab. 17.2)
- Zentral wirksame Dopamin-, Histamin- und Serotoninantagonisten
- Anticholinerge, antihistaminische, antiadrenerge Effekte.

Indikationen
- Psychotische Syndrome
- Psychomotorische Erregtheit (▶ 6.2.2), Angst (▶ 6.1.2)
- Chronische und akute schizophrene Psychosen (▶ Kap. 7)
- Rezidivprophylaxe schizophrener Psychosen (▶ Kap. 7)
- Affektive (▶ Kap. 6) und organische Psychosen (▶ Kap. 8)
- Einschlafstörungen: niedrig- und mittelpotente Antipsychotika (AP)
- Chronische Schmerzzustände, psychogen (▶ 13.1.4) und somatisch.

Einteilungen
- Chemische Struktur, z. B. Phenothiazine, trizyklische AP, Butyrophenone, Thioxanthene, Diphenylbutypiperidine, substituierte Benzamide, Dibenzepine

17

Tab. 17.2 Antipsychotika

Substanz	Mittlere Dosis*	Besonderheiten
Niedrigpotente Antipsychotika, vor allem sedierend		
Levomepromazin, z. B. Neurocil®	150/400	Auch analgetisch
Chlorprothixen, z. B. Truxal®	200/400	Auch antidepressiv
Promethazin, z. B. Atosil®	150/600	Antihistaminikum
Melperon, z. B. Eunerpan®	200/400	Vor allem bei älteren und hirnorganisch erkrankten Patienten
Pipamperon z. B. Dipiperon®	120 mg/6 mg/kg KG	Vor allem bei älteren und hirnorganisch erkrankten Patienten
Thioridazin, z. B. Melleril®	150/600	Cave: QT-Zeitverlängerung
Mittelpotente Antipsychotika		
Perazin, z. B. Taxilan®	150/1 000	Besonders häufig im ambulanten Bereich
Clozapin, z. B. Leponex®	150/600	Selten EPS, Blutbildveränderungen
Sulpirid, z. B. Dogmatil®	450/1 600	Leicht aktivierend
Hochpotente Antipsychotika, vor allem antipsychotisch		
Clopenthixol, z. B. Ciatyl-Z®	100/250	Substanz auch als sedierendes Kurzzeit-i. m.-Präparat = Ciatyl-Z Acuphase®
Perphenacin, z. B. Decentan®	10/30	Keine
Pimozid, z. B. Orap®	6/16	Keine
Flupentixol, z. B. Fluanxol®	6/60	Hinweise für leichte antidepressive Wirkung
Fluphenazin, z. B. Lyogen®, Dapotum®	6/40	Keine
Haloperidol, z. B. Haldol®	6/20	Keine
Benperidol, z. B. Glianimon®	3/40	Höchste neuroleptische Potenz
Atypische Antipsychotika – AP der 2. Generation		
Risperidon, z. B. Risperdal®	6/8	Wirksamkeit bei psychotischen Zuständen und Aggressionen bei Demenz, Zulassung bei Impulskontrollstörung und Intelligenzminderung

17

Tab. 17.2 Antipsychotika *(Forts.)*

Substanz	Mittlere Dosis*	Besonderheiten
Zotepin, z.B. Nipolept®	100/450	Dosisabhängige EPS, Gewichtszunahme, bei Beginn vegetative Nebenwirkungen
Clozapin, z.B. Leponex®	150/600	Selten EPS, Blutbildveränderungen, niedrigdosiert auch bei psychotischem Syndrom im Rahmen eines Morbus Parkinson
Quetiapin, z.B. Seroquel®, Seroquel prolong®	300–450/800	Zulassung auch bei Manie; Zulassung der Prolongform bei mittlerer und schwerer Depression bei bipolaren Störungen; niedrigdosiert auch bei Morbus Parkinson
Aripiprazol, z.B. Abilify®	10–30	Partieller Dopamin-D2-Agonist
Olanzapin, z.B. Zyprexa®	10–15/20	Wenige EPS, teilweise Gewichtszunahme
Ziprasidon, z.B. Zeldox®	40–80/160	Möglichkeit der i.m.-Gabe, wenig Gewichtszunahme
Amisulprid, z.B. Solian®	400–800/1 200	Keine oder geringe Kardiotoxizität
Paliperidon, Invega®	6/12	Weiterentwicklung von Risperidon, relativ wenig Interaktionen mit anderen Medikamenten

* Mittlere Tagesdosis/-höchstdosis (oral, in mg)

- Klassische (konventionelle) Antipsychotika (Neuroleptika), atypische Antipsychotika (Neuroleptika); Besonderheiten der atypischen AP: erheblich weniger Extrapyramidalsydrome (EPS), vermehrte Wirksamkeit auf die primäre Negativsymptomatik, Wirksamkeit bei Therapieresistenzen, geringere Prolaktinerhöhung
- Grad der antipsychotischen Potenz; hochpotent: gute antipsychotische Wirkung ohne Sedierung, mittelpotent: mittelgradige antipsychotische Wirkung mit mäßiger Sedierung, niederpotent: gering antipsychotisch, stark sedierend.

Häufige Nebenwirkungen der klassischen Antipsychotika (AP)

Extrapyramidalmotorische Symptome (EPS)
Vor allem bei hochpotenten Antipsychotika:
- Frühdyskinesien (▶ 5.1.9): Zungen-, Schlund-, Blickkrämpfe, Opisthotonus, mimische Hyperkinesien → Gabe von Anticholinergika (▶ 17.7)
- Parkinsonoid: Tremor, Rigor, Akinese, Hypomimie, Hypersalivation, Salbengesicht, Kleinschrittigkeit, Arme schwingen beim Gehen nicht mit, Patient läuft wie „gebunden", roboterhaft → Gabe von Anticholinergika (▶ 17.7)
- Akathisie: Bewegungs- und Sitzunruhe, häufiges Aufstehen
- Spätdyskinesien: stereotype Bewegungsabläufe, schraubende, wurmartige Bewegungen, Zunge herausstrecken.

Bei den neueren Antipsychotika wie Quatiapin, Olanzapin, Ziprasidon oder Aripiprazol i.d.R. deutlich weniger extrapyramidale Nebenwirkungen, oft nur auf Placeboniveau.

17

Tab. 17.3 Untersuchungen bei antipsychotischer Behandlung	
Untersuchung	**Häufigkeit**
Blutbild	1.–3. Monat: alle 2 Wochen 4.–6. Monat: alle 4 Wochen Nach ½ Jahr: alle 12 Wochen
Leber- und Nierenwerte	1.–3. Monat: alle 4 Wochen Nach ¼ Jahr: alle 12 Wochen
EKG	Alle 6 Monate
EEG	Alle 6–12 Monate

Weitere Nebenwirkungen
- Vegetative Nebenwirkungen: RR-Schwankungen, Tachykardie, Dyspnoe, Schwitzen → RR, Puls, Atemfrequenz kontrollieren
- Anticholinerge Symptome: Mundtrockenheit, Miktionsstörungen, Obstipation, Akkomodationsstörungen
- Epileptische Anfälle
- Malignes neuroleptisches Syndrom (▶5.1.10): Rigor, Stupor, Fieber, quantitative Bewusstseinsstörung, CK-Erhöhung im Blut
- Endokrine Symptome: Gynäkomastie, Galaktorrhö, Zyklusstörungen, reversible Libido- und Potenzstörungen
- Gewichtszunahme → evtl. Kalorien einschränken, viel Bewegung
- Arzneimittelexantheme, Pigmentablagerung, Photosensibilisierung
- Thrombosen
- Blutbildveränderungen, Cholestase, Ikterus, Transaminasenanstieg → Labor kontrollieren (▶Tab. 17.3)
- Delirante, depressive und Erschöpfungssyndrome
- Denk- und Konzentrationsstörungen. Verkehrstüchtigkeit eingeschränkt (▶1.11.11).

Kontraindikationen
Keine absoluten, aber Vorsicht bei folgenden Grundleiden:
- Akute Alkohol-, Schlafmittel-, Medikamentenintoxikation
- Engwinkelglaukom, Pylorusstenose, Harnverhalt, Prostatahypertrophie
- Myasthenie
- Blutbildveränderungen (insbesondere Leukopenien)
- Organische Hirnschäden
- Kardiovaskuläre Krankheiten
- Schwangerschaft im 1. Trimenon.

Wechselwirkungen der Antipsychotika
- Verstärkung durch Alkohol, Benzodiazepine, Hypnotika, Antihistaminika
- Minderung durch Kaffee, Tee, Nikotin, große Wassermengen
- Delir besonders bei gleichzeitiger Gabe von anticholinergen Antidepressiva
- Einige atypische AP: Wechselwirkungen mit anderen Medikamenten, die über das Enzym CYP (mit verschiedenen Unterformen) abgebaut werden, z. B. Simvastatin, Fluvoxamin, Erythromycin.

Häufige Nebenwirkungen und weitere Besonderheiten der atypischen Antipsychotika

- **Amisulprid:** Unruhe, Einschlafstörungen, erhöhter Prolaktinspiegel mit Amenorrhö, Milchfluss, Libidoverlust; in höherer Dosierung selten EPS oder Akathisie, keine Sedierung
- **Clozapin:** Cave: erhöhtes Risiko von Blutbildveränderungen, insbesondere Agranulozytose; senkt die Krampfschwelle; zu Beginn Sedierung, mögliche orthostatische Dysregulation, Blasenentleerungsstörungen, häufig Gewichtszunahme, sehr gute antipsychotische Wirkung bei primärer Therapieresistenz; sehr geringes Risiko von EPS; gut einsetzbar bei Morbus Parkinson; oft Reservepräparat bei Unwirksamkeit der anderen AP
- **Olanzapin:** häufig Gewichtszunahme, Sedierung, Blutzuckererhöhungen, Schwindel, erhöhtes Risiko von Diabetes mellitus und Störungen des Lipidstoffwechsels möglich
- **Quetiapin:** Sedierung, Schwindel, Asthenie, orthostatische Dysregulation, mäßige Gewichtszunahme; sehr geringes Risiko von EPS; auch bei Negativsymptomatik wirksam; bei angepasster Dosis auch bei psychotischem Erleben im Rahmen eines Morbus Parkinson; hat die Zulassung zur Behandlung der Manie ebenso wie der (mittelschweren bis schweren) Depression im Rahmen bipolarer Störungen
- **Risperidon:** dosisabhängige EPS, unter 6 mg selten, orthostatische Hypotonie, mäßige Gewichtszunahme; wirksam in Positiv- und Negativsymptomatik, Wirksamkeit auf Aggressivität und Impulskontrollstörungen bei intelligenzgeminderten Patienten und bei Verhaltensstörungen oder psychotischen Symptomen bei Patienten mit Demenz; Zulassung zur Behandlung der Manie; als Depotform erhältlich (Risperdal Consta®)
- **Ziprasidon:** Benommenheit, Schwindel, Kopfschmerz, EPS nur in höherer Dosierung; auch bei Negativsymptomatik wirksam; minimale Gewichtszunahme; besonders fettlöslich (z. B. mit Milch oder Joghurt), in zeitlicher Nähe zu den Mahlzeiten einnehmen; auch als i. m.-Präparat erhältlich
- **Zotepin:** Obstipation, Harnverhalt, Akkomodationsstörungen, Tachykardie, dosisabhängig EPS, mäßige Gewichtszunahme; insgesamt höhere vegetative Nebenwirkungsrate
- **Aripiprazol:** oft ohne dämpfende Wirkung; Patienten erleben dies manchmal als Unruhe, kaum Gewichtszunahmen.

Pflege

- Puls und Blutdruck in den ersten 10 Tagen 3-mal am Tag kontrollieren
- Nebenwirkungen beobachten und dokumentieren
- Motorische Nebenwirkungen (Dyskinesien, Parkinsonoid) führen oft zur Ablehnung der Medikation, daher besonders auf diese Symptome achten und reagieren: Arzt informieren, ggf. Gabe von Anticholinergika, z. B. Akineton®
- Auf vermehrten Konsum von Kaffee, Tee und Zigaretten und auf Trinkverhalten achten; ansprechen
- Bei Clozapin-Patienten konsequente BB-Kontrollen, auf mögliche Infektionen achten
- Regelmäßige Gewichtskontrollen durchführen, ggf. Problematik mit dem Patienten und Arzt thematisieren.

17

Depression unter Therapie

Bei depressiver Symptomatik oder zunehmender Negativsymptomatik (vor allem Antriebsminderung) unter Antipsychotika an folgende Ursachen denken:

- Nebenwirkung durch Medikation
- Depressive Symptomatik im Rahmen der psychotischen Erkrankung oder postschizophrene Depression
- Reaktive depressive Symptomatik wegen Krankheit, Nebenwirkungen oder sozialer Stressoren
- Ein beginnendes Residualsyndrom kann anfangs als Depression imponieren.

Parenterale Akutpräparate

Parenterale Akutpräparate (▶ Tab. 17.4) werden intramuskulär zur kurzzeitigen Akutbehandlung von schweren psychotischen Syndromen oder Erregungszuständen (Zuclopenthixol) eingesetzt.

Tab. 17.4 Parenterale Akutpräparate

Substanz	Dosierung in mg	Intervall/Besonderheiten
Aripiprazol, Abilify®	9,75 mg bis 3-mal tgl.	Max. 30 mg insgesamt
Olanzapin, Zyprexa®	5–10 mg bis 3-mal tgl.	Max. über 3 Tage
Ziprasidon, Zeldox®	10 mg bis 3-mal tgl.	Max. über 3 Tage
Zuclopenthixol, z. B. Ciatyl-Z Acuphase®	50–150 mg	2–3 Tage, schnelles Anfluten, bei Erregungszuständen

Depotpräparate

Depotpräparate (▶ Tab. 17.5) werden insbesondere zur Rezidivprophylaxe als Schutz vor Wiedererkrankung bei Patienten mit schizophrenen Psychosen (▶ Kap. 7) und schizoaffektiven Psychosen (▶ 6.3) eingesetzt. Sie bieten sich vor allem bei Patienten an, bei denen eine regelmäßige Einnahme von Tabletten nicht gewährleistet ist.

- Praktikable Medikation in der Langzeitbehandlung
- Stärkt die Adhärenz: Patienten können oft geregelter Arbeit nachgehen
- Behandlungspass führen lassen, dieser ist z. B. über die Apotheke erhältlich.

Tab. 17.5 Depot-Antipsychotika

Substanz	Dosierung in mg	Intervall/Besonderheiten
Flupentixoldecanoat, z. B. Fluanxol® 2 %/10 %	20–100	2–3 Wochen, vor allem bei schizoaffektiven Psychosen
Fluphenazindecanoat, z. B. Dapotum®	10–100	2–4 Wochen
Fluspirilen, z. B. Imap®	2–10	1 Woche, kein Einsatz als Antidepressivum, schnelles Anfluten
Haloperidoldecanoat, z. B. Haldol®	50–300	2–4 Wochen

17

Tab. 17.5 Depot-Antipsychotika *(Forts.)*		
Substanz	**Dosierung in mg**	**Intervall/Besonderheiten**
Zuclopenthixol, z. B. Ciatyl-Z®	200–300	2–4 Wochen
Aripiprazol, Abilify Maintena®	300–400	4 Wochen
Paliperidon, Xeplion®	25–150	4 Wochen
Risperidon, Risperdal Consta®	25–50	2 Wochen

17.3 Beruhigungsmittel

Synonyme: Sedativa, Tranquilizer, Anxiolytika. Neben Benzodiazepinen spielen andere Substanzen nur eine untergeordnete Rolle.

17.3.1 Benzodiazepine

Wirkung
▶ Tab. 17.6, ▶ Tab. 17.7
- Ausschüttung zentral hemmender Neurotransmitter
- Sedierend, anxiolytisch, entspannend, enthemmend
- Antikonvulsiv
- Muskelrelaxierend.

Indikationen
- Angstsymptomatik, Angstattacken (▶ 5.1.4)
- Erregungszustände (▶ 5.1.5)

Tab. 17.6 Benzodiazepine als Beruhigungsmittel		
Substanz	**Mittlere Dosis***	**Besonderheiten**
Kurz wirksame Benzodiazepine		
Lorazepam, z. B. Tavor®	2/6	Gegen Angstzustände stark wirksam
Oxazepam, z. B. Adumbran®	30/60	Gegen Angstzustände
Mittellang wirksame Benzodiazepine		
Alprazolam, z. B. Tafil®	0,5/4	Keine
Bromazepam, z. B. Lexotanil®	5/24	Schwach sedierend
Clonazepam, z. B. Rivotril®	1/5	Bei epileptischen Anfällen
Lang wirksame Benzodiazepine		
Diazepam, z. B. Valium®	10/60	Keine
Chlordiazepoxid, z. B. Librium®	30/100	Kumulation
Clobazam, z. B. Frisium®	20/60	Wenig sedierend
* Mittlere Tagesdosis/-höchstdosis (in mg)		

17

- Akute Suizidalität (▶ 5.1.2)
- Stupor, Mutismus (▶ 3.7)
- Epileptische Anfälle (▶ 8.4.8)
- Ängstlich agitierte Depression (▶ 6.1)
- Muskelspasmen.

Begleitmedikation
- Bei psychosomatischen Beschwerden (▶ Kap. 13)
- Bei psychogenen, neurovegetativen Funktionsstörungen.

Nebenwirkungen
- Müdigkeit, Schläfrigkeit, Appetitsteigerung
- Konzentrations- und Vigilanzstörungen; Fahrtauglichkeit kann eingeschränkt sein
- Muskelrelaxation: Schwäche besonders in den Beinen, weiche Knie, Standunsicherheit
- Dysarthrie, verwaschene Sprache, Ataxie, schwankendes Gangbild
- Anterograde Amnesie
- Libidoverlust, Menstruationsstörungen, Zyklusunregelmäßigkeiten
- Atemdepression, Blutdruckabfall → RR, Puls und Atemfrequenz kontrollieren
- Herzstillstand
- Abhängigkeitsentwicklung
- Paradoxphänomene, vor allem bei älteren Patients: Es treten den beabsichtigten Wirkungen entgegengesetzte Effekte auf, z. B. Agitiertheit, Euphorisierung, Erregungszustände (▶ 5.1.5), Verwirrtheit, Schlaflosigkeit (▶ 13.3, ▶ 14.4).

Intoxikation
Durch einmalige oder ständige Überdosierung, freiwillige Mehreinnahme, Kumulation bei langer Halbwertszeit oder verminderter Metabolisierung in der Leber kann es zu Vergiftungserscheinungen kommen. Komplizierend sind zusätzliche Einnahmen anderer Psychopharmaka, aber auch Digoxin, Kontrazeptiva oder Alkohol. Nachweis von Benzodiazepinderivaten im Urin möglich.

Akute Intoxikation
- Schläfrigkeit und Apathie, motorische Verlangsamung
- Atemdepression
- Muskuläre Schwäche
- Anterograde Amnesie
- Doppelbilder, Dysarthrie, Ataxie
- Schwindel, Übelkeit, Kopfschmerz.

Chronische Intoxikation
- Wie bei akuter Intoxikation
- Extreme Schwäche mit Areflexie
- Dysphorische Verstimmung bis hin zur Depression (▶ 6.1)
- Vergesslichkeit und kognitive Einbußen.

17

Abhängigkeit und Entzug
Je höher die angstlösende Wirkung, desto größer das Abhängigkeitspotenzial. Typische Entzugserscheinungen:
- Qualitative und quantitative Wahrnehmungsstörungen (▶ 3.4)
- Angst, Unruhe, Schlaflosigkeit, dysphorische Verstimmung

- Tachykardien, Tremor, Schwitzen
- Verwirrtheitszustände, Delir (▶ 8.2), Grand-mal-Anfälle (▶ 8.4.8)
- Übelkeit, Erbrechen, Kopfschmerz
- Paranoid-halluzinatorische Psychosen (▶ Kap. 7)
- Depersonalisation, Derealisation (▶ 3.8).

Low Dose Dependency
Abhängigkeit von geringen Dosen bei Langzeiteinnahme in therapeutischer Dosierung.
- Verzögerte Entzugserscheinungen mit wechselnder Symptomatik nach Absetzen
- Fluktuierender Verlauf über Wochen; schwierige Abgrenzung gegenüber wieder auftretender Angstsymptomatik im Rahmen der Grunderkrankung.

Kontraindikationen
- Myasthenie, akutes Engwinkelglaukom
- Schwere Leber- oder Nierenschäden
- Schwangerschaft im 1. Trimenon
- Abhängigkeit oder Missbrauch: Alkohol, Psychopharmaka, Drogen
- Überempfindlichkeit gegen Benzodiazepine.

Wechselwirkungen
- Verstärkung durch Einnahme zentralwirksamer Psychopharmaka, Alkohol
- Relaxation bei gleichzeitiger Einnahme von Muskelrelaxanzien.

Umgang mit den Substanzen
- Bei Absetzen schrittweise Dosisreduktion erforderlich, auf vorhandene klinikübliche Ausschleichschemata achten; bei lang bestehender Abhängigkeit langsame Reduktion
- Unter stationären Bedingungen ist auch ein schnellerer Entzug möglich
- Wirkungseintritt und Halbwertszeiten der Substanzen sind unterschiedlich
- Empfohlene Untersuchungen vor Behandlungsbeginn: EEG, EKG, Labor (besonders Leber-, Nierenwerte); Labor wöchentlich, EKG nach 4 Wochen kontrollieren
- Maximale Behandlungsdauer 3–4 Wochen
- Immer nur ein Benzodiazepin zur selben Zeit verabreichen
- Orale Einnahme günstiger als i. m.-Gabe
- Gerontopsychiatrie: wegen Gefahr der schnellen relativen Überdosierung bei gleichzeitiger muskelentspannender, z. T. Schwindel erzeugender Wirkung: Gefahr von Sturz/Oberschenkelfraktur
- ! Gefahr der Akkumulation durch lange Halbwertszeit der Substanzen oder wirksame Metaboliten. Ggf. Umstellung auf Benzodiazepine mit kürzerer Halbwertszeit oder Dosisreduktion.

17.3.2 Weitere Beruhigungsmittel

Antipsychotika
Als Sedativa können auch niedrigpotente Antipsychotika eingesetzt werden (▶ 17.2).

Tri- und tetrazyklische Tranquilizer
Opipramol, z. B. Insidon®. Dosierung 150–250 mg, maximal 300 mg. Anderen trizyklischen Antidepressiva verwandt, aber nicht überlegen; keine Abhängigkeit.

17

Sedierende Antidepressiva
Trimipramin, z. B. Stangyl®, Dosierung: 25–100 mg pro Tag.

Betarezeptorenblocker
Symptomorientierte Behandlung der körperlichen Angstsymptomatik, dadurch Unterbrechen des Teufelskreises von Aufregung und körperlichen Zeichen wie Schwitzen, Zittern, Rotwerden (Oxprenolol, z. B. Trasicor®, 40–80 mg. Propranolol, z. B. Dociton®, 10–160 mg).

17.4 Schlafmittel

17.4.1 Benzodiazepine

Beim Einsatz als Schlafmittel (▶ Tab. 17.7) gelten folgende Besonderheiten:
* Schlafarchitektur (Verhältnis REM/Non-REM-Phasen) nur geringgradig verändert
* „Hangover" durch lange Halbwertszeiten bis zu 60 Std. kann zu chronischer Intoxikation führen
* Vermehrte Schlaflosigkeit nach Absetzen: Rebound-Insomnie
* Große therapeutische Breite.

Tab. 17.7 Benzodiazepine als Schlafmittel

Substanz	Mittlere Dosis*	Halbwertszeit in Std.
Flurazepam, z. B. Dalmadorm®	15/30	1–2
Triazolam, z. B. Halcion®	0,125/0,25	1–5
Temazepam, z. B. Remestan®	20/40	5–14
Lormetazepam, z. B. Noctamid®	0,5/2	8–14
Flunitrazepam, z. B. Rohypnol®	0,5	10–30
Nitrazepam, z. B. Mogadan®	5/10	15–30
* Tagesdosis/-höchstdosis (in mg)		

17.4.2 Barbiturate

Wirkung
* Sedierend, hypnotisch, narkotisch
* Antikonvulsiv.

Indikationen
* Ein- und Durchschlafstörungen (▶ 13.3, ▶ 14.4)
* Unruhezustände.

Nebenwirkungen
Geringe therapeutische Breite.
* Schnelle Toleranzentwicklung innerhalb von 10 Tagen, Gewöhnung und Missbrauch
* Veränderte Schlafarchitektur

17

Tab. 17.8 Barbiturate		
Substanz	Mittlere Dosis*	Halbwertszeit
Cyclobarbital, z.B. Somnupan C®	100/200	11 Std.
Pentobarbital, z.B. Neodorm®	100/200	15–48 Std.
Phenobarbital, z.B. Nervolitan S®	100/200	1–5 Tage
* Tagesdosis/-höchstdosis (in mg)		

- Euphorie, symptomatische Psychosen (▶ Kap. 8)
- Allergische Hautreaktionen
- Paradoxe Reaktionen wie Unruhe und Schlafstörungen bei älteren Patienten und hyperkinetischen Kindern
- Kumulation: Müdigkeit, Antriebs- und Interesseverlust, Einschränkung kognitiver Leistungen, Gleichgewichtsstörungen, Nystagmus.

Kontraindikationen
- Leber- und Niereninsuffizienz, Myokardschäden
- Abhängigkeitserkrankungen.

Wechselwirkungen
- Gegenseitige Verstärkung bei sedierenden Pharmaka und Alkohol
- Verstärkt Wirkung von Valproinsäure
- Dosissteigerung: Enzyminduktion führt zu schnellerem Abbau des Medikaments.

Umgang mit den Substanzen
Dosierung so niedrig wie möglich. Nach längerem Gebrauch schrittweise über mehrere Wochen absetzen. Auf klinikinternes Schema achten. Aufgrund der Nebenwirkungen werden Barbiturate (▶ Tab. 17.8) kaum noch eingesetzt.

Entzugserscheinungen
Treten meist innerhalb von 24 Std. auf und können 3–4 Tage anhalten.
- Ängstlich getönte Unruhe
- Epileptische Anfälle (▶ 8.4.8)
- Delir (▶ 8.2).

17.4.3 Alkoholderivate

Chloralhydrat, z.B. Chloraldurat rot®: 250–1000 mg täglich, oder Chloraldurat blau®: 250–1000 mg täglich. Unterschiedlicher Wirkungsverlauf: „rot" wirkt schnell und kurz, „blau" flutet langsamer an und wirkt länger.

Wirkung
Schlafanstoßende Wirkung, verstärkt Schlaftiefe, hemmt REM-Schlaf (▶ 13.3, ▶ 14.4).

Indikationen
- Einschlafstörungen, z.B. Chloraldurat rot® (▶ 13.3, ▶ 14.4)
- Durchschlafstörungen, z.B. Chloraldurat blau® (▶ 13.3, ▶ 14.4)
- Zentral bedingte Unruhezustände.

17

Nebenwirkungen
- Zentralnervöse Störungen wie Müdigkeit und Verwirrtheit
- Gastrointestinale Reizung, Übelkeit, allergische Hautreaktionen
- Enzyminduktion, dadurch Gewöhnungseffekt; Suchtpotenzial.

Kontraindikationen
Leber-, Nieren-, Herzinsuffizienz.

Wechselwirkungen
- Wirkungsverstärkung durch zentraldämpfende Pharmaka und Alkohol
- Wirkungsverstärkung oraler Antikoagulanzien.

Umgang mit den Substanzen
Geringe therapeutische Breite: Horten von Medikamenten beobachten. Toxische Wirkung ab 4 g, letale Wirkung ab 6–10 g möglich.

17.4.4 Benzodiazepin-ähnliche Hypnotika

- Zolpidem, z. B. Stilnox®: 10–20 mg bei Einschlafstörung (▶ 13.3, ▶ 14.4)
- Zopiclon, z. B. Ximovan®: 7,5–15 mg bei Ein- und Durchschlafstörung (▶ 13.3, ▶ 14.4)
- Zaleplon, z. B. Sonata®: 10 mg bei Einschlafstörungen (▶ 13.3, ▶ 14.4).

Reduzierte Dosis bei Leberfunktionsstörungen, chronisch obstruktiver Lungenerkrankung und älteren Patienten. Bei längerem Gebrauch kann es zu einer Abhängigkeitsentwicklung kommen!

Nebenwirkungen
- Sedierung, Reaktionsvermögen herabgesetzt
- Koordinations- und Bewegungsstörungen
- Morgendlicher Überhang.

Kontraindikationen
- Myasthenie
- Respiratorische Insuffizienz
- Intoxikation mit Psychopharmaka
- Schwangerschaft und Stillzeit.

Wechselwirkungen
Wirkungsverstärkung durch zentraldämpfende Pharmaka und Alkohol.

17.4.5 Sedierende Antidepressiva

Sedierende Antidepressiva (wie Amitriptylin, Doxepin, Mirtazapin, Trimipramin) können ohne die Gefahr der Abhängigkeitsentwicklung zur Behandlung von Schlafstörungen eingesetzt werden.

17.4.6 Sedierende Antihistaminika

Bei der Behandlung von Schlafstörungen macht man sich die sedierende Wirkung von Antihistaminika, die ursprünglich aus der Behandlung von Allergien und Heuschnupfen bekannt sind, zunutze. Beispiele: Diphenhydramin (z. B. Dolestan®) 25–50 mg/Tag, Doxylamin (z. B. Hoggar night®), 25–60 mg/Tag, Hydroxyzin (z. B. Atarax®) 37,5–70 mg/Tag.

Nebenwirkungen
- Mundtrockenheit, Tachykardie
- Schwindel, Kopfschmerz.

17.5 Phasenprophylaktika

17.5.1 Lithiumsalze

Wirkmechanismus
Stabilisiert Membran an Synapsen, hemmt Neurotransmitterwirkung.

Einsatzziel
Vermeiden, Verzögern und Abschwächen wiederkehrender depressiver, manischer und schizoaffektiver Psychosen. Antimanischer Effekt, antisuizidaler Effekt.

Indikationen
Rezidivprophylaxe besonders bei Verläufen mit schweren und häufigen Phasen.
- Bipolare, endogene Affektpsychosen (▶ Kap. 6)
- Monopolare, endogene Depressionen (▶ 6.1)
- Monopolare Manien; auch zur Akuttherapie (▶ 6.2)
- Schizoaffektive Psychosen (▶ 6.3).

Substanzen
- Lithiumacetat, z. B. Quilonum ret®: 2-mal 1 Tbl.
- Lithiumkarbonat, z. B. Hypnorex ret®: 2-mal 1 Tbl.
- Lithiumsulfat, z. B. Lithium-Duriles ret®: 3-mal 1 Tbl.

Angegebene Dosierungen sind Richtwerte, genaue Menge je nach Plasmaspiegel. Lithiumkarbonat und -sulfat erreichen stabilere Plasmaspiegel (Retardformen) und sollten allgemein den Vorzug erhalten. Frühester Eintritt eines antimanischen Effektes nach ca. 8 Tagen.

Nebenwirkungen
Innerhalb der ersten 14 Tagen auftretend
Initiale Nebenwirkungen verschwinden meist spontan.
- Feinschlägiger Tremor, v. a. Ruhetremor; Therapieversuch mit 3-mal 10 mg Propranolol
- Polyurie, Polydipsie
- Gastrointestinale Beschwerden, v. a. Übelkeit, Völlegefühl und Durchfälle
- Muskelschwäche, Müdigkeit
- Fruchtschädigung (teratogen)
- Zunahme einer Schuppenflechte.

Später auftretend
- Gewichtszunahme, Gesichts- und Knöchelödeme
- Euthyreote Struma: Halsumfang messen, Therapie mit 50–150 µg L-Thyroxin
- Feinschlägiger Tremor
- Nierenfunktionsstörungen: Kreatininbestimmung, Urinstatus
- Leukozytosen: Blutbildkontrollen
- EEG- und EKG-Veränderungen.

17

Kontraindikationen
- Nierenfunktionsstörungen
- Therapie mit Diuretika
- Herz-Kreislauf-Krankheiten
- Schilddrüsenerkrankungen, Morbus Addison
- 1. Trimenon der Schwangerschaft, Stillperiode.

Wechselwirkungen
Anstieg des Serumspiegels bei gleichzeitiger Einnahme von nichtsteroidalen Antiphlogistika und nephrotoxischen Antibiotika.

Umgang mit den Substanzen
Nach mehrwöchiger Behandlung auftretende Nebenwirkungen müssen besonders ernst genommen und behandelt werden, da sie langfristig die Compliance und damit den Therapieerfolg gefährden. Patienteninformationen der Pharmafirmen und Behandlungspass sind bei Apotheken erhältlich. Wichtig sind die Aufklärung der Patienten über mögliche Nebenwirkungen und regelmäßige Spiegelkontrollen.

Kontrolluntersuchungen vor der Einstellung
- Internistischer und neurologischer Status
- Körpergewicht, Halsumfang, RR, Puls
- Blutbild, Kreatinin, Elektrolyte, Harnstoff, Harnsäure, Schilddrüsen-, Urinstatus
- EEG, EKG.

Lithiumintoxikation
- Grobschlägiger Tremor
- Erbrechen, Durchfall
- Abgeschlagenheit, Müdigkeit
- Schwindel, Ataxie, verwaschene Sprache
- Muskelkrämpfe und Zuckungen, Krampfanfälle
- Bewusstseinstrübung
- Akutes Psychosyndrom (▶ 8.2).

Therapie
- Medikament absetzen; Elektrolyte bestimmen, ggf. substituieren; Wasserhaushalt normalisieren
- Atmung, Puls, Blutdruck und Nierenfunktion kontrollieren; bei Plasmaspiegel über 3 mmol/l ist Hämodialyse indiziert.

Pflege
- Spiegel 12 Std. nach der letzten Tablettengabe und parallel Kreatinin im Serum bestimmen
  - Spiegel zur Prophylaxe: 0,5–0,8 mmol/l
  - Spiegel in der Akutphase: ca. 1,0 mmol/l
  - Nebenwirkungen ab 1,1 mmol/l
- Elektrolytverschiebungen
  - Auf ausreichende Zufuhr von Flüssigkeit und Natrium achten
  - Besondere Vorsicht bei Diätkuren und übermäßigem Schwitzen, z. B. Sauna
- ! Hoher Flüssigkeitsverlust, z. B. bei Fieber, Durchfällen und starkem Schwitzen, führt zum Anstieg des Plasmaspiegels → Lithiumintoxikation
- Unbedingt Kontrazeption bei Frauen im gebärfähigen Alter; mögliche teratogene Wirkung: kardiovaskuläre Missbildungen.

17

17.5.2 Carbamazepin

Neben Lithium und Valproat bei bipolaren affektiven Störungen einzusetzen. Bei „Rapid Cycling" (▶ 6.2) sogar Mittel der ersten Wahl.

Einsatzziel
Vermeiden, Verzögern und Abschwächen wiederkehrender depressiver, manischer und schizoaffektiver Psychosen. Antimanischer Effekt.

Indikationen
Rezidivprophylaxe besonders bei Verläufen mit schweren und häufigen Phasen.
* Bipolare, endogene Affektpsychosen (▶ Kap. 6)
* Monopolare Manien; auch zur Akuttherapie (▶ 6.2), antimanische Wirkung nachgewiesen, trotzdem keine Zulassung durch das Bundesinstitut für Arzneimittel und Medizinprodukte (BfArM) (Off Label Use), Zulassung in Vorbereitung
* Schizoaffektive Psychosen (▶ 6.3)
* Epilepsiebehandlung
* Akut aufgetretene Nervenschmerzen, z. B. Trigeminusneuralgien
* Diabetische Neuropathie
* Diabetes insipidus.

Substanzen
* Beispielsweise Timonil®, Tegretal®, Fokalepsin®, Sirtal®
* Einschleichend aufdosieren: Beginn mit 200–400 mg/Tag, auf 3–4 Gaben verteilt, täglich um 200 mg steigern
* Erhaltungdosis beim Erwachsenen: 800–1 600 mg/Tag.
Angegebene Dosierungen sind Richtwerte, genaue Menge je nach Plasmaspiegel. Nach einer längeren Einnahme kann Carbamazepin den eigenen Abbau fördern (Enzyminduktion), deshalb muss in den ersten Wochen die Dosis ständig angepasst werden. Eintritt eines antimanischen Effekts nach 8 Tagen.

Nebenwirkungen
* Müdigkeit, Schwindel, Ataxie, Kopfschmerz, Nystagmus, Tremor
* Übelkeit, Erbrechen, Durchfall
* Arrhythmien, Tachykardien
* Hepatitis, Anstieg der Leberenzyme, Hyperammonämie
* Blutbildveränderungen; Cave: keine Kombination mit anderen knochenmarksschädlichen Substanzen, z. B. Clozapin
* Exanthem, Urticaria, exfoliate Dermatitis bis zum Lyell-Syndrom; Cave: sofort absetzen
* ADH-Stimulation
* Fruchtschädigung (teratogen).

Kontraindikationen
* Atrioventrikulärer Block
* Akute Porphyrie
* Schwangerschaft
* Bekannte Knochenmarksschäden
* Schwere Leber- oder Nierenerkrankungen
* Wegen der strukturellen Ähnlichkeit mit Imipramin und anderen trizyklischen Antidepressiva sollten Patienten, die auf diese Substanzen mit Hautveränderungen reagiert haben, nicht mit Carbamazepin behandelt werden.

17

Wechselwirkungen
- Spiegelanstieg bei gleichzeitiger Einnahme von Kalziumantagonisten vom Papaverintyp, Cimetidin und Erythromycin
- Über Beeinflussung der Hormonclearence kann die Wirkung von Kontrazeptiva vermindert werden
- Durch die Enzyminduktion kann der Wirkspiegel anderer Medikamente wie Antipsychotika, Antidepressiva und Antikoagulanzien herabgesetzt werden.

Pflege
- Spiegel 12 Std. nach der letzten Tablettengabe bestimmen
  - Angestrebter Spiegel: 6–12 mg/l
  - Nebenwirkungsgrenze individuell sehr unterschiedlich
- Bei Patienten mit Carbamazepin auf Hautveränderungen achten.

17.5.3 Valproat

Phasenprophylaktikum, das wie Carbamazepin aus der Behandlung der Epilepsie kommt.

Indikationen
Rezidivprophylaxe besonders bei Verläufen mit schweren und häufigen Phasen.
- Bipolare, endogene Affektpsychosen (▶ Kap. 6)
- Akute Manien; antimanische Wirkung nachgewiesen, „Rapid Cycling"
- Mischzustände, besonders bei schweren Verläufen
- Bipolare Störungen.

Nebenwirkungen
- Leichte anfängliche Sedierung
- Gewichtszunahme
- Fruchtschädigung möglich (teratogen)
- Erhöhung der Leberenzyme, Hyperammonämie
- Magen-Darm-Beschwerden
- Tremor
- Haarverlust
- Gerinnungsstörungen, u. a. Störungen der Thrombozytenaggregation; Cave: Kombination mit Throbozytenaggregationshemmern
- Blutbildstörungen.

Substanzen
Beispiele: Convulex®, Leptilan®, Ergenyl®, Orfiril®, Valproat-neuraxpharm®.
- Beginn der Behandlung mit 500–1 000 mg pro Tag, verteilt auf 2–4 Einzelgaben
- Erhaltungsdosis bei Erwachsenen i. d. R. zwischen 1 200 und 2 100 mg
- Um einen raschen antimanischen Effekt zu erzielen, wird empfohlen, von Beginn an mit Dosen um 20 mg/kg Körpergewicht zu behandeln („loading").

Kontraindikationen
- Hepatische Porphyrie
- Leber- und Pankreasfunktionsstörungen
- Blutgerinnungsschäden.

17

Pflege
Spiegel 12 Std. nach der letzten Tablettengabe bestimmen.
- Angestrebter Spiegel: 50–120 mg/l
- Nebenwirkungsgrenze ist auch hier individuell sehr unterschiedlich.

17.5.4 Lamotrigin

Beispielsweise Lamictal®. Wie Carbamazepin (▶17.5.2) aus der Behandlung der Epilepsie kommend. Hat die Zulassung zur Prävention depressiver Episoden bei bipolaren Störungen.
Problem: Lamotrigin muss zur Vermeidung von potenziell sehr gefährlichen Hautreaktionen (Lyell-, Steven-Johnson-Syndrom, exfoliative Dermatitis) sehr langsam eingeschlichen werden. Erhaltungsdosis: 100–200 mg/Tag.

17.6 Medikamente zur Entgiftung/Entwöhnung

17.6.1 Clomethiazol

Beispielsweise Distraneurin®.

Wirkung
Sedierend, hypnotisch, antikonvulsiv.

Indikationen
- Alkoholentzugssyndrom, Alkoholdelir (▶11.2)
- Medikamentendelir, z.B. Antidepressiva (▶17.1)
- Erregungs- und Unruhezustände
- Schlafstörungen bei geriatrischen Patienten (▶14.4).

Nebenwirkungen
- Atemdepression: Atemfrequenz, -tiefe verringert
- Verschleimung der Atemwege
- Hypotone Blutdruckreaktion → RR kontrollieren
- Exantheme, Magen-Darm-Beschwerden, ausgeprägte Durchfälle
- Abhängigkeitspotenzial.

Dosierung
Oral: initial 2–4 Kapseln = 10–20 ml Mixtur. Tagesdosis abhängig vom klinischen Bild: 3–6-mal 2 Kapseln. Tageshöchstdosis 24 Kapseln pro Tag.
Parenteral: nur unter Intensivbedingungen. Initial 100 ml 0,8-prozentige Lösung in 10 Min., Dauertherapie mit bis zu 100 ml/Std.
Wirkeintritt bei Kapseln und Mixtur nach 15 Min., bei Tabletten nach 70 Min.
! Schrittweise ausschleichen, auf vorhandene klinikübliche Ausschleichschemata achten.

Kontraindikationen
Pneumonie, Asthma, COLD, schwere respiratorische Insuffizienz.
! Nicht für die ambulante Therapie geeignet.

Wechselwirkungen
Verstärkung durch Tranquilizer, Hypnotika, Antipsychotika und Alkohol.

17

Umgang mit der Substanz
- Ständige Überwachung erforderlich: Wachheit, Atmung
- Substanz selbst hat ein hohes Suchtpotenzial und wird gerne unter Patienten gehandelt → Einnahme unter Aufsicht; bei Verdacht auf Horten als Mixtur verabreichen
- Behandlung nur stationär in der Klinik (niemals ambulant) und nicht länger als 14 Tage, oft klinikinternes Behandlungsschema
- Bei gleichzeitiger Einnahme von Alkohol erheblich erhöhtes Risiko von Nebenwirkungen und paradoxer Reaktion, z. B. schweres Delir; bei Auftreten von psychomotorischer Unruhe oder Desorientiertheit intensivmedizinische Überwachung erforderlich.

17.6.2 Disulfiram

Wird nur noch in Ausnahmefällen gegeben unter strenger Abwägung der Indikation. Wurde ursprünglich unter dem verhaltenstherapeutischern Ansatz der „bedingten Aversionsreaktion" eingesetzt, z. B. Antabus®. Der Patient muss zur Behandlung und Abstinenz motiviert sein.

Wirkmechanismus
Hemmt Verstoffwechselung von Alkoholabbauprodukten. Gleichzeitige Einnahme von Alkohol und Disulfiram erzeugt Übelkeit, Kopfschmerz, Gesichtsröte, Blutdruckabfall, Tachykardie, Schwitzen, quälenden Brechreiz und Erbrechen.

Indikation
Chronischer Alkoholismus (▶ 11.2).

Dosierung
Immer in der Klinik: initial 7 Tage lang 1 g morgens, dann 0,1–0,5 g pro Tag. Behandlungsdauer 6 Monate.

Nebenwirkungen
! Auch bei Alkoholkarenz
- Gastrointestinale Beschwerden, Unwohlsein
- Miktionsstörungen, Impotenz
- Müdigkeit, Kopfschmerzsyndrome.

Kontraindikationen
- Leber-, Nieren- oder Herzinsuffizienz
- Anfallsleiden
- Schwangerschaft
- Endokrine Erkrankungen, z. B. Hyperthyreose, Diabetes.

Disulfiram-Alkohol-Test
- Probetrunk: 100 ml Wein, 200 ml Bier oder 20 ml eines 40-prozentigen Alkoholgetränks
- Gefäßerweiterung nach 5–10 Min.: Hitzewallung im Gesicht, RR-Abfall, Pulsanstieg
- Flushsyndrom bis zu 1 Std.: vor allem Übelkeit, Erbrechen, Kopfschmerz
- Ständig RR und Puls kontrollieren
- Antidot: 1 g Ascorbinsäure oder 50 mg Promethazin i. v.

17

17.6.3 Acamprosat

Campral®.

Indikation
Zur Unterstützung der Aufrechterhaltung der Abstinenz bei alkoholabhängigen Patienten (▶11.2).

Dosierung
Patienten unter 60 kg Körpergewicht: 2 Tabletten morgens, 1 mittags, 1 abends.
Patienten über 60 kg Körpergewicht: 3-mal 2 Tabletten.

Nebenwirkungen
! Auch bei Alkoholkarenz
• Gastrointestinale Beschwerden, Unwohlsein, Durchfall, Übelkeit, Erbrechen
• Juckreiz
• Makulopapulöse Erytheme.

Kontraindikationen
• Leber-, Nierenfunktionsstörungen
• Kinder und Alter > 60 Jahre
• Schwangerschaft
• Endokrine Erkrankungen, z. B. Hyperthyreose, Diabetes mellitus.

17.7 Anticholinergika

Auswahl von Medikamenten aus der Parkinsontherapie, die auch zur Behandlung der unerwünschten Nebenwirkungen der Antipsychotika eingesetzt werden.
• Biperiden, z. B. Akineton®: 6–12 mg/Tag
• Benzatropin, z. B. Cogentinol®: 2–6 mg/Tag.

Wirkmechanismus
Antagonisiert, z. T. Antipsychotikawirkung. Anticholinerge Gegenreaktion. Dopaminkonzentration im Serum wird nicht beeinflusst.

Indikationen
Frühdyskinesien (▶5.1.9), Parkinsonoid. Eine prophylaktische Gabe ist i. d. R. nicht indiziert. Ausnahme: Katatonien. Reduktions- und Absetzversuche in größeren Abständen, da sich die extrapyramidalmotorischen Symptome gelegentlich spontan bessern.

Nebenwirkungen
• Euphorisierend
• Delirante Syndrome mit motorischer Unruhe, Nestelbewegungen, szenische Halluzinationen
• Schwindel, Bradykardie → RR und Puls 3-mal täglich kontrollieren
• Senkt Krampfschwelle
• Verschlechtert Spätdyskinesien
• Anticholinerge Nebenwirkungen (▶17.7).

Kontraindikationen
• Harnverhalt, Prostatahypertrophie, Engwinkelglaukom
• Kardiovaskuläre Erkrankungen.

17

Wechselwirkungen
Verringert antipsychotische Wirkung von Antipsychotika: evtl. Antipsychotika höher dosieren. Verstärkt Wirkung von Antihistaminika und anderen Antiparkinsonmitteln.

> **❗ Tipps, Tricks und Fallen**
> Wegen der euphorisierenden Wirkung ist besonders Biperiden bei Patienten sehr beliebt, dadurch möglicher Missbrauch. Geübte Patienten können Dyskinesien vortäuschen und Medikamente horten. Die Unterscheidung zwischen echten und simulierten extrapyramidalmotorischen Symptomen ist oft schwierig. Im Zweifelsfall ist aber eher zu einer Gabe zu raten.

17.8 Stimulanzien

▶ Tab. 17.9
Synonyme: Psychotonika, Energetika, Energizer.

Methylxanthine
Substanzen wie Koffein, Kokain, Theophyllin mit zentral erregender Wirkung. Koffein (z. B. in Kaffee, Tee, Colagetränken) ist als Genussmittel das am meisten verbreitete Mittel dieser Gruppe überhaupt.
Kokain ist wegen seiner toxischen Wirkung und des hohen Abhängigkeitspotenzials nicht mehr stark verbreitet. Beide Substanzen werden nicht therapeutisch eingesetzt.

Methylphenidat (MPH)
Methylphenidat gilt als Medikament erster Wahl zur Behandlung des Aufmerksamkeitsdefizit-/Hyperaktivitätssyndroms (ADHS) in der Kindheit und im Erwachsenenalter. Es sollte jedoch stets in Kombination mit psychotherapeutischen und psychosozialen Maßnahmen eingesetzt werden.
In den letzten Jahren wird die Substanz missbräuchlich zunehmend auch zum sog. Hirndoping eingesetzt. Die Indikation und die Verschreibung sind streng abzuwägen, MPH ist als verschreibungsfähiges Betäubungsmittel eingestuft.

Wirkung
- Hemmung der Wiederaufnahme von Dopamin und Noradrenalin
- Unterdrückt Müdigkeit und Abgeschlagenheit
- Steigert Konzentration.

Indikationen
Stets strenge Indikationsstellung: hyperkinetisches Syndrom, ADHS bei Kindern und Erwachsenen.

Nebenwirkungen
- Tachykardie, Palpitationen, RR-Anstieg
- Schlaflosigkeit, Tremor, Kopfschmerz, Schwindel
- Mundtrockenheit, Diarrhö
- Psychotische Syndrome.

Kontraindikationen
- Hypertonus, Tachykardien, Angina pectoris
- Schilddrüsenüberfunktion

Tab. 17.9 Stimulanzien		
Substanz	**Mittlere Dosis***	**Besonderheiten**
Amphetamine		
Amfetaminil AN 1	10/30	Narkolepsie
Nicht-Amphetamine		
Methylphenidat, z. B. Ritalin®, Medikinet® Concerta®	20/60	Bei ADHS
Fenetyllin, z. B. Captagon®	100/300	Keine
* Tagesdosis/-höchstdosis (in mg)		

- Engwinkelglaukom
- Abhängigkeitserkrankungen (in Einzelfällen Behandlung, wenn ADHS aufrechterhaltender Faktor der Suchterkrankung)
- Psychosen.

Wechselwirkungen
Blutdruckanstieg: trizyklische Antidepressiva.

Umgang mit den Substanzen
- Differenzial-BB und RR kontrollieren
- Verteilung über den Tag auf mehrere Einzeldosen, nicht mehr nachmittags oder abends
- Retardierte Präparate können einmal morgens eingenommen werden.

17.9 Nootropika

Es handelt sich um verschiedene Substanzen denen die Wirkung zugeschrieben wird, die Gedächtnis-, Konzentrations-, Lern- und Denkfunktionen zu verbessern. Klinisch ist der Einsatz einiger Substanzen umstritten.
Substanzen dieser Gruppe sind etwa Ginko, Modafinil, Piracetam. Sie werden zunehmend auch zum sog. Gehirndoping und als „Anti-Aging-Mittel" eingesetzt.

Wirkmechanismus
- Verbessern Hirndurchblutung, steigern Hirnstoffwechsel
- Erleichtern Sauerstoffabgabe, verbessern Glukoseverwertung
- Hemmen den enzymatischen Abbau der Acetylcholinesterase
- Neuerer therapeutischer Ansatz über Hemmung des glutaminergen Systems.

Indikationen
Demenzielle Syndrome, leichte kognitive Störung.

Nebenwirkungen
Besonders bei hirnorganischen Erkrankungen.
- Gastrointestinale Nebenwirkungen
- Antriebssteigerung, sexuelle Enthemmung
- Aggressive Verhaltensdurchbrüche
! Vor allem auf plötzliche Veränderungen im Sozialverhalten achten.

17

Umgang mit den Substanzen
Vor Einsatz von Nootropika ist bei einigen Substanzen eine internistische Diagnostik und Therapie wichtig. Besonders Rhythmusstörungen, hoher Blutdruck und Herzinsuffizienz müssen adäquat behandelt werden. Erst nach optimaler medikamentöser Einstellung ist bei unveränderter psychischer Symptomatik eine Behandlung mit Nootropika sinnvoll.

17.10 Antidementiva

Hier werden Antidementiva (▶ Tab. 17.10) im engeren Sinne beschrieben, gelegentlich werden auch einige Nootropika (▶ 17.9) zu dieser Gruppe gezählt. Diese Medikamente können die Zunahme der demenziellen Symptome verzögern und sollten immer mit psychosozialen Maßnahmen für Patienten und deren Angehörige kombiniert werden.

Memantine
Memantin ist ein NMDA(Glutamat)-Rezeptorantagonist und soll der übermäßigen Stimulation der NMDA-Rezeptoren und der dadurch bedingten Schädigung der Nervenzellen bei Demenz entgegenwirken.

Acetylcholinesterasehemmer
Wirkung
Diese Substanzen verzögern den Abbau von Acetylcholin und sollen den bei Demenz bestehenden Mangel an Acetylcholin kompensieren. Die gestörte cholinerge Neurotransmission ist eine Ursache der kognitiven Defizite bei der Alzheimer-Demenz.

Indikationen
Leichte bis mittelschwere Alzheimer-Demenz, in Einzelfällen auch bei schwerer Alzheimer-Demenz.

Nebenwirkungen
- Appetitlosigkeit, Übelkeit, Erbrechen
- Müdigkeit, Schlafstörungen, Schwindel
- Kopfschmerzen
- Bradykardie, Synkopen.

Kontraindikationen
Schwere Leberinsuffizienz.

Wechselwirkungen
Keine Kombination mit Cholinergika oder Betablockern.

Tab. 17.10 Antidementiva

Substanz	Mittlere Dosis*	Besonderheiten
Donepezil, Arizept®	5/10	
Rivastigmin, Exelon®	6/12	Auch als Pflaster zur transdermalen Anwendung
Galantamin, Reminyl®	8/24	
Memantin, z. B. Axura®	10/20	NMDA-Antagonist

17

17.11 Androgenantagonisten

Cyproteron, z. B. Androcur®: initial 100–200 mg, auf Dauer 50 mg oral. Parenteral 14-tägig 300 mg i. m.

Wirkung
Steroidhormon mit antiandrogener, antigonadotroper und gestagener Wirkung (kompetitiver Testosteronantagonist). Vermindert Sexualtrieb, verringert Ejakulatvolumen, hemmt Spermiogenese. Die Wirkung ist reversibel.

Indikationen
- Pathologisch gesteigertes, hypersexuelles Verhalten
- Sexualdeviationen: „chemische Kastration"
- Inoperables Prostatakarzinom
- Hochgradiger Hirsutismus.

Nebenwirkungen
- Müdigkeit, Abgeschlagenheit, Antriebsminderung
- Depressiv-dysphorische Verstimmung
- Gewichtsschwankungen, BZ-Anstieg, Gynäkomastie
- Mindert Verkehrstüchtigkeit.

Kontraindikationen
- Schwere depressive Verstimmungen
- Tumoren
- Leberkrankheiten, Diabetes mellitus, Thromboseneigung
- Tbc.

Das Längenwachstum der Knochen wird negativ beeinflusst, daher besondere Vorsicht bei Jugendlichen vor Abschluss der körperlichen Reife.

Wechselwirkungen
Wirkungsabschwächung durch Alkohol.

Umgang mit den Substanzen
Wirkungseintritt frühestens nach einer Woche. Die Patienten müssen freiwillig zur Einnahme bereit sein, kooperativ auch über einen Zeitraum von Jahren.

17.12 Pflanzliche Mittel

Bei leichteren Syndromen können diese Mittel als Alternative zu Psychopharmaka gegeben werden. Die Nebenwirkungsrate ist i. d. R. geringer und die Akzeptanz bei Patienten daher hoch. Grundsätzlich sollten Heilpflanzen:
- Nicht selbst gesammelt oder angebaut werden
- Nicht länger als ein Jahr zu Hause gelagert werden
- Nicht bei schweren oder sich verschlechternden Krankheitsbildern als Monotherapie eingesetzt werden.

Johanniskraut (Herba hyperici)
- Bei leichten und mittelschweren depressiven Syndromen
- Indiziert bei Angst, nervöser Unruhe, depressiver Verstimmung, psychovegetativen Störungen
- Kontraindikation: Lichtüberempfinden

17

- Nebenwirkungen: induziert Cytochrom 3A4; Reduktion der Serumspiegel von Digoxin, Theophyllin, Cyclosporin und Phenprocoumon, Kontrazeptiva
- Dosis: 3-mal 300–350 mg pro Tag.

Ginkgo (Ginkgo biloba)
- Soll Auffassung und Gedächtnis steigern
- Bei zerebralen Durchblutungsstörungen; keine Kontraindikationen
- Nebenwirkungen: Magen-, Darmbeschwerden, Kopfschmerzen
- Dosis: 3-mal 1 Drg.

Hopfen (Strobuli lupuli)
- Beruhigend, schlaffördernd (▶ 14.4)
- Indiziert bei Unruhe, Angstzuständen, Schlafstörungen; keine Kontraindikationen
- Nebenwirkungen nicht bekannt
- Dosis: 2–3-mal 2 TL als Tee.

Baldrian (Radix valerianae)
- Beruhigend, schlaffördernd (▶ 13.3, ▶ 14.4)
- Indiziert bei Einschlafstörungen, Unruhe- und Erregungszuständen; keine Kontraindikationen
- Nebenwirkung: kann zu Photosensibilisierung führen
- Dosis: 3-mal 1 TL als Tee. 1 × 1 Weichkapsel (80 mg) als Öl.

Lavendel (Flores lavandulae)
- Beruhigend
- Indiziert bei Unruhe, Einschlafstörungen (▶ 13.3, ▶ 14.4), nervösen Magen- und Darmstörungen (▶ 13.1.3); keine Kontraindikationen
- Nebenwirkungen nicht bekannt
- Dosis: 3-mal 1 TL als Tee, 1–5 g/l als Badezusatz.

Melisse (Folia melissae)
- Beruhigend
- Indiziert bei nervösen Einschlafstörungen (▶ 13.3, ▶ 14.4), Magen- und Darmbeschwerden (▶ 13.1.3), Unruhe; keine Kontraindikationen
- Nebenwirkungen nicht bekannt
- Dosis: 3-mal 1–3 TL als Tee.

Passionsblume (Herba passiflora)
- Zentral dämpfend
- Indiziert bei Unruhe, nervösen Einschlafstörungen (▶ 13.3, ▶ 14.4), Magen- und Darmbeschwerden; keine Kontraindikationen
- Nebenwirkungen nicht bekannt
- Dosis: 2–3-mal 1 TL als Tee pro Tag.

Orangenblüten
- Zentral dämpfend
- Indiziert bei Unruhe, Ein- und Durchschlafstörungen; keine Kontraindikationen
- Nebenwirkungen nicht bekannt
- Dosis: 3–5-mal 1 TL als Tee pro Tag.

17

17.13 Schmerzmittel

▶ Tab. 17.11

Tab. 17.11 WHO-Stufenplan zur Behandlung chronischer Schmerzen [W798]

Nicht opioidhaltige Analgetika (WHO-Stufe 1)

Wirkstoff	Handelsna-me (Beispiel)	Einzeldo-sis (mg)	Intervall (Std.)	Anmerkungen/Nebenwirkungen
Metamizol	Metamizol (Novalgin®)	500–1 000	4	Wichtigstes nicht opioidhaltiges Analgetikum in der Tumor-schmerztherapie, Agranulozytose
Para-cetamol	(Para-cetamol®)	500–1 000	4	Keine Tagesdosen über 6 g, keine gastrointestinalen unerwünsch-ten Arzneimittelwirkungen (Ne-benwirkungen) (GI-UAW)
Ibuprofen	(Ibuprofen®)	400–800	4–8	GI-UAW
Diclofenac	Diclofenac (Voltaren®)	50–150	6–8	GI-UAW, selten Schwindel, Somnolenz, Hautreaktionen
Celecoxib	(Celebrex)	200–400	12	Ödeme, Übelkeit, Schwindel, geringere GI-UAW
Etoricoxib	(Arcoxia)	60–120	12–24	In der Tumortherapie keine Zulassung
Flupirtin	(Katadolon)	100–200	6–8	Muskelrelaxierende Wirkung

Schwache Opioide, auch in Kombination mit peripher wirkenden Analgetika (WHO-Stufe 2)

Wirkstoff	Handels-name (Beispiel)	Orale Dosis (max. Do-sis) in mg	Intervall (Std.)	Unerwünschte Arzneimittel-wirkungen
Codein	Codeinum Phosphori-cum Com-pretten	30–100 (600)	4	Obstipation, Übelkeit, Müdigkeit
Tramadol	Tramadol (Tramal®)	50–100 (900)	2–4	Obstipation, Übelkeit, Müdigkeit
Tilidin und Naloxon	Valoron N®	50–100 (900)	2–4	Obstipation, Übelkeit, Müdigkeit

Starke Opioide, auch in Kombination mit peripher wirkenden Analgetika (WHO-Stufe 3)

Wirkstoff	Handels-name (Beispiel)	Dosis initial	Zeitin-tervall (Std.)	Analgetische Äquivalenz
Morphin	Morphin Merck®	10–30 mg	8–12	1

17

Tab. 17.11 WHO-Stufenplan zur Behandlung chronischer Schmerzen *(Forts.)*

Starke Opioide, auch in Kombination mit peripher wirkenden Analgetika (WHO-Stufe 3)

Wirkstoff	Handels-name (Beispiel)	Dosis initial	Zeitin-tervall (Std.)	Analgetische Äquivalenz
Buphrenor-phin	Temgesic sublingual® Transtec PRO®	0,2–0,6 mg 35 ug/ Std.	6–8 72–96	50
Fentanyl	Durogesic SMAT®	12,5–25 ug/Std.	72	100
Hydro-morphon	Palladon ret.	4 mg	8–12	7,5
Oxycodon	Oxygesic®	10 mg	8–12	2
Levo-methadon	L-Polamidon	2,5 mg	6–8	Dosistitration erforderlich

Zusatzmedikation

Wirkungsoptimierung und mögliche Analgetikaeinsparung.

* Antidepressiva, z. B. Amitriptylin: bei begleitender depressiver Komponente, chronischen Rücken- oder Kopfschmerzen
* Antipsychotika, z. B. Haloperidol, Levomepromazin: bei Neuralgien, Neuropathien, chronischen Rücken- oder Kopfschmerzen, Migräne
* Kortikosteroide, z. B. Fortecortin: bei neurogenen Schmerzen, Hirndruck, Lymphödemen
* Lokalanästhetika, z. B. Bupivacain: bei chronischen Rücken- und Gelenkschmerzen, Neuropathien
* Antiepileptika, z. B. Carbamazepin: bei Neuralgien, Neuropathien
* Muskelrelaxanzien, z. B. Lioresal: bei Muskelschmerzen und Krämpfen
* Spasmolytika, z. B. Butylscopolamin: bei kolikartigen Schmerzen.

Literatur

Begutachtungsleitlinien zur Kraftfahreignung, Bundesanstalt für Straßenwesen, Mensch und Sicherheit, Heft M 115. www.bast.de/DE/FB-U/Fachthemen

Berking M. Training emotionaler Kompetenzen. Berlin: Springer, 2010.

Bohus M, Reicherzer M. Ratgeber Borderline-Störung: Informationen für Betroffene und Angehörige. Göttingen: Hogrefe, 2012.

Bohus M, Wolf M. Interaktives Skillstraining für Borderline-Patienten. CD-Rom. Stuttgart: Schattauer, 2008.

Bundesminister für Gesundheit (Hrsg.). Qualitätsentwicklung in der Pflege: Abschlussbericht. Baden-Baden: Nomos, 1996.

De Jong-Meyer, R. Kognitive Verfahren nach Beck und Ellis. In: Margraf J. & Schneider S. Lehrbuch der Verhaltenstherapie. Band 1. Berlin: Springer, 2008.

Deutsche Gesellschaft für Psychiatrie, Psychotherapie und Nervenheilkunde (Hrsg.). Behandlungsleitlinie Persönlichkeitsstörungen. Reihe: S2-Praxisleitlinien in Psychiatrie und Psychotherapie, Bd 1. Heidelberg: Steinkopff, 2009.

Deutsche Gesellschaft für Psychosomatische Medizin und Psychotherapie, Deutsches Kollegium für Psychosomatische Medizin (Hrsg.): S3 – Leitlinie Diagnostik und Therapie der Essstörungen. AWMF, 2010.

Donabedian A. Patient Care Evaluation. Hospitals. 1970; 7.

Ehler A. Posttraumatische Belastungsstörung. Göttingen: Hogrefe, 1999.

Europäische Norm. Leitfaden für Audit von Qualitätsmanagement- und/oder Umweltmanagementsystemen ISO/FDIS 19011, 2002.

Flatten G, Gast U, Hofmann A, Knaevelsrud Ch, Lampe A, Liebermann P, Maercker A, Reddemann L; Woller W. S3-Leitlinie Posttraumatische Belastungsstörung. Trauma & Gewalt 2011: 3; 202–210.

Frommberger U, Maercker A. Posttraumatische Belastungsstörung, PTBS. In: Voderholzer U, Hohagen F (Hrsg.). Therapie psychischer Erkrankungen – State of the Art. München: Elsevier, 2015.

Gordon T. Managerkonferenz. München: Heyne, 2005.

Heilemann et al. Systematisches Antigewalttraining. 2012.

Herpertz S, Zipfel S. Adipositas und psychische Störungen. In: Voderholzer U, Hohagen F (Hrsg.). Therapie psychischer Störungen. State of the Art. München: Elsevier; 2015. S. 312.

Hillebrand T, Niedermeier N. Intensive ambulante Expositionsbehandlung bei schweren Zwängen – zwei Modelle aus der Praxis für die Praxis. Verhaltenstherapie 2014; 24: 201–210.

Hinsch R, Pfingsten U. Gruppentraining sozialer Kompetenzen GSK, 5. Aufl. Weinheim: Beltz 2007.

Hoffmann N, Hofmann B. Anpassungsstörung und Lebenskrise. Weinheim: Beltz, 2008.

Holnburger M. Pflegestandards in der Psychiatrie, 3. Aufl. München: Elsevier Urban & Fischer, 2004.

Institut für Traumatherapie, Schubbe O (Hrsg.). Traumatherapie mit EMDR: Ein Handbuch für die Ausbildung. 2014. Göttingen: Vandenhoeck & Ruprecht, 2014.

Jacob G, Lieb K, Berger M. Schwierige Gesprächssituationen in Psychiatrie und Psychotherapie. München: Elsevier, 2009.

Korn, O.; Rudolf S. Sorgenlos und grübelfrei: Wie der Ausstieg aus der Grübelfalle gelingt. Weinheim: Beltz, 2015.

Krausz M, Naber D (Hrsg.). Integrative Schizophrenie Therapie. Basel: S. Karger AG.

Lang T, Helbig-Lang S, Westphal D, Gloster A, Wittchen H-U. Expositionsbasierte Therapie der Panikstörung mit Agoraphobie. Ein Behandlungsmanual. Göttingen: Hogrefe, 2012.

Leuzinger A, Luterbacher T. Mitarbeiterführung im Krankenhaus. Basel: Hans Huber, 2000.

Margraf J, Schneider S. Teufelskreis der Angst. 1990.

Morgan S. Wenn das Unfassbare geschieht – vom Umgang mit seelischen Traumatisierungen: Ein Ratgeber für Betroffene, Angehörige und ihr soziales Umfeld. Stuttgart: Kohlhammer, 2007.

Needham I. Pflegeplanung in der Psychiatrie. Basel: Recom, 1996.

Pfeifer T. Qualitätsmanagement: Strategien, Methoden, Techniken; mit 7 Tabellen. München/Wien: Hanser, 1993.

Piechotta B. Qualitätsmanagement für Psychotherapeutische Praxen, Teil A: QM-Begriffe, Grundprinzipien, Anwendung im Gesundheitswesen. Berlin: Springer, 2008.

Rosenberg. Gewaltfreie Kommunikation. 2011.

Schmidbauer W. Helfersyndrom und Burnout-Gefahr. München: Urban & Fischer, 2002.

Schmitz B, Schuhler P, Handke-Raubach A. Kognitive Verhaltenstherapie bei Persönlichkeitsstörungen und unflexiblen Persönlichkeitsstilen. Ein psychoedukativ- und kompetenzorientiertes Therapieprogramm zur Förderung von Selbstakzeptanz, Menschenkenntnis und persönlicher Entwicklung. Lengerich: Pabst, 2002.

Schneider S, Margraf J. Panik. Angstanfälle und ihre Behandlung. Springer, 1990.

Sozialgesetzbuch (SGB) Fünftes Buch (V). Gesetzliche Krankenversicherung, § 135a des Gesetzes vom 20. Dezember 1988 [BGBl. I S. 2477], zuletzt geändert durch Art. 5 G v. 2.12.2014, 1922.

Spiegelhalder K, Hajak G, Riemann D. Schlafstörungen. In: Voderholzer U, Hohagen F (Hrsg.). Therapie psychischer Störungen. State of the Art. München: Elsevier, 2015.

Stangier U, Heidenreich T, Peitz M. Soziale Phobien. Ein kognitiv-verhaltenstherapeutisches Behandlungsmanual. Weinheim: Beltz, 2009.

Townsend M. Pflegediagnosen und Maßnahmen für die psychiatrische Pflege, 2. Aufl. Bern: Hans Huber, 2000.

Wells, A. Metakognitive Therapie bei Angststörungen und Depression. Weinheim: Beltz, 2011.

Znoj H. Komplizierte Trauer. Göttingen: Hogrefe, 2004.

Index